스피드 스트렝스
SPEED STRENGTH

선형 속도에 대한 생체역학, 요구 사항과
훈련 방법론에 대한 종합 가이드

조엘 스미스 지음
장은욱, 정연창 옮김

대성의학사

선언문

이 책의 정보는 교육 목적으로만 제공됩니다. 독자는 참가자가 모든 형태의 신체 활동을 하는 데 내재된 위험이 있음을 주의해야 합니다. 신체 훈련 프로그램에 참여하는 사람들은 그러한 활동을 시작하기 전에 의사와 상의해야 합니다. 이러한 훈련 활동에 참여하는 모든 사람은 그러한 훈련 계획이 잘못 수행될 경우 위험하거나 해로울 수 있음을 이해해야 합니다. 저자는 이 텍스트에 제공된 정보의 오용으로 인한 부작용이나 결과로 인한 부상에 대해 책임을 지지 않습니다.

이제 여행을 시작하는

코치들과 운동선수들에게

Contents

역자 서문 7
서론 9

제1부 스피드 역학과 생리학

1. 스피드 향상에 관한 생체역학 개념 17
2. 스피드 해부학 57
3. 선수 훈련 요소 및 차이점 81

제2부 스피드 훈련 연습과 개념

4. 운동선수의 스피드 발달을 위한 연습의 선택과 적응 99
5. 파워리프팅, 최대 스트렝스 및 스프린트 스피드 125
6. 스피드 퍼포먼스를 위한 최적화된 올림픽리프팅(역도) 157
7. 스피드 발달을 위한 '특이적 스트렝스 훈련' 185
8. 스피드 드릴과 특이적 스트렝스 훈련 219
9. 스피드를 위한 플라이오메트릭 파워 발달 245

제3부 프로그램 및 적용

10. 운동선수 퍼포먼스를 위한 스피드와 스트렝스 프로그램 원리 275

역자 서문

더 빠르고 강해지는 것은 스포츠 선수뿐 아니라 스포츠에 참여하는 모든 사람이 가장 원하는 능력일 것이다. 상대방보다 더 빠르게 코트와 필드를 달리는 것은 훌륭한 선수라는 것을 보여줄 수 있는 증거이기도 하다. 농구단에서 트레이너 생활을 하면서 나와 함께하는 선수들이 누구보다 코트에서 빠르고 강하기를 바랐고, 그 바라고 공부한 많은 것들을 시도해 보았다. 오래전이라 나의 노력은 매우 부족한 수준이었지만 그에 만족한 결과를 경험한 적도 있고 그렇지 않은 적도 있다. 그 과정에서 내가 하는 프로그램을 스스로 믿을 수 없었으며 오히려 나의 부족함을 더 많이 볼 수 있었다. 『스피드 스트렝스』를 번역하면서 과거의 나를 떠올리고 미래에 나와 같은 위치에 있을 트레이너들을 생각해보았다. 이 책은 많은 사람들에게 어떻게 하면 더 빠르게 달릴 수 있는지에 대한 답을 제시할 것이다. 쉽게 간과할 수 있는 달리기의 역학적 이론, 신경학적 이론 및 훈련 프로그램 구성을 위한 이론 뿐 아니라 현장에 적용할 수 있는 많은 실기 내용을 포함하고 있다. 실제로 육상 경험이 있는 지도자도 있을 것이며 그렇지 않은 지도자도 있을 것이다. 이 책을 통해 이론적 배경이 부족한 지도자라면 폭넓고 심도 있는 달리기 이론을 경험할 것이고, 현장 경험이 부족한 지도자라면 현장 적용에 필요한 다양한 아이디어들을 얻을 수 있을 것이다. 완벽한 지도자는 없지만, 완벽을 향해 나아가는 지도자들은 많다고 생각한다. 이 책의 마지막 장을 덮는 독자들은 모든 스포츠의 가장 기본인 달리기에 대해 자신감을 가질 것이라고 믿는다. 항상 좋은 영감을 주고 쓴소리를 해주는 정연창 현대글로비스 럭비단 스트렝스 & 컨디셔닝 코치에게 감사의 말을 전하며, 앞으로도 가지고 있는 신념을 마음껏 세상에 펼칠 수 있기를 바란다.

- 장은욱

먼저 정말 바쁘신 와중에도 나의 협박에 가까운 권유에 좋은 책을 같이 번역해주신 장은욱 교수님께 감사드린다. 럭비팀에서 일하게 되면서 선수를 상대로 하는 스트렝스 & 컨디셔닝이 무엇인지 조금 깨닫기 시작하는 것 같다. 무엇보다 단체로 고중량의 스트렝스를 진행하면서 많은 시행착오들이 있었다. 파워리프팅과 역도 교육도 열심히 들었다. 그런데, 뭔가 다름을 느꼈다. 서구권의 팀 스트렝스 & 컨디셔닝 코치와 얘기를 나누어보면 우리가 생각하듯이 그렇게 전형적인 리프팅 동작을 선호하지 않았다. 많이 알려진 유명한 팀 스트렝스 코치는 역도를 불필요하다고까지 이야기했다. 물론 나는 그렇게 생각하진 않지만 가속과 최대 속도 방향 전환이 플레이의 기반이 되는 필드 스포츠에서 고중량의 리프팅이 선수들에게 영속적으로 좋은 영향을 끼치지 않는다. 찬찬히 생각해보니 나를 지도해주신 많은 리프팅 코치님들이 선수들을 오랫동안 지도해본 경험이 없었다. 어떤 분은 NFL 선수들은 고중량의 리프팅으로 빨라진다고 했는데 이건 명백한 거짓말이다. NCAA 미식축구팀에서 일해 본 경험이 있는 나로서는 그와 같은 말들이 듣기에 좀 힘들었던 경험이었다. 뛰는 것이 기반인 팀 스포츠에서 얼마나 리프팅을 들어야 하고 전형적인 리프팅 방법과 달리기 기반의 리프팅 방법은 어떻게 다를까? 이런 질문이 생겼다. 나는 그 해답이 이 책에 있다고 생각했다.

조엘 스미스는 수년간 육상 종목에서 스트렝스 코치로서 일해 왔다. 그는 다양한 스트렝스 훈련 방법을 선수들의 스피드를 향상시키기 위해 적용하였고 그 가운데서 얻는 소중한 경험을 그의 책에 기록해 놓았다. 지금까지 수많은 책을 읽어 봤지만 경험에서 우러나오는 현장 코치의 고민과 경험 그리고 지식이 담긴 책 중에 이 정도의 세심함을 보이는 책은 없었다.

대한민국은 기초 스포츠에 약한 나라이다. "달리기?" 그거 그냥 많이 뛰면 되지, "아니, 외국에서 보니까 슬레드 하던데 그거나 밀지" 이런 식으로 아직도 많은 훈련이 진행된다. 운동선수의 기초는 달리기이다. 그리고 모든 스트렝스 훈련은 빨리 달리기 위한 보조 수단으로서의 역할을 한다. 홈런을 날리고, 화려한 동작을 하며, 가동성을 높이고, 케틀벨을 연속으로 많이 들고, 고중량의 무게를 들기 위해서 특별한 방법을 사용하고, 복잡계를 논하며…. 다 좋은 운동이고 훌륭한 접근법이지만 우리는 너무 복잡한 세상에 살고 있다.

70여 년 전 베를린 올림픽에서 10.2초로 결승전을 통과했던 제시 오웬스는 탄성 없는 석탄 트랙과 땅을 파서 만든 출발 지지대 그리고 좋지 않는 스파이크를 신고 최첨단의 기능적 훈련 없이(현재 우리나라에서 각광받는) 해당 기록을 달성하였다. 스트렝스 코치 또는 퍼포먼스 지도자는 가장 기본적인 훈련 방법과 선수에 대한 끊임 없은 관찰을 우선 덕목으로 삼아야 한다. SNS에 길게 나열하는 명성을 위한 이력들은 그것을 증명하지 않는다.

조엘 스미스의 책을 읽으면서 먼저 감탄을 했고 저렇게 살 수 있는 미국이라는 나라가 너무 부러웠다(체육 쪽에서). 우리나라도 저런 지도자가 많이 나오길 고대하며 또 한편으로는 조엘 스미스 같은 지도자들이 수많은 자격증을 따지 않아도 자신의 길을 묵묵히 갈 수 있는 환경이 조성됐으면 좋겠다는 바람을 가져 본다. 아무쪼록 이 책이 넘쳐나는 정보의 홍수 속에서 담백한 길을 가게 해주는 양서가 되길 빌며 모든 독자들에게 행복하고 좋은 일들만 있기를 빈다.

- 정연창

역자 약력

장은욱

- 경희대학교: 스포츠의학과 학사
- 버지니아대학교: 선수트레이닝 석사
- 오레곤 주립대학교: 운동학 박사(신경역학전공)
- 전) 삼성전자 프로농구단 선수 트레이너
- 현) 인하대학교 스포츠과학과 교수

정연창

- 한남대학교 생활체육과 졸업
- 부산외국어대학교 스포츠 재활학 석사 졸업
- 전) NC다이노스 프로야구단 수석 트레이닝 코치
- 현) 현대글로비스 럭비단 스트렝스&컨디셔닝 코치
- 현) 월드 럭비 S&C 코치

서론

스피드는 스포츠 퍼포먼스 능력 중 가장 중요한 요소이다. 빠른 팀은 시합에서 승리하고 관중들에게 깊은 인상을 심어준다. 방금 전 빠른 발을 가진 선수에게 '당한' 상대방 선수의 얼굴을 보라, 그의 표정은 현대 스포츠 선수에게 필수적인 능력이 무엇인지 말해주고 있다. 만약 당신이 지금보다 한 단계 높은 수준의 스포츠 퍼포먼스를 발휘하고 싶다면 스피드 향상이 필수적이다. 빠른 팀은 미식축구 시합의 우승컵을 들 수 있을 것이며, 성공적인 육상 선수들을 시합에 출전시킬 것이다.

스피드는 유전적 요소가 중요하다. 더 이상 설명할 것이 있는가? 부모는 선수의 스피드 결정에 큰 역할을 한다. 물론, 더 빨리 그리고 대부분의 경우 훨씬 더 빨리 달리는 것이 가능하다. 이것을 성취할 수 있는 가장 좋은 방법은 무엇인가? 웨이트리프팅, 플라이오메트릭, 저항 및 보조 스프린트, 그리고 수많은 밴드 운동과 '스프린트 연습 기술'과 같은 많은 방법이 사용되고 있다. 인간의 기본 움직임 향상을 위한 방법들이 난무하는 현 시대에 어떻게 선수들에게 최적의 훈련 방법을 제공할 수 있을까? 스피드 향상을 위한 훈련프로그램 및 방법론이 너무 많아 셀 수도 없으며, 모든 방법을 분석하고 통합하는 것은 거의 불가능하다.

전국적으로 그리고 전 세계적으로 코치, 선수, 부모 들은 트랙, 코트 또는 경기장에서 스피드를 최대화할 수 있는 다양한 아이디어들을 제공받는다. 논란의 중심이 되는 훈련 방법 중 하나는 스피드 향상을 위한 바벨 훈련이다. 스포츠 훈련과 관련된 운동기구가 생긴 이래로, 운동선수의 스피드 향상을 위한 목적으로 철로 된 웨이트 기구를 옮기는 것은 특히 육상 전문가들 사이에서 뜨거운 논쟁거리였다. 나는 다양한 의견이 존재하지 않는, 즉 모든 코치가 바벨 사용에 대한 같은 의견을 가진 훈련 관련 세미나에 거의 참석하지 않는다.

"달리기 선수들은 황소가 아닌 사슴과 같은 근육이 필요하다." 이것은 선수들의 더 나은 퍼포먼스를 위한 체력 훈련의 최초 주장이었다. 초기 스트렝스 컨디셔닝 코치라는 직업은 선수가 훈련을 하고 나서 오히려 느려지는 경우에는 해고당할 수밖에 없었다. 분명한 것은, 바벨 훈련은 그 당시 이러한 장벽을 허물 수 있었고, 결국 거의 모든 체력 훈련 프로그램을 가능하게 하는 원동력이 되었다. 오늘날, 대부분의 스피드 및 파워 기반 선수들은 올림픽리프팅 및 파워리프팅에 기초하여 저항 훈련 프로그램을 수행한다. 실제로 선수의 근력, 파워, 그리고 스피드 향상을 위한 저항 훈련을 기반으로 하는 전문가들이 존재한다.

스트렝스 훈련은 현대 스포츠 시스템의 중요한 구성 요소이지만, 다양한 스포츠 상황에서 항상 유익한 결과를 제공하는 마법 상자가 되는 것은 아니다. 무리한 벌크업과 비정상적인 스트렝스 훈련 계획으로 인한 움직임 패턴 제한의 결과로 절대적인 퍼포먼스 능력이 감소한 엘리트급 육상 단거리 선수의 수는 적지 않다.

웨이트 훈련을 하지 않았던(그러나 트랙을 달리던) 많은 고등학교 미식축구 선수들이 대학에 진학한 후 웨이트리프팅을 시작하고, 스프린트 훈련과 같은 연습을 실시하는데, 동시에 100m 달리기 기록이 감소하는 것을 본다. 대학 미식축구 첫해에 40야드 스프린트를 기록한 선수가 향후 2~3년 동안 스쿼트 랙 앞에서 점점 '강해'지긴 하지만 그의 스프린트 능력이 발전하지 않는 것을 종종 보게 된다. 여기서 연결되지 않는 요소는 무엇인가? 스쿼트 무게를 올리는 것이 반드시 운동선수가 더 높이 뛰어오르는 것을 의미하지는 않으며, 웨이트 훈련 룸에서 기록할 수 있는 최고의 숫자에 도달하는 것은 심지어 선수 경력의 특정 지점에서 운동선수의 속도에 역 또는 '부정적인' 전이의 결과를 가져올 가능성이 있음을 시사한다. 스쿼트 랙을 속속들이 알고 있는 스트렝스 코치들은(그러나 당신에게 가속 상태에서 발이 지면에 어떤 방식으로 접촉하는지 설명하지 못한다) 스쿼트를 가속 능력 향상의 궁극적인 수단이라고 환영한다. 소셜미디어(SNS)에 의한 정보 홍수와 특별함에 대한 탐구의 결과로 일반적인 남녀를 스피드의 제왕으로 변화시킬 수 있다는 '비밀 방법'의 등장은 훈련의 혼란을 가속화시키는 요소가 되고 있다. 올림픽 단거리 경주에서 금메달을 딴 선수들은 결국, 웨이트 룸이 아닌 트랙에서 돈을 벌게 된다. 그들은 록키 4세의 이반 드라고와 같은 비밀 훈련 실험실에 있지 않다. 그러나 다양한 SNS의 '좋아요'와 '댓글'을 보면, 새롭고 다르게 보이는 모든 특별한 연습은 대중적인 관심과 인정을 받는 경향이 있는 반면, 단순하고 신뢰할 수 있고 효과적인 방법은 간과되는 것을 심심치 않게 볼 수 있다.

선수가 더 빨라지거나 더 높이 뛸 때, 많은 요소가 있는 훈련 프로그램의 맥락에서 퍼포먼스 향상의 주요 원인을 정확히 집어내기가 어려운 경우가 많다. 이것은 특히 바벨의 강도와 속도의 표현에 해당된다. 스프린트, 폭발적인 방향 전환, 점프, 플라이오메트릭, 폭발적인 던지기, 올림픽리프팅, 모든 종류의 스쿼트 및 데드리프트를 포함하는 프로그램을 수행할 때, 어떤 훈련 수단이 그 선수를 더 빠르게 만드는 데 가장 도움이 되었는지 정확하게 말할 수 있는가? 이 방정식의 어떤 부분이 제거되었다면 훨씬 더 좋은 결과를 가져왔을지 누가 말해줄 수 있겠는가? 스피드 훈련 프로그램을 최적화할 수 있는 유일한 방법은 훈련 주체(선수)에 대한 보다 친밀한 지식이며, 이러한 친밀함을 통해 각 주체의 고유한 움직임과 생체역학을 탐구하는 것이다.

스피드 훈련을 하는 많은 코치들은 2000년대 스트렝스 컨디셔닝 분야에서 강조하였던 몇몇 파워리프팅 프로그램으로부터 빠르게 이탈하고 있다. 그럼에도 불구하고, 엘리트 스피드 선수들이 지속적으로 스프린트 능력을 향상시키거나 유지하기 위해 웨이트 훈련실에서 받는 혜택의 원칙들이 여전히 존재한다. 약한 선수는 지상에서 수행하는 기본 리프팅 훈련을 통해 기초 체력 수준의 향상이 요구된다. 코치들은 무거운 바벨이 가진 이점을 활용할 수 있는 선수들에게 미칠 잠재력 효과를 무시할 수 없다. 무거운 바벨을 사용하는 훈련 대부분이 양쪽 다리를 동시에 사용하고 달리기의 속도를 민감하게 포함하지 않는다고 하더라도, 올바르게 훈련을 진행하게 되면 결과적으로 달리기 후반의 속도를 더 좋게 만들 가능성이 있다. 최정상급이 아닌 중하위 수준의 속도 기반 선수들은 일반적으로 웨이트 룸에서 시행하는 운동을 통해 민첩성, 최고 속도, 그리고 지구력의 향상을 경험할 것이다. 추가로 바벨 훈련은 신체 각도 및 몸통의 위치와 같은 스포츠 움직임 측면의 약점을 강화하고, 코디네이션을 개선하며, 움직임의 맥락을 찾는 데 도움이 될 수 있다. 또한 그것은 일반 스트렝스 향상을 가져올 수 있으며, 본질적으로 현장에서 발생 가능한 특정 손상 부하에 대한 '항바이러스'의 역할을 수행할 수 있다.

그렇다면 우리는 스피드 향상의 측면에서 웨이트 룸, 플라이오메트릭, 그리고 다양한 특별 훈련으로부터 진정 무엇을 찾아야 하는가? 다음과 같은 질문을 포함할 수 있다.

- 웨이트리프팅을 통해 실제로 어떻게 빨라질 수 있는가?
- 가속 및 최고 속도를 더 빠르게 만들 수 있는 웨이트리프팅의 종류는 무엇인가?
- 근비대 중심의 스트렝스 훈련은 왜 선수를 느리게 만들고 코디네이션을 저하시키는가?
- 가볍고/빠른 또는 무거운 웨이트가 스피드 향상에 더 좋은가?
- 나의 종목에서 스피드 향상을 위한 '충분히 강함'은 어느 정도인가?
- (빠른 프로 스포츠 선수들은) 어떻게 웨이트리프팅을 하지 않고 빠르고 폭발적인 움직임을 소유할 수 있는가?
- 플라이오메트릭이 나의 스프린트와 가속에 어떤 영향을 미치며, 어떤 종류의 운동을 시행해야 하는가?
- 얼마나 구체적으로 훈련을 받아야 하는가? 가속 또는 스프린트의 움직임을 모방하여 실시하는 웨이트 룸에서의 운동은 어떠한가? 이러한 특이적인 운동은 일반적인 스쿼트와 클린보다 나은 것인가?
- 스피드 훈련을 위한 균형 잡힌 적절한 운동 프로그램은 어떤 구성을 이루는가?

위의 질문에 대한 대답이 훈련 프로그램과 그에 따른 선수의 퍼포먼스를 결정한다. 이런 문제를 해결하지 못한 훈련 프로그램은 초보 수준의 선수에게는 적절하게 사용되어질 수 있으나 중급, 고급, 엘리트 수준으로 올라가면 갈수록 위의 질문에 대한 정확한 대답을 가지고 있어야 한다. 중급에서 엘리트 수준으로 성장하는 과정에서 많은 의문을 가지고 있지만, 일반적으로 그에 대한 해답은 찾기 어렵다.

'마법의 총알' vs 정보에 입각한 퍼포먼스 향상

호기심을 바탕으로 참신함을 추구하는 것은 인간의 본성이다. 우리는 항상 스피드 향상의 비밀 마법을 찾고 있다. 만약 이 책을 구매하고 읽기 시작하였다면, 여러분은 운동선수들을 더 빠르게 만들 수 있는 세상의 모든 '마법의 총알'을 찾고 있었을 것이기에, 나는 여러분이 실망하지 않을까 걱정이 된다. 다행히도, 각각의 스트렝스, 플라이오메트릭, 특화된 스트렝스 훈련을 어떻게 그리고 왜 하는지를 정확하게 아는 것은 선수의 스피드를 향상시키는 데 훨씬 더 효과적인 체계로 인도할 수 있는 지식이 될 수 있다. 무거운 박스 스쿼트 효과의 잠재성, 탄성 및 근육다발 길이에 영향을 주는 스플릿 스쿼트, 빠른 스피드 훈련의 신경 효과 및 바운딩 훈련의 힘과 협응력 등의 다양한 훈련 요소는 각각 고유한 특성이 있으며 스피드 향상에 중요한 기여를 한다.

스포츠가 요구하는 것 또한 시간이 지남에 따라 변화한다. 선수 생활에서 한 시점에 도움을 주었던 운동이 나중에 같은 효과를 제공하지 못할 수도 있다. 스쿼트 또는 트랩바 데드리프트 중량이 증가하면 초기에 가속도에서 이득을 얻을 수 있지만, 나중에는 거의 효과가 없을 수 있다. 스피드 향상을 위한 강력한 특화 훈련이 연중 지속되어 사용되면 결국 운동의 참신함이 결여되고 동시에 운동의 효과를 잃게 된다. 언제 무엇을 사용해야 하는지 정확하게 알고 있으면 훈련의 '에이스카드'가 언제 퍼포먼스 향상에 가장 큰 영향을 미치는지 알 수 있다.

이렇게 하면 훈련 그룹의 3분의 1은 빨라지지 않으며, 3분의 2는 정체되지 않고 최고의 퍼포먼스 수준에 도달할 수 있다는 확신을 얻을 수 있다. 이를 통해 운동선수로서 자신의 수준이 어느 정도인지, 그리고 스피드를 향상시키기 위해 필요한 것이 무엇인지 이해할 수 있게 된다.

장벽을 깨기 위해 이 책을 사용하라

이 책은 당신이 선수를 코칭하기 위한 수단과 방법을 직관적으로 제공하는 '복사-붙여넣기'와 같은 프로그램을 제공하지 않는다. 물론 쉽게 적용 가능한 예시 프로그램도 있지만, 이 책의 궁극적인 목표는 앞에 놓여있는 이론과 실전의 맥락에서 자신의 감각과 창의력을 활용할 수 있도록 교육하는 것이다. 교육과 훈련 프로그램 설계를 위한 지식은 창의성을 만들어내고 스피드 향상 프로그램에 대한 선수의 자신감을 극대화할 수 있다. 스피드를 향상시키기 위한 여정은 12주간의 비시즌 기간에 결코 완성될 수 없으므로, 나의 목표는 전반적인 개념, 철학 그리고 책에서 제공하는 예시 프로그램이 선수의 남은 경력 기간 동안 스피드 향상의 기준점의 역할을 할 수 있도록 돕는 것이다.

어린 선수들에게는 이 책의 개념이 자연스럽고 재미있게 스피드를 향상시킬 수 있는 방법(다른 스포츠에 참여하기) 또는 개인적으로 좋아하는 '러닝 트랙'(전력질주 이벤트)과 같은 수단으로 사용되지 않도록 하는 것이 중요하다. 특히 어린 선수들을 향한 큰 두려움 중 하나는 스피드와 반응 능력이 본질적으로 중요한 스포츠(미식축구 또는 다른 스포츠)에 필요한 훈련 대신 이 책에서 소개하는 운동과 이상을 지나치게 강조하는 선수의 부모들이다. 이미 잘 아시다시피, 일반적인 내적 큐잉(엉덩이를 밑으로 집어넣고 팔을 이 각도로 움직이는 것 등)을 사용한 '캔' 스피드 훈련과 모든 스포츠에서 강조하는 스트렝스 훈련만 하는 것은 세계 최고 수준의 선수의 성장과 연관성이 없다. 어떤 그룹이 속도를 정확하게 다루는 것처럼 보이는 훈련을 하면 효과적인 방법처럼 보이지만, 우리는 항상 어린 선수에게 스피드와 운동 능력을 지도하지 않도록 주의해야 한다. 내가 몇 년 동안 스피드 훈련과 관련하여 배운 것이 있다. 그것은 인간의 몸이 놀라울 정도로 적응력이 뛰어난 유기체라는 것이고, 또한 종종 8살짜리 아이들이 그들보다 10~15살 많은 선배 운동선수들보다 더 나은 기술을 가지고 전력질주를 한다는 것이다!

스피드, 스트렝스, 그리고 운동선수 발전에 대한 나의 이야기

나는 어린 운동선수로서 운동장이나 체육관에서 더 빠르고 강해지기 위해 힘을 기른다는 개념에 즉시 매료되었다. 12살 때 아버지가 가지고 있던 웨이트 훈련 운동기구 세트를 내 침실로 옮겼고, 스트렝스, 신체 크기, 운동 능력을 향상시키기 위한 나만의 '흥미로운' 운동 루틴을 생각해냈다. 나의 운동은 1980년대 K-마트에서 판매하는 웨이트 훈련 운동기구 세트와 함께 제공된 훈련 책자에 기반을 두었는데, 그 책에서는 핵-스쿼트나 제퍼슨 데드리프트와 같이 그 시대에 가장 인기 있던 리프팅 운동을 특징으로 보여주었다. 스쿼트, 데드리프트, 역도와 같은 운동을 지도해줄 코치가 없었고 동시에 이러한 운동에 대한 이해가 부족했던 나는 상지 위주의 운동을 했다. 나의 다리 파워 향상을 위해서는 월 싯, 레그 익스텐션, 레그컬과 같은 운동에 만족해야 했다.

고등학교와 대학교를 거치면서, 스트렝스 훈련, 올림픽리프팅, 스쿼트, 프레스, 데드리프트, 스텝업, 반응적 움직임과 같은 방법에 능숙해질 만큼 많은 배움의 시간을 갖게 되었다. 이러한 훈련을 시작했던 초창기에, 나는 무겁게 웨이트 훈련을 진행한 적이 없기 때문에 농구시합에서 잘할 수 없을 것 같았고, 내가 가지고 있는 최대 능력에 도달하여 퍼포먼스를 발휘하지 못할 것 같았다. 나는 항상 나의 스트렝스 능력이 일종의 '비밀 무기'라고 생각하며 가슴속에 깊이 새겨두었다. 코치로서 내가 훈련시키는 선수들이 '정말 강한' 신체를 가지고 있다면 '그라운드에 더 강한 힘을 전달'할 수 있을 것이며, 그렇다면 나의 선수들은 다른 선수들보다 훨씬 더 빨리 달릴 수 있을 것이라고 생각했다. 하지만 내가 실제로 코치가 되었을 때, 내가 틀렸다는 사실을 매우 빠르게 확인할 수 있었고, 선수들이 어떻게 빨라지고 스피드를 유지할 수 있는지에 대한 나의 개념을 고쳐야 했다.

앞을 못 보는 다람쥐도 도토리를 가끔 발견한다는 이야기가 있다. 2010년 NCAA 전국 챔피언십 55m 스프린트 대회 준비를 위해 웨이트 훈련실에서의 훈련을 적절하게 사용했지만, 운동선수를 더 강하게 한다고 해서 더 빨라지는 것도 아니라는 것을 알게 되었다. 이것은 몇 년 동안 신입생(대학교 1학년생)에게서 두드러진 결과이기도 했다. 그들은 고등학교 시절 한 번도 웨이트 훈련을 하지 않았고, 대학 입학 후 1학년 때 '더 강해졌음'에도 불구하고 훨씬 느려지는 데 성공하는 경우가 많았다. 내가 만났던 여자 단거리 육상 선수 중 한 명이 스쿼트를 155파운드에서 225파운드로 늘렸으나, 고등학교 때와 비교하였을 때 200m와 400m 경기에서 1~2초 느리게 달리는 것을 보고 너무 흥분했던 기억이 난다. 또 다른 선수는 50파운드 이상 스쿼트 무게를 증가시켰고, 수직 점프 기록 또한 몇 인치 더 좋아졌지만, 100m 스프린트에서는 웨이트 훈련을 하지 않았던 전년도보다 기록이 좋지 않았다. 스피드 지구력과 같은 요소를 포함하는 트랙 훈련에서 빠져나왔다는 사실은 그 선수 자신의 발전에 도움이 되지 않았고, 이 경험은 나에게 프로그램의 균형을 이루는 것의 중요성에 대한 귀중한 교훈을 가르쳐주었다.

대학교 1학년 운동선수로 입학한 후 내가 중요하게 생각한 웨이트 리프트 훈련 종목에서 20~40파운드의 무게를 더 들어올릴 수 있었으나, 멀리뛰기 도움닫기의 속도는 훨씬 느려졌다. 나는 빠른 움직임을 요구하는 푸시 프레스와 같은 운동을 제외한 다른 스트렝스 훈련을 멈추었고 이후 스피드를 회복하는 데 연말까지의 시간이 필요하였으며 나의 기록은 점점 회복되었다. 이러한 훈련을 할 수 있었던 것은 추운 기후와 실내에서의 좋은 스피드 훈련 부족, 그리고 웨이트 훈련에서의 차이점을 보완하기 위한 노력에 큰 영향을 받았으며, 마지막으로 11월부터 2월까지는 속도를 회복하기 위한 훈련 이외에 농구와 같은 다른 스포츠를 하지 않았다.

속도가 감소하는 이러한 여러 사례에서 볼 수 있는 공통적인 요인은 전체 운동 능력, 세부적인 파워와 중량 비율, 선수 개개인을 위한 트랙에서의 스피드 훈련량의 질이 최적을 유지하지 않고 있다는 것이다. 다시 말해, 이 선수들은 훈련에서 가장 중요한 특징에 큰 흠집을 내는 스피드 연습 방법 문제를 가지고 있었으며, 웨이트 훈련은 이러한 문제점을 해결해줄 수 없었다. 결국 선수는 무거운 중량 운동과 1RM 훈련을 하기 전에 빠르게 달리는 법을 배워야 한다. 최적의 기술을 습득하는 것은 이후 근육 발달을 포함하여 모든 능력을 더 좋게 만든다.

내가 21살이었을 때, 높이뛰기 7피트, 삼단뛰기 46피트의 기록을 가지고 있었으며, 우리 학교 육상 선수 중 뛰어난 20m 전력질주 가속 능력을 가지고 있었다. 그 당시 나의 웨이트리프팅 기록은 클린 93kg, 백 스쿼트 116kg×7회, 다리를 벌리면서 행 스내치 70kg×2회였으며, 당시 체중은 79kg이었다. 26살이 되었을 때를 살펴보자. 그 당시에는 클린 120kg, 스내치 93kg, 백 스쿼트 133kg×5회의 기록을 가지고 있었으며 체중은 23kg이 증가하였다. 보폭은 약 5% 감소하였고, 높이뛰기는 6피트 9인치, 삼단뛰기는 43피트의 기록을 가지고 있었다. 비록 나는 더 강해졌지만, 적어도 최고 속도와 반응성의 관점에서는 젊은 시절과 비교하였을 때 더 좋지 않은 기록을 가지고 있었다. 솔직히, 체중이 증가하고 단거리 스피드가 빨라지면서 더 좋은 미식축구나 농구 선수가 되었을지 모르지만(그때 상황에 직면한다면 누가 문제점을 빠르게 알아차릴 수 있을까?), 신체 접촉이 요구되지 않는 반응성 파워와 스피드가 요구되는 스포츠에서는 불필요한 변화였다. 또한 나는 웨이트리프팅의 균형 유지에 조금 실패하였다. 왜냐하면 전반적으로 체중을 기준으로 스쿼트는 조금 향상되었으나, 올림픽리프팅의 기록은 큰 향상을 보여주었기 때문이다. 항상 그렇듯, 속도와 질량을 향상시키는 것은 균형의 문제이다.

내가 육상 기술 코치에서 육상팀 스트렝스 코치로 일하게 되면서, 현재 내가 사용하는 훈련 방법의 성공과 실패를 경험하게 되었다. 스트렝스 코치로서 일을 시작한 첫해에, 웨이트 훈련실에서 나의 치료를 받고 육상으로 복귀한 선수들은 100m에서 평균 0.15초, 200m에서 평균 0.4초 향상된 기록을 보여주었다. 두 시즌 동안 부상으로 고생했던 선수들이 부상 없이 훈련을 소화하며 대학생활을 마무리하는 것을 지켜보았다. 우리 팀은 전미 육상 선수권 대회에서 전년도와 비교하였을 때 20점을 더 득점하는 성과를 이루었다. 그해에 고중량 스쿼트 운동에 집중하지 않았지만, 육상 선수의 경기력에 방해가 되지 않는 것을 확실하게 알 수 있었다.

시간이 지나면서, 나는 세계 최고의 코치들로부터 그들의 훈련 방법과 창의적인 훈련 아이디어를 배웠으며, 이러한 경험과 지식을 더 빠른 달리기와 폭발적인 힘을 추구하는 대학선수들 및 개인 고객들에게 통합적으로 적용하였다. 최고의 경기력뿐만 아니라 가능한 최고의 스피드 퍼포먼스에 도달하기 위해서는 선수들은 각 훈련이 가지고 있는 목적과 장점들을 올바르게 습득해야 한다. 선수를 어떤 포지션에 위치시켜야 하는지, 어떤 관절의 힘에 집중해야 하는지, 특화된 운동을 언제 사용하고 언제 사용하면 안 되는지에 대한 전반적인 지식을 아는 것은 선수를 슬럼프, 부상, 좌절에서 챔피언으로 변화시키는 데 중요한 요소가 된다.

이 책은 운동선수, 육상 코치, 스트렝스 코치를 비롯하여 스피드와 스트렝스 분야의 세계 최고 전문가 수십 명을 초청한 팟캐스트의 내용을 기초한 지식들을 총망라한 내용으로 구성되어 있다. 이제 이 지식들을 당신에게 전해줄 것이다. 앞으로 나올 내용은 스피드 향상을 위해 고려해야 할 생체역학 및 근육 특성, 바벨 훈련이 포함하고 있는 훈련 범위, 플라이오메트릭과 특이적 스트렝스 훈련 방법, 훈련 프로그램 설계 방법, 프로그램 설계를 위한 개별 요인 고려 사항 등을 상세하게 다루고 있다.

제1부

스피드 역학과 생리학

1

스피드 향상에 관한 생체역학 개념

빠른 가속 능력과 전력진주를 위한 주요 사항에 대한 심층 분석

이 장은 에이드리안 바Adrian Barr의 접근법에 영감을 받았다.

운동선수를 빠르게 만들기 위해서는 무엇이 필요한가? 이것은 진지하게 스포츠에 참여한 경험이 있는 거의 모든 사람들이 적어도 한 번은 생각해보았을 질문이다. 표면적으로, 운동선수의 스피드 향상에 도움이 되는 것들은 간단하다. 빠르게 달리고, 잘 뛰고, 가능한 자주 이러한 연습을 하는 것이다. 생체역학 분야가 발전하거나 새로운 코칭법이 적용되기 이전부터, 인간은 수천 년 동안 자신이 잠재 능력을 인지하고 얼마나 빨리 달릴 수 있는지를 본능적으로 알아냈다. 나는 종종 달리기 코칭을 받아보지 못한 어린아이들에게서 그들보다 10년 정도 나이가 많은 최고의 운동선수들의 폼을 보게 된다. 결국 의도(그리고 능력)가 존재할 때, 살아있는 유기체는 당면한 임무를 완수할 수 있는 방법을 찾을 수 있고, 더 나아가 이러한 임무를 더 잘 완수할 수 있다. 우리는 자연에서 이러한 현상을 끊임없이 볼 수 있고, 이러한 현상은 인간이 가지고 있는 선천적인(원초적인) 움직임과 다르지 않다. 그렇다면 왜 코치는 달리기에 대한 생체역학을 완전히 이해해야 하는가? 네 가지로 그 이유를 정리하였다.

1. 자연스럽게 올바른 달리기 기술을 습득하는 것처럼 보이는 선수가 있는 반면 자세, 신체 구조적 문제, 신발 문제, 협응력 부족, 또는 어린 나이에 잘못된 '코칭'과 같은 엄청난 어려움을 겪는 선수들 또한 존재하기 때문.
2. 운동선수가 스프린트와 관련된 최상의 운동 패턴을 만들어내거나 과잉 코칭을 예방하는 신체의 놀라운 능력이 있다는 것을 이해하고 확인해야 하기 때문.
3. 스피드 향상을 위한 최적의 스트렝스 훈련 프로그램을 구축하기 위해서는 스프린트 물리학, 생체역학, 생리학의 접근법을 이해하는 것이 도움이 되기 때문.
4. 스프린트 역학은 선수의 움직임과 최대 스피드 향상을 위한 기준을 보여주며, 이러한 최대 스피드 달리기 그 자체가 선수들의 기본 스트렝스 향상의 주요 형태이기 때문.

궁극적으로, 이 장에서는 내가 생각하는 기본적이며 확실한 기술 모델, 빠른 가속과 단거리 달리기 주기에 대한 설명을 독자에게 전달하기 위한 목적을 가지고 있으며, 이것은 모든 코치와 선수에게 유용하게 사용될 수 있을 것이다. 무엇이 스프린트를 향상시키는지에 대해 배우기 위해서 고려해야 할 세 가지 주요 영역이 있다.

- 스피드의 일반적인 개념
- 가속 구간에서의 생체역학
- 최고 속도에서의 생체역학

1.1 일반적인 개념

달리기의 가속과 최대 속도를 달성하기 위해서 우선적으로 고려해야 하는 중요한 개념이 있다. 이러한 개념이 적용되면, 가속과 최고 속도를 더 쉽고 효과적으로 달성하는 경향이 있다. 우리가 알아야 할 가장 중요한 세 가지 개념은 다음과 같다.

- 자세
- 토크
- 타이밍

자세

기본 자세는 훌륭한 선수가 되는 데 매우 중요하지만 쉽게 간과되는 요소 중 하나이다. 대부분의 사람들은 좋은 자세는 골반, 척추, 머리가 가능한 한 '직선'을 만드는 것이라고 생각한다. 일반적이고 대중적인 코칭 철학에서는 직선 또는 90도 각도를 선호하는 경향이 있지만, 실제로 유기적인 움직임은 이러한 철학과는 거리가 있는 것을 볼 수 있다. 이러한 선형 움직임보다는 아치arch, 반구형domes, 그리고 비틀기와 같은 비선형 움직임을 보이는 경향이 있다. 또한 운동선수는 관절의 '끝범위'에서 움직이는 것보다 중립 위치(관절이 양쪽 방향으로 움직일 수 있는 구간)에서 효과적으로 움직일 수 있다. 에이드리안 바에 따르면 다음과 같다.

> 모든 선수의 움직임은 복장뼈의 칼돌기 돌출부(그림 1.1), 모음근과 벌림근의 등척성 수축, 꼬리뼈의 늘어남으로부터 시작된다. 이렇게 하면 네 개의 요소가 움직이게 된다.
>
> 1. 척추의 폄 동작은 호흡을 원활하게 한다(횡격막이 당겨지게 되고, 흉부 호흡을 원활하게 한다. 복식 호흡은 회복을 위해서는 필수적이지만 단거리 전력질주에서는 다른 접근법이 필요하다.)
> 2. 발과 새끼발가락 관절에 부하를 가한다.
> 3. 엉덩이 관절을 띄운다(팔과 다리 사이의 균형점 역할을 하여 엉덩이 관절이 자유롭게 움직일 수 있도록 도와줄 수 있음).

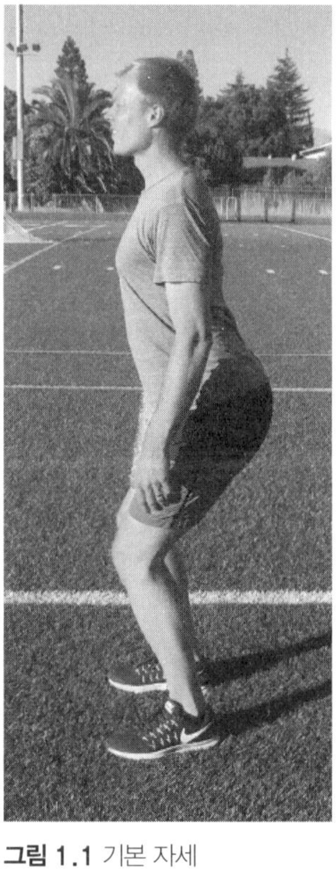

그림 1.1 기본 자세

4. 꼬리뼈에 지렛대 점을 만든다.

기본 자세는 몸을 적절하게 움직이기 위한 준비 상태이다. 스프린트에서는 근육이 아니라 흉곽, 최대 흉부 확장, 꼬리뼈 늘림과 같은 관절의 구조와 같은 요소를 중요하게 다루어야 한다. 이를 통해 어깨의 회전 움직임이 엉덩이로 전달될 수 있다.

좋은 스프린트 자세는 칼돌기(복장뼈의 아래 부분)를 위쪽과 앞으로 밀어내는 '하렐' 가슴밀기와 팔꿈치를 위로 굽힌 후 중력에 의해 아래로 움직이게 하는 동작을 포함한다. 근막의 나선형 작용은 팔이 움직일 때 완전히 펴지는 것을 막아준다. '긴 꼬리뼈'를 유지하면 관절을 중심으로 유지하며 능숙한 스프린팅 능력을 얻을 수 있다!

이전 설명을 간단한 체크리스트로 요약하면, 다음에 소개되는 항목을 기반으로 스프린트 움직임을 시작할 수 있다.

- **칼돌기('가슴')를 앞쪽으로 밀기**
- **'긴 꼬리뼈'를 유지하기**
- **발 안쪽 가장자리에 무게를 싣기**
- **모음근(사타구니)과 넙다리근막긴장근을 사용하기**

이 기본 자세는 가속, 점프, 최고 속도 및 역도(최대 속도를 위해 바를 두 번째 당기는 동작)를 포함한 거의 모든 선수의 움직임에서 나타난다. 우리의 전통적인 웨이트 훈련에서 사용하는 움직임 관련 신호(무릎의 위치), 부상과 관련된 신호(무릎의 외반), 약한 근육들(중간볼기근의 약화가 있고 몬스터 워크와 같은 운동 실시)과 같은 요소에 대한 지나친 신뢰는 기본 자세에서 벗어나도록 만드는 원인이 될 수 있다. 기본 자세가 골반의 전방경사가 아니라는 것을 이해하는 것이 중요하다. 빠른 속도를 보여주는 선수들에게서 전방경사를 종종 확인할 수 있지만, 기본 자세의 '긴 꼬리뼈' 특징을 고려하면, 이 자세는 팔과 다리 사이의 지렛대 점을 설정하고 균형을 제공하여 보다 효율적인 움직임이 가능하도록 한다.

라운드 숄더와 같이 잘못된 척추의 위치는 팔과 다리의 조화로운 움직임을 어렵게 만든다. 따라서 척추의 위치를 올바로 만드는 것은 수평 방향으로 밀어내는 힘을 만들어내는 데 도움이 될 뿐 아니라 팔이 의도한 대로 작동할 수 있도록 (그리고 다리와 조화를 이루도록) 할 것이다. 가속 구간과 최대 속도 스프린트 구간은 약간 다른 자세적 적응을 요구한다(가속은 호기 기반으로 갈비뼈와 칼돌기를 아래로 내리는 반면, 직립 스프린트 시에는 갈비뼈는 밖으로 나오고 칼돌기는 앞으로 돌출된 상태로 유지한다). 특히 직립 달리기 자세에서는 지면에 대한 머리의 위치로 설명하기보다는 '긴 꼬리뼈'를 기반으로 '키가 커짐'을 느끼도록 지도하는 것을 선호한다(45~46쪽에서 볼 수 있듯이, 너무 '높은 상태'에서 달리게 되면 자세와 전력질주의 밀어내는 힘에 부정적인 영향을 미칠 수 있다).

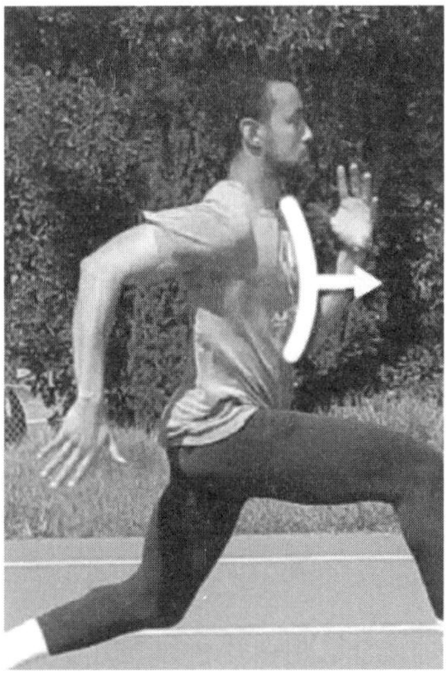

그림 1.2 기본 자세는 칼돌기의 돌출을 특징으로 한다.

자세는 선수가 그들의 움직임 의도를 적절하게 수행할 수 있는 능력을 제공한다. 만약 선수가 정확한 움직임의 의도를 가지고 있을 때, 좋은 자세를 바탕으로 무의식적으로 수행하는 자연스러운 움직임은 코치의 지시를 받고 수행하는 움직임과 비교했을 때 훨씬 훌륭한 결과를 보여준다. 좋은 예시로, 볼을 자유롭게 제어하고, 몸을 회전하며, 다양한 움직임을 보이고 덩크슛을 시도하려고 하는 유명한 농구 선수를 보라. 그런 의미에서, 선수를 기본 자세에 놓고 '스쿼트 달리기'와 또는 미니허들 훈련과 같은 스피드 기반의 제약 조건을 제공하는 것은 빨라지기 위한 학습 과정의 시작점이 될 수 있다. "무릎 위로, 뒤꿈치 위로, 발끝을 위로"와 같은 코칭 신호는 단지 전환(또는 보존)만을 발생시킨다.

토크

관절 회전에 의해 만들어지는 토크는 단거리 전력질주와 스포츠 움직임 숙달을 위한 중요한 열쇠이다. 에이드리안 바는 이 내용을 다음과 같이 완벽하게 설명한다.

> "인간은 토크 그 자체이며, 토크는 회전 또는 비틀림이다. 우리 인간은 선형적이기보다는 회전을 기반으로 움직일 때 효율적인 움직임을 보여준다. 근육섬유는 선형적이지 않으며 각도를 가지고 있다. 인간에게는 회전을 통해 근육의 끝점이 서로 멀어질 수 있게 만들어주는 관절이 있다. 선형 움직임은 끝점 사이의 거리를 고정시키기 때문에 근육의 길이 변화(늘어남)를 어렵게 만든다."

즉, 비틀림 동작은 근막의 느슨함을 없애주고 근육을 최대 지점까지 늘려 효율적이고 강력하게 되돌아올 수 있도록 도와준다. 근육은 동적인 움직임에서 자연스럽게 최대 가동범위까지 움직이기 때문에 선형적인 움직임은 근육의 작동을 방해하게 된다.

앞서 자세에서 언급했듯이, 안타깝게도 선수 퍼포먼스 향상 분야에 존재하는 많은 개념은 움직임을 '앞-뒤'와 같은 시상면에서의 아름다운 선과 각도에 비유하고 있다. 세계에서 가장 빠른 선수들의 공통적인 특성인 토크의 원리는 머릿속에 가지고 있는 선형적인 사고방식을 뒤집는다. 관절은 신체의 근막 계통에 대한 더 강력한 부하(또는 부하 제거)를 제공하기 위해 횡단면 움직임의 비틀림, 관상면 움직임의 모음과 벌림을 사용하고, 근육은 이러한 위치에 반응한다. 훌륭한 단거리 달리기 선수와 높이뛰기 선수가 얼마나 많은 발의 회내pronation를 보여주는지 직접 보면 된다. 우리는 새가 날개를 퍼덕이는 것과 같은 자연에서도 이러한 작용을 쉽게 볼 수 있다. 3평면Tri-planar 관절 기능은 운동선수의 퍼포먼스와 부상 예방의 매우 중요한 요소이다.

움직임의 세 가지 평면은 시상면, 관상면, 횡단면이다. 시상면은 '앞-뒤' 평면의 움직임이며 바벨 운동의 대부분이 시상면에 따라 움직인다. 관상면은 '옆-옆' 평면의 움직임이고 덤벨 레터럴 레이즈와 같은 동작이다. 횡단면은 척추를 축으로 회전하는 움직임으로 팩 플라이 운동에서 발생되는 움직임으로 이해할 수 있다.

요약하자면, 순수하게 '앞-뒤'로 움직이는 달리기에서는 신체 전체의 근육이 길어지거나 짧아지지 않는다. 따라서 달리기 초기의 대항근 활성화 패턴뿐 아니라 달리기에 필요한 근육의 힘 생성을 위한 활성화 요구를 증가시킨다. 자연스러운 달리기를 위해서는 엉덩이, 팔, 다리 부분의 회전 패러다임이 반드시 존재해야 하며, 이와 관련된 내용은 이 장 전체적으로 언급될 것이다.

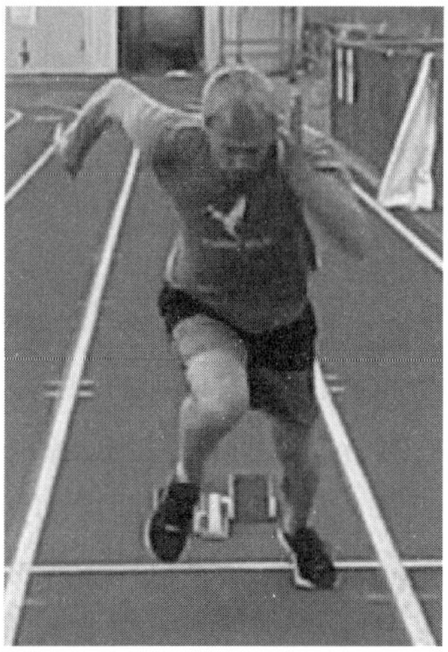

그림 1.3 대각선 방향으로 생성되는 토크를 확인할 수 있다. 실제 속도는 선형 관절 결합 작용에 의해 생성되지 않는다.

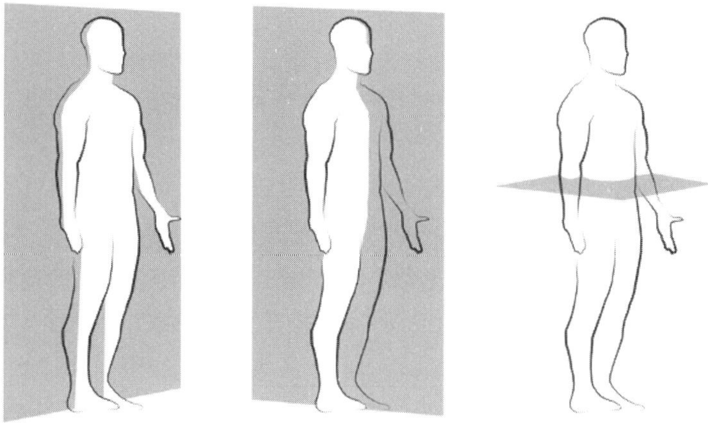

그림 1.4 운동선수의 움직임은 3-평면 움직임이 기본이며, 각 평면의 이름은 관상면, 시상면, 횡단면이다.

타이밍

아마도 단거리 스프린트에서 가장 간과되는 부분은 타이밍일 것이다. 스프린트에서 팔다리의 리듬과 동기화는 전통적인 스프린트 협응 패턴(스스로 특정 협응 반응을 위해 A 스킵과 같은 동작을 하는 것으로 전해짐)을 뛰어넘는 단계이다. 타이밍은 스프린트와 점프 동작 수행에서 잘 놓치는 요소이다. 왜냐하면 선수에게 특정 지시사항이 정확하게 전달되면 한 개의 사지 분절(예: 한쪽 다리)은 '올바른' 위치를 찾을 수 있으나, 이 분절의 올바른 위치는 달리기에서 다른 2~3개의 분절의 움직임 타이밍 및 위치와 상관이 없기 때문이다. 동기화의 개념은 팔다리와 관절의 관계에 중점을 두고 있는데 이러한 개념의 대부분은 무술 동작으로부터 파생된 것이다. 각 손은 반대쪽 발의 이동 타이밍과 연결되어 있다. 팔꿈치와 반대쪽 무릎, 어깨와 반대쪽 엉덩이에도 같은 개념을 적용할 수 있다.

에이드리안 바에 따르면 다음과 같다.

> "팔과 다리는 이동 방향에 맞춰서 동기화되어야 한다. 당신은 팔이 뒤쪽으로 움직이는(팔 리커버리) 동안 반대쪽 다리를 지면으로 강하게 내리기를 원한다. 유각기 다리가 지면에 닫는 순간과 팔의 리커버리 타이밍은 비슷해야 하며 이 동작이 수행되는 동시에 반대쪽 팔과 다리(이 순간 앞쪽 다리)는 앞쪽과 위쪽으로 이동하기 시작

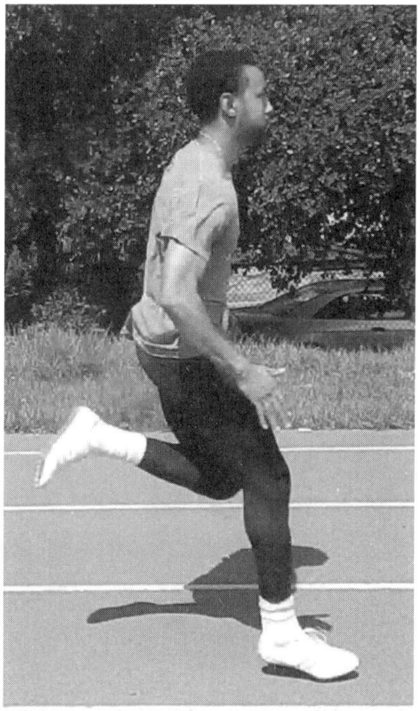

그림 1.5 팔의 리커버리 동작은 발의 지면 접촉과 동시에 발생한다.

해야 한다."

많은 운동선수들은 스프린트와 움직임의 향상을 위해 하체 중심의 훈련을 하려고 하는데, 하체만을 고려한 접근은 발의 유각기 단계에서 팔의 움직임을 '늦추어' 선수의 파워, 속도, 정확도를 감소시킬 가능성을 제공한다. '무릎 들기'와 같은 하체 중심의 훈련지도(큐잉)는 유각기 다리의 타이밍뿐 아니라, '지면을 밀어내는' 아킬레스건의 수행 타이밍의 문제를 일으킬 수 있다. 많은 코치들이 단거리 스프린트에서 상체의 중요성을 다소 무시하지만, 더 나은 코칭과 스프린트 수행을 위한 진정한 비결은 팔의 움직임이 스프린트 및 인간 움직임의 타이밍 기전의 회복을 위한 열쇠라는 것을 이해하는 것이다. 찰리 프랜시스Charlie Francis와 같은 훌륭한 코치들은 뇌와 가까이에 있는 팔의 움직임은 운동 신호 전달의 위계질서를 증가시킨다고 가정하였다. 즉, 팔과 어깨가 엉덩이와 다리를 움직이는 것이지 반대로 작용하는 것이 아니며, 타이밍의 이러한 중요 요소를 고려한 훈련 큐잉이 효과적인 접근인 것이다. 이 개념은 또한 코치가 90도로 고정된 팔을 앞뒤로 휘두르는 것과 같이 다리를 제한하는 큐잉을 사용할 때 역효과를 가져올 수 있다(54~55쪽 참조).

1.2 가속 생체역학

효과적인 가속 능력은 스포츠에서 가장 중요한 능력일지도 모른다. 폭발적인 속도가 필수적이지만 가속 능력이 상대적으로 적게 요구되는(그리고 그에 상응하는 반응적 지각 능력) 팀 스포츠 선수들은 종종 전문가의 지도법에 모든 것을 맡기고 있는 실정이다. 가속 능력은 선형 스프린트에서 최고 속도에 도달할 수 있는 능력에 긍정적인 영향을 미친다. 다음의 내용은 운동선수가 스프린트 가속에 뛰어난 기술적 능력이 있음을 보여주는 내용들이다.

- **발심기 위치에 따른 수평 밀기:** 가속에서는 최고 속도로 달리고 있을 때와 비교했을 때 발을 신체의 무게중심(엉덩이) 바로 아래쪽에 심어야 한다.
- **빠른 스윙 다리 회복:** 스윙 다리는 밀기가 종료된 후 매우 빠르게 앞쪽으로 돌아와야 한다. 팔은 이 동작이 활성화되도록 도와준다(타이밍을 기억하라). 발이 지면에 접촉되는 순간, 최대 속도로 스프린트 하는 동작에서 볼 수 있듯이 스윙 다리의 무릎은 지지하고 있는 무릎의 위치까지 돌아와 있어야 한다.
- **정강이의 수직 움직임:** 가속할 때 선수는 출발 후 점진적으로(또는 팀 스포츠 상황에서는 갑작스럽게) 증가하는 일련의 정강이 수직 움직임을 경험한다. 정강이 각도는 가속하는 동안 최초 지면 접촉부터 마지막 밀어내는 순간까지 아래로 떨어진다. 선수의 정강이와 몸통은 가속하는 동안 비슷한 각도를 보여줘야 한다.
- **낮은 뒤꿈치 회복:** 선수 개인마다 다르게 나타나지만, 가속에서의 첫 번째 또는 두 번째 스텝은 그 이후 스프린트 스텝과 비교했을 때 상대적으로 낮은 뒤꿈치의 회복을 볼 수 있다.
- **토크 생성:** 가속 동안의 지면 접촉 시간이 길기 때문에 선수들은 지면 접촉 시간에 맞게 팔 동작을 크게 하고 머리와 몸통의 편향lateralization 움직임을 사용하며, 발의 안쪽 가장자리의 접촉

과 역회전에 대한 충격을 극대화한다.

- **약간 불완전한 트리플 익스텐션:** 가속에서의 관절 각도는 엉덩이, 무릎, 발목의 강력하지만 불완전한 트리플 익스텐션을 수반하며 이 과정으로 무게중심을 낮출 수 있다. 선수가 즉시 탄성적으로 반응한다면 전체적인 트리플 익스텐션이 발생될 수 있지만, 의지적이거나 '코칭된' 트리플 익스텐션은 타이밍, 탄성 반응 및 초기 단계의 리듬을 조화롭게 소화하기 어렵다.

가속을 위한 설정

40야드 전력질주 및 육상의 출발과 같은 블록, 낮게 구부린 자세, 그리고 3점 지지 기반 자세에서, 선수들은 어깨의 높이가 엉덩이보다 **낮은** '구부림' 자세로 출발한다. 대부분의 팀 스포츠 상황에서는 선수들의 어깨가 엉덩이보다 **높은** 위치에서 가속하기 때문에, 근육의 사용 및 움직임의 역동성이 변화한다.

육상과 3점 지지 기반 출발의 경우, 성공적인 출발을 위한 정확한 매개변수는 팔다리의 길이, 대퇴사두근의 강도, 출발 시 관절 및 몸통의 각도와 관련이 있다. 이러한 매개변수를 기반으로 일반적으로 선수가 강할수록 더 낮은 자세와 '구부린' 자세를 보여준다. 출발 순간의 각도가 낮을수록 과도한 회전과 비틀림을 방지하기 위하여 발을 서로 가깝게 위치하거나 스타트 블록에 가깝게 붙여야 한다. 낮은 구부림 자세에서 출발할 때, 무릎의 굽힘 각도는 경마의 기수, 롤링, 또는 직립 출발과 관련된 대부분 상황보다 훨씬 크다. 팀 스포츠에서 훌륭한 움직임을 보이는 선수는 일반적으로 **스쿼트 자**

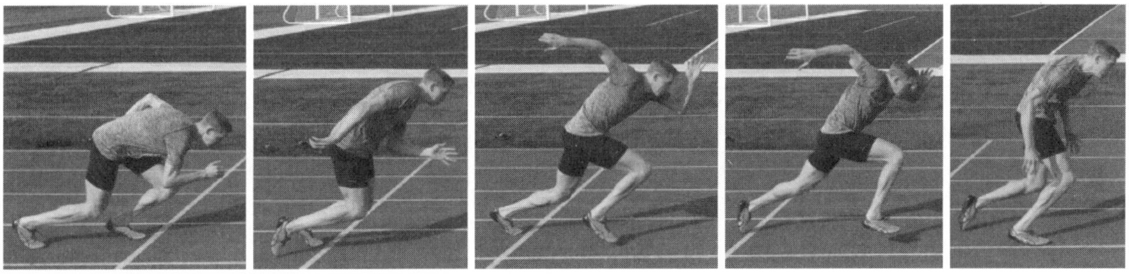

그림 1.6 2점 지지 구부림 출발부터 가속까지의 순서. 무릎 관절의 불완전한 폄으로 인해 활성화된 낮은 스쿼트 위치를 기억하라. 이와 같은 출발 자세는 자발적인 완전한 폄보다 더 많은 관절과 움직임의 옵션을 제공하며, 팀 스포츠 선수들의 출발 자세와 훨씬 더 가까운 움직임 모양을 보여준다. 구부러진 뒤쪽 팔은 약간 구부러진 뒷다리와 일치한다.

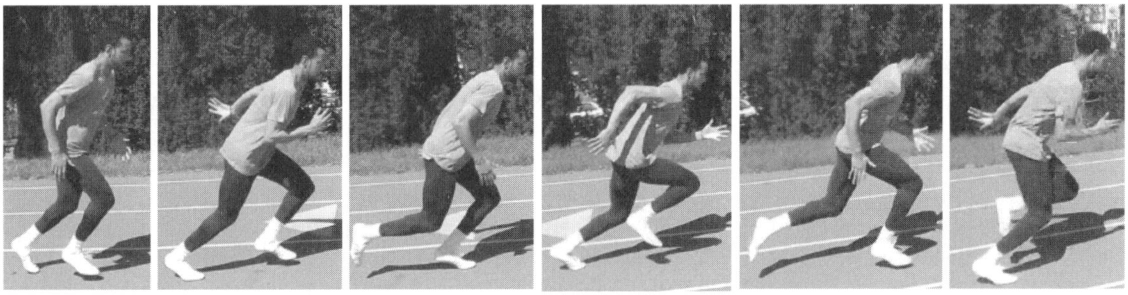

그림 1.7 '롤링' 출발에서는 어깨를 엉덩이보다 훨씬 위쪽에 위치시키고, 블록이나 낮은 구부림 출발 자세와는 약간 다른 근육 사용이 요구된다. 대퇴사두근은 여전히 정강이가 내려가 있는 위치에서 활성화되고 있지만, 이 가속 방법은 엉덩이에 더 큰 부담을 준다.

세 및 낮은 자세에서 움직임을 수행할 수 있는데, 이것은 엉덩이 바깥쪽에 위치한 발을 더 쉽게 골반 지점으로 도달하게 하고, 관절에 더 많은 선택권을 제공하면서 하지 근육을 더 효율적으로 사용할 수 있게 해준다. 스쿼트 자세는 운동선수 자세의 기본 맥락이며, 지면 기준의 엉덩이 위치를 가리킨다. "낮은 자세로 달려라"라는 설명은 선수가 몸통과 머리를 구부리면서 과도하게 앞쪽으로 반응할 수 있게 만드는 잘못된 설명이 될 수 있다.

이러한 기본적인 움직임을 수행하는 동안 신체의 무게중심을 높이려는 경향을 보이는 팀 스포츠 선수들은 '낮은' 자세를 유지하는 선수들과 비교했을 때 불리하고 비효율적인 움직임을 보여준다. 왜냐하면 엉덩이의 위치가 높으면 움직임의 첫 번째 스텝의 정강이 각도가 높고, 상대 선수 및 팀의 전술 수행에 요구되는 수평 움직임을 위한 관절 위치에 도달하기 위해 무릎의 매우 큰 움직임(낙차)이 필요하기 때문이다.

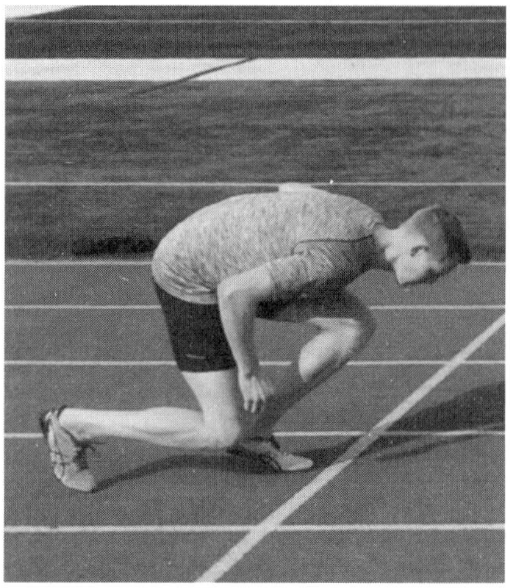

그림 1.8 2점 지지 출발과 같은 '낮은 자세' 출발은 정적 스쿼트 점프 강도에 더 큰 중점을 둔다.

첫 스텝

낮은 정강이 위치로 첫 스텝을 만들어내는 선수의 능력은 가속 능력을 보여주는 중요한 지표이다. 선수가 구부린 자세 및 블록 스타트를 수행할 때 보여주는 '출발 속도'는 30m 단거리 전력질주를 얼마나 빠르게 달릴 수 있는지를 의미한다. 이렇게 중요한 첫 스텝의 속도는 적절한 위치, 타이밍, 토크 생성 및 폭발적 스트렝스의 결과이다. 첫 스텝이 요구하는 고강도의 힘 때문에 스트렝스 훈련을 통해 첫 스텝 능력이 향상될 수 있다. 첫 스텝 이후 선수의 속도는 빨라야 하지만, 이 단계가 지나치게 길 필요는 없다. **실제 경기**에서의 엘리트 단거리 육상 선수의 첫 스텝은 슬로우 비디오로 촬영되어 보여주는 긴 시간 동안의 움직임보다는 훨씬 짧고 빠르게 발생한다. 팀 스포츠 선수들은 본능적으로 짧은 첫 스텝을 내딛는다.

자세, 위치 및 호흡 패턴을 기준으로 분석하면, 호기(숨을 내쉼)는 스타트 블록으로부터 밀어내기 위해 선호되는 방법이다. 숨을 내쉬는 것은 갈비뼈를 아래쪽으로 밀어내리고, 등을 척추 쪽으로 회전시키면서 밀어내는 것과 동일한 움직임을 만들어준다. 이것은 신체의 긴 축을 따라 힘을 전달하는 데 최적의 위치를 만들어준다. 선수가 가속 구간에서 최대 속도 구간으로 이동할 때, 복장뼈 칼돌기는 점진적으로 선수의 무게중심을 발의 앞쪽으로 이동시키고 동시에 선수가 사용할 수 있는 관절의 자유도를 만들어준다.

신체의 위치를 기반으로 분석하면, 선수는 전체적으로 앞으로 기울인 상태를 보여준다. 왜냐하면 좋은 가속에서는 실제로 트리플 익스텐션이 완벽하게 도달하지 않기 때문이다(그림 1.10 참조). 가속에서 지면을 밀어내는 지점은 정강이 각도와 몸통의 각도가 일치되는 지점이다(그림 1.10 참조). 이것은 중요한 포인트인데, 그 이유는 스쿼트 및 트랩바 데드리프트와 같은 스트렝스 및 바벨 훈련에서 이러한 각도를 참조하여 훈련을 계획할 수 있기 때문이다.

관성을 이겨내고 정지 상태에서 선수가 가속을 수행하기 위해서는 폭발적인 스트렝스가 필요하

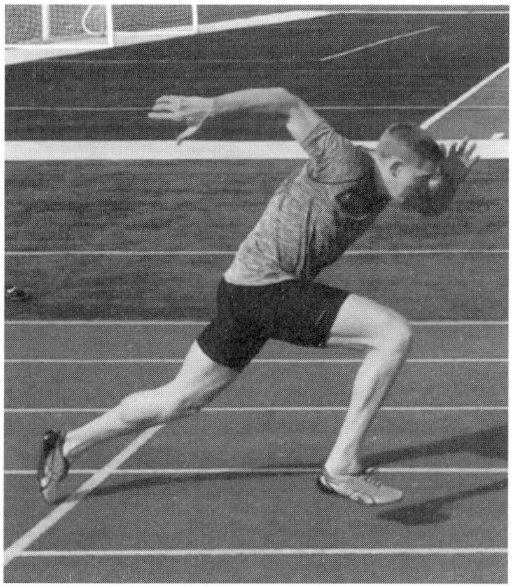

그림 1.9 첫 스텝의 속도는 적절한 위치, 타이밍, 토크 생성 및 폭발적인 스트렝스의 결과물이다.

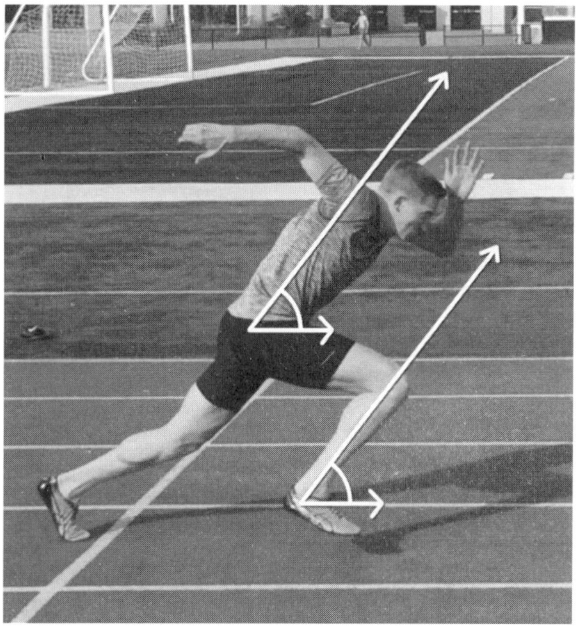

그림 1.10 정강이와 몸통 각도의 일치는 좋은 가속을 발생시킨다. 이러한 각도는 바벨과 스트렝스 훈련에 좋은 아이디어를 제공한다.

다. 이러한 '정지 출발' 스트렝스는 일반적으로 데드리프트, 힙 스러스트, 한 다리 피스톨 스쿼트, 올림픽 리프트에서 요구되는 폭발적인 힘과 연관될 수 있다. 핵심 퍼포먼스 지표들과 함께 폭발적인 동심력은 최초 스타트 블록으로부터 출발 또는 첫 스텝의 속도에 큰 영향을 준다.

헹크 크레이야노프Henk Kraijenhof는 스쿼트 점프 높이는 단거리 육상 선수의 블록 스타트 능력과 높은 상관관계가 있다고 보고하였다. 두 발 또는 한 발 스쿼트 움직임에서 스트렝스 vs 체중의 비율은 짧은 구간의 가속에서 중요한 요소이지만, 이러한 스트렝스의 생체역학과 전체적인 프로그램의 균형을 맞추는 것이 성공의 주요 열쇠가 된다. 그러나 '뒤꿈치 쪽으로 앉는' 방식의 바벨 스쿼트를 너무 많이 연습하면, 가속력이 중요한 폭발적인 운동선수 패턴이 저하될 가능성이 있다. 토크 생산은 파워와 신체 위치를 통해 얻을 수 있는 마지막 결과물이다. 다른 모든 조건이 동일하다는 가정하에서, 전체 신체 시스템의 슬랙(느슨함)을 제거할 수 있는(근육, 건, 그리고 관련되어 있는 근막이 늘어나 있는 것을 긴장시키는 것) 선수가 가장 빠르게 다음 단계로 전진할 수 있다.

발의 지면 접촉 위치와 유각기 다리 회복

초기 가속 구간에서, 선수는 엉덩이로부터 발까지의 가상의 선 위에 발심기를 한다. 좋은 스쿼트 자세를 수행하지 못하는 선수는 가속 구간에서 과도한 보폭을 보이거나, 발을 엉덩이보다 앞쪽에 위치시킬 가능성이 높다(그림 1.11 오른쪽 참조). 또한 과도하게 반복적인 점프와 같은 특별훈련(삼단 점프 훈련 등)에 시간을 많이 쏟은 선수도 이와 같이 초기 가속 구간에서 발의 위치가 약간 앞쪽에 위치할 가능성이 있다. 첫 몇 스텝 동안의 운동 패턴이 발을 엉덩이 아래에 놓이도록 훈련이 되면, 반복 점프는 약간의 도움이 될 뿐 중요한 훈련이 되지 않을 수 있다. 이와 관련된 내용은 9장에서 다루었다. 일반

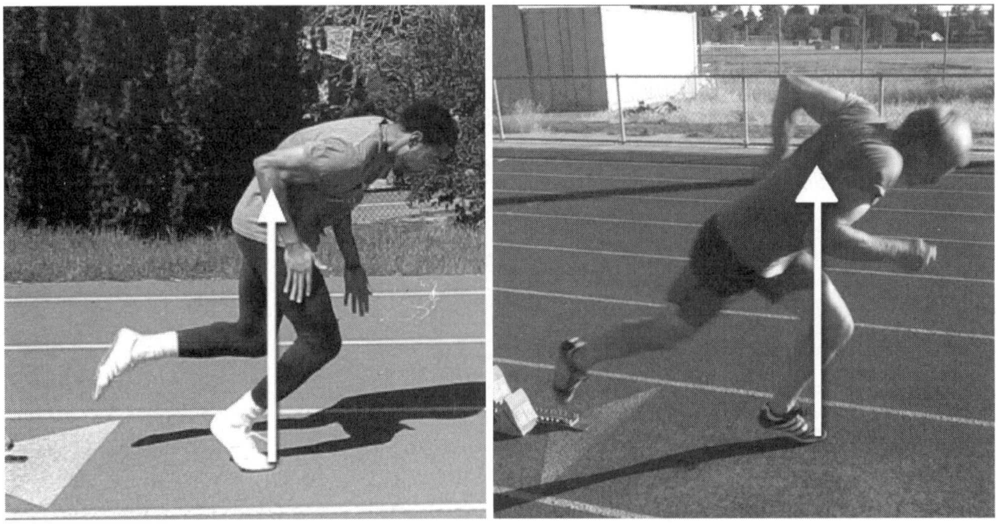

그림 1.11 왼쪽 그림은 발이 엉덩이 아래쪽에 위치한 모습. 오른쪽 그림은 발이 엉덩이 앞쪽에 위치한 모습. 발의 위치가 엉덩이보다 앞이면 수평 힘 발생 능력이 감소하고 가속이 느려진다. 그래서 반대쪽 다리의 유각기 다리 회복 또한 느려진다. 오른쪽 그림에서 왼쪽 다리가 엉덩이보다 앞쪽에 위치하기 때문에 따라오는 오른쪽 다리가 이동해야 하는 거리가 너무 길다.

적으로 힘이 강한 선수는 스쿼트와 낮은 위치로 뒤꿈치 회복이 더 쉬울 수 있다(뒤꿈치 회복에 대한 내용은 31~32쪽에서 논의한다).

그림 1.11에서 주목할 점은 유각기 다리 회복의 차이이다. 왼쪽의 그림을 보면, 왼쪽 무릎은 오른발이 지면에 닿는 순간 멀리 떨어져 있지 않기 때문에 빠른 유각기 다리 회복 위치와 가속 초기의 무게중심이 앞쪽으로 이동할 수 있도록 만들어준다. 오른쪽 그림은 왼발이 지면에 닿는 순간 반대쪽 무릎이 멀리 떨어져 있어서 유각기 다리 회복 위치가 늦는다. 손의 위치는 반대쪽 다리의 위치와 연결되어 있기 때문에 가속 시에 손을 너무 높게 위치하지 않도록 코칭하는 것이 가속에서 중요한 요인이 될 수 있다. 현장에서의 결과뿐 아니라 최근의 연구 결과 유각기 다리의 회복 속도가 가속 및 100m 달리기 능력의 좋은 결정 요인으로 나타났기 때문에,[1] 유각기 다리 회복을 고려하지 않고 지면의 밀기에 집중하기 위해 동작을 과장하는 것은 좋은 방법이 아닐 수 있다. 몸통의 위치를 기준으로 무릎(그리고 발)의 높이가 높은 것은 실제로 최고 속도 단계보다 가속 단계에서 매우 중요하다.

일반적으로, 적절한 블록 스타트 또는 3점 지지 기반 출발은 에이드리안 바가 언급한 '짧은 전이' 움직임과 함께 수행된다. 이것은 유각기 다리 발의 능동적인 하향 움직임과 적절한 타이밍이 수반되는 약간 불완전한 트리플 익스텐션의 복합적 결합 움직임으로 이해할 수 있다(선수는 그림 1.12의 화살표와 같이 공중에서 다리를 아래로 밀고 동시에 앞쪽으로 밀려나가는 자세를 보여준다). 위대한 단거리 육상 선수들의 첫 스텝의 길이는 우리가 상상하는 것보다 일반적으로 짧지만, 그 움직임에는 중요한 인내심, 타이밍, 리듬이 필수적이다. 이 선수들은 절대 가능한 빨리 '바퀴를 돌리는' 것을 원하지 않는다. 그것보다 중요한 타이밍이 있기 때문이다. '짧은 전이'는 '가능한 한 빠른' 것을 의미하는 것이 아니라, 단순하게 유각기 다리(그리고 교차신전반사)를 최적의 타이밍에 구동하는 것을 의미하며, 완전한 트리

1. Morin, Jean-Benoît, et al. "Mechanical Determinants of 100-m Sprint Running Performance." *European Journal of Applied Physiology*, vol. 112, no. 11, 2012, pp. 3921–3930.

플 익스텐션(이때는 타이밍이 너무 늦는 경우가 많음)까지 기다리지 않는다. 선수가 가속 구간에서 최고 속도 구간으로 이동할 때, 상체의 자세가 직립이 되고 위쪽으로 펴지면서 발이 지면에 닿는 위치는 엉덩이 아래쪽에서부터 점점 앞쪽으로 이동한다. 선수가 육상 트랙 또는 필드에서 가속을 위해 첫 스텝을 내딛는 경우 본질적으로 수직 방향으로의 힘이 중요하다. 그러나 선수가 달리기를 하는 동안에 수평 방향의 힘이 없다면 이 선수는 더 이상 가속을 할 수 없다.

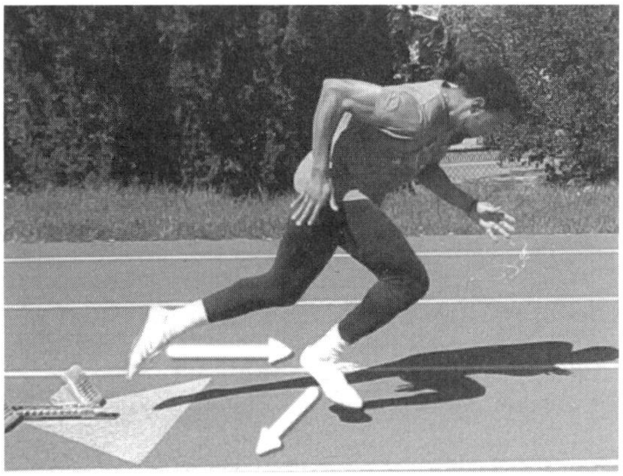

그림 1.12 첫 스텝에서의 '짧은 전이'는 '능동적으로' 지면에 발을 위치하는 풋 스트라이크와 교차신전반사 기능의 적절한 사용을 보여준다.

정강이 각도, 정강이 하향 움직임 및 가속

팀 스포츠나 육상 선수들에게 정강이 각도는 '정지 출발dead start'에서부터 빠르게 움직일 수 있게 하는 중요한 열쇠이다. 가속을 위해서는 선수가 지면에 수평의 힘을 가해야 하고, 정강이는 선수가 어느 방향으로 힘을 가하는지 보여주기 위해 지면과의 각도기 역할을 한다. 팀 스포츠 선수들이 코트나 필드에서 움직이는 것을 볼 때, 그들의 정강이가 땅과 가깝게 위치하고 매우 낮은 각도를 유지하는 것을 확인할 수 있으며, 종종 첫 스텝에서는 약 30도보다 작은 각도를 보여주기도 한다. 육상에서 블록 스타트의 경우 정강이 각도가 25도 이하인 경우 가장 최적의 각도로 이해할 수 있다. 스트렝스는 선수가 얼마나 낮은 각도로 지면을 밀어낼 수 있는가를 결정하는 중요한 요인이다. 왜냐하면 스트렝스가 약한 선수는 정강이 각도가 낮은 경우 밀어내는 힘을 발휘하기 어렵기 때문이다.

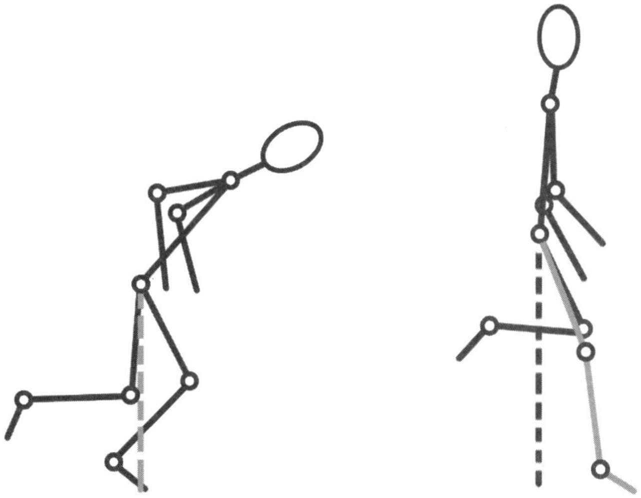

그림 1.13 가속 구간에서의 풋 스트라이크는 엉덩이의 약간 뒤쪽 또는 아래에서 발생하는 반면에, 최고 속도 구간에서의 발의 위치는 엉덩이보다 앞쪽에 위치한다. 육상 단거리 선수는 다른 필드 스포츠 선수와 비교하였을 때 더 큰 지면의 충격힘을 받기 위해서 엉덩이의 앞쪽 위치에서 회외 동작을 수행할 수 있다.

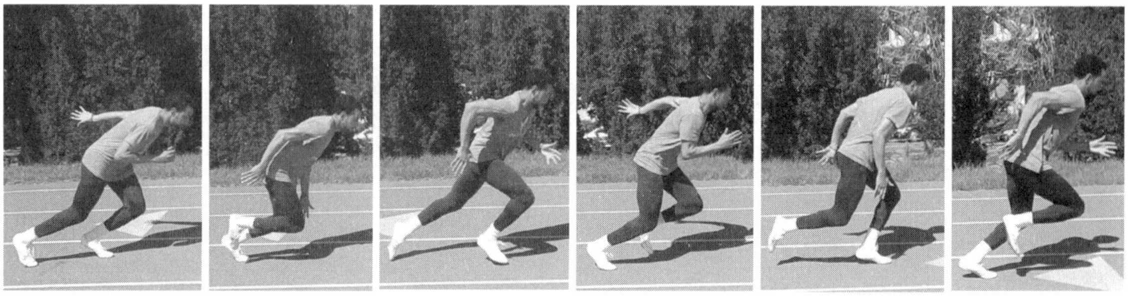

그림 1.14 3점 지지 기반 출발의 가속 단계. 입각기 다리의 정강이 각도를 주목한다. 힘있게 밀어내는 가속의 중요한 지표인 접촉 시점부터 밀어내기까지의 정각이 각도는 낮아지는 것을 확인할 수 있다. 지면 접촉부터 지면을 밀어내기까지 정강이가 내려가는 정도는 선수가 수평으로 얼마나 힘을 가할 수 있는지를 보여주는 지표이다.

그림 1.14는 3점 지지 기반 또는 트랙 출발에서부터 가속하는 운동 기술에 관한 사진 순서 및 설명이다(상호 공통점이 존재함). 이 책에서는 0~20m까지 구간에서 운동선수가 달리는 것을 가속으로 간주할 것이지만, 실제로 아이작 뉴턴의 정의에 따르면 실제 가속은 달리기를 시작할 때부터 최고 속도에 도달했을 때까지를 의미한다. 대부분의 선수들에게서 최고 속도에 도달하는 지점은 출발 후 20m에서 40m 사이 구간이다. 50~60m 구간에서 계속 가속을 하고 있다면, 여러분은 육상 선수로서 당신의 다리나 어깨에 올림픽 반지 문신을 새길 가능성(최고의 선수가 될 것을 의미)이 크다고 볼 수 있다.

> *경쟁 우위를 점하는 공통 요소*
>
> *정강이는 선수가 어느 방향으로 힘을 가하는지 보여주기 위해 지면과의 각도기 역할을 한다. 정강이 각도가 좋다면 좋은 가속과 훌륭한 가속으로 생각할 수 있다.*

정강이 하향 움직임은 발이 땅에 닿는 순간의 정강이 각도와 토오프 순간의 정강이 각도 차이로 정의한다. 정강이의 이러한 하향 움직임은 일반적으로 10~25도 사이이며(그림 1.15 참조), 많은 코치들이 "쓸데없는 움직임을 없애라"라고 강조하는 가속 요소이다. 훌륭한 선수들 중 코치의 지도 없이 타고난 환경에서의 움직임을 보거나 세계에서 가장 빠른 단거리 선수들의 가속 움직임을 보면 거의 대부분의 경우에서 정강이 하향 움직임을 확인할 수 있다.

40야드 전력질주 출발에서, 출발 직후 무릎이 교차되는 지점에 무릎이 같은 포지션을 보이고(첫 스텝에서 뒤쪽 무릎이 앞쪽 무릎과 만나는 시점), 두 다리의 정강이는 지면과 평행을 이룬다. 출발 신호 직후 또는 선수가 처음으로 지면을 미는 순간 무릎의 각도는 원래 위치에서 몇 도씩 감소한다. 비록 많은 코치들이 이러한 현상을 바로잡기 위해 노력하지만, 이것은 좋지 않은 지도법일 수 있다. 왜냐하면 최대한 빨리 달리기 위한 반응은 선수의 잠재의식 및 직관적 반사와 관련이 되기 때문이다. 직선이든 곡선이든 스프린트 수행에서 선수의 정강이 각도가 첫 지면 접촉보다 감소한다는 것은 선수가 여전히 가속하고 있다는 것을 의미한다!

팀 스포츠 선수들이 가속 중에 보여주는 정강이 각도는 비슷하다. 수비수가 밀착해야 하는 농구의 가드 같은 경우 정강이뼈가 매우 낮게, 아마도 30도 이하로 떨어지는 것을 볼 수 있다. 수비수를 앞에 두고 움직이는 마이클 조던Micheal Jordan, 혹은 수비를 뚫고 나가는 배리 샌더스Barry Sanders 등은 이러

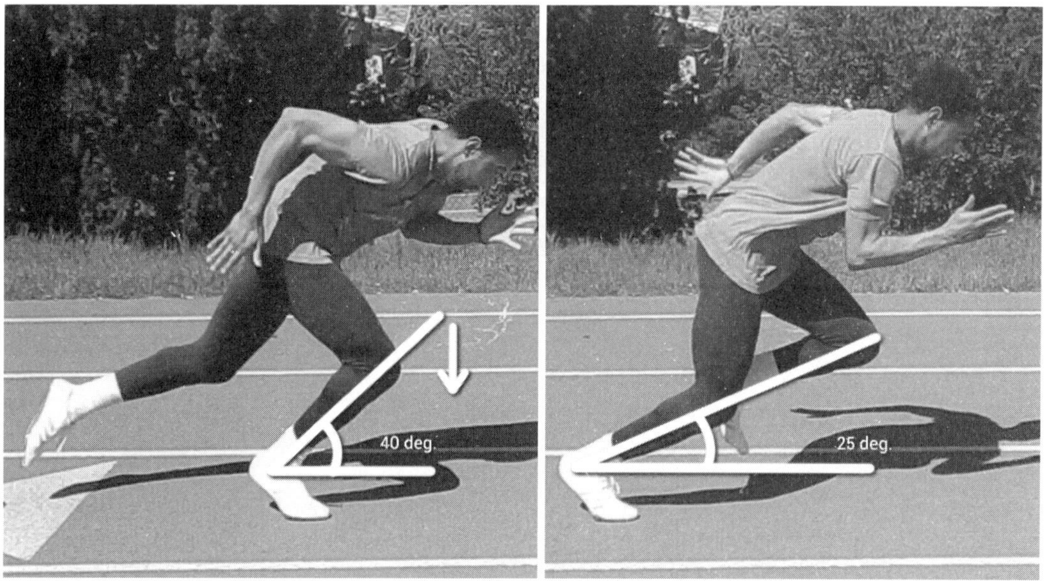

그림 1.15 가속의 초기 단계는 최초 지면 접촉부터 밀어내기까지 정강이 각도의 하향 움직임을 생성한다.

한 움직임의 표본을 보여준다. 궁극적으로 정각이 각도는 선수가 어느 방향으로 움직일 것인지 알려준다. 지면에서 수직으로 점프를 하는 높이뛰기 선수는 정강이뼈의 각도는 지면에서 90도 정도를 이룬다. 가속의 각 단계에서 푸시-오프 시 정강이 각도는 지면에 가해지는 힘의 방향을 의미한다. 정강이와 몸통의 각도는 그림 1.10에서 이야기한 것과 같이 가속하는 과정에서 지속적으로 일치해야 한다. 정강이보다 더 앞쪽으로 기울어져 있는 몸통(또는 머리와 어깨) 위치는 선수가 가속 상태에서 고개를 숙이고 있고, 좋은 가속을 위한 신체의 위치 확보 실패를 의미한다.

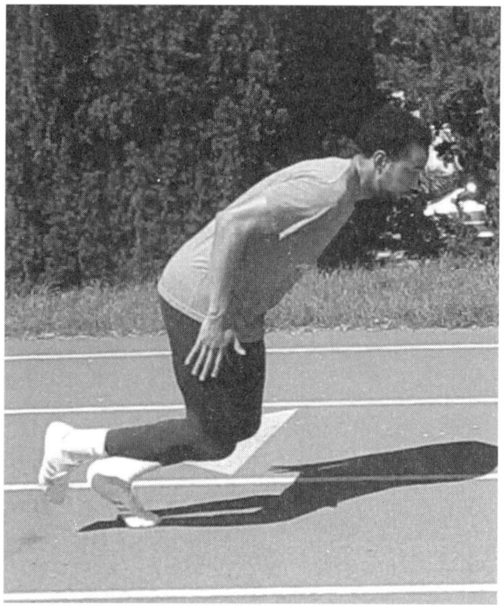

그림 1.16 직선 전력질주의 첫 스텝에서 정강이 각도는 지면과 평행에 가깝다.

선형 가속을 위한 잘못된 지도 방법으로는 최대 배측굴곡(잠금 위치를 넘어선 관절 움직임)과 가속 구간에서 발 전체의 지면 접촉(최대 속도에서도 이러한 방법으로 지도하는 코치가 있음)이 있다. 나는 세계적으로 저명한 훈련 자격 기관에서 이것을 배웠다. 그 기관에서 이러한 이론을 바탕으로 교육한 근거로는 선수가 가속 상태에서 하퇴부의 강성 손실 및 '흔들림'을 예방하고, 지면에 접촉하는 발볼에 의해 발생되는 정강이 각도를 유지하며, 접촉 순간 발생하는 몇 도의 배측굴곡이 흔들림을 흡수하기 때문이라고 하였다. 그러나 이 지도 방법은 아킬레스건의 스프링 역학에 부정적 영향을 주고, 가속에서의 처음 두 스텝에서 정강이 하향 움직임의 제한을 주어서 최적의 정강이 각도 확보를 방해하기 때문에 실제 선형 속도에 좋지 않다. 우리는 슬레드 훈련에서 발 전체를 지면에 붙이면서 훈련을 지도하는 것을 종종 보는데, 유감스럽게도, 이러한 지도법은 상당한 강성이 요구되는 정강이와 몸통 각도 그리고 아킬레스건의 연결을 느슨하게 만든다.

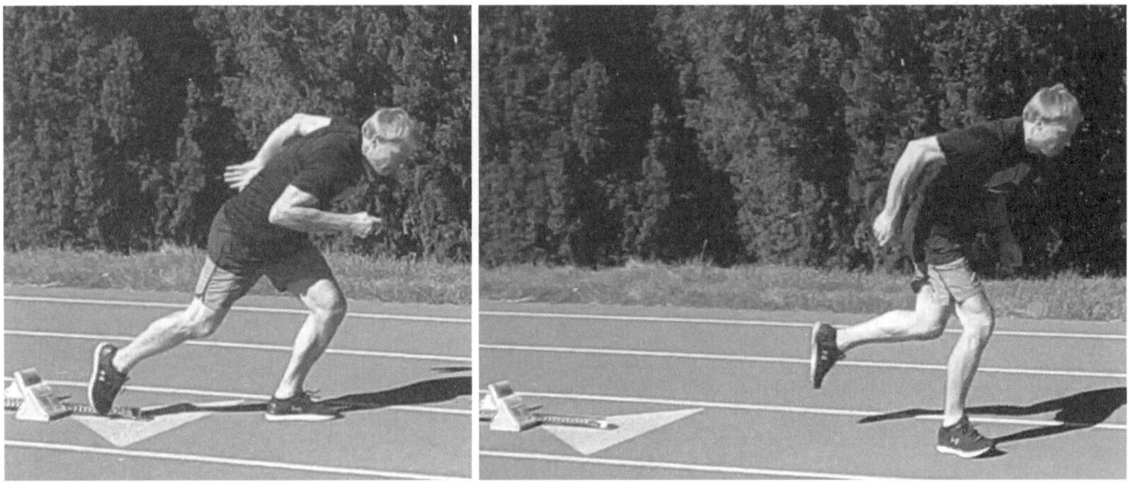

그림 1.17 선형 가속의 첫 2~3스텝에서 발 전체가 지면에 접촉하게 되면 출발 및 가속이 좋지 않게 되며, 탄성 파워 생성을 실패한다.

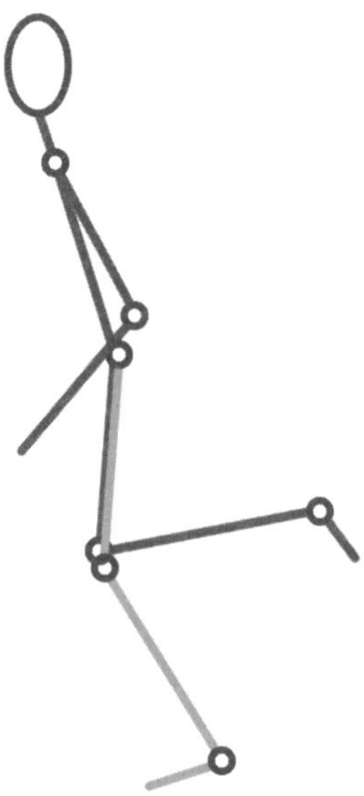

그림 1.18 팀 스포츠 선수들에게서 볼 수 있는 직립 가속 및 움직임은 선형 스프린트의 첫 스텝보다 발의 많은 부분이 지면에 닿는다.

최적의 가속을 위해서는 단단한 발목(시상면에서)과 가속 초기 단계에서의 '흔들림' 억제가 요구된다. 이것은 강하고 파워풀한 새끼발가락(새끼발가락을 들어서 발을 회내로 이끌어냄) 동작과 함께, 발목의 위치를 약간 배측굴곡으로 잠글 수 있게 한다. 가속에서 발 전체의 지면 접촉 기술은 단단한 회외를 만들지 못하는 선수를 위한 대체 방법이 될 뿐이다. 훌륭한 스프린터의 가속을 보면, 발이 단단하고 회외된 상태에서 지면에 부딪히는 경향을 확인할 수 있다.

팀 스포츠에서는 다른 시각으로 이 개념을 접근할 수 있으며, 어느 방향으로 가야 할지에 대한 '옵션'을 고려해야 한다. 팀 스포츠 선수들에게서는 가속에서 발 전체가 지면에 닿거나 '롤링' 접촉의 현상을 보게 된다. 이 선수들에게서의 롤링 접촉은 매우 중요한 이유가 있으며, 이것은 본능적으로 발생한다(선수들은 발목의 최대 배측굴곡을 수행하지만, 무의식적인 현상이다). 이 선수들은 발이 땅에 닿는 순간 다음 스텝에서 어떤 방향으로 컷팅할 것인지에 대한 결정이 요구된다. 발의 전체 접촉은 안정성을 극대화시켜서 코트에서 움직임을 원활하게 한다. 발 전체가 지면과 접촉하면 무게중심이 뒤꿈치로 이동하면서 어떤 각도로 다음 움직임을 수행할지에 대한 옵션이 많아진다. 농구에서 헤지테이션, 크로스오버 같은 움직임을 예시로 생각할 수 있다. 일반적으로 팀 스포츠 선수들은 더 수직으로 몸통을 세우며, 특정 각도의 전방 기울기를 보이면 발의 전체 지면 접촉은 더 이상 효과적인 옵션이 되지 않는다.

가속에서 뒤꿈치 회복

뒤꿈치 회복은 지면에 대한 유각기 다리의 뒤꿈치(또는 발)의 위치를 의미한다. 많은 육상 코치들이 선수들에게 가속 중에 특정한 뒤꿈치 회복 기술 및 전략을 강요하지 않는다. 왜냐하면 이것을 훈련하기 위한 일반적인 단서 및 지침 효과가 없기 때문이다(특히 대부분의 사람들이 뒤꿈치 회복을 다룰 때 정강이 하향 움직임 또는 비대칭적 '다리 올리기'를 보지 않기 때문이다). 선수들은 정강이 각도가 충분히 낮은 위치에서 출발하거나, 정강이 하향 움직임이 충분하고, 또는 일회성 다리 올리기 동작(킥킹)을 가르칠 때에만 뒤꿈치를 잘 회복할 수 있다. 대부분의 뒤꿈치 회복 지도법의 문제는 종종 고정된 정강이뼈 및 큰 정강이 각도에서의 맥락에서 설명된다는 것이다. 정강이 하향 움직임이 명확하고, 유각기 다

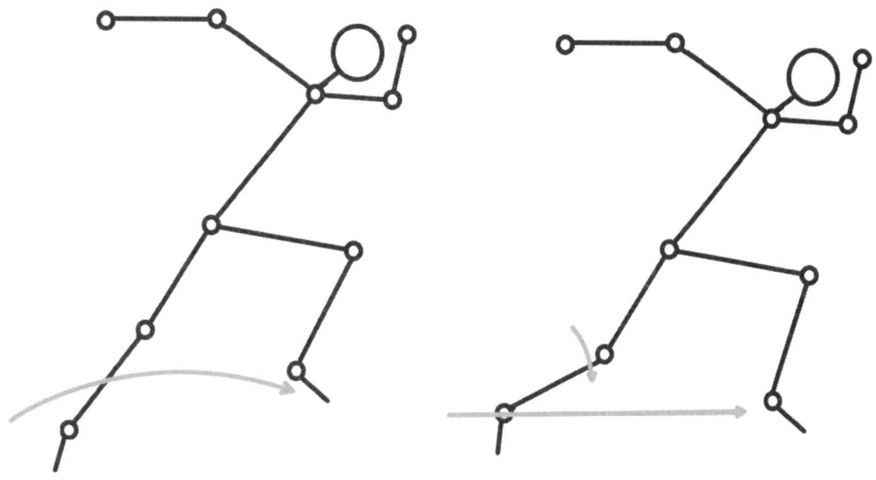

그림 1.19 가속의 첫 스텝에서 뒤꿈치의 높낮이는 중요하다. 뒤꿈치가 높은 현상은 엉덩이의 위치가 높고, 출발할 때 완전한 트리플 익스텐션을 의미한다. 뒤꿈치의 낮은 회복은 더 낮은 자세, 불완전한 트리플 익스텐션, 그리고 정강이 하향 움직임으로 인한 정강이 각도의 감소에 따른 결과이다. 정강이의 하향 움직임이 발생되지 않을 때, 뒤꿈치의 회복이 높은 위치에서 일어난다. 효과적인 가속을 위해서는 약간의 정강이 하향 움직임이 필요하다. 낮은 위치에서의 회복은 각 선수들이 선호하는 '다리 올리기(킥킹)'의 비대칭의 결과이다.

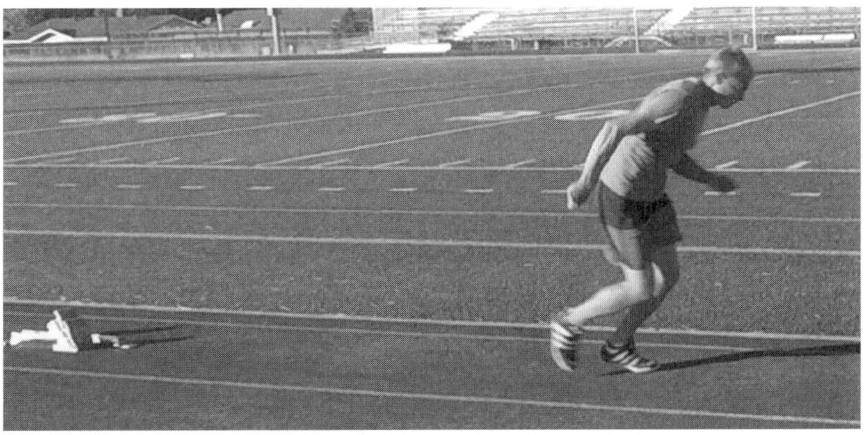

그림 1.20 뒤꿈치 회복의 낮은 위치는 선형 가속의 첫 두 스텝에서만 도움이 된다. 이후에도 지속적으로 뒤꿈치 회복의 위치가 낮게 유지되면 위의 사진에서 보듯 비효율적인 움직임을 보이며 에너지를 낭비하게 된다.

리의 파워풀한 움직임이 수반되면 자연스럽게 뒤꿈치 회복은 낮은 위치에서 진행되며, 심지어 일부 육상 선수들의 경우 발이 땅에 끌리는 것을 보게 된다(발이 끌리는 것은 정강이 하향 움직임과 유각기 다리의 다리 올리기 동작은 종종 타이밍 문제를 일으킬 수 있다). 결국, 첫 스텝에서의 뒤꿈치 회복을 낮은 위치에서 유지하는 것은 초기 가속에 중요한 요소가 된다.

선형 가속에서 '짧은 전이'는 첫 번째와 두 번째 스텝에서 낮은 뒤꿈치 회복과 결합되며, 그 이후 선수는 발을 들어올려 높은 뒤꿈치 회복 패턴으로 '순환'을 한다. 이 모든 과정은 최적의 가속 능력을 위해 낮은 고관절 위치에서 수행되어야 한다. 짧은 전이는 지면을 밀고 반사작용을 일으키는 첫 스텝의 적절한 수행을 돕는다. 또한 짧은 전이는 육상에서 가속을 위한 최적의 상태로 여겨지고,[2] 팀 스포츠에서는 본능적으로 일어나는 현상을 반영한다.

선수가 첫 두 스텝 이후에도 뒤꿈치 회복이 낮아야 된다고 인식하여 이 동작을 매우 강조하고 연습하는 것은 큰 실수를 범하는 것이다(그림 1.20 참조). 이렇게 하면 가속 시 각 단계에서 지면 접촉 시간이 감소해야 할 때, 오히려 지면에 힘을 전달하기 위한 시간이 길어진다.

가속에서의 토크 생성 시 고려 사항

스프린트의 첫 스텝에서, 유각기 다리 쪽의 엉덩이는 내회전하면서 관상면을 따라 위로 올라간다(그림 1.21의 발의 외회전 참조). 다시 말하면, 밀지 않는 쪽의 엉덩이는 같은 쪽의 어깨를 향해서 올라가는 반면, 지면을 밀어내는 쪽 다리의 엉덩이와 어깨는 더 멀어진다. 이 동작은 많은 스트렝스 코치들이 강조하는 '브레이싱' 동작보다는 회전 또는 '꼬임coiling' 동작에 가깝다. 그렇다고 해서 브레이싱 능력을 갖는 것이 무의미하다는 뜻은 아니지만, 이러한 훈련을 위해 소비하는 시간(특히 관상면과 횡단면에서)은 실제 스포츠에 도움이 많이 되지 않는 패턴을 지도하는 경우가 많다. 오히려 선수들에게 가속하는 동안 발의 안쪽 가장자리를 사용하는 법과 이러한 발동작과 맞물려 팔과 몸통의 동작 수행법을 지도하는 것이 훨씬 더 효과적이다. 선수가 지지기 동안 발의 안쪽 가장자리를 지면에 딛고 엄지발가락으로 지면을 밀어내면 유각기 다리의 무릎의 내전과 내회전이 발생한다.

가속하는 동안 지면을 딛는 발의 방향으로 머리가 옆으로 "쿵" 하며 고정되고, 전체적으로 신체의 질량과 균형이 순간적으로 한쪽으로 치우친다. 또한 뒤쪽에 위치한 유각기 다리는 한쪽으로 치우친 머리의 무게를 보조하기 위해 신체의 중앙선을 지나면서 앞쪽으로 이동한다. 이를 위해서 관상면 움직임을 소화할 수 있는 충분한 힘과 협응력, 그리고 뒤쪽에 위치한 다리의 관상면 움직임을 위한 토크 생성이 필요하다. 선수가 가속 능력을 향상시키기 위해 저항 훈련이나 벽에 손을 대고 실시하는 벽 기반 가속 드릴과 같은 '고정된' 훈련을 할 때 이러한 움직임의 역학적 특징을 고려해야 한다(이러한 스프린트 기술은 8장에서 자세히 설명한다). 비록 시상면 움직임이 우위에 있는 선수는 빠를 수 있으나, 스프린트는 단순한 선형 및 시상면의 움직임이 아닌 회전 및 3평면 움직임을 기반으로 하고 있다.

가속 단계와 최대 속도 구간에서의 발 위치에도 미묘한 차이가 있다. 가속은 발의 안쪽 가장자리가 지면을 밀어내지만, 상체를 곧게 세우면서 속도를 유지하는 최대 속도 구간에서는 발의 회외 위치에서 시작하여 회내 방향으로 회전을 한다. 발의 회내는 발목의 배측굴곡과 외번의 복합적 움직임이

2. Korchemny, Remi. "A New Concept for Sprint Start and Acceleration Training." *IAAF New Studies in Athletics,* vol. 7, no. 4, 1992, pp. 65–72.

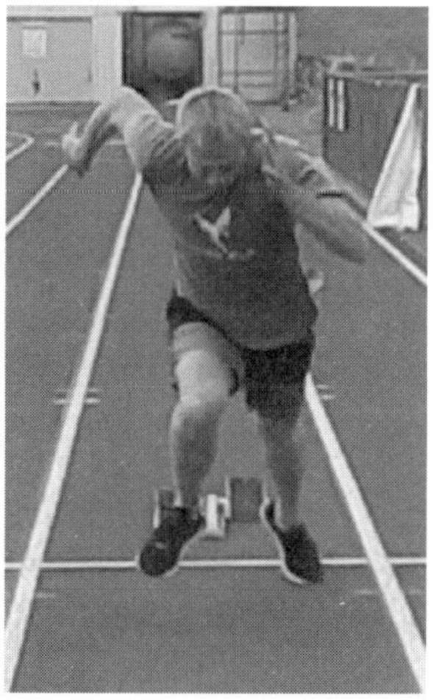

그림 1.21 가속은 회전을 동반한다.

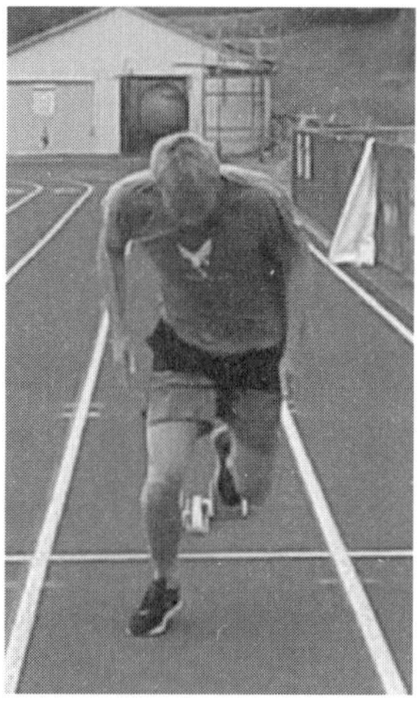

그림 1.22 머리는 지면을 밀어내는 다리 쪽으로 치우친 움직임을 보인다.

며, 회외는 발목의 저측굴곡과 내번의 복합적 움직임을 의미한다. 선수의 스프린트 거리가 점점 늘어나면, 지면 접촉의 위치는 '새끼발까락 쪽'으로 이동한다. 두 경우 모두 힘은 항상 발의 바깥쪽에서 안쪽으로 작용한다.

에이드리안 바에 따르면 회내에서 회외로의 전환은 정강이 각도가 약 65도를 이루었을 때 시작된다고 하였다. 존 로스John Ross 또는 크리스 존슨Chris Johnson의 40야드 스프린트이던, 바바라 피에르Barbara Pierre의 60야드 스프린트이던 상관없이 지구상에서 가장 빠른 선수들의 가속을 분석하면 발의 분명한 회내 움직임을 확인할 수 있고, 그다음으로 관절의 강직성과 강성을 차례로 볼 수 있다. 외회전된 발은 엄지발가락으로 지면을 밀어내는 것과 연결되어 있다고 생각할 수 있지만, 지면을 정확하고 강력하게 밀어내기 위해서는 발의 안쪽 가장자리(중앙 아치)가 회내 동작에서 강한 기초를 제공해야 한다. 엄지발가락은 몸의 무게를 완벽하게 밀어내어 폭발적인 움직임을 만들어낼 만큼 튼튼하지 않기 때문에 실제로 엄지발가락은 안쪽으로 굴리면서 지지 역할을 하는 것으로 충분하다.

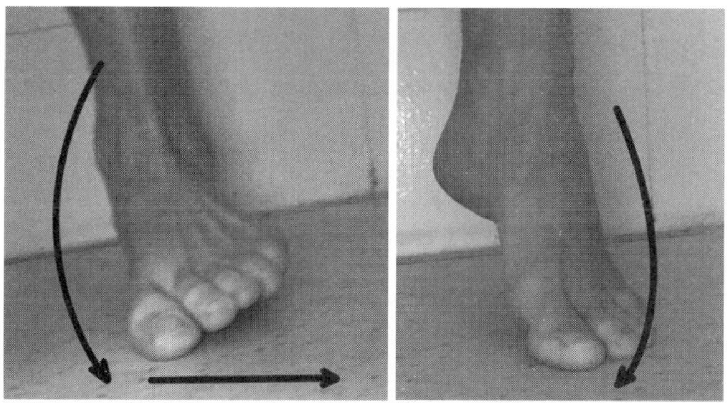

그림 1.23 회내(왼쪽 그림)는 배측굴곡, 외번, 그리고 발의 외전 작용이다. 회외(오른쪽 사진)는 저측굴곡, 내번, 그리고 발의 내전 작용이다. 회내는 가속 구간에서의 지면 접촉에 적합하고, 회외는 최고 속도 구간에서의 지면 접촉에 적합하다(지면 접촉은 회외이지만 회내로 회전한다).

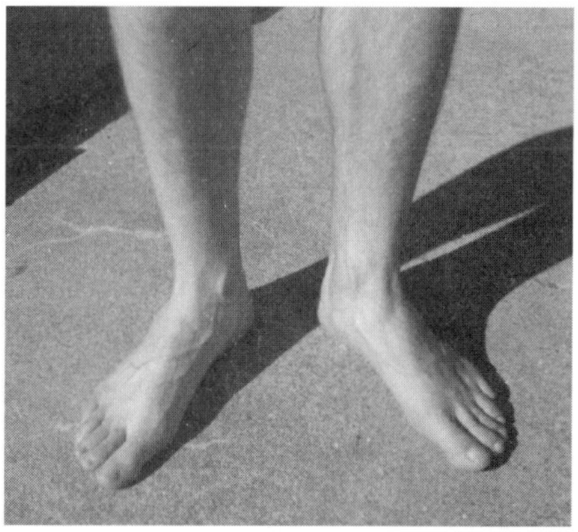

그림 1.24 외회전된 발은 회내 효과를 극대화하기 때문에 가속에 도움을 준다. 이러한 모양의 발은 발의 중앙 아치 또는 '파워 존'으로 더 빠르게 힘을 전달한다.

회내를 못하거나 발의 안쪽 가장자리를 제대로 사용하지 못하는 선수들은 일반적으로 발 바깥쪽, 즉 '새끼발까락 쪽'에 너무 많은 시간을 소비한다. 웨이트 훈련에서 무거운 무게를 들어올리지만 이 능력을 달리기 및 점프로 전환시키지 못하는 선수들은 대부분 폭발적인 회내 움직임 패턴을 수행하지 못하는 경우가 많다. 종종 발목 보호를 위한 테이핑 또는 브레이스를 많이 사용한 선수들에게서 발의 안쪽medial 부분, 특히 주상골 주변의 극심한 가동성 저하와 같은 좋지 않은 움직임을 볼 수 있다. 발의 안쪽 부분이 뻿뻿한 선수들은 종종 폭발적이고 효과적인 가속에 어려움을 겪는데, 특히 반응성 가속 및 민첩성에서 필수적인 넓은 가동범위가 요구되는 팀 스포츠 환경의 선수들에게서 두드러진다.

가속 훈련에서 선수들이 발 안쪽 가장자리를 느낄 수 있는 자세(새끼발가락을 들어올리는 것)를 지도하는 것이 가장 중요하다. 감각 훈련은 또 다른 방법 중 하나이며, 맨발 훈련, 모래 위 훈련, 슬리퍼, 스프린트 스파이크 등 다른 지면 성질을 사용할 수 있다. 발뒤꿈치가 과도하게 내려가고, 쿠션의 완충 작용이 너무 심하거나, 신발의 발가락 부분이 너무 좁은 운동화를 신고 일상적인 훈련을 진행하는 것도 피해야 한다. 일반적으로 뒤꿈치에서 발가락까지 약 10~15mm 내려간다. 10mm보다 덜 내려가는 신발은 맨발이 아닌 훈련 상황에서 도움이 될 수 있다. 대부분의 사람들에게 4mm가 최적의 움직임일 수 있다(어떤 선수들은 목표를 달성하기 위해 갑작스럽게 신발을 바꾸는 경우가 있는데, 갑작스러운 변화보다는 점차적으로 운동화를 바꾸는 것이 더 효과적이다).

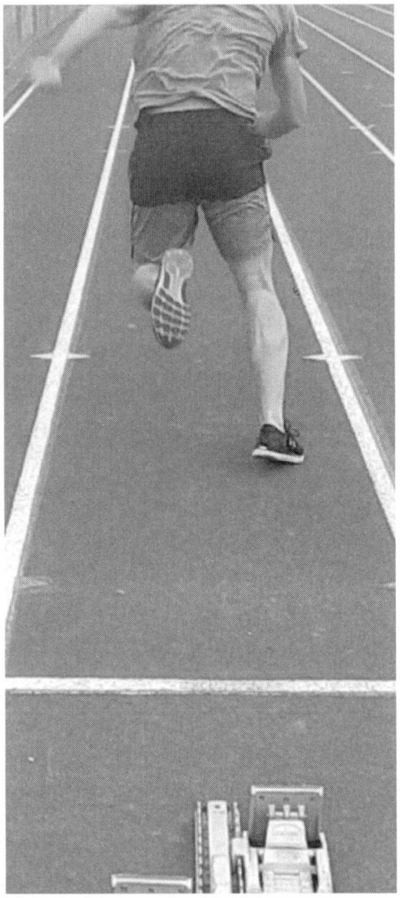

그림 1.25 가속에서 넓은 발의 위치는 중앙 아치가 더 쉽게 접근할 수 있으며, 파워를 최대한 만들어내는 데 중요한 대둔근의 대각선 정렬에 적합하다.

토크 생성과 관련하여, 스프린트에서 각 스텝의 폭을 주의 깊게 봐야 하며, 스텝의 폭이 발과 지면 타격의 특성과 어떤 관련성이 있는지 이해하는 것이 중요하다. 나가하라의 연구에 따르면 스프린트 초기 단계에서 각 스텝의 폭은 더 넓고 안쪽 힘(발의 안쪽과/중앙 가장자리와 관련되어 힘을 바깥쪽으로 밀어내는 것)과 관련이 있는 반면, 최고 속도 구간에서는 좁은 스텝이 바깥쪽 힘(발의 회외에 따라서 안쪽으로 밀어내는 것)과 더 관련이 있다고 보고하였다.[3] 이러한 관상면에 따라 발생하는 힘의 중요성은 스프린트에서 '시상면' 이상의 복잡성이 존재한다는 증거이다.

선형 스프린트에서 초기 4스텝의 경우, 엘리트 단거리 선수의 지면 접촉 보폭은 0.31m인 반면, 최고 속도 구간에서는 0.09m까지 좁혀진다. 앞 또는 뒤에서 스프린트 움직임을 평가할 때, 처음 몇 스텝에서는 적절한 발의 폭(발과 발 사이의 거리)을 보여주지만, 이 폭이 점진적으로 좁혀지는 것이 아니라, 최고 속도에서 급격하게 0.09m의 좁은 보폭으로 변화한다. '넓은 곳에서 좁은 곳으로' 패러다임은

3. Nagahara, Ryu, et al. "Association of Step Width with Accelerated Sprinting Performance and Ground Reaction Force." *International Journal of Sports Medicine,* vol. 38, no. 7, 2017, pp. 534–540.

모든 운동선수 움직임의 한 요소이며, 팀 스포츠 경기의 맥락에서 더 좋은 가속을 위한 방법으로 다양하게 응용할 수 있는 개념이다.

> *넓은 곳에서 좁은 곳으로*
>
> *선수들은 초기 가속 단계에서 더 넓은 기저면을 필요로 할 뿐 아니라, 더 큰 토크 생산을 위한 좌우 움직임 공간이 필요하다. 선수들이 속도를 낼수록, 공중에서보다 빠른 하지의 회전이 요구되기 때문에 스텝의 폭이 좁아진다.*

가속에서 발과 발 사이의 폭이 넓었을 때의 분명한 장점으로는 발의 회내를 만들고 둔근의 회전 파워를 직접적으로 활용할 수 있는 것이다. 발의 안쪽 가장자리로 밀어내는 것과는 달리 일부 선수들은 발의 중간 부분 또는 새끼발가락 부분으로 지면을 밀어내는데, 이것은 파워를 빼앗기는 동작이다.

가속에서의 팔 역학

가속의 각 단계에서는 지면과 접촉 시간이 더 길게 요구되기 때문에, 최대 속도 구간에서 선수들이 보여주는 역학과는 큰 차이가 있을 것이다. 이러한 단거리 달리기의 특성은 가속에서의 팔 동작 및 뒤꿈치 회복 동작에서 가장 두드러진다. 가속 시 팔 동작은 최고 속도 구간에서 확인할 수 있는 것보다 더 크고 과장된 방식으로 움직여서 가속을 위한 지면 밀기 동작에서 발생되는 높은 회전력에 대항한다. 이렇게 팔 동작을 크게 움직이면 몸통의 안정성이 향상되고, 지면반력이 증가하지만 이 동작은 완전

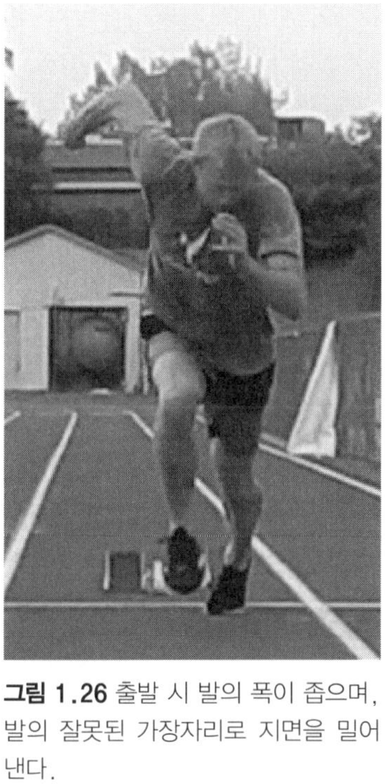

그림 1.26 출발 시 발의 폭이 좁으며, 발의 잘못된 가장자리로 지면을 밀어 낸다.

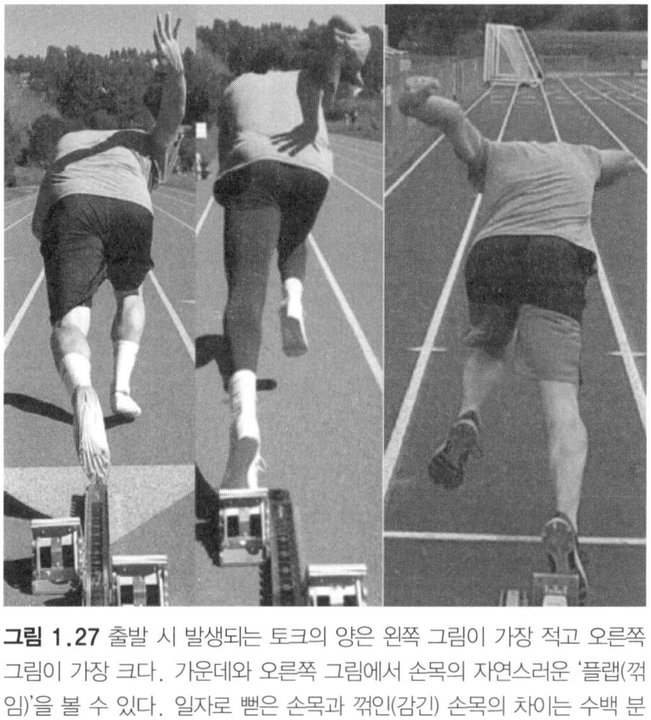

그림 1.27 출발 시 발생되는 토크의 양은 왼쪽 그림이 가장 적고 오른쪽 그림이 가장 크다. 가운데와 오른쪽 그림에서 손목의 자연스러운 '플랩(꺾임)'을 볼 수 있다. 일자로 뻗은 손목과 꺾인(감긴) 손목의 차이는 수백 분의 1초 차이로 발생하는데, 이 작은 차이가 달리기의 승패를 결정할 수 있다. 또한 선수의 관절 경직과 근육 톤이 '꺾임'의 정도에 강한 영향을 미친다는 점을 이해해야 한다.

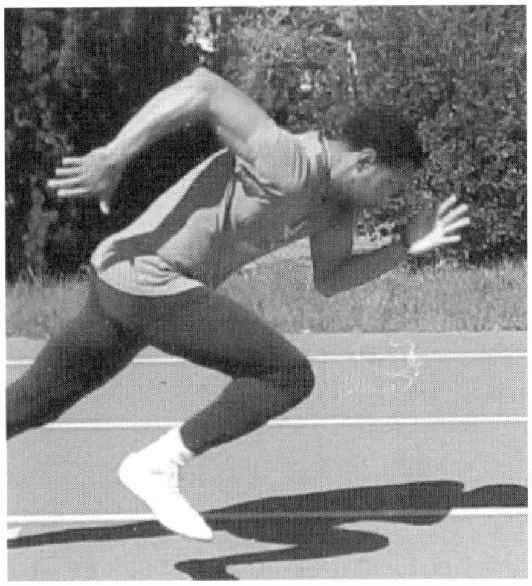

그림 1.28 오른팔의 아래 방향 움직임은 오른발이 지면으로 향할 수 있도록 도와준다.

히 선형적이지 않다. 팔은 매우 크게 일직선으로 뒤로 젖혀지면 안 되고, 팔은 회내와 회외 동작이 발생되며, 팔꿈치는 약간 구부러져 있어야 한다. 이러한 특징은 트랙에서의 단거리 스프린트 및 팀 스포츠의 가속에서 확인할 수 있다.

선수 뒤쪽으로 멀리 뻗은 팔(특히 곧게 뻗은 팔)은 몸 앞으로 회복시키는 데 오랜 시간이 걸리고, 이것은 유각기 다리의 느린 회복과 관련이 있는데, 앞서 언급했듯이 유각기 다리의 빠른 회복은 최적의 가속을 위해서 중요한 요소이다. 몸 앞쪽으로 향하는 팔 동작은 빨라야 하며, 이것은 같은 쪽의 발이 지면을 밀어낼 수 있도록 도와준다. 팔꿈치도 토크와 회전 파워를 감소시키는 신전 자세에서 움직이는 것이 아니라 약간 구부러진 상태에서 움직여야 한다. 몸의 뒤쪽으로 높게 팔꿈치를 들어올리는 것은 적절한 충격으로 뒤쪽 다리의 아킬레스건의 하중을 감소시키는 타이밍을 맞춰 줄 것이다. 아래팔의 내회전은 근막을 적절하게 긴장시킬 수 있도록 몸 뒤쪽으로부터 스윙하는 과정에서 중요하다(그림 1.27의 손목 꺾임 참조). 또한 가속하는 동안 고관절의 관상면 움직임을 모방하고 움직임을 보조하기 위하여 어깨를 위아래로 으쓱하는 동작을 보여준다.

트리플 익스텐션의 사실과 허구

코칭의 세계에서 매우 익숙한 개념인 '트리플 익스텐션'은 종종 출발 순간의 속도와 관련성을 가지고 설명된다. 트리플 익스텐션은 육상 코치 및 스트렝스 코치에게 환영받는 훈련 지시사항 중 하나지만, 이 개념을 지나치게 강조하면 가속(그리고 최대 속도)에 심각한 문제를 발생할 수 있다. 코치들이 완벽한 '끝' 자세를 강조하여 관절의 위치를 맞추기 위한 과도한 큐잉은, 레버를 길게 하여 신체 뒤쪽에서의 동작이 커지게 만들 가능성이 있다. 그래서 이후 가속을 위한 동작의 연결이 어려울 수 있다.

> *흔히 사용하는 큐잉이지만, 최고의 운동선수에게는 좀처럼 찾기 힘들다.*
> *세계 정상급 단거리 선수 및 스포츠 스타들에게서는 완전한 트리플 익스텐션은 거의 나타나지 않는다. 트리플 익스텐션은 팔과 다리의 위치 조정, 타이밍, 리듬이 부정적으로 바뀌는 등의 문제를 야기할 수 있다.*

과도한 신전(익스텐션)은 교차신전반사 파워, 좋은 스프린트 리듬, 입각기에서의 사용 가능한 근육의 양을 감소시키며, 심지어 둔근의 활성 및 활성 증가를 억제할 수 있다. 운동선수가 유각기 발을 빠르게 회복하고, 지면으로부터 가깝게 위치시키는(좋은 팀 스포츠 선수 및 단거리 스프린트 선수의 대표적인 특징) 능력에도 악영향을 미칠 수 있다. 팀 스포츠이던지 단거리 육상 선수이던지, 엘리트 선수들의 첫 스텝은 간결하고, 파워풀하며 종종 **불완전한** 것을 볼 수 있다. 엉덩이, 무릎, 발목의 신전은 아킬레스에 부하가 사라질 때 끝나는데, 이 순간 고관절 굴곡이 발생되면서 다리가 앞쪽으로 움직이게 해야 한다. 완전한 트리플 익스텐션은 아킬레스에 걸려있는 부하가 사라지는 타이밍과 일치될 때 가

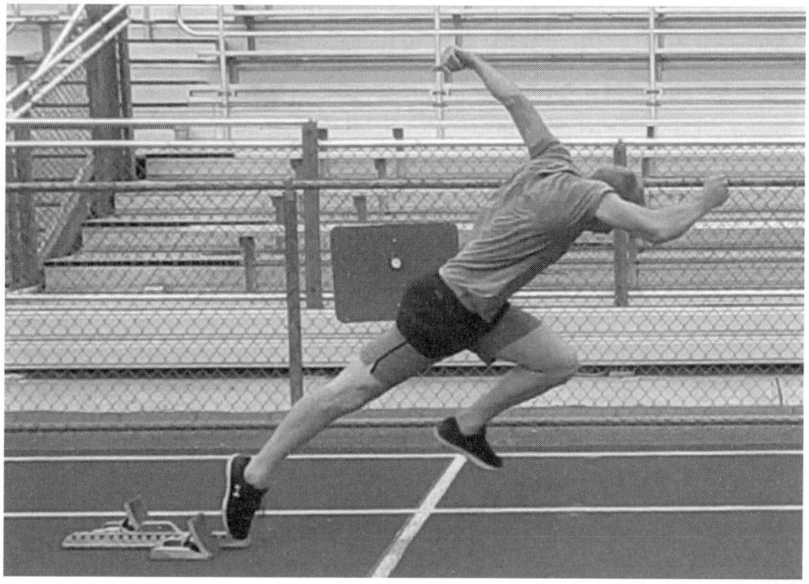

그림 1.29 '좋은 스타트' 동작처럼 보이지만 실제로는 나쁜 스포츠 움직임을 보여준다. 과도한 신전은 신체의 반사작용에 의한 파워 생성과 적절한 힘을 사용하기 위한 신체의 위치로 회복 능력에 악영향을 미친다.

능하지만, 실제로 그 순간 더 이상 신전이 아닌 굴곡 움직임으로 '즉각적인' 역전 현상이 발생되며, 이에 따라 이상적인 트리플 익스텐션은 지속하지 않는다.

운동역학의 힘의 관점에서 가속의 마지막보다는 초기 구간에서 고관절이 더 강하게 지면을 밀어낼 수 있다는 것을 알고 있다. 둔근은 고관절이 신전되었을 때보다 굴곡되었을 때 더 강력하게 작용한다.[4] 이 과정에서 선수를 앞쪽으로 '밀어내는 것'보다 처음에 매우 강하게 '당기는 역할'을 수행하게 된다. 이러한 특징을 염두에 두고, 신체가 길게 신장되어 있는 상태에서 지면을 밀어내는 것은 기본적으로 약한 자세에서 힘을 발휘하려고 하는 시도에 불과하다. 또한 과도한 신체의 신장 상태는 강력하고 에너지 효율이 좋은 허들 연습에서 볼 수 있듯이, 장요근에서 발생되는 자연스러운 반동 현상을 제거한다. 크리스찬 콜먼Christian Coleman과 같은 훌륭한 가속 능력을 가진 선수의 가속 구간을 보면, 뒷다리의 트리플 익스텐션보다 교차 신전을 통한 파워 생산이 훨씬 강조되는 것을 볼 수 있다. 입각기의 초기 순간이 힘을 발휘할 수 있는 가장 좋은 타이밍이라고 생각하고, 동작을 수행하는 것이 좋다.

이와 같은 이유로 인해, 가속 능력 향상을 위해 '지면을 밀어내라'는 지도법을 사용하지 않고, 유각기 다리, 팔, 그리고 발의 위치와 관련된 큐잉을 사용하는 것을 선호한다. 스타팅 블록에 발을 밀어붙여서 밀어내는 것을 강조하여 과신전을 유발하기보다는, 선수들에게 적절한 출발 자세와 함께 유각기 다리 및 팔을 빠르게 앞으로 당기는 것을 강조하여 이러한 동작을 수행하는 데 집중하는 경우가 많다. 가속 구간의 중요한 움직임은 실제로 관상면 및 횡단면으로부터 발생하는 경우가 많다. 선수가 달려야 하는 거리가 길면 길수록 출발 시 돌출(고관절의 관상면 움직임, 발목, 고관절, 무릎 관절의 시상면 움직임)이 커야 하지만, 유각기 다리의 빠른 회복을 유지하기 위해서는 여전히 짧은 전환 과정이 요구된다.

4. Worrell, Teddy W., et al. "Influence of Joint Position on Electromyographic and Torque Generation During Maximal Voluntary Isometric Contractions of the Hamstrings and Gluteus Maximus Muscles." *Journal of Orthopaedic & Sports Physical Therapy,* vol. 31, no. 12, 2001, pp. 730–40.

1.3 최고 속도 구간의 생체역학

최고 속도는 아름다운 예술과 같다. 인간의 최고 속도 질주를 보는 것은 재미있지만, 자연계에서의 최고 속도를 가진 동물들, 치타나 영양의 질주와 비교했을 때는 약간 우울하기도 하다. 숙련된 스프린트는 스포츠의 가장 자유롭고 즐거운 측면 중 하나일 수 있으며, 어쩌면 인간의 가장 순수한 실제 능력이라고 생각할 수도 있을 것이다. 관절의 최대 움직임을 수행하는 능력이 없거나, 보상 패턴이 많은 선수의 달리기는 더 느리고 어색할 것이다. 이 섹션에서는 최고 속도 구간의 기본 역학적 원리 및 이와 관련된 특징적인 신체적 능력 평가에 대해 소개할 것이다. 다음 항목은 우수한 최고 속도 구간 퍼포먼스를 위한 기본 구성 요소이다.

- **선수 자세**Athletic Posture: 척추는 발의 축 지점과 지면으로 수평 힘 전달 능력 향상을 위해 가슴이 엉덩이 앞쪽에 위치해야 한다.
- **편심성 풋 스트라이크**Eccentric Foot Strike: 풋 스트라이크는 후방 사슬의 부하 이점을 이용하기 위해서 회외되어 있는 중간 발mid-foot 부분의 무게중심 위치의 약간 앞쪽에서 발생해야 한다.
- **전방 밀어내기**Forward Push-Off: 수평 전달 힘은 최고 속도에서 중요하게 여겨지지 않을 수 있으나, 선수는 빠른 속도를 유지하기 위해서는 무게중심을 토오프 지점 앞쪽에 위치시켜야 한다.
- **유각기 다리의 빠른 회복**Fast Swing Leg Recovery: 가속과 마찬가지로, 발이 지면 밀어내기를 끝내자마자 빠르게 위쪽과 앞쪽으로 회전을 시작해야 하고, 지면을 밀어내기 위해서 과도하게 뒤쪽에 남아 있어서는 안 된다(최고 속도 스프린트는 공중에서의 스피드로 승패를 결정하는 것이다).
- **사이클링과 캐스팅**Cycling and Casting: 발이 앞쪽으로 회복되어 다시 발심기를 할 때, 발은 무릎보다 높은 허벅지 위쪽을 통해 회전되어야 한다.
- **토크 기반 팔 흔들기**Torque-Based Arm Swing: 최고 속도에서의 팔 흔들기는 근막 시스템에 부하를 제공하고, 지면으로 향하는 힘을 발생시킬 뿐 아니라 탄성 에너지의 재사용을 도와준다.

비록 최고 속도는 단거리 육상 선수에게 또는 NFL 컴바인 코치에게만 가치가 있는 것으로 여겨질 수 있지만, **실제로 최고 속도 능력은 모든 운동선수 움직임과 연관성을 가지고 있다.** 가속과도 밀접한 연관성이 있으며, 최고 속도에서 좋은 능력을 수행하기 위한 많은 요소가 가속 능력에 도움을 줄 것이다. 이러한 각각의 개념에 대해 살펴보고, 특정 관절 및 근육군의 스트렝스와 기능이 어떤 관련성을 가지고 있는지 알아볼 것이다.

척추와 골반 위치

많은 코치들은 "무릎을 들고, 뒤꿈치를 들고, 발끝을 들어라"와 같은 큐잉을 통한, 엉덩이, 무릎, 발의 관점에서 최대 속도를 바라보는 경향이 있다. 그러나 선수가 최대 속도를 향상시키거나 이 구간을 정확하게 수행하기 위해서는 척추와 골반의 위치가 가장 먼저 고려되어야 할 사항이다. 왜냐하면 신체의 반사적인 활동은 선수들의 중심을 기반으로 발생되며 인간 유기체가 가지고 있는 방대한 능력이 방해받지 않아야 하기 때문이다. 자세가 완벽하지 않을 때 팔다리 및 움직임의 끝점을 기준으로 큐잉을 하는 것은 종종 선수들이 시합에서 또는 본능적으로 스프린트 할 때 속도가 감소될 가능성을 만들어준다. 최고 속도 스프린트에서 흉골은 신체의 앞쪽으로 돌출되어야 하며, 이러한 흉골의 위치는 수평으로 나아갈 수 있도록 발과 신체의 무게중심 사이의 거리에 기계적 우위를 제공한다.

빠른 선수들은 종종 역동적인 척추의 움직임을 보여주는 반면, 느린 선수들은 경직된 움직임을 보여주는 경향이 있다. 이것은 척추가 경직되면 빠른 선수가 될 수 없다는 것을 의미하지는 않지만, 다른 신체의 조건들이 동등하다고 가정한다면, 운동선수 자세를 쉽게 얻을 수 있는 선수(척추의 움직임이 자유로운 선수)가, 상대적으로 척추 간 움직임이 좋지 않은 선수를 이길 가능성이 훨씬 높다. 또한 골반 구조(관절의 깊이 및 방향)와 주행 속도에 따라서 각 선수들은 고유의 고관절 움직임 특징을 가지고 있다. 일반적으로, 운동선수의 대퇴골은 중립 상태에서 15도 이상의 신전 움직임은 발생되지 않지만, 고관절의 구조와는 상관없이, 자신이 가지고 있는 과도한 신전이 얼마나 속도를 감소시키는지에 대해 인지하고 아는 것은 선수의 퍼포먼스 향상에 중요한 요인이 될 수 있다. 골반의 전방경사가 중요하지 않다고 주장하는 사람이 많지만, 골반이 전방으로 회전되어 있는 위치는 실제로 둔근의 최대 수축에 도움이 되며 결과적으로 견고한 수평 밀기에 중요한 요인이 된다.

크리츠와 크로닌[5](2008)에 따르면 다음과 같다.

> "골반의 전방경사와 척추전만 위치의 장점은 달리거나 점프하는 선수들이 더 오랜 시간 동안 힘을 가하여 큰 충격힘을 발휘할 수 있게 도와주는 것이다."

골반의 전방경사는 둔근이 짧아진 위치에서 지면 접촉이 발생될 수 있도록 하기 때문에 즉각적인 파워의 잠재 능력이 높아진다. 100m와 200m 달리기에서 역대 가장 빠른 남녀 선수 상위 5명, NFL 컴바인에서 40야드 전력질주 테스트 상위 5명의 신체적 특징을 잘 살펴보면 공통적으로 골반의 전방경사가 나타나는 것을 알 수 있을 것이다! 물론 개인 간의 차이는 존재한다. 스프린트 동작에서 무릎을 많이 들어올리지 않는 선수들은 일반적으로 전방경사의 각도 변화가 없는데(그리고 매우 강한 밀기를 보여주고), 이러한 선수들과 비교하여 골반의 전방경사가 조금 더 역동적인 선수들을(다시 말하면, 유각기 구간 및 휴식 동안 더 많은 후방 움직임을 갖는다. 그림 1.43 참조) 볼 수 있다. 스프린트 시 무릎이 더 낮은 선수들은 빠를 가능성이 있지만, 종종 부상에 시달릴 위험성이 있다. 어떤 상황이든지 골반의 전방경사가 운동선수 자세를 유지하기 위한 필수 조건은 아니며, 이 자세가 골반의 전방경사를 발생시키지도 않는다. 그러나 골반의 전방경사는 빠른 스프린터에게 나타나는 자연적인

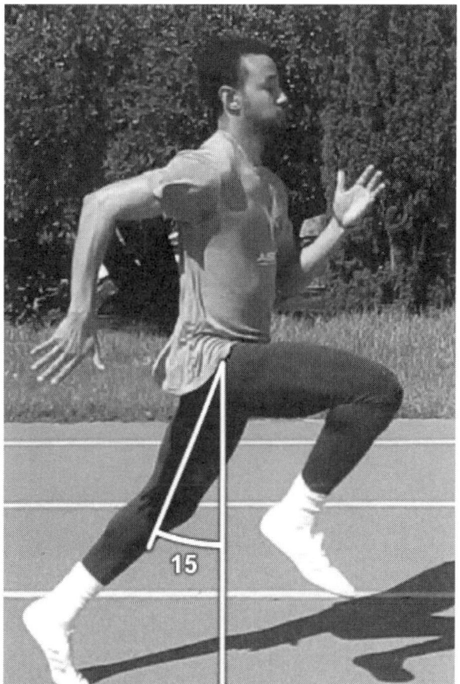

그림 1.30 대퇴골은 중립위치에서 약 15도 정도 과신전이 발생된다.

5. Kritz, Matthew F, and John Cronin. "Static Posture Assessment Screen of Athletes: Benefits and Considerations." *Strength and Conditioning Journal,* vol. 30, no. 5, 2008, pp. 18–27.

현상이며, 이러한 자세의 변화가 필요한 이유가 있다.

최고 속도에서의 풋 스트라이크

고속 달리기와 가속을 구분하는 주요 특징 중 하나는 발 디딤의 위치이며, 여러 면에서 운동선수의 러닝 자세와 보폭은 발과 다리가 지면의 힘을 처리하는 방식에 따라서 결정된다. 최고 속도에서의 풋 스트라이크 위치는 가속 구간과 비교했을 때(신체 무게중심 아래 또는 뒤쪽), 그림 1.33과 같이 신체 무게중심(엉덩이)의 약간 앞쪽에서 발생한다.

선수가 가속 상태에 있을 때 속도를 증가시키기 위한 핵심 요소는 수직 방향의 보폭뿐만 아니라 발을 수직으로부터 심는 동작을 수행하는 것이다. 이 위로부터 발심기 동작은 충격력뿐 아니라 '지면 방향으로'의 발 속도를 발생시킨다. 충격력은 선수가 궁극적으로 얼마나 빠르게 달릴 수 있는지를 결정짓는 중요한 요소이다. 선수가 최대 속도에 근접할 때 지면을 향해 발을 빠르게 내리면서 딛을 수 없다면, 지면에 충분하고 적절한 충격을 가할 수 없다. 풋 스트라이크 속도와 충격은 효과적인 최고 속도를 갖기 위한 충분한 수직과 수평 힘을 발생시키기 위해 매우 중요하다.

지면 방향으로의 발 속도를 만들기 위해서 '높은 무릎high knees'이 반드시 필요한 것은 아니다. 왜냐하면 뒤꿈치가 뒤쪽에서 앞으로 돌아 나가면서 좋은 캐스팅(51쪽에서 설명)과 햄스트링의 스트렝스가 결합되면 '대퇴부의 평행' 상태가 정확하지 않더라도 선수들은 충분한 속도 및 지면과의 충격력을 만들어낼 수 있기 때문이다. 심지어 다리의 회전 과정에서 대퇴부가 일반적인 경로에서 지면을 향해 내려갈 정도로 평행을 이루도록 하는 것이 좋은 충격력과 속도에 역효과를 낼 수 있다는 주장도 있을 수 있다. 이와 관련하여, 나는 실제로 선수들을 더 빠르게 만들기 위해서 그들의 발을 지면으로 강하게 '내리찍을 수' 있도록 만드는 훌륭한 지도법을 발견하지 못했다. 선수들은 종종 특정 지도를 하지

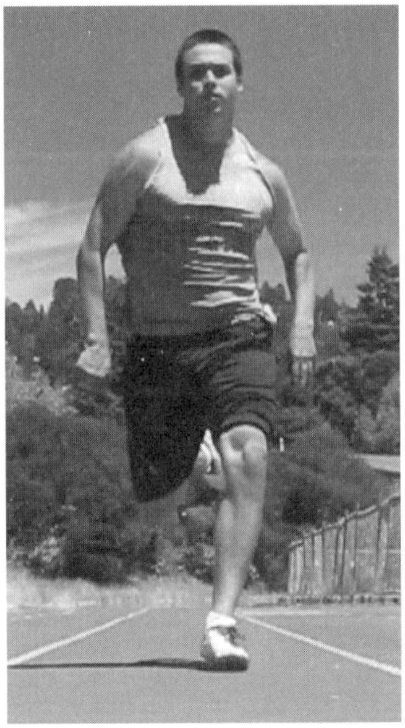

그림 1.31 선수의 스프린트 기술은 지면에 발을 지지하는 방식에 큰 영향을 받는다.

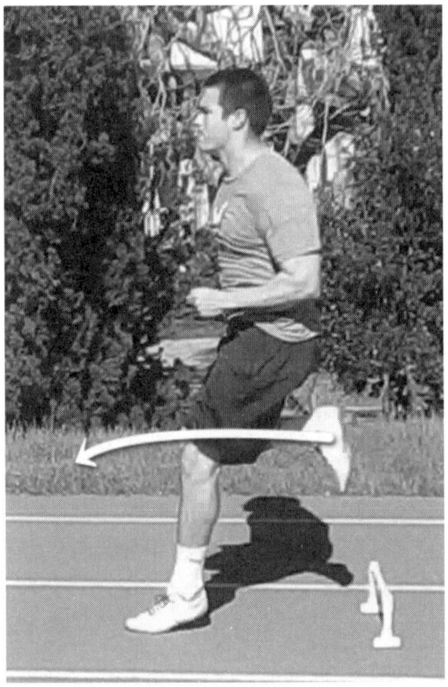

그림 1.32 발뒤꿈치는 발이 지면에 최대 충격을 만들어내기 위한 최적의 경로로 이동해야 한다.

않아도 가장 빨리 뛰어야 할 상황에 직면하면 매우 빠르게 다리의 회전을 만들어낸다(49~50쪽에서 스프린트에서 '높은 무릎'이 정말로 필요한 경우에 대해 더 많은 정보가 있다).

발바닥이 지면에 접촉하는 순간 회외에서 회내로 이동하고 결과적으로 안쪽 아치에서 밀어내는 정확한 동작을 수행하는지를 확인하는 것이 중요하다. 가속에서는 발등 굴곡 상태에서의 풋 스트라이크 및 발목의 잠긴 상태를 보여준다면, 최고 속도에서는 발목의 안쪽 번짐과 약간의 발바닥 굴곡(회외) 상태에서 좋은 능력이 발휘된다. 일단 충격이 발생하면 선수의 발의 안쪽, 엄지발가락의 바깥쪽으로 이동하여 지면을 밀어내는 것이 더 좋다. 이것은 스프린팅에서 신체의 자연스러운 충격 흡수 작용을 보여주는 것이다.

가속 구간에서 최고 속도 구간으로 이동할 때 발의 지면 접촉 지점은 선수 엉덩이 바로 아래쪽보다 약간 앞쪽으로 이동한다. 가속 능력은 뛰어나지만 최고 고속 주행 능력이 좋지 않은 선수는 최대 속도에 도달한 후 일반적으로 정강이를 앞쪽으로 빠르게 이동시키고 발을 몸통 앞쪽으로 위치시키는 능력이 부족하다(그림 1.33). 과도하게 높은 자세로 뛰려고 하면서 '효과적인 움직임의 틀'에서 벗어나면 선수들은 느려진다. 효과적이지 않은 스프린터는 뒤꿈치 지면 접촉(팔과 유각기 다리의 회복이 느리고 발의 위치가 부정확) 또는 최고 속도 구간에서 발 위치가 엉덩이 아래쪽으로 향하면서 둔근과 햄스트링의 기여도를 감소시키는 형태를 보여준다.

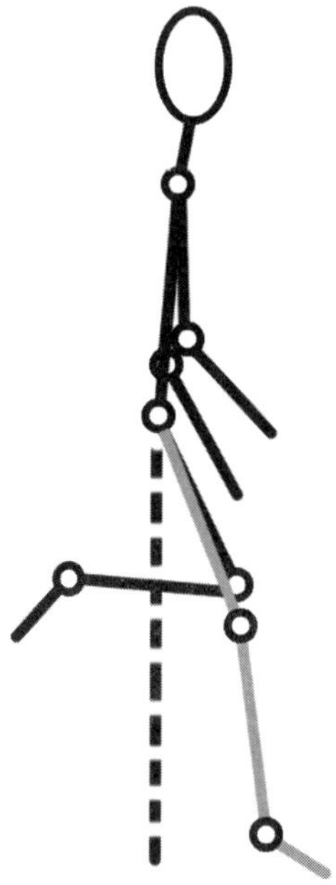

그림 1.33 최고 속도 구간에서의 발심기 위치는 엉덩이보다 앞쪽이다. 일반적인 생각과는 다르게, 발의 좋은 지면 접촉 위치는 엉덩이 바로 아래쪽이 아니며 최고 속도를 발휘하기 위해서는 고관절의 굴곡 정도가 중요한 요인이 된다.

신체의 무게중심보다 약간 앞쪽에서 발심기가 수행되는 것과 동시에 뒤꿈치의 지면 접촉이 아닌 회외 상태에서의 미드 풋 스트라이크가 함께 발생되어야 한다. 이것은 실제로 좋은 퍼포먼스와 부상 발생 사이의 중요한 요인이 될 수 있다. 최고 수준의 스프린팅은 발의 4번과 5번 중족골의 중간 또는 앞쪽 부분의 지면 접촉과 함께 입각기 과정에서 엄지발가락 쪽으로 굴러가는 형태를 보여준다(5장과 6장에서 웨이트 훈련실에서의 감각 입력과 관련된 중요한 요점을 논의한다). 지면 접촉 시 고려해야 할 핵심 요소는, 코치가 스프린팅이 '시상면의 움직임'이라는 사고방식에서 벗어나는 것이다. 이러한 생각에 대하여 에이드리안 바는 다음과 같이 이야기한다.

> "사람들은 달리기를 할 때 발목의 발등굽힘, 발바닥굽힘의 동작을 해야 한다고 가정한다. 그러나 실제로 필요한 움직임은 발목의 회내, 회외, 내번, 외번과 같은 동작들이다. 이러한 동작은 모두 회전 움직임이다. 반대로 발등굽힘과 발바닥굽힘은 선형 움직임이다. 회전 또는 토크의 극대화를 위해서는 순간적으로 평발flat footedness(스프린트에서 입각기 중간에 확인이 가능함)을 만들어내는 방법이 매우 중요하다. 권투 선수가 펀치를 할 때 주먹을 비틀거나 회전 동작을 수행하여 더 큰 파워와 더 빠른 움직임을 만들어내듯이, 스프린트에서의 발의 동작이 권투 선수와 같이 움직여야 강력하고 빠른 동작으로 같은 이점을 얻을 수 있다. 이 모든 것은 어떻게 평발 움직임을 만들어내는가에 달려 있다. 이것은 5번째 중족골의 근위 부위에서 시작하여 1번째 중족골의 원위 부위까지 내번을 통한 회내 동작을 통해 작용한다."

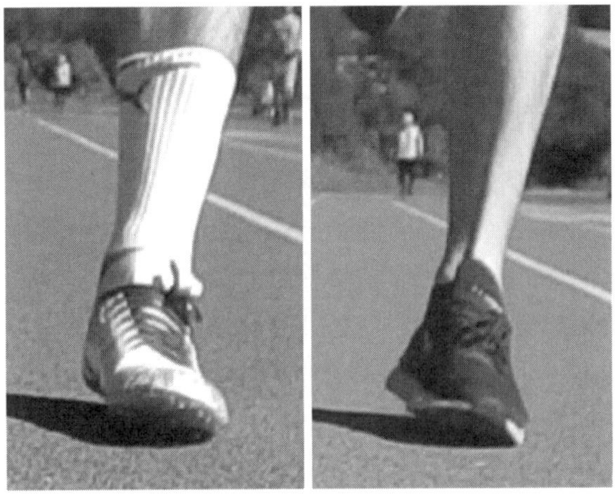

그림 1.34 최고 속도 달리기는 발의 회외 위치에서 시작하여 미드 풋에서 엄지발가락 쪽으로 구름 동작으로 연결된다.

단거리 달리기에서 발이 지면에 접촉되었을 때 가장 쉽게 이해하고 생각할 수 있는 시상면의 움직임에 얽매여 있을 수 있으나, 실제로 관상면과 횡단면의 움직임을 통해서 좋은 퍼포먼스의 해답을 찾을 수 있다. 이런 '시상면' 중심의 사고방식에서 발생되는 가장 나쁜 개념은, 지면 접촉 직전에 발목의 발등굽힘을 강조하여 선수들에게 "뒤꿈치로 달려라"라고 지도하는 것이다. 미친 소리처럼 들릴 수 있겠지만, 실제로 코치들이 이러한 방식으로 지도하는 것을 본 적이 있다. 이 아이디어는 지면 접촉 시 자연스럽게 발생하는 내번과 약간의 발바닥굽힘의 복합적인 움직임을 완전히 무시하는 것이다(그림 1.34). 엘리트 선수들 중에 '뒤꿈치로 달리는' 선수는 없다. 왜냐하면 이 동작은 관상면에서의 자연스러운 충격 흡수 및 에너지 방출의 기능을 차단하기 때문이다. 대부분의 선수들은 시합에서 이길 수 있는 스타일의 달리기로 되돌아간다.

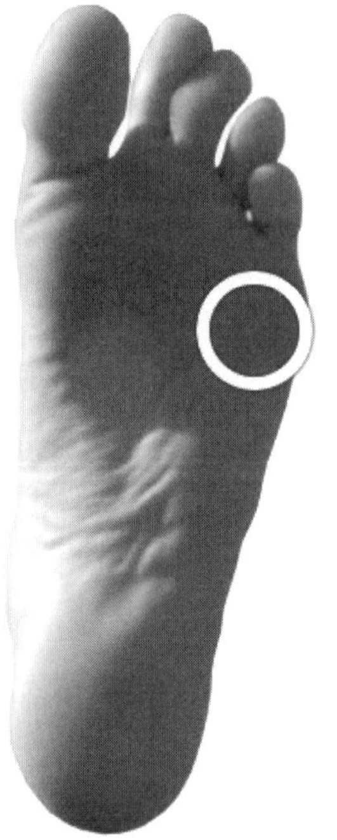

그림 1.35 5번째 중족골두는 스프린팅에서 핵심 기준점이다.

마지막으로 풋 스트라이크에서 고려해야 할 중요한 개념은 수직 힘의 생성과 강한 연관성이다. 지면 접촉 순간 발생하는 발의 회외와 아치의 프리텐션은 후방 얕은 근막선을 감아올려 근육이 허용하는 것보다 더 빠르고 강력하게 고관절을 통해 힘이 전달될 수 있게 한다. 최고 수준의 단거리 선수들은 발의 과도한 회내와 수직 에너지의 손실을 막을 수 있는 강직성과 함께 회외 상태에서 발심기를 수행할 수 있는 능력을 갖추고 있다. 발에 더 많은 프리텐션이 가해지면 반대쪽 무릎은 자연스럽게 높이 들어올릴 수 있게 된다.

이러한 개념을 이해하는 것은 중요하다. 왜냐하면 많은 스트렝스 코치들이 스프린팅 능력을 극대화하기 위해서 수직 방향 힘의 중요성으로 인해 스쿼트와 데드리프트를 강조하는데, 이것은 대부분의 경우에 사실과 다른 경우들이 많기 때문이다. 스프린팅 동안 수직 방향의 힘 생성 능력이 떨어지는 최고의 스쿼트와 데드리프터들이 많이 있다. 웨이트 훈련실에서 실행되고 있는 운동들이 종종 '수직 방향 힘 생성 향상'의 개념을 강조하고 있으나, 최근 강조되는 리프팅 스타일(뒤꿈치로 밀기)은 최고 속도에 도움이 되지 않는 발과 발목의 움직임을 만들어낼 가능성이 있다. 이것은 과도한 바벨 훈련에 의해, 그리고 동심성에서의 과부하 (그리고 폭발적 움직임의 결여) 움직임이 신경학적으로 빠른 속도와 교차하면서 발생한다. 즉, 최신 리프팅 트렌드에서는 뒤꿈치를 밀어내고 발목의 움직임이 제한되면서 엉덩이를 신전시키도록 가르친다. 백 스쿼트에서 뒤꿈치를 향해 앉도록 지도하는 것과 같이 시상면에서 동심성 움직임의 수행을 강조하는 것은 운동선수의 타고난 발의 움직임, 토크 생성, 그리고 둔근까지의 연결성을 망칠 수 있는 좋은 방법이다. 여기에 더하여, 웨이트 훈련실에서 과도한 훈련을 한 선수들의 발목과 고관절의 안정성이 부족하다면 훈련을 통해 강해진 근력, 스트렝스를 실제 지면에 효과적으로 적용할 수 없다. 스프린트 연구의 전문가인 모린JB Morin 박사는 스피드 퍼포먼스와 관련된 발목의 중요성에 대해 다음과 같이 말한다.

> "만약 과도하게 발달된 대퇴근육 또는 하지의 전반적인 스트렝스가 선수의 발목과 발의 스트렝스 향상(원위부에서 발생되는 큰 힘이 지면으로 전달될 수 있기 위한 충분한 발목 안정성 능력. 입각기 동안 안정성을 유지하는 발)과 함께하지 않는다면, 하지의 힘은 쓸모없이 낭비된다. 힘이 매우 좋은 엔진을 가진 자동차의 타이어가 펑크난 것을 생각해보라. 이 상황에서 엔진이 점점 커지는 것은 시간 낭비이며, 쓸모없는 행동이다(큰 엔진보다는 펑크 난 타이어를 바꾸는 것이 중요하다!). 게다가 이미 최대 스트렝스를 가지고 있는 하지 근력이라면, 추가적인 힘을 향상시키는 것은 매우 힘든 과정이다. 반대로, 발목의 스트렝스가 완벽하지 않은 선수에게 그동안 해왔던 하지 스트렝스 훈련 시간의 20%를 발목-발의 스트렝스를 위해 투자하면 분명한 효과를 볼 수 있을 것이다."

밀기의 동역학

빨리 달리고 싶어하는 선수들은 '밀기'를 잘해야 한다. 육상 분야에서 전반적으로 고려되지 않고 있는 아이디어 중 하나는 최고 속도에서의 자연스러운 수평 밀기이다. 이러한 경향은 수직 방향 힘을 과도하게 강조하기 때문에 발생되는 것으로 이해할 수 있다.

실제로, 수직 방향과 수평 방향의 힘 모두 속도 향상을 위해서는 중요하다. 그러나 가속이 종료되는 지점(최대 속도 지점. 여기에서는 가속이 발생하지 않음)을 결정하는 것은 지면에 수평 힘을 가하는 선수의 능력이다. 최고 속도 구간에서 순수평력net horizontal force이 0에 가깝다고 해서 수평력이 불충분하다는 것을 의미하지 않는다. 다수의 연구에서[6,7,8,9] 선수들이 최고 속도에 근접할수록 수직 힘보다는 수평 힘이 증가해야 한다는 것을 확인했다. 비록 엘리트 단거리 선수들은 뛰어난 수직 강성을 가지고 달리지만, 이 특성만이 그 선수들의 최고 속도를 위한 필요조건이 되는 것은 아니다. 입각기 다리가 지면과 연결되고, 발목은 회외에서 회내로 움직이며, 무릎과 발목은 완벽하게 경직된 상태를 유지하지

---

6. Belli, A., et al. "Moment and Power of Lower Limb Joints in Running." *International Journal of Sports Medicine,* vol. 23, no. 2, 2002, pp. 136–141.
7. Brughelli, Matt, et al. "Effects of Running Velocity on Running Kinetics and Kinematics." *Journal of Strength and Conditioning Research,* vol. 25, no. 4, 2011, pp. 933–939.
8. Kyröläinen, Heikki, et al. "Changes in Muscle Activity Patterns and Kinetics With Increasing Running Speed." *Journal of Strength and Conditioning Research,* vol. 13, no. 4, 1999, pp. 400–406.
9. Kyröläinen, Heikki, et al. "Changes in Muscle Activity with Increasing Running Speed." *Journal of Sports Sciences,* vol. 23, no. 10, 2005, pp. 1101–1109.

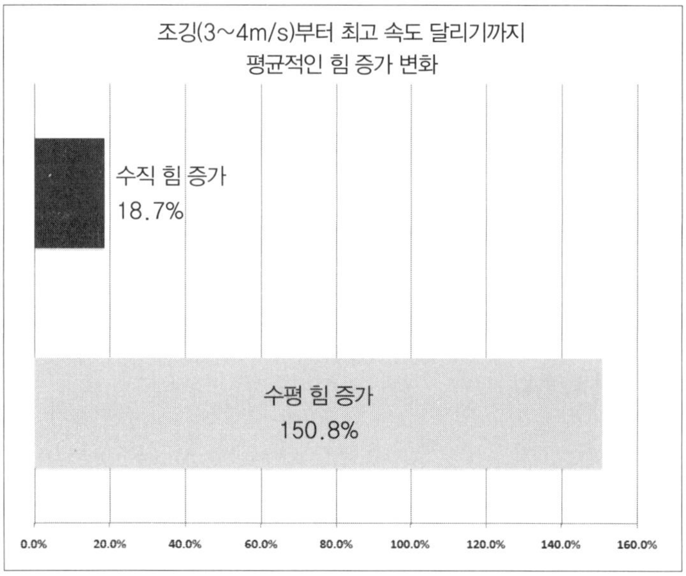

그림 1.36 수평 힘을 만드는 능력은 절대 선형 속도의 주요 요인이다. 두 가지 유형의 힘 모두 중요하지만(특히 수직 힘 적용 속도), 수직 힘은 종종 과도하게 강조된다. 평균적인 힘에 대한 연구들은 각주 참고문헌을 참조.

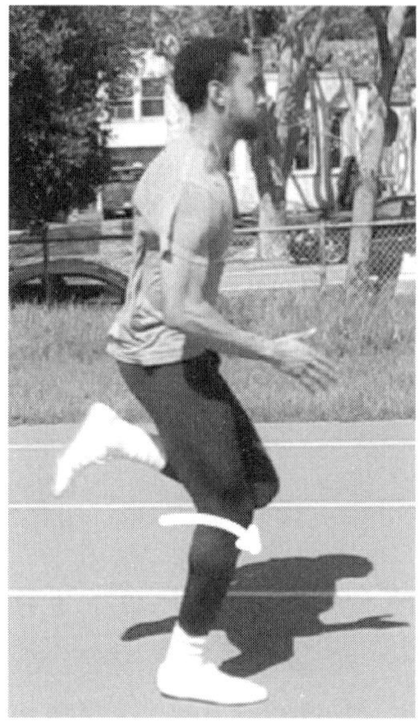

그림 1.37 입각기에서 무릎이 엉덩이 아래로 지나갈 때 정강이뼈가 앞으로 돌아나간다.

않는다. 정강이가 지렛대가 되고 수평 힘이 정확하게 달리는 표면으로 전달될 수 있도록 약간의 굴절(그림 1.37 참조. 뒤꿈치가 종종 지면에 닫는다)이 있어야 한다. 수직 방향과 수평 방향의 힘에 대하여 이야기할 때, 수직 방향 힘의 생성은 최고 속도에서 중요한 역할을 감당하지만, 이것이 제한 요소(수평 방향 힘의 생산에 대한)로 작용하지 않는다. 그러나 수직 힘이 생성되는 방식의 특성상, 최고 속도를 추구하는 선수(육상 선수)에게 수직 힘은 퍼포먼스 향상에 주요 요인이 될 수 있다.

우리는 최대 속도(육상 스프린터)를 보여주는 선수가 팀 스포츠 선수인 비스프린터보다 더 크고 빠르게 수직 힘을 생성하는 것을 알고 있다.[10] 영상을 보면, 우리는 단거리 선수가 유각기 다리의 정강이를 통해 충격력을 만들어내고, 5번째 중족골에 도달하여 지면으로부터 근막 시스템으로 연결되는 방식을 보고 선수들의 강성 차이를 해석할 수 있을 것이다. 단순하게 '크게 뛰기'를 코칭한다고 해서 엘리트 선수들이 보여주는 초기 지면 스트라이크 강성을 만들어낼 수는 없다. 이 모든 것을 고려해볼 때, 최고 속도 향상을 위한 수직 방향 힘의 적용과 관련된 지도 방법과 드릴(예: 무릎을 높이 들어올리고 '망치로 못을 때리듯이' 지면을 밀어내라)을 찾지 못하였다. 그러나 나는 발의 아치와 발목과 발바닥 굴곡근의 동적 강도를 구축하는 것이(211쪽의 참조) 스프린트 힘 커브의 초기 부분 개선을 위한 중요한 연습이라고 생각한다. 요약하자면, 높은 무릎을 통한 수직 힘 향상 기술은 스프린트 보폭의 타이밍과 밀기에 부정적인 영향을 미칠 수 있기 때문에, 이러한 방식의 지도법보다는 지명 충격 시 수직 강성과 스트렝스 향상을 위한 훈련이 유용할 것이다.

입각기 마지막 단계에서, 지면을 밀어내는 타이밍은 매우 중요하다. 대퇴골이 둔부 바로 아래에 있고 지면에 수직인 지점에서 정강이는 선수 뒤에 발을 두고 150도 이하의 각도를 만들어야 한다(그

10. Clark, Kenneth P., and Peter G. Weyand. "Are Running Speeds Maximized with Simple-Spring Stance Mechanics?" *Journal of Applied Physiology,* vol. 117, no. 6, 2014, pp. 604–615.

림 1.38). 이것보다 더 곧은 다리 각도에서는 밀기 타이밍을 맞추기 어려우므로 선수가 수평으로 작용하는 둔근의 능력이 떨어진 것을 보여준다. 다리가 쭉 펴져있는 상태로 지면에 접촉하고 접촉 지점이 엉덩이 앞에 위치하지 않은 경우, 입각기 다리가 종종 뒤쪽으로 과도하게 뻗게 되어 지렛대로서의 장점을 상실하면서 좋지 않은 밀기 동작을 보여주는 것을 확인할 수 있다. 지면 접촉 시 다리를 너무 곧게 펴서 밀 수 없을 정도로 신체 위치를 '높게' 위치하도록 코칭받은 선수들의 공통된 특징이다. '높게' 달리고 엉덩이 바로 아래에 풋 스트라이크를 하도록 코칭하는 것은 좋은 수직 힘과 회전을 위한 축을 만들어내기 매우 어렵게 만든다.

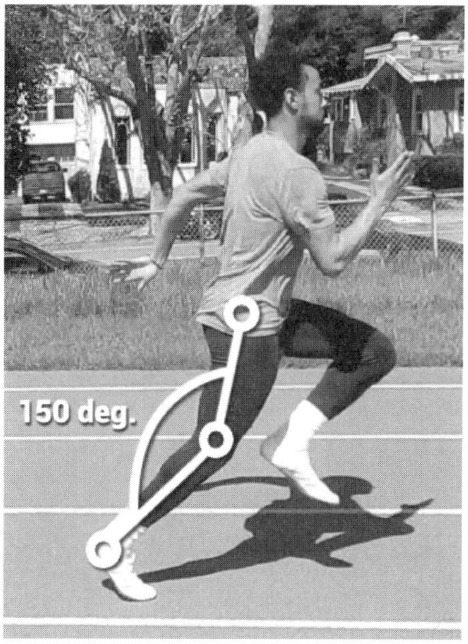

그림 1.38 최고 속도에서 수평 힘 생성은 엉덩이 뒤쪽의 무릎 굴곡에 의한 밀기를 통해 강화한 결과이다.

다시 말하면, 의도적으로 뒤로 미는 연습은 다리를 트랙 안쪽과 뒤쪽으로 과도하게 움직임을 발생시켜 균형을 방해하고, 뒤쪽으로 휘청거리는 움직임을 과장시키기 때문에 상당한 역효과를 나타낼 수 있다. 또한 이것은 수평 방향의 힘 생산이 저하되도록 만드는 요인일 가능성이 높다. 수평 방향 힘의 생성이 좋다는 것은 실제로 지면을 뒤로 밀어내는 능력보다는 직립 달리기에서 적절한 위치(자세)와 타이밍, 그리고 탄성 에너지와 관련되어 있다.

'높게 달리기'라는 측면에서, 좋은 스프린터들은 종종 완전히 단단한 것은 아니지만 어느 정도 캐스팅을 유지하면서 지면 접촉을 시도한다. 여기서 주의해야 할 두 가지 중요 사항은 위치와 타이밍이다. '너무 높은' 달리기(그림 1.39의 왼쪽)는 몸통과 머리가 너무 똑바로 서 있을 때(흉골과 함께 앞으로

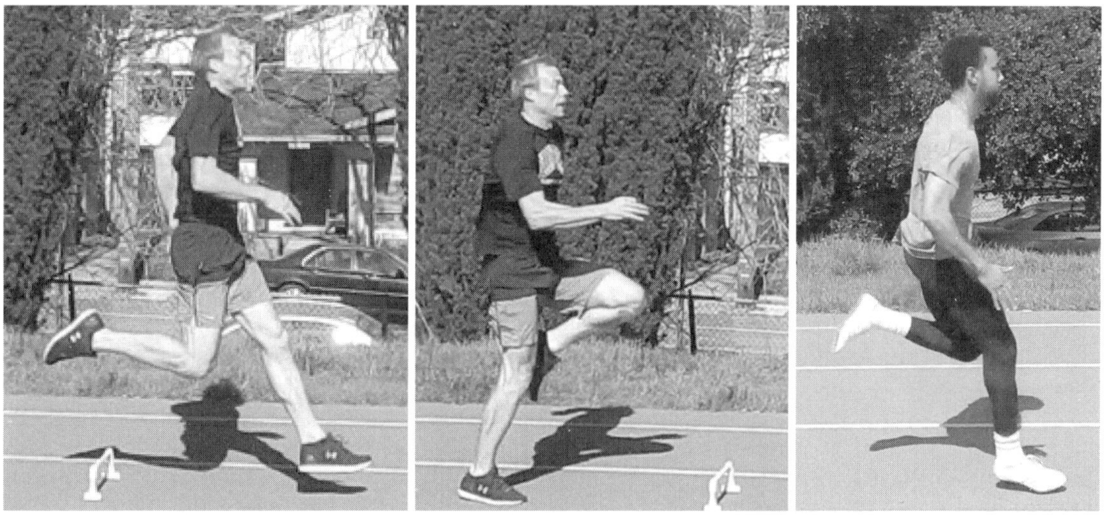

그림 1.39 너무 높게(왼쪽과 중간) 달리기를 하면 지면 접촉 전에 다리가 완전히 펴진 상태를 나타내면서 부정적인 결과로 이어진다. 지나치게 높은 자세로 달리기를 한 선수는(왼쪽) 칼돌기가 앞으로 나가지 못한 자세를 만들었으며, 무릎이 엉덩이 바로 아래(가운데) 있을 때 지면을 밀기 위한 각도가 사라졌다. 오른쪽 그림의 유각기 자세는 다리의 굽힘과 엉덩이 높이가 적절하여 엉덩이 앞쪽으로 다리를 밀어내어 좋은 자세와 위치를 유지할 수 있다. 지면 접촉 시 굽힘 정도는 선수들마다 차이가 있다.

나아가지 않을 때) 발생하며, 이는 지면과 충돌 순간에 운동선수의 자세를 망가뜨리고 고관절 굴곡을 감소시킨다. 또한 '높게' 달리기를 하면 유각기 다리와 팔을 지면으로 떨어뜨리고, 팔을 좋은 위치에 둔 상태에서 발을 몸 앞쪽 지면으로 위치시키지 못할 수 있다(그림 1.39 가운데). 그런 의미에서, 흉골을 앞으로 내밀면서 몸통을 유지하는 것은 '높게 달리기'를 느낄 수 있는 좋은 경험적 법칙이 될 수 있으나, 일반적으로 머리를 위로 들어올리면서 높게 달리는 것은 실제 시합에서 선수들이 쉽게 무시할 수 있는 결함을 가지고 있다. 달릴 때 엉덩이의 전체적인 수직 진동은 2인치 정도밖에 되지 않기 때문에 앞쪽에서의 좋은 발 디딤에서 좋은 회전으로 연결되기 위해서는 선수의 올바른 엉덩이 높이와 적절한 타이밍의 통합적 움직임이 중요하다. 스프린트에서 엉덩이의 높이는 수직 방향 뻣뻣함(앞쪽에서 언급됨)과 일치하므로, 효과적인 스프린트의 움직임을 위해서는 선수들이 의식적으로 높은 자세로 뛰도록 지도하는 것이 아니라 실제로 움직임이 발에서부터 시작하는 것을 깨닫도록 지도해야 한다.

물리학적 관점에서 볼 때, 입각기 다리가 약간 구부러진 상태에서 지면을 밀어내는 순간, 발을 몸 뒤쪽으로 더 멀리 가져가서 더 좋은 기계적 이점(축 위치)과 함께 유각기 단계에서 빠르게 접어 올릴 수 있는 가능성을 제공한다. 대퇴골이 수직 위치에서 선수의 무게중심으로부터 30cm 뒤쪽에 있는 발이 15cm 뒤쪽에 있는 발보다 밀기에 더 좋다(그림 1.40). 그러나 다시 말하지만, 몸통에서 과도하게 뒤쪽에 발이 위치하면(일반적으로 다리가 완전하게 일직선인 상태) 지면을 밀어내는 타이밍의 어려움이 있을 수 있기 때문에 선수의 균형 능력이 필요하다. '대퇴부 수직 방향'을 보여주는 각도 위치에서, 대퇴부는 실제로 토오프 및 유각기 단계가 시작되기 전에 지속적으로 몇 도 더 뒤로 밀어야 한다. 그러나 선수들의 몸에서 뒤쪽으로 너무 멀리 떨어진 자세로부터 앞으로 회복시키는 데 시간이 오래 걸리게 되면, 보폭의 빈도가 감소하는 '오버 푸싱over pushing'으로 인해 퍼포먼스의 저하가 발생될 수 있다.

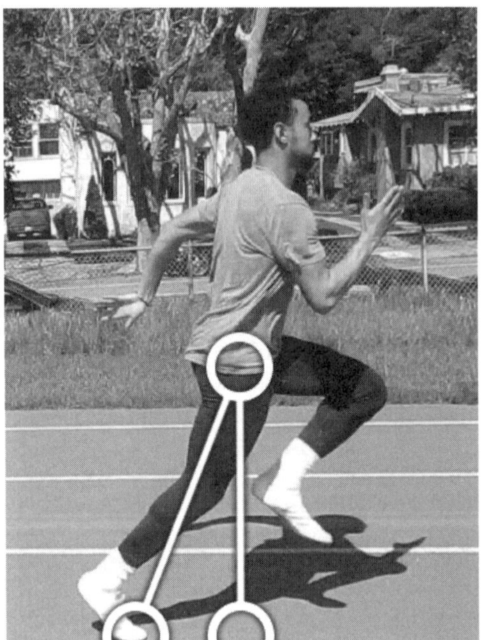

그림 1.40 엉덩이로부터 뒤쪽 발까지의 거리는 수평 밀기의 가능성을 나타내는 강력한 지표이다.

선수들에게 올바른 지면 밀기 타이밍을 가르치기 위해 사용할 수 있는 다양한 훈련(스쿼티 러닝, 미니허들, 메디신 볼 운동)이 있으며, 때로는 단순히 발에 무게를 올려 신체의 무게중심의 미세한 변화에 의한 결과도 확인할 수 있다. 장대높이뛰기 선수들은 장대의 전방 무게에 대항해야 하기 때문에 도움닫기에서 좋은 방향 정하여 달리기를 실시한다. 이러한 맥락에서 손을 앞으로 뻗은 상태에서 미니허들 스프린트를 실시하게 되면, 더 많은 앞쪽의 코어를 사용하면서 뒤쪽으로 밀어내는 각도를 최적화하는 환경을 조성할 수 있다.

힘 생산의 관점에서 볼 때, 신체의 연결 조직은 스프린팅에서 오퍼 푸싱 또는 과신전 동작에 저항하기 시작하고, 고관절의 관절낭, 인대 등이 중간 입각기에서부터 고관절 신전 동작에 이르기까지 팽팽하게 늘어나면서 강력한 고관절 굴곡을 준비하게 된다.[11] 그림

11. Simonsen, Erik B., et al. "Explanations Pertaining to the Hip Joint Flexor Moment during the Stance Phase of Human Walking." *Journal of Applied Biomechanics*, vol. 28, no. 5, 2012, pp. 542–550.

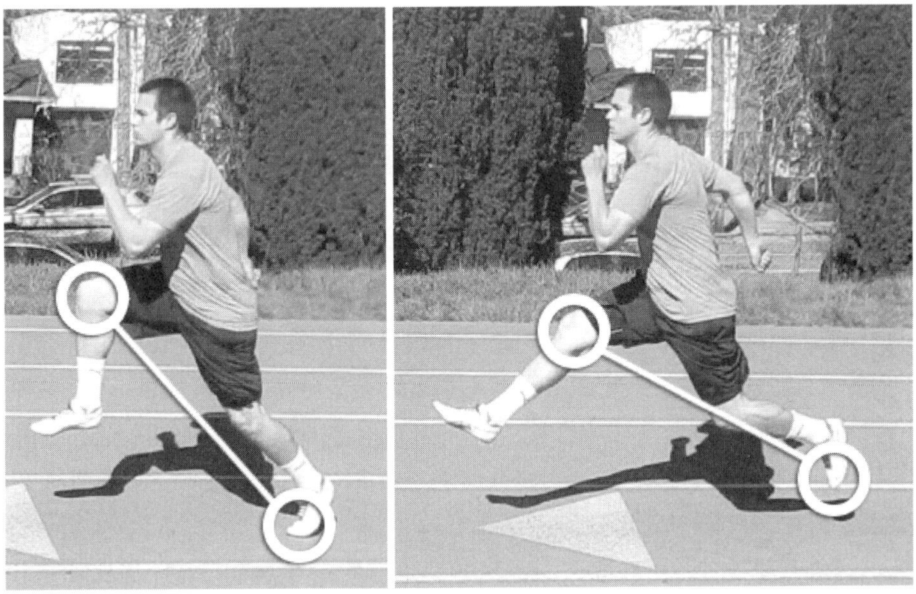

그림 1.41 토오프 직전 입각기 발의 최종 위치는 스윙 무릎이 자연스럽게 얼마나 높이 올라가야 하는지를 결정한다. 밀어내는 발이 지면에서 떠난 직후 무릎의 위치가 아래쪽으로 떨어지는 것을 주목하라.

1.40은 관절낭이 허용하는 자연스러운 고관절 확장량을 보여주며, 이 한계를 넘어서면 골반, 그리고 궁극적으로 몸통 전체가 앞으로 당겨지면서 대퇴골의 신전을 유발하게 된다.

마지막으로, 스프린팅은 대퇴골 위쪽에서 골반이 횡단면으로 회전하면서 유각기 다리가 전방으로 최대한 뻗어 나갈 수 있도록 도와주고, 발이 회내되면서 엄지발가락 쪽으로 회전하기 때문에 입각기 후반부에서 대퇴골 내회전(외측 둔근과 대퇴근막장근의 기능이 중요)의 특징을 보여준다. 이 내회전은 고관절낭에 직접적인 스트레칭 부하를 제공하여 폭발적인 회내를 위한 중요한 요소가 되며, 골반이 회전하고 유각기 다리를 통해 더 큰 보폭 길이를 확보할 수 있도록 돕는다. 실제 운동에서 고관절의 내회전은 둔근의 스트레칭 부하, 발의 탄성 요소, 그리고 에너지를 재활용할 수 있는 능력을 의미한다. 양발 점프에서 부드러운 발목을 통한 불안정한 무릎관절의 움직임과 같이 제어하기 어려운 내회전 움직임은 관절 연결의 통제 능력 저하를 보여준다. 양발을 사용한 시상면 움직임(스쿼트 및 데드리프트)에서는 놀라울 정도로 완벽한 움직임을 보여주지만, 회전 움직임에서는 불균형을 보여주는 선수들은 최고 속도를 위한 잠재력을 발휘하는 데 큰 어려움을 갖고 있을 가능성이 있다.

앞쪽 다리의 스윙 능력은 지면에서 발가락의 끝부분이 떨어지는 순간까지의 지면 밀기의 길이에 비례한다. 궁극적으로 지면 밀기는 골반의 위치와 함께 앞쪽 대퇴부의 스윙 높이를 결정한다. 크게 밀면 앞쪽으로 돌아오는 전방 스윙 거리가 커지지만 지면과 상대적인 관계를 가지고 있는 스윙의 높이는 골반의 위치와 자세에 큰 영향을 받는다.

이와 같은 효과적인 움직임은 근막의 질quality, 최소 시간 내에 빠른 힘을 생산할 수 있는 능력, 종종 불안정하고 항상 일정하지는 않지만 적절한 타이밍에 밀기를 수행할 수 있는 입각기 다리의 역학적 요소에 의해 결정된다. 코치들이 만들어낸 환경적 요소 및 구조물(예: 높은 미니허들)에 의해 대퇴부를 들어올리는 동작과 실제 달리기에서 볼 수 있는 대퇴부의 움직임 사이에는 종종 차이점을 발견할 수 있다. '전투의 열기'가 가득한 실제 경쟁에서 신체는 A 지점에서 출발하여 B 지점까지 도달하기 위해 필요한 최대 속도를 발휘하기에 가장 최선의 전략을 알고 있으며, 신체는 자연스러운 반응에 의해 코치가 지도한 연습 환경에서 지시했을 법한 과도한 무릎 올리기 동작은 수행하지 않을 가능성이 있다. 그러나 훌륭한 선수는 훈련에서 사용한 기술을 사용하더라도, 경쟁에서 승리할 것이다.

유각기 다리의 동역학, 뒤꿈치 회복과 무릎 올리기

유각기 다리의 발이 공중에서 앞쪽으로 움직이면서 지면에 접촉하고 다시 힘을 지면으로 전달하는 동작은 러닝 방정식에서 중요하다. 좋은 스프린터는 앞으로 질주할 때 반대쪽 무릎 높이보다 높게 회복되는 유각기 다리를 가지고 있으며, 이 다리는 허벅지와 아주 가깝게 붙어있는 상태에서 접히는 경우가 많다. 역학적으로 스윙 동작에서 발뒤꿈치가 허벅지에 얼마나 가깝게 닿을 수 있는지는 선수의 다리와 종아리 두께에 따라 제한되기 때문에 여기에는 '마법의 각도'는 존재하지 않는다. 유각기 다리의 발이 입각기 다리의 무릎보다 높은 위치에서 앞쪽으로 회복하고 있다면, 선수들에게 과도하게 버트킥킹Butt-Kicking 회복 동작을 지도할 필요가 없다.

이 동작을 근력의 측면으로 바라보면, 햄스트링과 고관절 굴곡근의 근력이 중요하지만 실제로 뒤쪽의 유각기 다리가 앞쪽으로 빠르게 회복되는 과정에서 발생되는 힘의 상당 부분은 발이 지면에서 떨어지는 순간의 아킬레스건의 장력과 같은 탄성 요소에 의해 좌우된다. 나는 개인적으로 완벽한 뒤꿈치 회복을 보여주고 있지만, 상대적으로 강하지 않은 햄스트링을 가지고 있다. 좋은 스윙 동작을 위해서는 적절한 테크닉을 통해 탄성 에너지의 흐름을 만들어내는 것이 각각의 근육 근력을 향상시키는 것보다 더 중요하다.

기술적 관점에서 볼 때, 달리기 동작에서 과도한 뒤쪽 스윙 기전을 가지고 있는 선수들은(초기 유

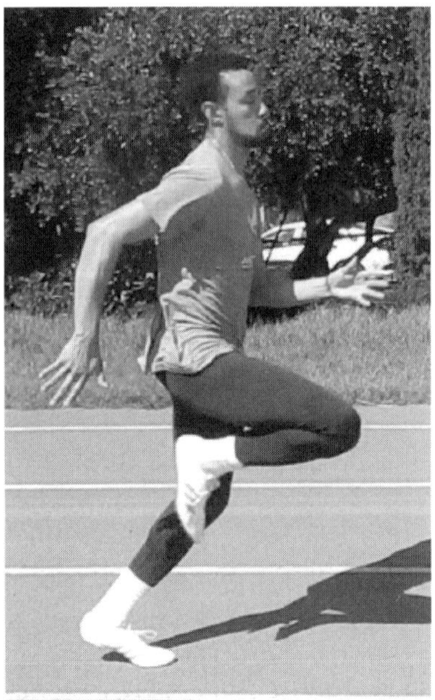

그림 1.42 좋은 유각기 다리의 뒤꿈치 회복은 무릎보다 높은 위치에서 발생한다. 실제로 이 순간에는 햄스트링이 일을 하지 않기 때문에 햄스트링 근력이 미치는 영향은 상대적으로 적다.

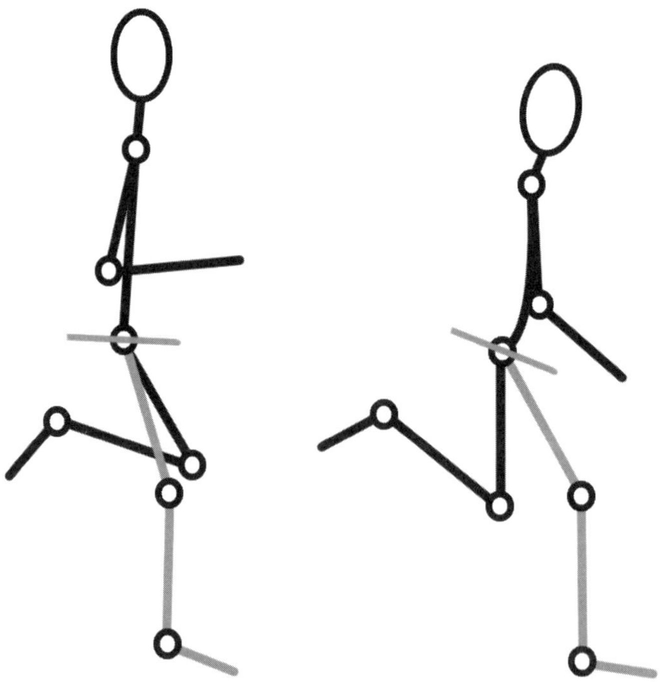

그림 1.43 앞쪽에서의 무릎 교차(왼쪽), 뒤쪽에서의 무릎 교차(오른쪽). 이것은 주로 선수의 골반 정렬의 결과이며, 그럼에도 불구하고 빠른 속도를 보여줄 가능성이 있으나 햄스트링 부상의 원인이 될 수도 있다.

각기 단계에서 지면으로부터 발이 떨어지는 위치가 뒤쪽인 선수) 종종 엉덩이를 향해 빠르고 높은 뒤꿈치 회복을 보여주는 경우가 많다. 이러한 현상은 뒤쪽으로 멀리 떨어져 있는 발의 위치를 가능한 빠르게 앞쪽으로 위치시켜 힘을 발휘해야 하기 때문에 발생되는 자연스러운 현상이다. 엘리트 선수들은 지면으로 빠르게 발을 되돌릴 수 있는 좋은 스윙 기전을 가지고 있고, 이러한 동작을 통해 지면에 강한 충격을 가할 수 있게 된다. 선행 연구에서 느린 선수들이 엘리트 선수처럼 유각기 다리를 같은 타이밍에 같은 지점으로 움직일 수 있는 경우도 존재한다고 보고하였지만, 대부분의 경우 엘리트 선수의 경우 타이밍뿐 아니라, 각속도 및 힘의 효율적인 생산을 위한 위치가 훌륭하다. 이 정보를 염두에 두고 유각기 단계의 낮은 회복의 원인으로 근육의 뻣뻣함 또는 약화보다는 선수의 자세, 반사작용, 타이밍(특

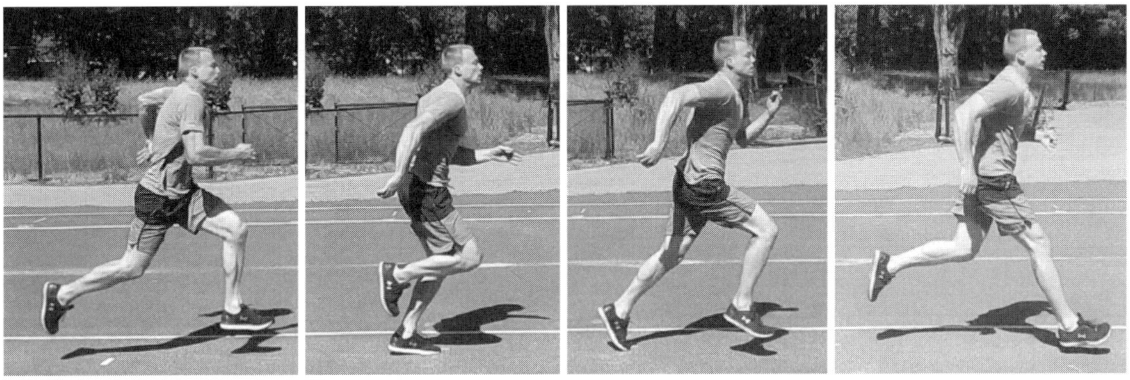

그림 1.44 팀 스포츠 선수들은 육상 선수와 비교했을 때 스프린트 시 무릎의 위치가 낮은 상태를 유지한다. 특히 무릎을 들어올리라는 직접적인 지도법을 통해 강제로 무릎을 들어올리게 하는 것에 항상 주의해야 한다.

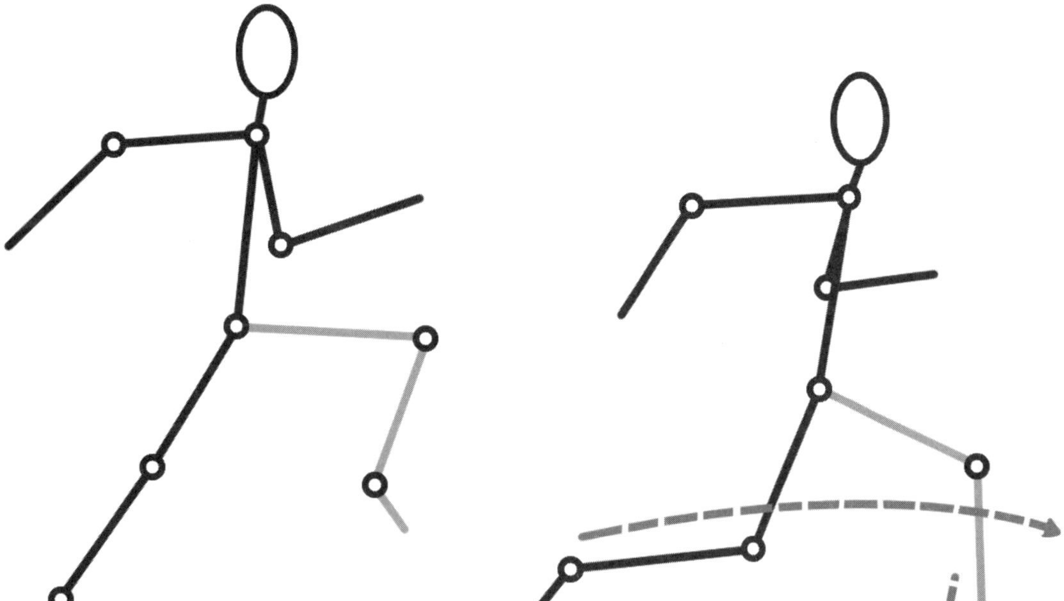

그림 1.45 높은 무릎 스프린트와 타이밍이 맞지 않는 지면 밀기(미는 다리의 일직선 현상)가 결합하면 유각기 다리가 앞으로 당겨올 때까지 입각기 다리가 기다려야 하므로 지면 접촉 시간이 길어진다.

히 팔의 타이밍) 등을 고려하는 것이 바람직할 것이다.

무릎 올리기와 관련하여, 허벅지의 위치가 지면과 평행하기 때문에 매우 빠르게 달리는 선수가 분명히 있지만, 그들이 잘 달리는 이유는 허벅지의 위치에 더하여 반대편 입각기 다리 쪽 발의 프리텐션이 좋고, 유각기 다리의 캐스팅 능력이 탁월하기 때문이다. 실제로 높은(평행) 무릎 스프린팅은 정강이의 캐스팅 요소가 뛰어날 때에만 훌륭한 결과물을 보여준다(51쪽 참조). 이것은 자발적 코칭 또는 지도에 의해서 이루어지는 것이 아니라, 다른 모든 동작의 결과물로 보이는 것이다. 연습 효과에 대한 즉각적인 피드백을 위해 항상 타이밍을 강조하는 코치로서, 경험적으로 '높은 무릎'을 강조하여 지도하였을 때, 푸시, 타이밍, 힘 전달의 실패로 인해 더 빠른 기록을 달성하지 못한 경우가 많았다.

의도적으로 '높은 무릎' 동작을 수행하게 되면 타이밍에 지장을 주는 경우가 많은데, 그 이유는 스윙 다리의 무릎이 '위쪽으로 추가적인 스윙' 동작을 보여주면서, 즉 입각기 다리가 지면에서 더 오랫동안 '기다리면서' 지면에 접촉해 있어야 하기 때문이다. 즉, 의도적으로 높게 들어올린 무릎과 길게 늘어지고 약해진 푸시-오프가 결합되어 매우 느린 유각기 다리의 타이밍을 만든다(그림 1.45).

설상가상으로 타이밍을 놓친 경우 무릎이 여전히 공중에 떠 있는 상태에서 반대쪽 발이 지면을 밀어내어 앞쪽으로의 이동과 노력이 허비되는 경우가 있다. 선수의 자연스러운 스프린트 기술에는 항상 조정adjustment의 결과가 따른다. 선수 움직임 전체 시스템의 타이밍에 어떤 영향을 미치는지 고려하지 않고 고관절과 무릎 부위의 한 요소를 '고정'하는 것은 문제를 발생시킬 수 있다. 특히 고등학교 수준의 엘리트 스프린트 선수들을 보면 다리의 높이가 지면과 평행선을 유지하지 않음에도 불구하고 매우 빠른 다리의 회전과 강한 발의 지면 충격을 보폭에 사용함으로써(직선 동작) 대회의 우승을 따내는 것을 볼 수 있다. 두 다리의 보폭을 부자연스럽게 유지하게 되면 속도는 감소할 것이다. 바운스, 스쿼티 러닝, 미니허들(넘어지지 않는 낮은 허들), '붐-붐' 및 다른 크로스 익스텐션 기술들과 같은 제약 기반 스프린트 동작을 사용하여 대부분의 선수들은 최적의 무릎 올리기를 수행하여 최고 속도에 도달할 수 있어야 한다.

> *모든 동작은 같으며 동시에 반대이다*
>
> *높은 무릎 올리기는 빠른 스프린트 선수들에게는 자연스러운 특징이지만, 무릎을 높이 들어올린다는 것은 다시 지면으로 회복시키는 데 더 많은 시간이 요구된다는 것을 의미한다. 이러한 무릎 높이 들기의 역학은 여러 가지 이유에서 팀 스포츠에서는 불리하게 적용된다. 무릎 올리기는 뒤쪽 다리가 지면에 있는 시간과 관련되어 있다.*

많은 코치들은 '앞쪽 다리의 좋은 메커니즘'과 좋은 스윙 회복을 만들어내기 위해서 '무릎을 넘어가기step over the knee'와 같은 큐잉 사용을 선호한다. 나는 이러한 지도법을 수년간 사용했으나, 선수들이 실제로 빠르게 달리려고 시도할 때 이러한 큐잉을 좋아하지 않는다는 것을 발견하였다. 어떤 선수도 10m 전력질주에서 '무릎 넘어가기'를 통해 개인 최고기록을 달성하지 못할 것이다. 그 이유는 '무릎 넘어가기' 동작이 발생하면, 푸시 다리의 수평 운동이 제한되어 달리기 속도에 부정적인 영향을 미치기 때문이다. 이것은 이미 수평속도가 확보되어 있는 러닝머신에서는 '무릎 넘어가기'의 동작을 통해 잠재적 속도 향상의 가능성을 만들 수 있으나, 선수들이 스스로 지면을 밀어내야 하는 평지에서는 속도가 감소된다.

스타팅 블록에서 앞으로 달려 나가는 것을 관찰하면, '무릎 넘어가기' 기술을 사용할 때 입각기 다리가 지면을 밀지 못한다는 것을 쉽게 이해할 수 있을 것이다. 선수들이 블록을 밀어내어 전력질주를 하여 최고 속도에 도달한 다음 무릎 넘어가기를 사용하여 감속하는 것을 흔히 볼 수 있다. 이 선수들은 아마도 코치들이 그들에게 지도한 것을 연습하고 있다고 생각하겠지만, 실제로는 푸시 다리가 느려질 때 발생되는 자연스러운 동작을 수행하고 있을 뿐이다.

많은 코치들은 앞쪽 다리를 들어올리는 동작에서 무릎이 어떤 역할을 하는지에 대해 연구하는 경향이 있지만, 실제로 대부분의 스프린트에서는 무릎 동작보다는 엉덩이와 골반이 어떻게 움직이는지를 살펴보는 것이 더 중요하다. 빠르게 달리기 위해서는 강한 골반을 가지고 있어야 하며 골반의 기능이 뛰어나야 한다. 고관절과 관련하여 우리가 우려하는 것은 다음과 같다.

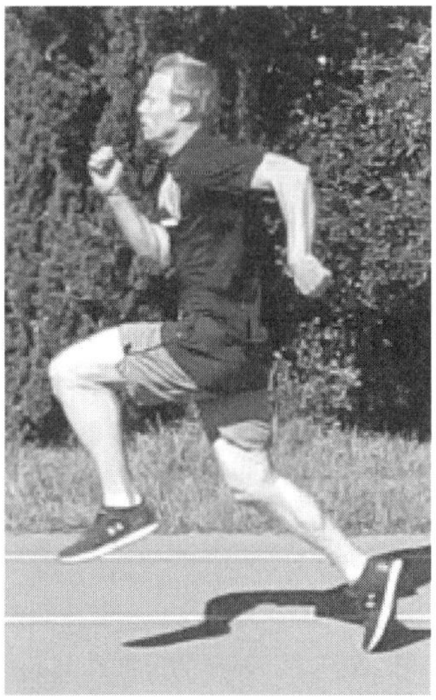

그림 1.46 유각기 단계에서 골반은 위쪽과 앞쪽으로 뻗어 나아간다.

- **관상면을 따라 고관절 올리기(위쪽으로 들기)**
- **횡단면을 따라 앞으로 뻗기(앞쪽으로 회전)**

선수가 유각기 다리를 앞쪽으로 이동하여 뻗어나가는 동작의 시작점은 엉덩이이다. 투수가 야구공을 던지는 것을 생각해보라. 볼의 스피드는 팔의 힘뿐만 아니라 투수의 몸 전체의 움직임에 의해 결정된다. 투수의 팔은 신체가 가지고 있는 탄성 에너지의 마지막 연결고리로서 던지는 동작의 마지막 순간 속도를 증폭시키는 역할을 한다. 이와 마찬가지로, 유각기 다리에 내재되어 있는 에너지는 골반의 위치와 회전에 의해 방출된다. 또한 골반의 회전은 반대쪽 어깨의 움직임과 상호작용을 이루어야 한다.

엉덩이와 어깨는 '매듭'의 의미를 가지고 있으며, 오른쪽 어깨는 왼쪽 엉덩이와 밀접한 관계를 맺고 있으며, 반대쪽의 경우도 동일한 법칙이 적용된다. 어깨의 동작을 고려하지 않고 엉덩이의 움직임에 대해 지도하면 타이밍이 맞지 않을 수 있다. 고관절의 역동적인 편측 동작은 복잡한 3차원의 움직임을 가지고 있는 상반신과 협응을 위한, 움직임에 대한 균형 훈련의 중요성을 보여준다. 방망이를 휘두르는 것처럼 간단한 동작의 정확한 수행을 위해 엉덩이와 어깨의 유기적인 연결이 필요하듯, 달리기의 유각기 단계에서 다리와 반대 팔의 연결이 잘 이루어질 수 있도록 지도하는 것을 기억해야 한다.

정강이 캐스팅 및 임팩트 생성

유각기 다리가 앞으로 나아감에 따라, 우리가 40쪽과 49쪽에서 언급했던 좋은 달리기 자세는 앞쪽으로 '캐스팅'을 보여줄 것이다. 캐스팅은 유각기 다리가 지면 접촉을 준비할 때 구부러진 위치에서 거의 완전한 직선 위치로 신전되는 현상으로 설명할 수 있다. 구부러진 자세에서 직선 위치로 움직일 수 있는 능력은 구소련에서 좋은 달리기 능력을 위한 필수 요소로 인식되었고, 이러한 능력을 향상시키기 위하여 다양한 특수 훈련을 개발하였다. 스프린트 코치의 전설적인 존재인 버드 윈터Bud Winter는 선수들이 앞쪽으로 다리를 캐스팅하여 스프린트 연습을 실시하여 캐스팅 능력을 향상시키기 위한 훈련을 일상적으로 적용하였다. 이 움직임은 지면 접촉 시 정강이를 수직으로 내리 꽂으면서 강제적으로 정강이의 멈춤 동작을 유발하기 때문에 대부분의 코치들에게는 부상과 관련된 메커니즘으로 인식되어 큰 찬사를 받지는 못한다. 그러나 이러한 위험성은 스텝의 길이가 과도하게 멀거나 힐스트라이크(뒤꿈치로 지면 접촉)가 발생할 때에만 해롭다(힐스트라이크는 몸의 나머지 부분, 팔, 유각기 다리가 빠르게 신체 앞쪽으로 회복되지 못할 때 발생한다). 캐스팅은 유각기 다리의 발이 일직선이 아니라 위쪽 또는 지면에서 멀어지도록 유도할 때 부정적인 결과를 초래할 수 있다.

적절한 풋 스트라이크와 함께 캐스팅은 실제로 유익하며, 햄스트링 부상 및 '움직임 낭비'와 같은 걱정과 함께 수행되어서는 안 되는 훈련이다(이 책에서는 '움직임 낭비'가 에너지를 절약하고 근육의 신장-단축 요소를 최대화시키는 것으로 이야기한다). 입각기 다리가 지면에 부딪히는 강성과 마찬가지로 선수마다 캐스팅 능력이 다른 것을 확인할 수 있지만, 결론은 캐스팅이 선수들에게 코칭되어서는 안 된

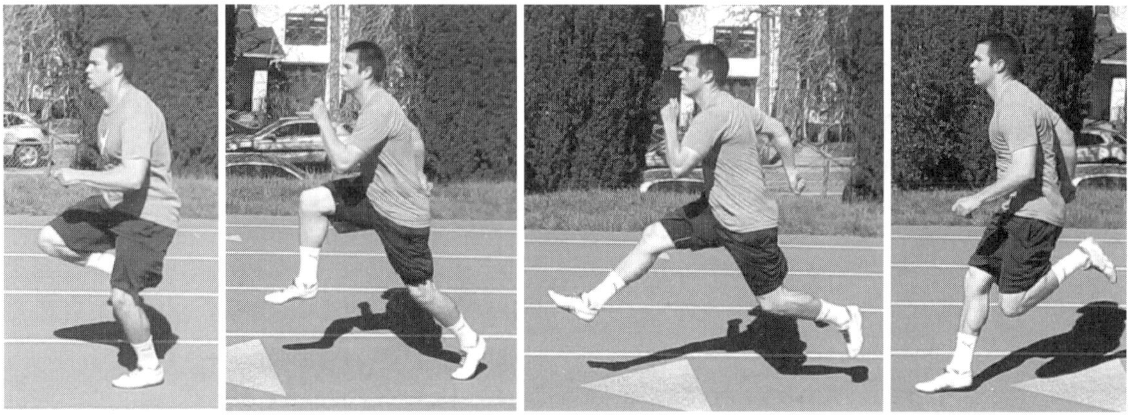

그림 1.47 '캐스팅'은 단지 정강이가 지면으로부터 수직 방향으로 위치하는 것을 넘어서 유각기 다리의 정강이가 회전하면서 앞으로 신전되는 동작을 의미한다. 이것은 선수의 스텝의 길이가 과도하게 길지 않는 한 빠른 전력질주에서 자연스럽고 좋은 동작이다. 위의 과도한 캐스팅의 예시에서는 선수가 입각기 발을 엉덩이 약간 앞에 두고 착지하지만, 이것은 자세, 발의 기능, 타이밍 등과 같은 문제에서 비롯된 결과이다.

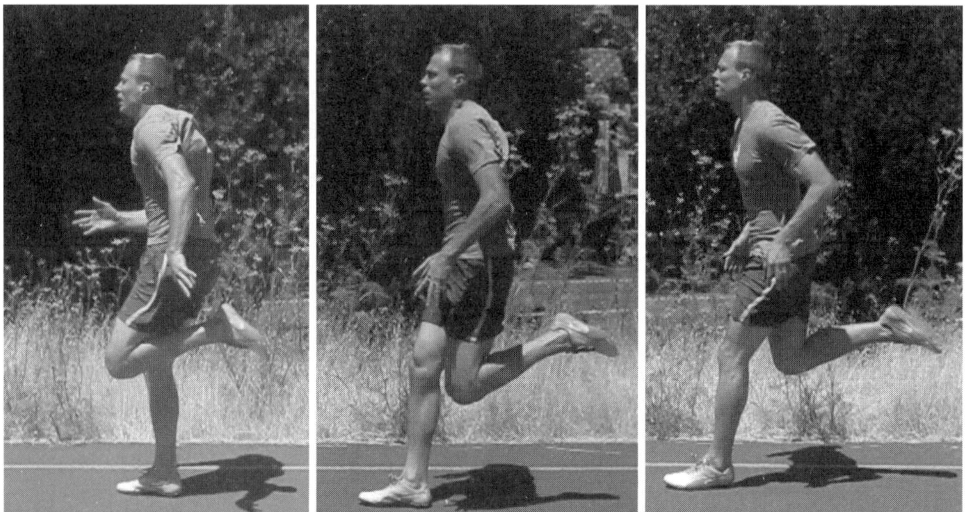

그림 1.48 느린 달리기(오른쪽) 동작과 빠른 달리기(왼쪽) 동작. 스프린트가 점진적으로 빨라지면서, 무릎의 회복 위치는 입각기 다리보다 앞쪽에 위치한다. 8m/s로 달리는 선수의 무릎-교차 위치는 11m/s로 달리는 선수와 큰 차이점을 보여줄 것이다.

다는 것이다.

입각기 및 유각기 다리의 역학에 대한 타이밍은 지면 접촉 시 무릎의 위치로 확인할 수 있다(그림 1.48은 다양한 속도와 관련된 무릎의 위치를 보여준다). 이것은 최대 속도로 전력질주할 때 일반적으로 사용하는 스프린트 역학의 정확도를 좌우하지만, 스프린트의 최대 주행 속도(초당 m 단위의 지상 속도)가 역학의 정확도의 좋고 '나쁨'을 결정하는 매우 중요한 고려 사항이다. 많은 초보자와 중급자 수준의 단거리 육상 선수들은 생체역학적으로 나쁘지 않은 방식으로 최도 속도까지 달리지만, 충분히 빠르게 발을 지면 위에서 덮어 내리지 않기 때문에 무릎이 입각기 다리보다 약간 뒤에 위치한다. 최대 스프린트 시 유각기 다리의 무릎이 입각기 다리의 무릎보다 앞쪽에 위치시키도록 코칭하는 것은 초보 선수들이 소화해낼 수 있는 것이 아니다.

연령별 스프린터의 차이점을 분석한 결과 8~12세의 선수는 달리는 속도가 충분히 빠르지 않기 때문에 유각기 무릎을 앞쪽에 위치시키면서 달리는 선수는 사실상 찾을 수 없으나 13~14세 이상의 선수들부터 이러한 무릎 위치의 특징이 나타나기 시작한다. 선수들의 움직임이 빨라지면서 지면 접촉 시 무릎 사이의 결이가 줄어들기 시작하고, 높은 속도의 수준 높은 달리기에서처럼 지면 접촉 시 유각기 다리의 무릎이 입각기 다리의 무릎보다 앞쪽에 위치할 수 있다.

과도한 골반의 전방경사의 결과 발이 지면에 닿는 순간 유각기 무릎이 매우 '뒤쳐져' 있는 높은 수준의 엘리트 선수들은, 입각기 다리의 제동력과 햄스트링 부상 발생률이 증가할 수 있다(특히 선수들이 조절하지 못하는 골반의 기울기와 결합이 되었을 때). 이 기전이 매우 심각한 문제를 일으키지 않는다면 높은 수준의 선수들은 여전히 매우 빠르게 달릴 수 있다. 사실, 시합 상황에서는 가능한 빨리 무릎 교차를 만들어야 하지만 선수들이 엄청난 수평 힘을 발휘하기 때문에 대부분 선수들의 무릎 교차 현상은 일반적으로 볼 수 있는 위치보다 약간 뒤쪽에서 확인할 수 있다. 코칭에 사용한 방법들이 모두 사라진다!

최고 속도에서의 팔 동작

최고 속도에서의 팔 동작은 느린 속도의 조깅이나 가속 구간에서와는 많이 다르지만 비틀림의 본질은 동일하다. 선수들의 움직임을 지도하기 전에 어린아이들이 뛰어노는 것을 유심히 관찰하는 것이 회전 움직임을 찾아낼 수 있는 좋은 방법 중 하나이다. 나는 단거리 달리기에서 손의 동작이 비행 단계에서의 발을 통제하고 종종 '공중'에서의 동작이 승패를 좌우한다는 사실에 비추어볼 때, 손과 팔의 움직임이 실제로 과소평가되고 있는 것을 발견하였다.

달리기의 최대 보폭에서, 앞쪽의 팔은 신체의 중앙 또는 가슴을 몇 cm 가로질러 움직여야 한다. 팔이 앞뒤로 움직일 때(앞뒤로 휘두르지 않음) 팔은 아래쪽으로 180도에 가까이 휘두르고(그림 1.48과 1.50 참조) 팔꿈치는 몸 뒤쪽으로 움직이면서 약 90~140도 정도 구부려진다. 팔이 아래로 내려가는 동작은 지면 접지력을 만드는 데 도움을 주고, 신체의 전반적인 움직임의 조화를 위해 중요한 역할을 한다. 손은 아래쪽으로 내려갈 때 회내되고, 돌아올 때

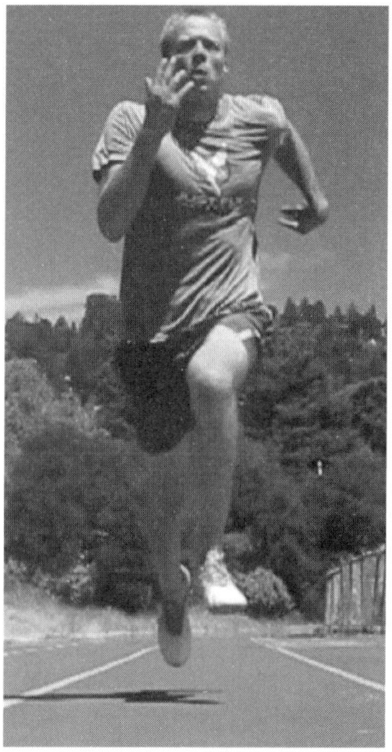

그림 1.49 스프린트에서 팔의 움직임은 회전 움직임을 보이며, 앞뒤 방향의 선형 움직임이 아니다. 가속도와 마찬가지로 관절이 경직되면서 팔의 동작 범위가 결정된다.

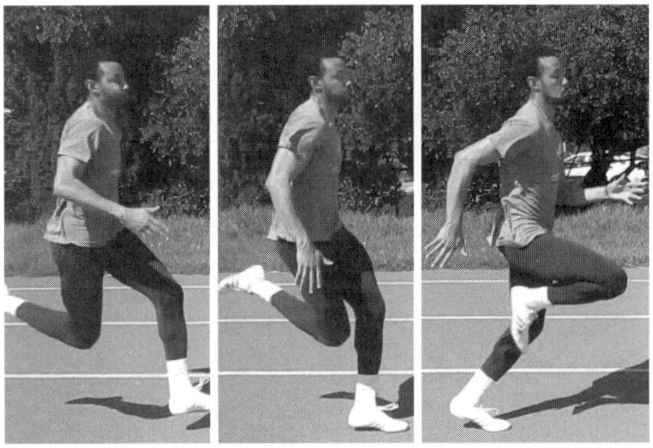

그림 1.50 단거리 스프린트에서 손이 엉덩이를 지나는 순간에 팔꿈치가 신전된다.

는 회외된다(그림 1.49 선수의 오른손을 앞으로 내밀고 왼손은 뒤에서 누워 있는 자세 참조).

지구상에 어떤 엘리트 단거리 선수도 팔을 움직일 때 팔꿈치를 90도로 유지면서 달리지 않는다. 이 아이디어는 팔을 특정 각도로 유지한 상태에서 훈련하는 방식의 어리석음을 강조한다. 팔을 90도로 고정한 상태로 달리는 것은 발과 하지의 연결 및 조화를 이루기 위한 손의 능력뿐 아니라 지면을 밀어내는 힘을 발생시키는 데도 전혀 도움이 되지 않는다. 스프린트 단거리 달리기는 장거리 달리기와는 다르다. 달리는 거리가 길어질수록 팔의 각도는 커지게 된다(비록 팔의 스윙 동작에서 약간의 신전은 존재한다). 400m 달리기 또는 270m 왕복달리기의 경우 대부분의 선수들이 팔을 아래로 내리는 동작에서 180도까지 완전히 펴지는 못할 것이다. 마라톤의 경우 전에 완주하는 동안 팔의 굽힘 동작을 확인할 수 있지만, 여전히 팔꿈치의 굴곡과 신전의 반복적인 동작을 확인할 수 있다!

적절한 팔의 움직임은 자연스럽게 발생되는 것이다! 초고속 비디오를 통해 6살짜리 아이들이 달리는 모습을 보았는데, 그들은 매우 훌륭한 메커니즘을 보여주면서 팔을 앞뒤로 흔들었다. 그들의 팔 동작에서 핵심적인 것은 결코 일정한 각도로 고정되어 있거나 손가락을 단단하게 편 상태를 유지하지 않는다는 것이다. 신체의 '최대 활성화'라는 생각을 가진 선수들의 움직임을 보면 주먹을 꽉 쥐고 스프린트를 수행하는 모습을 볼 가능성이 있다.

스프린트에서 팔의 사용과 스트렝스의 연관성의 관점에서, 팔 동작이 자연스럽지 않은 선수들은 단지 '약한 팔'을 가지고 있거나 팔의 움직임의 훈련이 특별하게 필요한 것이 아니다. 오히려 문제는 일반적으로 달리는 자세와 팔 동작의 메커니즘에 의해서 발생한다(팔의 움직임이 아랫방향, 회내와 회외

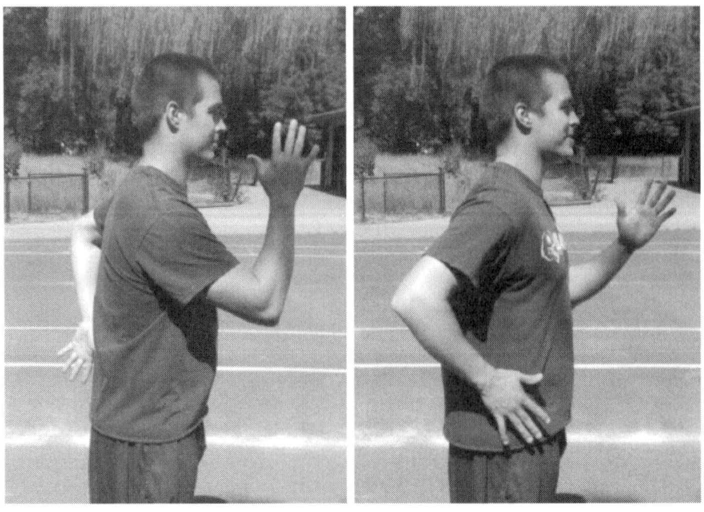

그림 1.51 팔꿈치 90도 굴곡 연습은 선수의 스피드를 감소시키고 운동 능력을 저하시키기 위한 최고의 방법이다. 그야말로 선수에게는 최악의 연습이다. 이 동작은 손의 회내 및 회외 동작, 근막 역학 그리고 스프린트에서 지면반력을 감소시킨다.

의 움직임이 아니라 앞뒤로 흔드는 것). 단거리 달리기에서 팔의 동작은 다리와 마찬가지로 가속 구간에서는 넓은 형태를 보이고, 최고 속도 구간에서는 좁은 형태를 보여준다.

> *만약 당신의 선수의 달리기가 느려지기를 원한다면…*
> *팔꿈치를 90도로 유지한 상태로 팔의 경직된 앞-뒤 움직임은 모든 스포츠 퍼포먼스를 통틀어 가장 좋지 않은 형태의 움직임이다. 이러한 동작은 선수의 최고 속도 도달을 제한하는 요소이기 때문에 되도록 빠르게 이러한 동작을 멈춰야 한다.*

팔의 스윙 움직임은 종종 비대칭적이라는 것을 깨달아야 한다. 일반적으로 코치들은 팔의 동작이 좌우 대칭적으로 움직이기를 원하는 경향이 많다. 그러나 인체는 기본적으로 비대칭이고 선천적으로 뒤틀려 있기 때문에, 이러한 특성을 이해한 상태에서 코칭을 해야 한다. 신체의 비대칭이 문제가 되고 골칫거리가 되는 경우가 있지만, 스프린트와 같이 하중이 없이 수행되는 움직임에서 신체는 종종 좌우 간 미묘한 차이를 보이면서 최적으로 작동한다. 단기적으로 나타나는 급성 비대칭성은 문제가 될 수 있지만, 선천적으로 오랜 기간 동안 지속되어온 비대칭성이 반드시 문제가 되는 것은 아니다. 많은 경우 한쪽 손이 반대쪽 손보다 회외와 회내 움직임이 더 과장되어지는 경우가 있다. 이것을 알아차리는 것은 선수들을 최고의 퍼포먼스 수준으로 끌어올리는 데 있어서 강력한 장점이 될 수 있다.

이러한 정보들을 적용하는 가장 좋은 방법 중 하나는 주로 다운포스와 토크를 만드는 특징을 보이는 팔에 문제가 있는 사람들을 가르치는 것이다. 다운포스를 만들어내는 것은 비교적 간단하며, 팔을 단단하게 유지한 채 달리기를 수행하는 '직선 팔 동작 달리기'만큼 쉬운 기술로 느낄 수 있다. 만약 운동선수들이 그들의 다리에 팔의 하향 움직임을 연결시킬 수 있다면, 이것은 실제 단거리 경주에서 만들 수 있는 감각적인 결과물이다. 이러한 팔의 하향 동작은 복싱의 잽이 스스로 되돌아오는 것과 마찬가지로 반동이 되어야 한다. 단단하게 경직된 팔 동작이 반동으로 돌아오는 것같이 변화해야 한다. 발의 움직임을 연결하는 회전 동작과 및 엉덩이와 골반의 반대쪽 회전을 도와주기 위해서 손은 약간 어깨 안쪽으로 들어온 상태로 팔이 몸 앞쪽에 위치할 수 있도록 코칭해야 한다(최고 속도 구간에서는 일반적으로 지도한 것보다 앞쪽에 팔이 위치하며, 팔꿈치를 90도 유지한 상태로 강하게 움직이라는 큐잉은 피해야 한다).

손은 하향 움직임과 동시에 회내되도록(나비를 잡는 모양), 다시 돌아올 때는 회외되도록 ("새끼손가락을 들어올려라" 또는 "손바닥을 어깨 앞쪽으로") 지도할 수 있다. 이것은 미묘한 움직임이기 때문에, 실제 시합에서 인식할 수 있게 과장되어 수행할 수 있도록 해야 한다. 팔꿈치의 각도가 좋지 않지만, 여전히 빠른 선수들은 삼면의 움직임과 움직임의 밸런스가 매우 좋고 동시에 흉골이 관상면을 따라 좌우로 잘 움직이는 경향을 보여준다(좋은 스프린팅에서 여러 움직임을 볼 수 있다). 좋은 선수들은 종종 다른 움직임을 통해 최고의 퍼포먼스를 위한 차선책을 찾고 문제점을 극복하는 방법을 터득한다.

요약

당신은 인간의 유기체 깊숙하게 연결된 매우 단순하고 순수한 움직임의 다양한 측면을 볼 수 있다. 안쪽에서 바깥쪽 방향으로 스프린팅하는 것을 알면, 우리는 더 많은 목적과 자신감을 가지고 스피드 향상을 위한 지도를 할 수 있을 뿐 아니라, 스트렝스의 특별한 역할을 더 잘 이해할 수 있다. 이 장이 새로운 인식의 단계를 제공해주었으면 하는 것이 나의 희망이다. 그래서 여러분은 어느 순간에 선수의 기술적인 부분에 대해 언급해야 하는지, 또는 선수에게 맡기고 내버려두어야 하는지를 알 수 있을 것이다. 자세는 속도를 위한 가장 기본 요소이고, 팔이 다리를 통제하며, 많은 일반적인 지시와 큐잉이 타이밍과 위치의 결과물을 결정짓는다는 것을 아는 것은 여러분의 선수들이 최고의 퍼포먼스를 발휘할 수 있도록 돕는 귀한 도구가 될 것이다. 이 장에 아이디어를 어떻게 사용해야 하는지에 대한 요약이 기술되어 있고, 이 책 전반적으로 스프린트의 기술을 구축하는 총체적인 접근법과 스트렝스 훈련 방법을 설명한다. 우리는 스피드와 관련된 운동역학kinetics과 운동학kinematics에 대해 논의하였으니, 이제부터는 생리학 수준에서 스프린트에 대해 살펴보도록 할 것이다.

2
스피드 해부학

인간의 폭발적 움직임을 위한 근육 역할의 이해

스피드에 대해 논의할 때 코치들은 특정 근육 및 근육 사슬, 그리고 이러한 근육들이 가속과 최고 속도에서 어떻게 작동하는지를 알고 싶어한다. 훈련을 하는 이유와 방법에 대해 더 명확하게 이해하기 위해서(특히 웨이트 훈련실에서), 스피드와 관련되어 있는 기본적인 근육들에 대해 이해하는 것은 매우 중요하다. 이러한 이해 과정에는 다음과 같은 요소들이 포함된다.

- **스프린트를 위한 주요 근육들**
- **스프린트와 동적 움직임에서 이 근육들의 작용 및 특징**
- **신체의 근막경선**

2.1 스프린트에서 근육 작용

신장-단축 주기의 단계에 따라서 점프 및 플라이오메트릭 훈련 과정에서 근육이 어떻게 작용하는지에 대해서 종종 논의된다. 전통적으로 설명되었듯이, 주기는 '편심성' 단계, '등척성' 단계, '동심성' 단계를 특징으로 한다. 스트렝스 코치들은 '동심성 단계'를 좋아하는 경향이 있는 반면, 육상 코치, 특히 점프 코치는 '편심성 단계'를 더 좋아한다. 성공을 위해서는 각 단계의 특성에 따라 최적의 훈련 방법을 적절하게 조합하는 방법을 아는 것이 필수적이다. 아래의 내용은 근육 퍼포먼스의 세 가지 단계를 설명한 것이다.

편심성: 편심성 근육 수축은 하중에 의해 근육이 늘어나면서 힘을 발휘하는 단계이다. 스포츠에서 이러한 근육 길이의 증가는 매우 빠르게 발생되며, 실제로 웨이트 훈련실에서 강제적으로 발생시키는 것보다 훨씬 빠르게 증가한다. 편심성 근육 수축 단계에서는, 근육들이 짧아지면서 발휘하는 힘보다 약 150% 큰 힘을 만들어낼 수 있다. 스프린트에서는, 후반부 유각기 단계에서 편심성 수축이 주요하게 발생한다. 근력 훈련에서 편심성 수축은 근육의 길이 증가 및 통증과 관련이 있으며, 대부분의 연구에서 편심성 수축 단계가 동심성 수축 단계보다 근비대 및 근성장에 중요한 역할을 한다고 보고한다. 편심성 단계 훈련에서의 과부하에 초점을 맞춘 훈련은 뇌의 운동 피질의 강한 반응을 가져오는데,[12] 이것은 신경계에 큰 부담을 준다. 이러한 특징은 근육 단계의 과부하를 강조하는 훈련과 관련된 운동량 및 타이밍 결정이 큰 영향을 미친다. 그렇기 때문에 편심성 훈련을 하기 가장 좋은 기간은 기

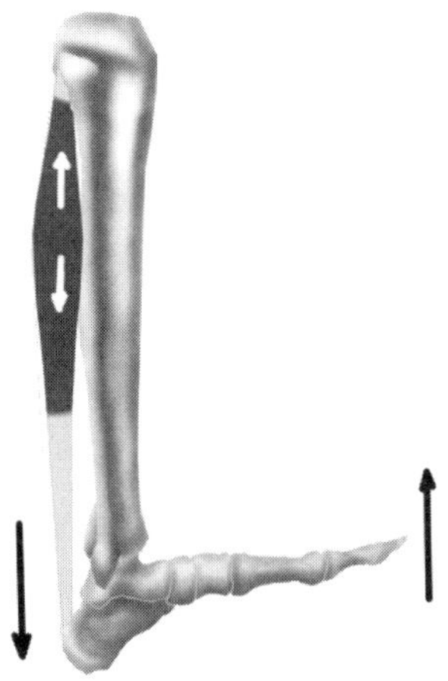

그림 2.1 편심성 근육 수축

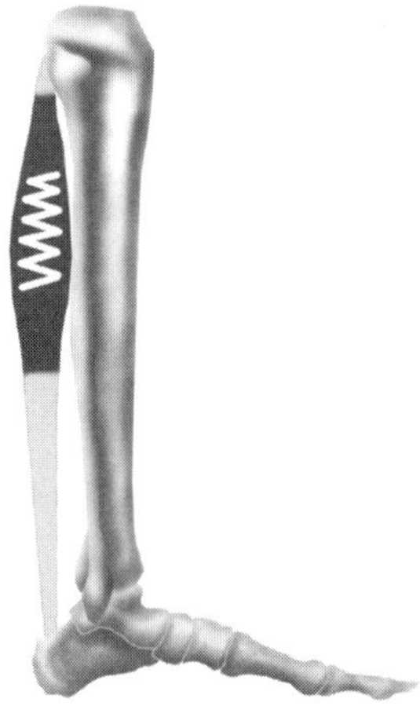

그림 2.2 등척성 근육 수축

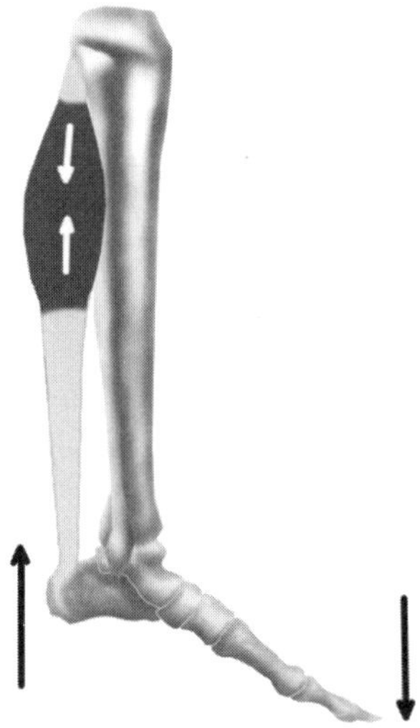

그림 2.3 동심성 근육 수축

술 훈련이 강조되지 않는 경기가 없는 비시즌 기간이다.

등척성: 등척성 근육 수축 단계는 편심성 수축과 동심성 수축의 중간 단계로 하중에 대한 정적 수축 단계로 정의된다. 그렇기 때문에 근육의 길이는 변화가 없다. 등척성 수축은 동심성 수축 시 발휘하는 근력의 110%를 처리할 수 있으며, 최대 운동단위(근육)의 활성화를 만들 수 있는 잠재력이 있으므로 훈련의 효과가 크다. 또한 최대 등척성 수축은 고정된 관절 각도, 관절의 위치, 특정 각도에서의 최대 근육 동원과 같은 감각 정보의 활성화를 고려한 다양한 운동 방법을 적용하는 데 유용하게 사용될 수 있다. 일부 전문가들은 등척성 수축을 위해 '유지'하라고 하는 것은 실제로 근육이 지속적으로 수축하는 것이 아니라, 빠르게 수축과 이완이 반복되고 있는 것이라고 주장한다. 이러한 과정을 통해 근육의 회복 및 속도 기반 훈련의 특성을 얻을 수 있다.

동심성: 동심성 근육 수축 단계는 근육이 짧아지면서 힘을 발휘하는 것으로 양의 일Positive work의 작업이 발생된다. 이 단계의 예로, 엎드린 상태에서 팔을 아래로 내리고 푸시업을 수행하는 것이다. 이 시나리오에서, 가슴 근육은 여러분을 들어올리기 위해 짧아지고 있다. 데드리프트와 같은 운동은 움직임의 끝 지점에서 시작하는 동작은 동심성 수축 기반의 근력 또는 가능한 많은 근섬유를 동원하는 능

> *스타팅 스트렝스*
>
> *스타팅 스트렝스는 가능한 한 많은 근육 섬유를 즉각적으로 활성화하는 능력인데, 이것은 웨이트 훈련실에서 행해지는 데드 스탑dead stop(블록에 앉았다가 일어나는 스쿼트나 바닥에 가슴을 대고 강하게 푸시업하는 운동 방법)의 움직임을 통해 강화될 수 있다. 관련된 근섬유의 활성화 양은 운동 강도 및 움직임의 의도와 관련이 있다.*

12. Fang, Y., et al. "Greater Movement-Related Cortical Potential During Human Eccentric Versus Concentric Muscle Contractions." *Journal of Neurophysiology*, vol. 86, no. 4, 2001, pp. 1764–1772.

력과 관련이 있는데, 이 과정은 뇌에서 근육으로 많은 신경 구동력이 필요하다. 그러므로 데드리프트 같은 움직임은 '정신적 리프팅'이라고 일컬어진다.

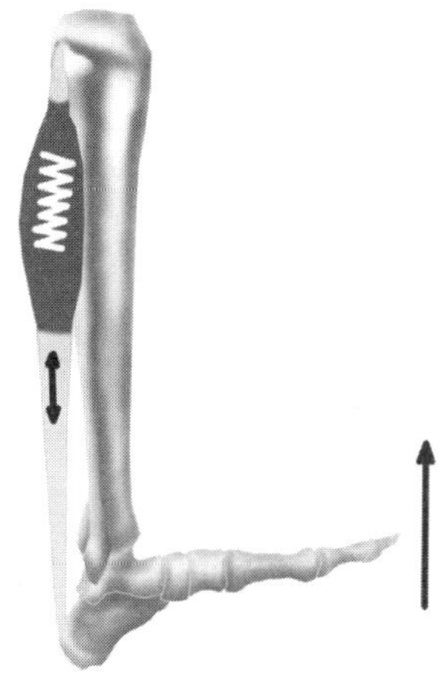

그림 2.4 폭발적-등척성 근육 수축. 힘줄이 늘어나는 동안 근육의 길이 변화는 없다.

코치와 선수들이 "벤치 얼마나 들어?" 또는 "스쿼트는?" 등의 이야기를 할 때, 기본적으로 그들은 동심성으로 움직임의 전체 관절 가동범위 안에서 무게를 들어올릴 수 있는지에 대해 초점을 맞춘다. 이러한 개념은 많은 근육 조직의 동원을 통해 상당한 양의 움직임을 위쪽 방향으로 발생시키는 것에 중심을 두지만, 스포츠 및 특이적 스포츠 움직임은 신경계로부터 강한 추진력이 요구된다. 각각의 근육 수축 단계는 뇌에 다른 영향을 미치고, 신경 활성화 측면에서 다른 부분을 사용한다. 이것은 운동 발달의 신경학적 측면에서 바벨을 사용한 훈련과 동적 스프린트 및 점프 움직임의 균형을 고려할 때 중요한 사항이다. 기존에 설명하는 세 가지 근육 수축 단계가 가지고 있는 '규칙'과는 별개로, 고속 구간에서 볼 수 있는 또 다른 '근육 수축'의 특성이 있다. 이것은 '폭발적-등척성' 수축이다.

폭발적-등척성: 스포츠 및 특정 스포츠에서의 폭발적인 움직임은 동적인 환경에서 다양하게 작용하는 근육과 힘줄의 유기적인 관계에 달려 있다는 것을 인지하는 것은 중요하다. 이것은 근육이 어떻게 움직이는지에 대한 전형적이고 일반적인 인식을 변화시킨다. 폭발적-등척성 움직임은 힘줄과 결합조직이 길어지고 움직임을 만들어내기 위해 수축하는 동안 스스로 지탱하는 강력한 등척성 '자극'이 있을 때 발생한다. 다시 말하면, 근육은 우리가 더 빠른 속도와 더 큰 힘으로 움직일 수 있도록 골격에 붙어있는 힘줄과 같은 '고무줄'을 효과적으로 조절한다. 이 개념을 이해하기 위해, 말을 탄 사람이 말의 고삐를 잡아당기고, 말이 지면의 힘을 전달하며, 그 힘이 신체와 신체 내의 결합조직으로 전달되는 것을 상상해보라. 점프를 실시하는 동안 실제 근육에서는 종아리 근육 섬유가 확장되고, 아킬레스건이 뼈에 힘을 전달하는 동안 등척성 수축을 유지하는 것을 확인할 수 있다.[13]

웨이트 훈련실에서 전통적인 정적 훈련을 하는 것은 근육의 과부하에 영향을 주지 않을 것이며, 근육의 정적 스프링 능력의 증가도 기대할 수 없을 것이다. 그래서 우리는 웨이트 훈련실에서 무엇을 할 수 있고, 무엇을 할 수 없는지를 정확하게 파악해야 한다. 전속력 스프린트에 관한 한, 근육은 전체 가동범위 내에서 멋지고, '깨끗한' 활성화를 보여주지 않는다. 오히려 근육들은 폭발적으로 작동하는데, 달리기 생체역학에서 이야기하는 약 30ms 내에 근수축이 발생하는 것이다. 이와 동시에 근육이 얼마나 빠르게 이완될 수 있는가는 선수가 궁극적으로 얼마나 빨리 달릴 수 있는지를 결정하는 중요한 요소가 된다. 근육의 긴장과 이완은 선수의 보폭을 결정하는 요인이다. 단거리 달리기에 중요한 근육의 수축성을 개선하기 위해, 무작위로 파워리프팅에 초점을 맞춘 훈련 프로그램은 더 빠르게 달릴 수 있는 최선의 방법이라고 증명되지 않을 것이며, 심지어 이런 훈련은 선수의 건강 유지에도 악영

13. Kawakami, Y., T. Muraoka, S. Ito, H. Kanehisa, and T. Fukunaga. "In Vivo Muscle Fibre Behaviour during Countermovement Exercise in Humans Reveals a Significant Role for Tendon Elasticity." *The Journal of Physiology,* vol. 540, no. 2, 2002, pp. 635–646.

향을 줄 수 있다. 빠른 스프린트에서는 근육 이완율을 크게 요구한다. 전통적인 스트렝스 훈련 방법을 지속적, 정기적으로 사용하면 선수가 근육을 완전히 이완시키는 능력이 감소하는 효과를 가져올 수 있지만, 선택적 진동 등척성 훈련 또는 플라이오메트릭 훈련과 결합하여 적용하면 부정적인 측면을 완화하는 데 좋은 효과가 있는 경우가 많다.

> *보폭 길이=이완 능력*
>
> *근육의 긴장과 이완은 선수의 보폭 길이를 결정하는 요인이다. 근육은 단거리 달리기에서 멋지고 깨끗하고 완전한 가동범위 내의 동작으로 작동하지 않고, 오히려 '밀리초(ms)' 길이의 폭발적 수축의 형태로 반복된다.*

2.2 스프린트를 위한 근육의 분류

근육 훈련이 어떻게 단거리 달리기로 전환되는지 더 잘 이해하기 위해서, 실제로 근육이 어떻게 동원되며 가속과 최고 속도 구간에서 작용하는지를 살펴보는 것이 유용하다. 선수가 딥 스쿼트를 수행하여 척추기립근이 동원되도록 훈련했다고 해서, 그 선수가 육상 트랙이나 운동장에서 달리기를 수행할 때, 추가적으로 훈련한 '힘'이 그들을 더 잘 달리게 만든다는 것을 의미하지는 않는다. 이 장에서, 그리고 이 책의 후반부에서 논의하는 힘 향상을 위한 운동들과 연관시키기 위해서, 우리는 근육을 네 가지 범주로 분류할 것이다.

- 양관절bi-articular, 에너지 전달 근육
- 주요 움직임 근육
- 복부 및 하부 허리 근육
- 발의 근육

분명히, 더 많은 근육들이 신체에 존재하고, 중요한 기능을 가진 근육들이 많이 있지만, 근육은 현대 스포츠 퍼포먼스의 언어이기 때문에, 움직임에 중요한 역할을 하는 근육들의 구조 및 기능적 측면에 초점을 맞추는 것이 도움이 될 것이다. 이 책에서는 관절 vs 근육에 대해 설명하는 것이 더 적절할 수 있지만, 우리는 고관절의 내회전과 외회전에 관한 내용에 대해서도 다룰 것이다.

스프린트와 가속에서 신체의 위치 및 기술은 가장 중요한 요소이다. 왜냐하면 스프린트에서 신체의 위치는 근육의 길이-장력 관계 및 근육이 발휘하는 힘을 대변하기 때문이다. 게리 워드Gary Ward는, 움직임에서 신체의 위치는 '관절 작용과 근육의 반응'을 보여준다고 하였다. 스프린트의 자세에 대한 반응으로 각 근육의 특별한 기능을 파악함으로써, 실제로 스프린트, 점프, 자연스러운 동적 움직임이 각 근육의 주요 기능에 얼마나 중요한지 알게 될 것이다.

> *관절과 함께 시작한다*
>
> *스프린트에서 관절의 위치와 자세는 움직임에서 근육의 가용성을 대변한다.*

마지막으로, 스프린트에 필요한 근육의 크기를 증가시키기 위해 바벨 기반의 훈련에 의존하는 것은 일반적으로 보상적이고 불균형한 형태의 움직임으로 이어진다. 근비대는 짧은 시간 원래 근육 크기보다 커진 상태를 유지하면서 더 좋은 기능적 형태를 보여주며 일시적으로 이익을 가질 수 있으나, 이 방법을 사용했을 때 조금이라도 과한 근비대가 생긴다면 장점이 아닌 단점을 초래할 수 있으므로 지나친 근비대에 대한 주의가 필요하다. 근육은 실제로 많은 코치들이 생각하는 것만큼 약하지 않다. 많은 경우, 운동선수를 더 빨리 만드는 것은 움직임의 생체역학적 효율성 증가와 함께 감각 및 운동조절 기능의 향상이다. 초보자와 중급자 수준에서는 선수들이 약한 근육 그룹을 강하게 만들면서 퍼포먼스의 향상을 도모할 수 있을 것이다. 그러나 높은 수준의 엘리트 선수들은 '약한' 근육을 강화함으로써 얻을 수 있는 이익은 훨씬 적고, 대신 퍼포먼스 향상을 위한 다양하고 넓은 개념으로 접근해야 한다.

2.3 양관절 근육과 스프린트

양관절 근육은 여러 관절에 걸쳐 에너지를 전달하며 탄력 있는 퍼포먼스 수행에 중요한 역할을 한다. 그들은 임무를 완수할 때 정확한 타이밍이 요구되기 때문에 매우 정교한 조절기전에 의존한다. 이 장에서 설명할 양관절 근육들은 다음과 같다.

- 대퇴직근
- 햄스트링
- 비복근

웨이트 훈련실에서 양관절 근육을 훈련하는 방식은 스포츠에서 스피드 퍼포먼스를 위한 훈련 패턴과는 거리가 멀다. 그러나 전반적인 훈련 프로그램이 정상적인 동작 훈련을 포함하고 있다면 매우 좋지 않은 것은 아니다. 부상 이후 한동안 단일 관절만 운동하는 선수들에게 웨이트 훈련실에서 실시하는 양관절 근육 훈련이 근육의 기능 회복에 도움이 되는 것을 볼 수 있지만, 실제로 그 이후 선수들이 스프린트와 점프를 위한 양관절 근육의 조정 과정이 매우 힘든 것을 확인할 수 있다.[14] 이러한 양관절 근육의 부착 지점을 아는 것은 근육들이 짧거나 길 때 어떤 방법으로 훈련을 계획해야 하는지에 대한 정보를 제공할 수 있다.

대퇴직근

대퇴직근은 전상장골극anterior-superior iliac spine으로부터 슬개골을 지나 경골tibia에 연결되는 대퇴사두근의 중앙에 위치한 근육이다. 빠른 수축 능력을 보여주며 발차기와 같은 스포츠에서 중요한 동작을 도와주고 가속에서 대퇴골의 안정성을 도와준다.

---

14. Dalen, Terje, et al. "Effect of Single vs. Multi Joint Ballistic Resistance Training upon Vertical Jump Performance." *Acta Kinesiologiae Universitatis Tartuensis,* vol. 19, 2013, p. 86.

대퇴직근 훈련에서, 근육이 길어진 상태에서 장력을 발휘할 수 있는 능력의 향상을 위한 런지와 스플릿 스쿼트와 같은 한 발 움직임에 초점을 둔 운동의 중요성을 기억해야 한다. 좋은 스피드 훈련 프로그램은 런지 동작이 있는 운동을 적절하게 포함하고 있다. 많은 경우 '엉덩관절 굴곡근'의 정적 스트레칭은 실제로 대퇴직근의 길이를 늘여주어서 수직 점프를 향상시켜주지만, 더 높은 속도와 코디네이션이 요구되는 스프린트에서는 부정적인 영향을 미칠 가능성이 있다. 엉덩관절 굴곡근의 과도한 정적 스트레칭(카우치 스트레칭couch stretching)은 달리는 동안 골반과 정강이 사이의 에너지 전환을 위한 대퇴직근의 타이밍과 코디네이션을 해칠 수 있다.

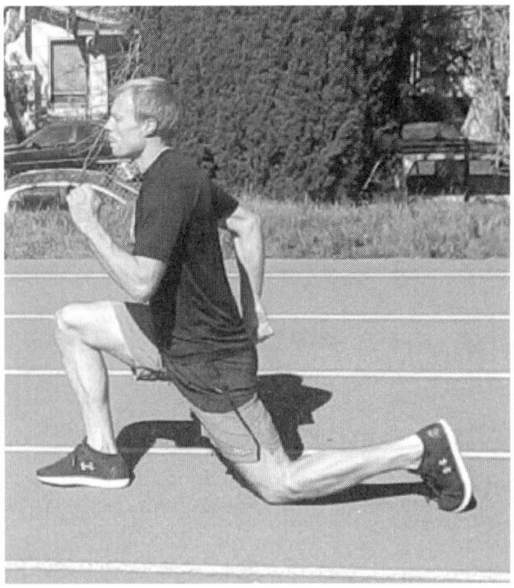

그림 2.5 런지 동작은 대퇴직근이 길어진 상태에서의 훈련이다.

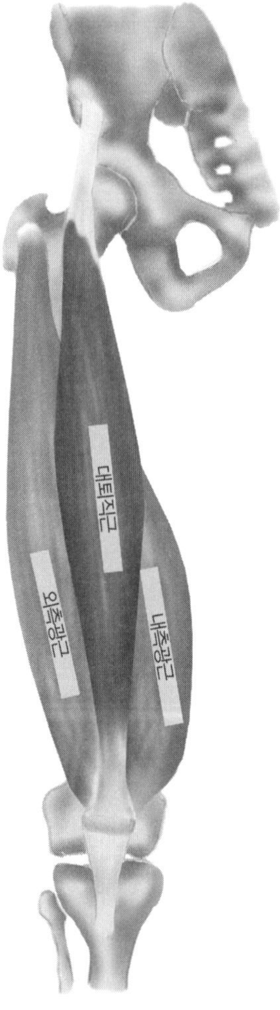

그림 2.6 대퇴직근

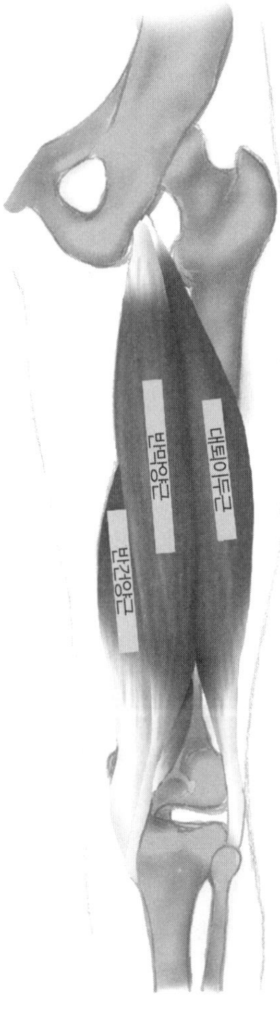

그림 2.7 햄스트링

햄스트링

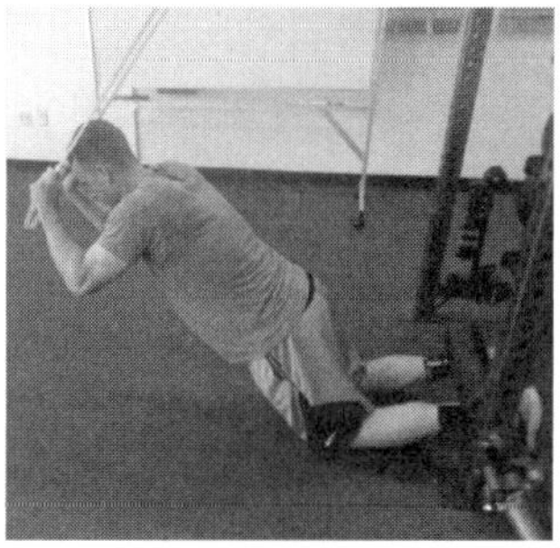

그림 2.8 노르딕 햄스트링 컬

최근에 둔근이 스프린트 훈련 과정에서 많은 관심과 사랑을 받고 있지만, 대부분의 코치들은 햄스트링 근육을 빠른 스프린트에서 가장 중요한 근육으로 생각한다. 상체를 세운 상태에서 전력질주 하는 동안 햄스트링은 다른 어떤 근육들보다 큰 활성도를 보여준다. 햄스트링은 정강이의 속도를 감속시키고, 유각기 단계에서 대퇴골의 전방 스윙을 감속시키는 데 중요한 역할을 한다. 또한 둔근과 함께 입각기 단계의 시작을 위해 대퇴골(연결되어 있는 발도 포함하여)을 지면으로 빠르게 움직일 수 있도록 가속하는 역할을 한다. 다리가 지면을 향해 내려갈 수 있는 속도는 실제로 선수가 달리는 속도를 제한하는 요소이기 때문에, 둔근, 내전근과 함께 햄스트링의 높은 활성 및 수축성은 최대 스프린트 속도의 주요 요인이 될 것이다. 운동선수가 더 빠른 속도에 도달할수록 햄스트링의 최대 강도는 더 중요해진다는 것이 많은 연구에서 증명되었으며, 일반적으로 이러한 명제는 현장에서 받아들여지고 있다. 수축성이라는 개념은 근육의 최대 힘 발휘 능력만을 이야기하는 것이 아니라, 스프린트 과정에서 얼마나 빠르게 근육이 수축과 이완을 반복할 수 있는지에 대해 설명하는 것이다.

더 빠른 스프린트 속도는 햄스트링의 편심성 힘과 직접적인 상관관계가 있기 때문에, 가속에서는 햄스트링에 직접적인 스트레스가 적지만, 최고 속도에서는 햄스트링의 큰 능력이 요구된다. 또한 최대 속도 스프린트에서 속도 유지 단계로 이동할 때, 둔근과 대퇴사두근의 힘 출력은 스스로 유지되는 반면, 햄스트링은 활성도가 감소하기 때문에 이 능력을 유지할 수 있는 능력이 실제 스프린트 속도를 결정하는 주요 요인이 될 수 있다. 선수들이 최대 속도의 80~100%를 유지하면서 달릴 때, 햄스트링에 가해지는 하중은 달리기 주기에서 매우 큰 부하가 가해지는 유각기의 끝부분과 비교하여 2배나 더 큰 수치를 보여준다![15] 육상 코치와 스트렝스 코치로서 지난 수년 동안 발견한 것 중 하나는, 최고의 단거리 선수들은 노르딕 햄스트링 컬과 같은 동작에 매우 강하다는 것이다. 수축성, 스트렝스, 타이밍과 관련하여 햄스트링은 스프린트에서 매우 중요한 근육이다.

> *최대 속도 스프린트에서 #1 근육은 햄스트링이다*
>
> *선수가 더 빠른 속도에 도달할수록 햄스트링의 최대 강도는 더 중요해지고, 햄스트링 자체의 수축성은 궁극적인 스프린트 속도를 결정짓는 강력한 요인이다. 햄스트링은 단거리 달리기에서 가장 중요한 근육 그룹이라고 믿어진다.*

햄스트링은 엉덩이로부터 정강이 위쪽으로 연결되어 있다. 대퇴이두근의 단두short head만이 대퇴골에서부터 정강이로 연결되는 '단일-관절' 근육으로 작용한다. 햄스트링은 대퇴골과 평행하게 위치하며 시상면 움직임에서 중요한 역할을 한다. 골반의 후방 회전에 큰 역할을 담당하고 있으므로 좋은 균형 잡힌 자세 유지를 위해서는 선수들은 강하고 활동적인 햄스트링이 요구된다. 웨이트 훈련실에

15. Chumanov, Elizabeth S., et al. "The Effect of Speed and Influence of Individual Muscles on Hamstring Mechanics during the Swing Phase of Sprinting." *Journal of Biomechanics,* vol. 40, no. 16, 2007, pp. 3555–3562

서는 선수들이 신전 기반 척추 패턴extension-based spinal pattern을 가지고 있고, 이러한 패턴은 웨이트리프팅에서 햄스트링의 개입을 감소시키게 되어, 장기적으로 햄스트링의 약화를 유발시킬 수 있다. 내측 햄스트링은 대퇴골의 내회전에 중요하기 때문에 좌골결절의 대내전근과 함께 둔근의 강력한 외회전을 상쇄하는 데 중요하다.

스프린트 주기의 거의 모든 단계에서 햄스트링은 매우 활동적이지만, 햄스트링이 비활성화되는 주요 시점은 실제로 가장 활성화가 클 것으로 예상되는 시점(뒤꿈치가 엉덩이로 올라오는 중간 단계)이다. 스프린트에서 뒤꿈치 회복은 매우 탄력적인 특징을 가지고 있는데, 이 동작에서 기억해야 할 사실은 햄스트링의 '근력'이나 대퇴사두근 긴장도의 감소에 의한 결과가 아니라는 것이다. 규칙적인 움직임 패턴에서 햄스트링의 지속적인 활성화와 이러한 패턴의 학습을 통하여 스프린트를 연습하는 것이 가장 좋은 방법이며, 이러한 방식의 훈련을 통해 폭발적이고 적절한 타이밍의 움직임을 습득할 수 있을 것이다. 이러한 접근은 웨이트 훈련에서는 쉽게 얻을 수 없는 결과물이다. 마지막으로, 비록 햄스트링이 매우 중요하지만, 부상 예방을 위해서는 스프린트 주기에서 활성화가 적을수록 좋다. 부상 예방은 적절한 생체역학과 앞서 언급한 이 근육 그룹의 좋은 수축성에 달려 있다. 부상당한 햄스트링은 일반적으로 과도하게 활성화되는 근육이며 잘 달릴수록 햄스트링의 부하는 줄어든다. 더 빨리 달린다는 것은 햄스트링을 더 많이 사용하고 있다는 것을 의미하지 않으며, 오히려 더 좋은 관절의 위치를 유지하면서 달리고 있다는 것을 의미한다.

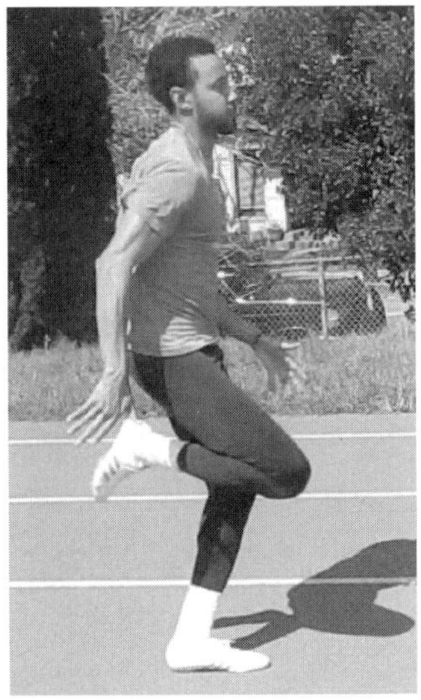

그림 2.9 스프린트에서 뒤꿈치 회복은 탄력적이며, 이 동작은 햄스트링 수축의 결과물이 아니다.

비복근

비복근은 보디빌더들이 자랑하기 좋아하는 종아리의 '다이아몬드' 모양의 근육이다. 이 근육은 대퇴골의 아래 뒤쪽으로부터 발뒤꿈치까지 붙어있기 때문에 아킬레스건을 구성하는 주요 근육이며 대퇴골과 발뒤꿈치 사이의 에너지 전달에 중요한 역할을 한다. 양관절 근육으로서 비복근은 발의 신전(족저굴곡)과 무릎의 굴곡의 두 가지 작용을 한다. 또한 유각기 단계에서 좋은 뒤꿈치 회복 동작을 발생시키기 위한 탄성 에너지를 저장하는 데 중요한 역할을 한다. 만약 잘 발달한 비복근을 가진 선수를 보면, 햄스트링과 둔근이 약한 경우를 종종 볼 수 있을 것이다. 그 이유는 이 근육들은 좋은 무릎 굴곡 또는 엉덩관절 신전의 약화를 보상하기 위해 척추기립근과 동시에 작용하고 있기 때문이다.

스탠딩 카프 레이즈(서 있는 상태에서 뒤꿈치를 들어올리는 운동)와 같은 고립된 비복근 운동은 에너지 전달보다는 근육의 힘 생산에 초

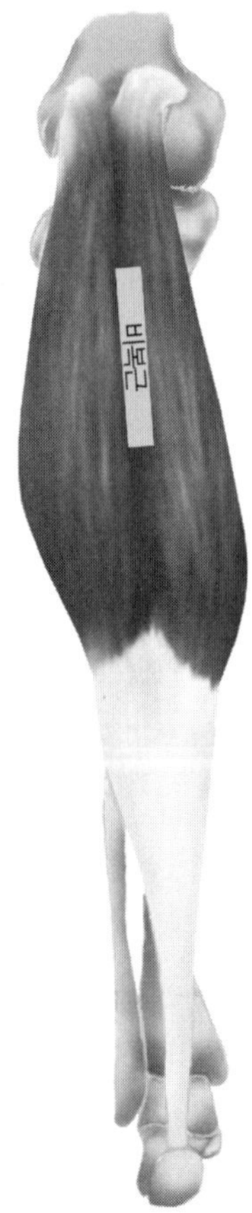

그림 2.10 비복근

점을 맞춘 운동이기 때문에 이러한 근력 훈련이 실제 스프린트로 전환되는 경우는 거의 없다.

2.4 주요 움직임 근육들

다음으로 정리할 근육의 분류는 하나의 관절에만 영향을 미치고 매우 큰 힘을 생산해야 하는 '주요 움직임 근육'이다. 이 근육들은 웨이트 훈련실에서 훈련할 때 스프린트의 가속 향상을 위해 가장 많이 훈련하는 근육들이다. 스프린트의 관점에서 우리는 다음의 근육들을 설명할 것이다.

- 장골근
- 요근
- 대둔근
- 내전근
- 대퇴사두근

주요 움직임 근육의 힘 생산이 증가되면 우리는 전반적인 신체의 힘 생산 능력을 증가할 수 있다. 그러나 앞으로 설명할 각 근육들과 같은 작용을 수행하는 많은 협동근들이 있다.

장요근

장골근과 요근은 장요근 복합체를 이루고 있다. 요근은 스프린트 파워를 위한 주요 움직임 근육인 동시에 인간의 기능과 퍼포먼스에 큰 영향을 미치는 중요한 근육이다. 요근은 척추와 대퇴골을 연결해주는 유일한 근육이기 때문에 나는 이 근육을 코어 근육으로 간주한다. 장골근은 요근의 협동근으로서 척추 대신 장골에서 시작한다. **이 두 근육의 기능은 매우 독립적이지만**, 간결하고 정확한 표현을 위해 종종 하나의 이름으로 불린다.

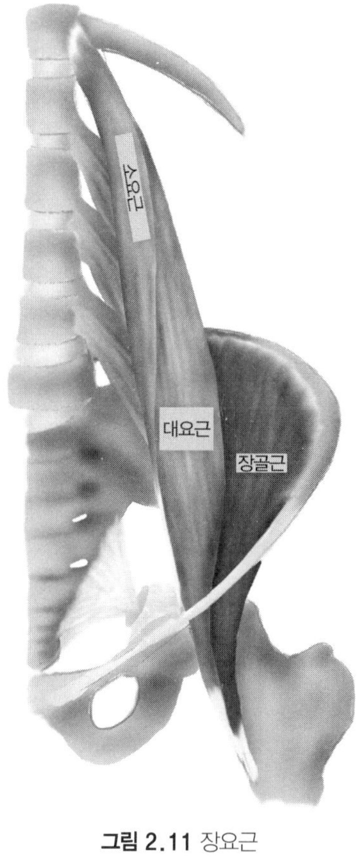

그림 2.11 장요근

실제로 요근은 복부 깊숙한 곳에 자리 잡고 있어서 자기공명장치(MRI)를 사용하지 않고서는 그 크기를 확인하기 어렵지만, 세계에서 가장 빠른 스프린터들의 요근이 매우 크게 발달되어 있다는 사실은 잘 알려져 있다. 선행 연구에 따르면 중고등학교 아마추어 수준인 스프린터의 요근의 단면적 크기는 대퇴사두근의 단면적보다 100m 스프린트 기록에 더 큰 영향을 미친다고 보고하였다.[16] 요근의 크기가 크고 대퇴사두근의 크기가 작을수록 더 빠른 직립 스프린트를 보여주었다(그렇다고 해서 가속 능력이 더 좋다는 것을 의미하지는 않는다). 이러한 결과는 과도하게 큰 대퇴사두근이 '육상 스피드'에 매우 적합한 것은 아니라는 아이디어를 제공한다. 경험에 비추어볼 때, 운동선수가 더 빠르게 달리고, 더 똑바로 달릴수록, 장요근의 강도는 스피드에 영향을 미친다.

장요근은 엉덩관절의 굴곡을 발생시키는 역할을 한다. 그러나 특별히 장골근은 골반의 안정성 및 대퇴골이 엉덩관절 안쪽에 정확하게 위치할 수 있도록 만들어주며, 이 작용은 대둔근 수축에 긍정적인 영향을 미친다. 앉은 상태에서 요근을 사용하여 다리를 들어올리는 동작Seated psoas lift과 같은 단일 관절 운동은 대퇴골의 관절 중심화를 통해 더 나은 둔근의 기능을 달성하는 효과적인 수단이 될 수 있다. 중요한 스프린트 근육인 요근은 너무 길지 않은 위치에서 강력한 수축성을 가지고 있는데, 이것은 가속과 점프 상황에서 과신전을 보호하는 결과를 가져온다.

> *100m 스프린트에서는 대퇴사두근보다는 요근이 중요하다*
> *큰 요근과 작은 대퇴사두근의 근육 단면적 크기 비율은 중고등학교 아마추어급 선수들의 100m 달리기 기록에 긍정적인 결과를 보여주었다.*

둔근(대둔근, 중둔근, 소둔근)

둔근(그림 2.12)은 인간 움직임에 있어서 중요하다. 스프린트에서 발이 지면에 닿는 순간 둔근은 지면 반력에 반응하여 골반의 주요 안정자가 된다. 이외에도, 둔근은 앞서 언급한 바와 같이 최대 속도의 결정 요인인 스프린트 시 햄스트링 및 내전근과 함께 대퇴골과 발을 지면으로 움직이도록 만들어주는 역할을 한다. 대둔근은 초기 입각기에서 엉덩관절의 신전을 위한 기계적 이점을 가지고 있으며, 이것은 가속력과 최고 속도를 위한 초석이 된다. 비록 몇몇 빠른 단거리 선수들은 최고의 둔근을 보여주지 않는 경우도 있지만, 대부분 가속이 매우 좋은 선수들은 둔근의 스트렝스, 크기, 파워가 좋은 것을 확인할 수 있다. 둔근이 약하거나 활성화가 적을 때, 햄스트링과 허리는 엉덩이 관절의 신전에 더 큰 역할을 하도록 강요받게 되는데, 이러한 현상은 선수의 속도를 감소시킬 뿐 아니라 시간이 지날수록 부상의 위험성을 증가시킬 가능성이 있다.

> *둔근: 외회전과 횡단면 움직임 근육*
> *둔근은 엉덩이 신전 시 대퇴골의 강력한 외회전을 만든다. 둔근은 스프린트에서 횡단면 움직임 및 회전을 위한 매우 중요한 역할을 가지고 있다.*

그림 2.12에서 보듯이, 대둔근의 방향은 '위아래'가 아니라 대각선 방향을 보여준다. 이러한 근육의 방향성은 엉덩관절의 신전에 도달함에 따라 강력한 외회전 힘을 만들어낸다. 우수한 스프린트 선수의 푸시-오프 동작은 수직 점프에서와 마찬가지로 토오프 지점에서 외회전 모멘트를 발생하는 경우가 많다. 둔근의 편심성 하중을 위해서는 대퇴골의 내회전이 필요하며, 이와 관련하여 둔근의 활성화에 대해 이야기한다면 발에서 시작되는 회전을 반드시 논의해야 한다. 둔근은 특히 유각기 단계에서 초기 및 중간 정도까지 다리의 전반 스윙 동작의 감속을 위해 활성화된다. 그러고 나서 둔근은 엉

---

16. Rowland, T. "Influence of the Psoas Major and Thigh Muscularity on 100-m Times in Junior Sprinters." *Yearbook of Sports Medicine 2007* (2007): 84-85.

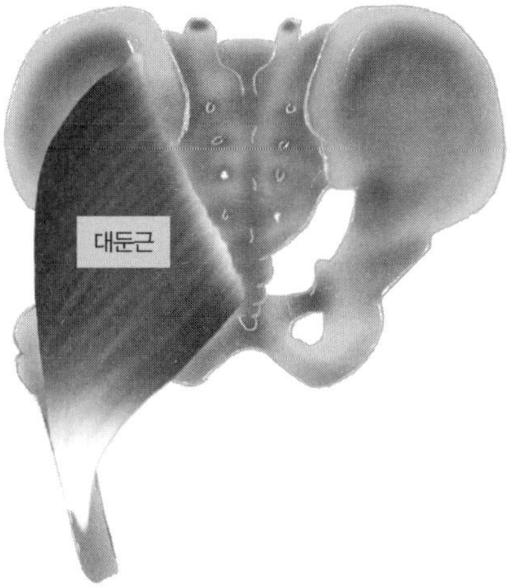

그림 2.12 대둔근

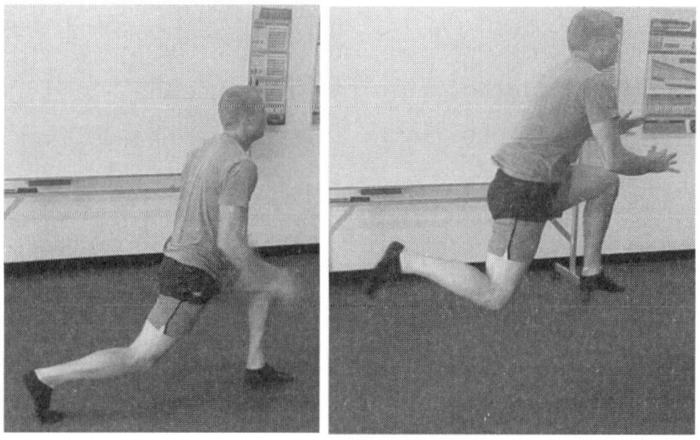

그림 2.13 진동 스플릿 스쿼트 점프와 같은 훈련. 이러한 훈련은 선수의 둔근이 빠르게 온 앤 오프 되는 능력을 향상시킬 수 있다.

덩이가 힘차게 앞으로 재가속될 수 있도록 입각기 끝 지점에서 활성화가 감소된다. 모든 스프린트 근육과 마찬가지로 둔근은 스프린트 동작의 핵심 부분 중 몇 ms 동안만 짧게 '활성화'가 된다. 일부 운동선수들의 둔근은 스프린트 동안 이상적인 시간보다 더 길게 활성화될 수 있다. 달리기에서 근육 활성화의 타이밍은 매우 중요하다. 그러므로 근육의 빠른 온 앤 오프on & off 활성화의 개념을 가지고 있는 진동-등척성 엉덩관절 굴곡/신전 훈련의 중요성이 강조될 수 있다.

일반적인 엉덩관절 신전에서, 둔근은 가장 먼저 활성화되어야 하는 근육이다. 이와는 반대로 햄스트링과 요추 부위의 근육은 활성화되어서는 안 된다. 만약 엉덩관절의 신전이 이루어질 때 둔근이 아닌 원위부 근육이 먼저 활성화되면, 선수는 반응성 파워를 상실하게 되고 결국 부상으로 연결될 가능성이 높아진다. 스쿼트와 같은 엉덩이의 뒤쪽 밀기가 강조되는 '신전 중심'의 웨이트 훈련의 결과로 둔근이 아닌 요추 근육들이 먼저 활성화될 수 있다.

내전근

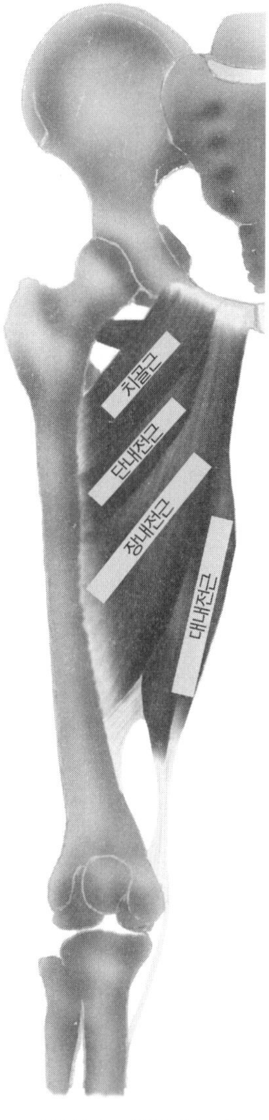

그림 2.14 내전근 그룹

내전근 그룹은 선수의 퍼포먼스와 스피드와 관련하여 가장 인정받지 못하는 근육 중 하나이다. 대내전근은 신체에서 가장 큰 근육 중 하나이지만 동시에 훈련에서 완전히 무시되는 경향이 있는 근육 중 하나이기도 하다. 이 근육은 스프린트에서 거의 모든 단계에서 활동적이며 이 근육의 기시점과 정지점이 햄스트링과 매우 유사하기 때문에 '4번째 햄스트링'이라고도 불린다. 또한 외전 힘에 대해 균형을 유지함으로써 유각기와 입각기 단계에서 중요한 역할을 가지고 있다.

특히, 대내전근은 초기 및 마지막 유각기 단계뿐 아니라 입각기 단계의 시작과 끝 부분에서 활성도가 매우 높다! 내전근을 훈련시킨 이후 당신이 얼마나 잘 달리고 점프할 수 있는지 확인해보라. 비록 내전근은 '안정성'과 관련된 근육이라는 꼬리표를 달고 있지만, 실제로 이 근육들은 엉덩이 관절의 신전과 굴곡과 같은 시상면 움직임에 큰 역할을 한다. 저항 훈련 측면에서, 내전근은 움직임의 길이가 긴 시상면 운동인 런지와 같은 동작뿐 아니라 스쿼트와 헥스바 데드리프트와 같은 웨이트 훈련실에서의 훈련을 위해서도 중요하다.

기능적으로 말하자면, 관절의 움직임 관점에서, 내전근은 둔근과 반대작용을 가지고 있으며 내전근과 둔근 모두 대퇴골에 균형 잡힌 힘을 제공한다. 유각기 단계의 마지막 지점에서 발이 지면으로 내려갈 때, 대내전근은 둔근의 강력한 외회전에 균형을 제공할 수 있는 주요 근육 중 하나이다. 그들은 또한 안쪽과 앞쪽으로의 당김을 발생시킴으로서 유각기 초기 단계에서 대퇴근막장근과 봉공근이 만들어내는 바깥쪽으로의 힘과 균형을 이루도록 한다. 매우 짧은 내전근과 대퇴골의 내회전 및 전방경사의 자세를 보여주는 선수들에게서 늘어지고 약한 둔근을 발견할 수 있다. 이러한 자세를 오랜 시간 유지해온 선수들은 내전근의 억제와 동시에 둔근의 스트렝스 향상을 위해서 많은 시간을 할애할 필요가 있다.

이 근육 그룹의 최적화를 위한 일반적이고 구체적인 아이디어가 있다. 일반적으로, 선수들은 기능적인 방법으로 내전근 그룹의 '길이와 스트렝스'를 향상시키기 위하여 상체의 회전 및 팔의 오버헤드 동작을 포함한 런지 훈련을 가지고 있어야 한다. 내전근은 스프린트의 '마지막 순간'에서 중요한 역할을 하기 때문에, 이러한 근육의 역할을 염두에 둔 상태로 훈련을 구성해야 한다. 내전근의 강화를 위한 케이블 머신 운동을 수행하는 것은 실제 스프린팅에 적합한 방식의 접근법은 아닐 수 있으나, 여전히 이러한 운동은 내전근의 길이와 회복력의 향상을 위한 유용하고 일반적인 방법이 될 수 있다.

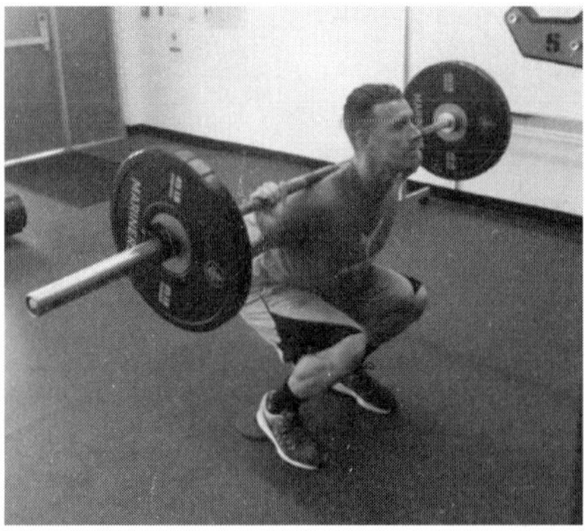

그림 2.15 내전근은 엉덩이 신전 동작을 위해서 둔근과 함께 중요한 역할을 가지고 있다.

내전근: 이 근육들을 훈련시키든지 아니면 대가를 치르든지!

내전근 그룹은 유각기와 입각기 단계에서 둔근이 만들어내는 외전력에 반대되는 내전력을 제공하기 때문에 단거리 스프린팅에서 가장 중요한 역할을 수행하는 근육이다. 운동선수들이 양쪽 시상면 움직임에 너무 집중하게 되면, 내전근이 발달되지 않으며 또한 부상 위험이 증가한다.

엉덩관절의 신전 상태에서 내전근에 부하를 주는 측면 기반의 운동은 반대쪽의 내전근을 억제하면서 한쪽 엉덩이 신전이 강하게 발생하도록 유도한다. 측면 슬라이드보드 스텝업과 같은 점프 동작을 활용한 운동이 유용하게 적용될 수 있다. 무릎이 심하게 바깥쪽으로 밀리지 않도록 유지하면서 수행하는 스쿼트와 데드리프트 훈련도 엉덩이 신전근으로서의 내전근 훈련에 도움이 된다. 여러분은 이 책을 통해 수많은 저항 훈련의 방법과 이상적인 개념들이 폭발적인 움직임을 만들어내기 위한 신체의 유기적인 연결 방식에 역행한다는 것을 알게 될 것이다. 양발을 사용한 시상면 엉덩이 중심 훈련, 가슴을 펴고 무릎을 바깥쪽으로 향해야 한다는 이상적인 개념을 바탕으로 수년간 훈련을 하는 것은 내전근, 햄스트링 및 엉덩이 굴곡근의 성장을 저해하여 단거리 스프린팅에 필요한 자연스러운 근육

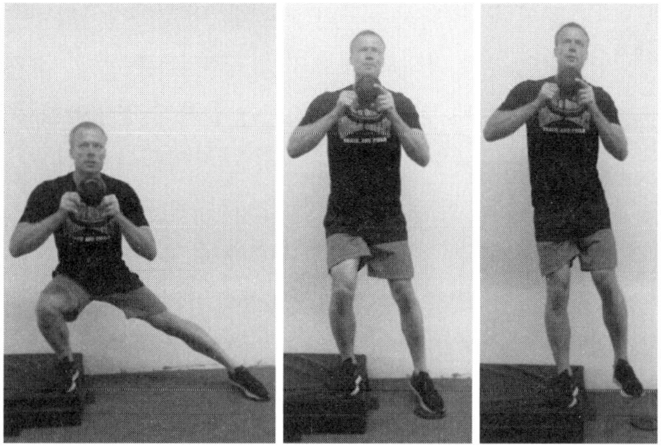

그림 2.16 슬라이드보드 런지와 스텝업은 내전근과 엉덩이 신전의 연결을 위한 좋은 방법이다.

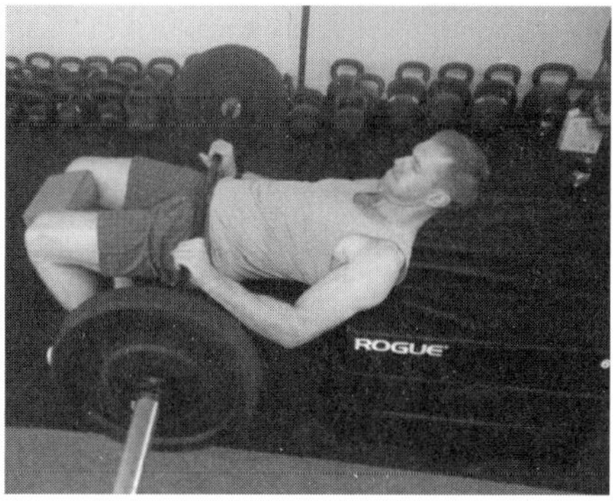

그림 2.17 볼(그림에서는 블록)을 사용하여 내전을 만든 후 힙 쓰러스트를 수행하는 것은 엉덩이 신전과 내전의 통합적인 훈련의 한 가지 예시이다.

균형에 부정적인 영향을 주는 확실한 방법이다. 스쿼트와 힙 쓰러스트를 할 때 무릎 안쪽에 공을 위치하여 안쪽으로 압력을 이용하거나 어긋나는 힘을 이용하는 경우도 있는데, 이것은 스프린트의 중간 입각기에서와 같은 근육 동원 패턴을 만들 수 있기 때문에 더 효율적인 엉덩이 신전 움직임을 제공할 수 있다.

하부 대퇴사두근

신체에서 가장 크고 잘 알려진 근육 그룹 중 하나는 대퇴직근, 외측광근, 내측광근, 중간광근으로 구성된 대퇴사두근이다. 여기에서는 '하부' 대퇴사두근, 단관절 근육인 내측광근과 외측광근에 대해 더 많이 언급할 것이다. 하부 대퇴사두근 그룹은 선수의 빠른 감속과 방향 전환이 요구되는 선수들에게서 잘 발달되어 있는 것을 볼 수 있다. 선수가 넘어지지 않고 중력에 저항하면서 스프린트 동안 수직 방향의 힘을 만들어내기 위한 근육의 편심성 능력의 요구가 여전히 존재하지만, 큰 대퇴사두근이 없이 완벽한 선형 스프린트를 수행하는 것은 매우 가능하다.

직립 달리기에서, 다리는 중력에 저항하기 위한 매우 유리한 위치에 있으므로, 이 요구는 크지 않다. 이것은 여러분이 스쿼트 랙에서 쿼터 스쿼트를 수행하면서 더 무거운 무게를 들어올릴 수 있고 이에 따라 딥 스쿼트를 수행할 때보다 훨씬 적은 노력이 요구되는 것과 같은 이치이다. 그러나 스프린트 가속, 특히 좋은 가속을 위해서는 낮은 스쿼트 자세가 필요하고(스포츠에서 낮은 자세 또는 블록 및 3점 지지 출발 자세), 이를 위한 강한 대퇴사두근은 가속 시점에서 안정성 및 중력에 저항하기 위해 매우 중요하다. 또한 가속 구간에서 효과적인 수평 추진력을 발휘할 수 있도록 한다.

좋은 딥 스쿼트 스트렝스를 소유하고 있는 선수들은 일반적으로 가속에 유리하다. 왜냐하면, 적은 노력으로 낮은 스쿼트 자세를 안정적으로 유지할 수 있고, 둔근과 햄스트링을 통한 전방 추진력을 만들어낼 수 있기 때

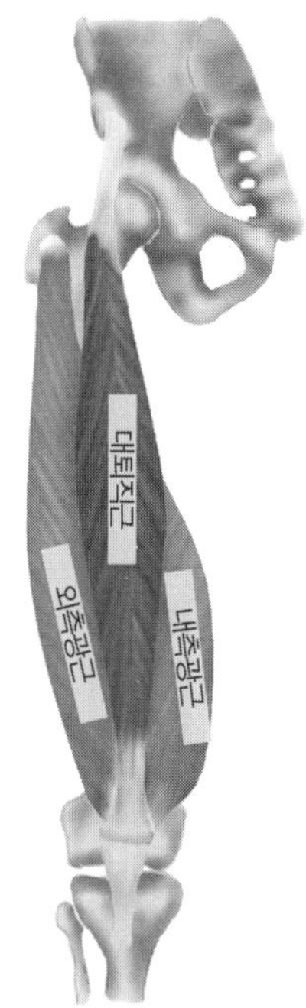

그림 2.18 대퇴사두근 그룹

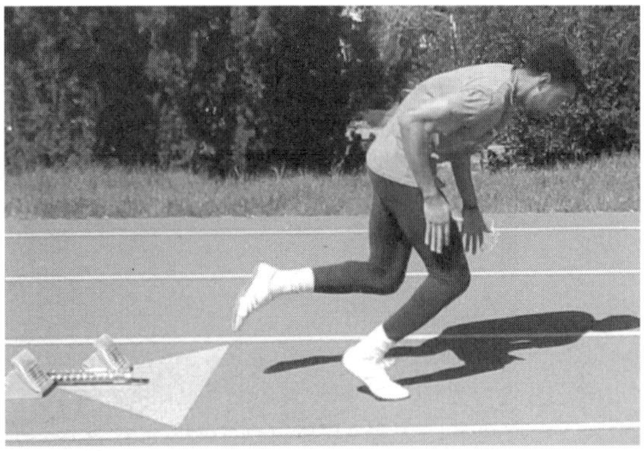

그림 2.19 초기 가속 구간, 특히 블록스타트와 같은 웅크린 자세에서는 대퇴사두근의 개입이 많다.

문이다. 대퇴사두근의 파워를 비교하여 높은 수준의 스프린터와 초보자를 구분할 수 있긴 하지만, 이보다 더 중요한 요소는 발목과 엉덩이를 통제하는 근육의 힘이라는 것을 기억해야 한다.

직립 스프린팅에서, 대퇴사두근은 입각기 초기 단계 및 초기 단계 직전에만 '활성화'되고 곧 곧바로 비활성화된다. 가속에서는 초기 입각기 단계에서 훨씬 더 큰 대퇴사두근의 활성화가 요구되며, 직립 스프린트 구간과 비교했을 때, 입각기 직전에 특히 큰 활성화를 확인할 수 있다. 그러나 푸싱 구간에서는 대퇴사두근이 비활성화되는 반면, 둔근과 햄스트링의 파워가 더 중요한 요소로 작용한다.[17] 만약 입각기 단계에서 대퇴사두근의 '활성화'가 길어지면, 선수의 반대쪽 무릎 위치가 높아지고 보폭 빈도와 속도가 감소하는 결과를 보여줄 수 있다. 이 연결 과정은 동적 움직임에서 대퇴사두근을 빠르게 '비활성화'하는 것이 중요하다는 것으로 이해할 수 있다.

위의 내용을 염두에 두고, 딥 스쿼트와 같은 전통적인 하지 훈련 방법을 바라본다면 실제 운동선수의 대퇴사두근 능력에 부정적인 영향을 미칠 수 있음을 유추할 수 있다. 농구나 축구같이 상대 선수와 싸워야 하는 스포츠 선수들에게는 좋은 운동이 될 수 있으나, 직선 속도만을 위한 선수(육상 선수)들을 위해서는 한 번 더 고려해야 할 문제가 된다. 딥 스쿼트의 편심성 구간에서 유발할 수 있는 통증 및 코디네이션의 부재와 함께 스프린터들에게는 거대한 대퇴사두근이 필요하지 않다는 사실은(오히려 강력한 엉덩이 굴곡근 및 신전근의 역할이 중요함) 실제 퍼포먼스와 웨이트 훈련실에서의 과도한 대퇴사두근 훈련 사이에 발생 가능한 문제점이 있음을 시사한다. 그러나 딥 스쿼트가 육상 선수에게 전혀 필요 없는 운동이라는 것을 말하는 것은 아니다. 오히려 선수들을 위한 훈련과, 전체적인 통합을 위한 더 심도 있는 연구와 시도가 필요하다는 것이다.

비록 대퇴사두근의 스트렝스가 고속 스프린팅의 결정적인 요소는 아니지만, 대퇴사두근에 내재되어 있는 넓은 범위의 움직임과 탄성 에너지 전달 능력은 중요하다. 쿠보$_{Kubo}$[18]의 연구에 따르면, 빠른 스프린터들은 느린 선수들과 비교했을 때 더 좋은 탄성과 능력을 가진 외측광근을 보여주었다. 이런 의미에서, 우리는 일부 근육들은 스포츠 움직임에 따라서 매우 다른 강직성과 탄력성의 프로파일을 가지고 있어야 한다는 것을 이해해야 한다. 어떤 면에서, 선수들이 지면에 발을 접촉하는 과정에서 근막 시스템의 사용이 좋지 않게 되면 대퇴사두근은 더 큰 힘을 받게 된다. 많은 경우에, 대퇴사두근이 크고 엉덩이 굴곡근의 스트렝스가 약한 선수들은 발과 둔근의 스트렝스가 부족하다.

17. Wiemann, K., and Tidow, G. "Relative activity of hip and knee extensors in sprinting." *New Studies in Athletics,* vol. 10, 1995, pp. 29–49.

18. Kubo, K., et al. "Elasticity of Tendon Structures of the Lower Limbs in Sprinters." *Acta Physiologica Scandinavica,* vol. 168, no. 2, 2000, pp. 327–335.

2.5 복근과 요추부 근육들

늑골과 골반을 연결하는 근육에 관해 책의 처음부터 끝까지 기술할 수도 있을 것이다. 힘의 전달은 선수의 운동 능력, 스피드, 파워에 매우 중요하다. 다년간 선수와 코치 경험을 바탕으로 복근에 대해 배운 것 중 하나는, 복부 운동은 근육이 짧아지거나 피로해지거나 수축되는 느낌과 같은 일반적인 '느낌'에 의존한다는 것이다. 교정 및 치료 수준에서 이와 같은 '느낌' 기반의 활동은 어느 정도 효과를 보여주곤 하지만, 엘리트 수준의 훈련 프로그램에서는 적용되지 않는다. 핵심 복근을 구성하는 근육들은 다음과 같다.

- **복직근**
- **외복사근, 내복사근**
- **복횡근**
- **척추기립근**
- **요방형근**

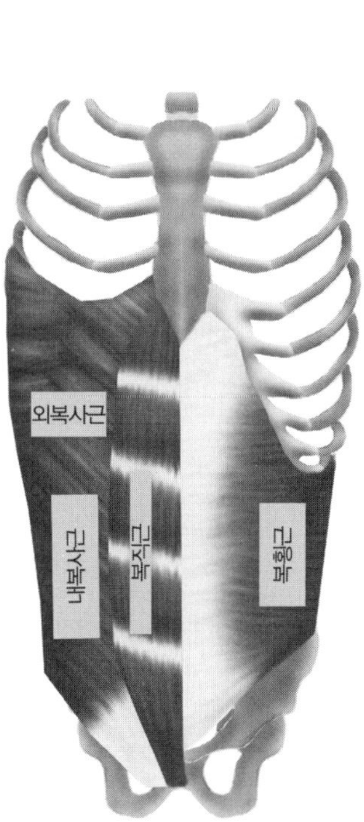

그림 2.20 코어 복근들

몸통을 훈련시킬 때, 코어 근육 기능에 대한 이해로 시작하는 전체적인 접근법이 도움이 된다. 골반부터 늑골까지의 연결을 더 잘 이해하기 위하여, '코어'를 이루는 몇 가지 주요 근육에 대해 살펴볼 것이다.

복직근

복직근은 늑골과 골반의 앞쪽을 연결하는 식스팩 근육이다. 이 근육은 반사적으로 작용하며, 반응적으로 골반을 적절한 위치로 정렬시키는 역할을 한다. 이러한 반사적인 특성 때문에, 복직근이 '훈련되어' 있다면, 이 근육은 달리기에서 사용되는 것과 마찬가지로 특정 길이를 유지하면서 강한 긴장성과 함께 움직임의 크기가 적은 특징을 보여줘야 한다. 훌륭한 선수들은 남자든 여자든, 복직근을 효과적으로 긴장시킬 수 있는 능력을 갖추고 있다. 전통적인 '복근 훈련'을 하지 않지만 많은 스프린터들이 훌륭한 '식스팩'을 가지고 있는 것으로 미루어볼 때, 단순하게 최대 속도로 달리는 것이 복직근 훈련에 충분하다는 것을 보여준다.

복직근은 골반의 안정화에 중요한 근육인 반면, 장요근은 유각기 단계에서 다리가 앞쪽으로 움직이도록 강하게 수축한다. 이 근육의 반대 기능을 가진 근육은 햄스트링이기 때문에, 강한 햄스트링은 강한 복부 근육과 연관이 된다. '스프린터의 식스팩'은 혼자가 아니다! 복근은 무수히 많은 방법으로 훈련될 수 있지만, 많은 선수들에게서 복근 훈련은 빠르게 달리기 위해 생성되어야 하는 근육이 아닌, 빠르게 달릴 때 만들어지는 부산물이다. 그럼에도 불구하고 복근 운동은 선수들에게 '강한 느낌'과 빠른 속도를 내는 느낌을 주기 때문에 정신적으로 유익한 훈련이다. 가장 좋은 복근 운동은 골반의 전방경사를 막아주는 바디 또는 리버스 크런치와 같은 운동이다.

외복사근

외복사근은 골반의 전방경사를 막아주고, 호흡 시 늑골을 골반 쪽으로 당겨주는 중요한 역할을 하는 근육이다. 복직근의 경우와 마찬가지로, 적절한 골반의 위치를 가지고 스프린트 훈련을 하는 선수들은 이 근육이 잘 발달될 것이지만, 그럼에도 불구하고 나는 외복사근의 근력 향상을 위한 매달려서 다리 들기, 비틀기, 구부리기, 그리고 위치 기반의 복근 훈련을 훈련 프로그램에 포함하는 것을 선호한다. 몸통의 스트렝스 향상 훈련에서 복사근들의 최대 활성화를 위해서, 선수들은 훈련 중에 호흡의 완전한 호기(숨을 밖으로 내쉬는 것)를 수행해야 한다. 이러한 호흡은 늑골을 골반 쪽으로 완전하게 잡아당길 수 있도록 도와준다.

복횡근과 내복사근

복횡근은 복부의 근막, 흉곽근막, 전방골반인대, 늑골 표면, 복직근막의 중심선까지 모두 감싸는 복부의 깊은 곳에 위치하고 있는 근육이다. 이 근육은 움직임이 시작되는 순간 매우 빠르게 활성화되어야 한다. 그렇지 않으면 주변의 다른 근육이 이 근육의 역할을 대신하는 보상작용이 필요하게 된다. 강제적으로 배꼽을 척추 쪽으로 강하게 잡아당기는 동작을 수행할 때마다, 복횡근이 작용할 수 있도록 도와주고 있는 것이다(여기서 설명하는 시나리오에서는 근육의 활성화가 반사적이라는 가정을 염두에 두었기

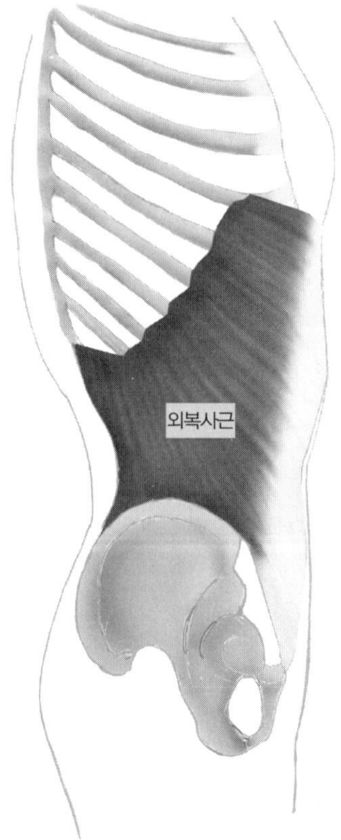

그림 2.21 외복사근

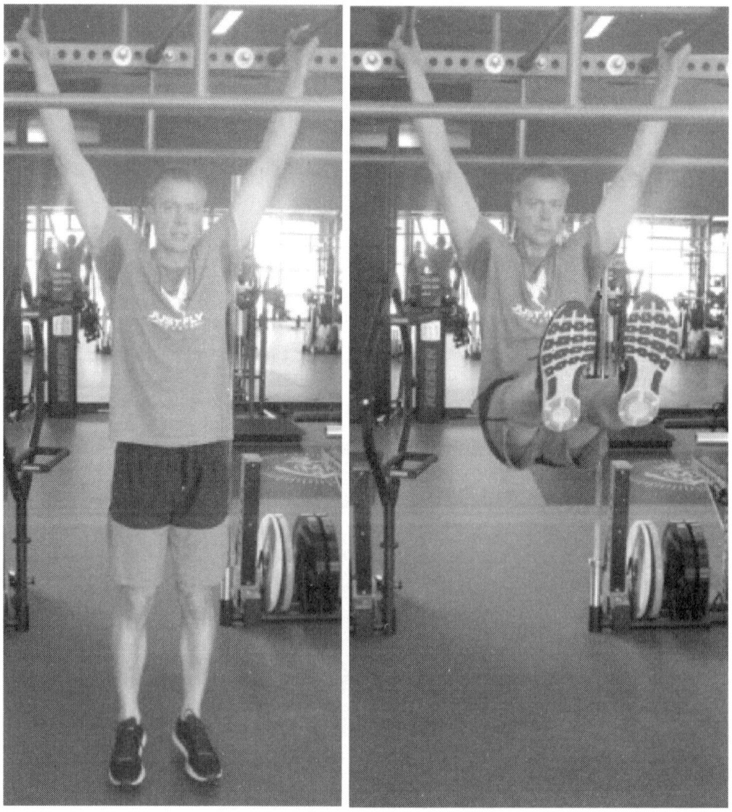

그림 2.22 외복사근의 최대 활성화를 위해서 다리를 들어올리는 동안 완전하게 숨을 내쉬어야 한다.

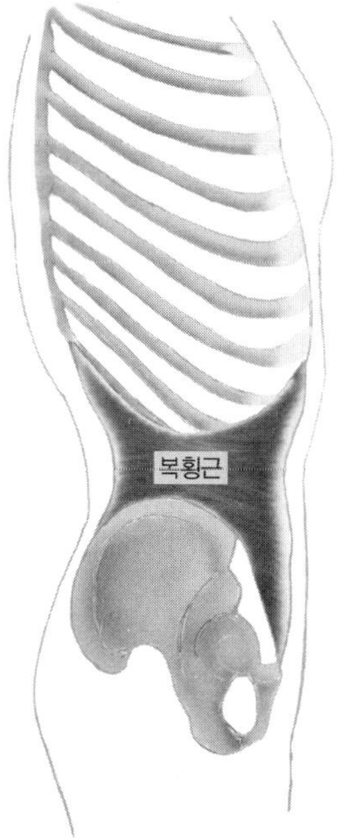

그림 2.23 복횡근

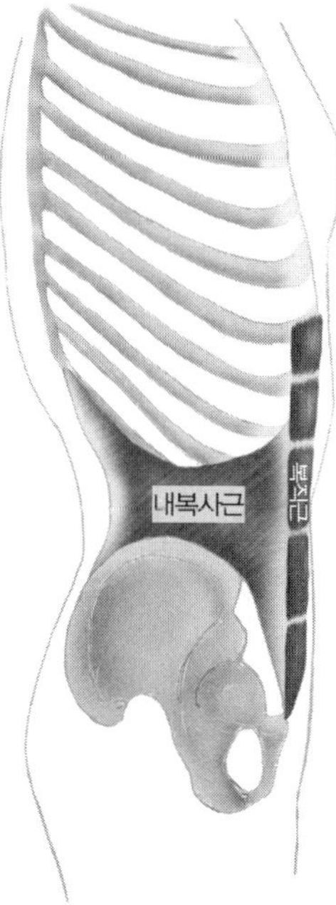

그림 2.24 내복사근

때문에, 스프린트를 수행하는 동안 사용해서는 안 된다). 내복사근은 복부의 깊은 부분에 위치한 근육으로서, 늑골을 아래로, 안쪽으로 그리고 뒤쪽으로 잡아당기는 데 중요한 역할을 한다. 복횡근과 내복사근은 몸통의 안정화에 중요한 역할을 감당하지만, 외모적인 부분을 고려했을 때 이 근육들이 보이지 않기 때문에 복직근과 비교하였을 때 덜 중요한 근육으로 여겨지기도 한다.

복횡근의 약화는 선수의 허리 통증에 주요한 원인이다. 복횡근은 골반저pelvic floor와 다열근과 신경학적으로 연결되어 있다. 그래서 이렇게 신경학적으로 연결되어 있는 구조에서 한 구조물의 약화는 다른 구조물의 약화를 수반한다. 외복사근과 내복사근은 '세라페' 효과로 알려진 능형근 및 전거근과 함께 짝을 이루어 작용한다. '세라페' 효과는 어깨로부터 반대쪽 엉덩이 방향으로 힘을 효과적으로 전달하고 몸통의 과도한 회전을 막아주는 것이다. 이러한 힘은 대각선 방향의 힘 전달을 정확하게 볼 수 있는 스프린트의 비행 구간에서 쉽게 볼 수 있다.

척추기립근 및 척추 주변 근육

척추기립근은 시상면에서 복직근과는 반대의 기능을 가지고 있으며(종종 회전을 위해 함께 작용함), 이 근육의 역할은 에너지 전달 및 안정성 제공이다. 젊은 선수들에게 있어서, 척추기립근의 크기는 더 빠른 10m, 20m 달리기와 관련이 있는데, 이것은 가속에서 앞쪽으로 기울어진 각도를 고려할 때 중요한 요소가 된다.[19] 선행 연구에서의 흥미로운 발견은, 장요근의 크기는 10m 또는 20m의 속도와는 관련이 없었으나, 최대 속도에서는 장요근의 크기가 중요했으며, 일반적으로 100m 단거리 선수들에게서

19. Kubo, T., Y. Hoshikawa, M. Muramatsu, T. Iida, S. Komori, K. Shibukawa, and H. Kanehisa. "Contribution of Trunk Muscularity on Sprint Run." *International Journal of Sports Medicine,* vol. 32, no. 3, 2010, pp. 223–28.

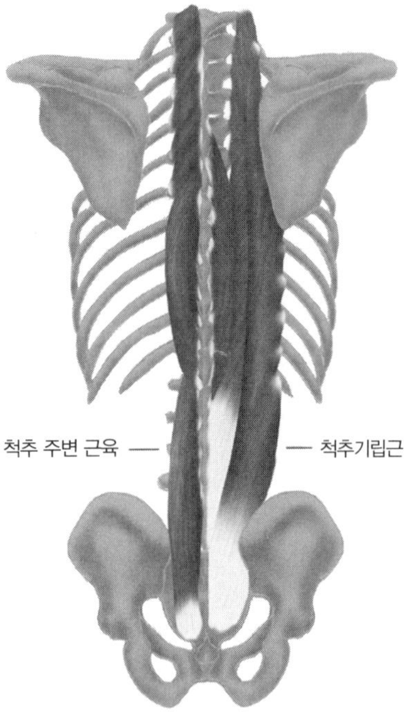

그림 2.25 척추기립근과 척추 주변 근육들은 스프린트의 가속에서 안정성 제공을 위한 중요한 근육이다.

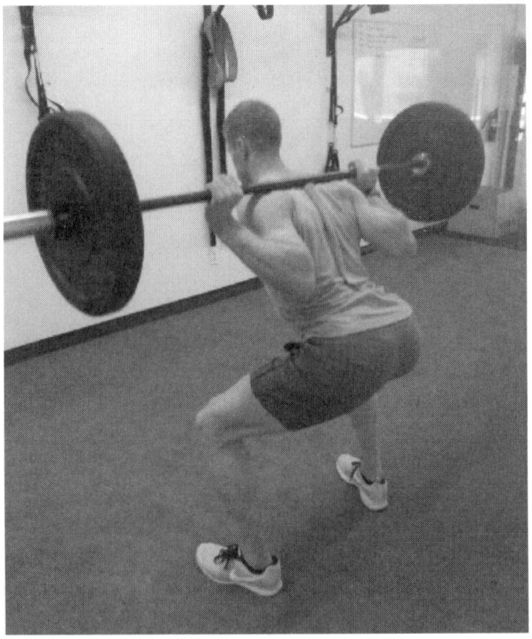

그림 2.26 등을 신전 상태로 유지하면서 수행하는 스쿼트는 척추기립근이 짧아지고 강해지는 위치를 만들어주고, 햄스트링이 길어지고 약해지는 위치를 만들어준다. 이 자세는 또한 엉덩이 신전 시 둔근의 활성화 타이밍을 방해한다.

는 장요근과 대퇴사두근의 비율을 주요 지표로 고려하기도 한다. 이러한 점에서, 우리는 엘리트 선수들의 가속과 최고 속도의 특성을 구별할 때 몇 가지 분명한 근육의 차이를 확인할 수 있다.

척추기립근은 지면에 엉덩이의 신전력을 가할 때 골반을 지지하는 역할을 한다. 이러한 방식으로 척추기립근은 둔근과 햄스트링을 지지하는 데 도움을 준다. 그리고 이 근육들은 지면으로 초반의 파워를 제공하기 때문에 좋은 가속 능력을 가진 젊은 운동선수들에게서 매우 두드러진 것을 발견할 수 있다. 이 모든 것을 염두에 두고, 우리는 장요근이 '최고 속도' 시 중요한 근육에 가깝다는 것을 설명할 수 있는 반면, 가속은 백 스쿼트와 데드리프트와 같은 훈련에서 만들어진 근육들과 더 유사하다는 것을 설명할 수 있다. 강하고 기능적인 허리를 갖는 것은 속도에 있어서 중요하지만, 엉덩이 신전 과정의 타이밍에 관하여서 이 근육의 힘이 기능적 균형을 벗어나지 않는 것이 중요하다.

척추 근육과 함께, 역도에 대한 전통적인 사고방식은 "더 빨리 달리기 위하여 무엇을 해야 하는가?"보다는 "스쿼트나 데드리프트를 더 잘 수행하기 위해서 무엇을 해야 하는가?"에 집중되어 있다. 이 경우에, 근육 그룹은 폭발적인 움직임을 위해서 훈련이 이루어지는 것이 아니라 둔근과 장요근의 최대 능력을 희생시키면서 더 많은 중량을 들어올릴 수 있게 된다. 많은 중량을 들어올린다는 사실이 스피드에 있어서 중요한 요소가 될 수 있지만, 단거리 달리기와 비교했을 때 요추의 역할을 주의 깊게 살펴보는 것 또한 중요하다. 선행 연구에 따르면, 백 스쿼트는 슬레드 스프린트 수행보다 요추부의 척추기립근을 더 많이 사용한다고 한다.[20] 우리는 등 근육들이 스프린트에 중요하다는 것을 알고 있지

20. Maddigan, Meaghan E., Duane C. Button, and David G. Behm. "Lower-Limb and Trunk Muscle Activation with Back Squats and Weighted Sled Apparatus." *Journal of Strength and Conditioning Research,* vol. 28, no. 12, 2014, p. 3346–3353.

만, 이 근육들은 역도를 수행할 때에는 훨씬 더 중요하다.

앞서 언급한 바와 같이, 흉부의 신전과 함께 몸통이 앞쪽으로 기울어지는 과도한 시상면의 움직임(즉 스쿼트 및 데드리프트)은 요추부, 둔근, 그리고 햄스트링의 활성화 패턴 및 타이밍의 문제를 야기할 수 있다. 상체를 앞쪽으로 굽힌 상태로 무거운 중량의 스쿼트를 수행하는 것은 다른 스프린트 움직임 근육과 비교했을 때 상대적으로 요추 부위의 근육에 과도한 부하를 제공한다. 요추 부위를 엉덩관절 신전의 주요 근육으로 사용하는 선수들은 매우 좋은 제자리 점프 능력을 보여줄 수 있으나, 스포츠 움직임이 빨라지고, 회전 및 반응 능력이 요구될수록, 둔근의 활성 타이밍과 기능은 요추 부위 근육들보다 더 중요한 움직임의 성공 요인이 된다.

요방형근

요방형근은 중둔근, 내전근과 함께 측면 슬링 시스템lateral sling system의 한 부분이다. 이 근육들은 웨이트 훈련실에서의 시상면 운동(스쿼트 및 데드리프트)을 수행할 때 과도하게 긴장될 수 있으며, 이렇게 과활성화된 근육들은 근육톤의 감소 및 활성화 억제가 필요하다. 측면 엉덩이 근육과 내전근의 약화를 보여주는 선수들은 요방형근의 긴장을 확인할 수 있으며, 이것은 요방형근이 저활성화되어 있는 근육의 근막 슬랙을 대신하기 때문이다.

요방형근의 기본 스트렝스와 기능을 훈련시키기 위해서는, 서 있는 상태에서 힙 하이크hip-hiking 동작을 수행할 수 있다. 이 움직임은 요방형근이 단독적으로 기능을 할 수 있도록 만들어주며, 결과적으로 기본적인 엉덩이 관절의 관상면 움직임에 큰 도움이 된다. 우리는 관절의 위치가 선수의 움직임 효율성에 결정적인 역할을 하는 것을 알고 있으므로, 이러한 관절 위치에 영향을 주는 호흡과 흉곽 조절이 중요하다. 만약 호흡과 흉곽 조절이 성공적이라면, 척추 주변 근육과 광배근과 같이 시상면을 따라 과활성화되어 있는 근육을 억제시킬 수 있게 된다.

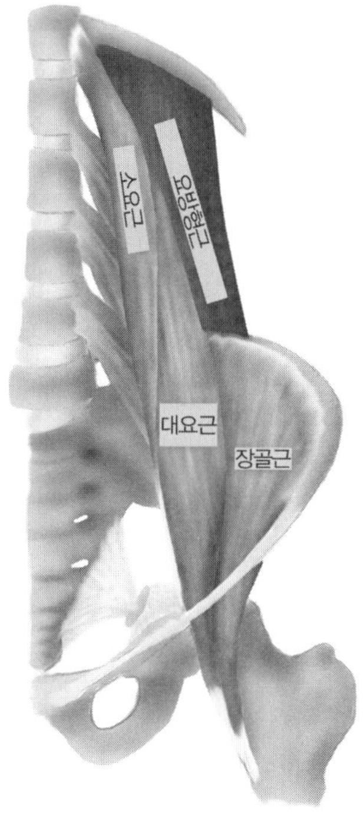

그림 2.27 요방형근은 늑골과 골반을 연결한다.

2.6 발의 구조

발은 선수의 스피드와 힘에 대해 논의할 때 종종 '잊혀진' 존재로 남아 있다. 웨이트 훈련실에서의 스트렝스는 좋지 않지만, 점프와 스프린트를 환상적으로 수행하는 선수들에 관한 이야기(놀라움에 대한 이야기)가 끊이지 않는다. 이 선수들을 찾아서 신발을 벗기고 관찰한다면, 그들의 능력을 만들어내는 핵심을 발견할 수 있을 것이다. 발은 체중의 몇 배나 되는 힘을 순간적으로 흡수하고 전달할 수 있는 구조로 되어 있다. 발은 인체의 놀라운 디자인과 연결 조직 및 골격 구조의 강력하고 효율적인 특성을 활용하여, 지면반력 및 힘의 재사용을 만들어내는 능력을 보여준다. 발은 충격을 흡수하는 두 개의 아치와 발가락의 배측굴곡을 사용하여 족저근막을 통해 자연스러운 스프링보드를 만드는 윈들라스 기전의 특징을 가지고 있다. 발의 스프링 특성이 없다면, 인간의 스프린트와 점프는 보잘것없는 움직임일 것이다. 운동선수의 발이 약할 때, 발의 근육이 약화한 것이라기보다는 감각 수준에서 약한 것이다. 이것은 근막의 발달과도 관련이 있다. 발의 기능이 좋은 선수들은 훈련이 진행될 때 근막과 발의 많은 연결 조직이 천천히 발전되어진다.

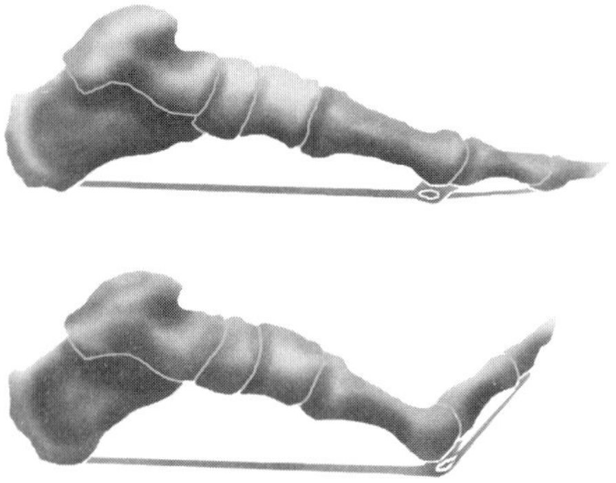

그림 2.28 발의 윈들라스 기전. 아래 그림은 중족지관절의 배측굴곡에 의해 족저근막의 긴장을 보여준다.

발에서 '변하지 않는' 구조에 대해 살펴보면, 긴 발가락이 짧은 발가락보다 스피드에서 유리한 반면, 짧은 발가락은 지구력 달리기 선수에게 유리하게 작용한다. 이것은 선수의 부모가 어떤 사람인가(유전적 요인에 따른 구조)에 의해 결정된다. 유감스럽게도 발가락을 교체할 수 있는 기술이 발명되기 전까지는 타고난 구조를 극복하기 위한 훈련은 큰 의미가 없다. 이 밖에도 발가락과 발의 아치를 통해 전달되는 힘과 장력은 선수가 지면 접촉 직전의 프리텐션의 능력에 큰 차이를 만들어낸다. 어떤 선수들은 이러한 힘이 너무 커서 지면에 단단하게 발심기를 하지 않고도 2m가 넘는 높이를 뛰어넘어갈 수도 있다(나는 이런 방식으로 지면에 발심기를 하는 것을 추천하지 않는다). 여러 면에서 점프 동작을 위해서는 프리텐션이 속도보다 더 중요하다고 생각하지만, 두 가지 모두 중요한 요소라는 것에는 의심의 여지가 없다. 스프린트 및 가속 달리기 과정 중에서 발가락의 '과도한 쥠over-gripping(지절관절의 과도한 굽힘)' 동작은 선수가 발을 비틀 수 있는 능력(관상면과 횡단면의 움직임)을 저해한다. 또한 발가락을 쥐는 것gripping은 달리기의 시상면에서 발생되는 충격을 흡수하지 못하고 정강이 및 무릎으로 전달시키는 결과를 가져오게 한다.

나는 발 전문가인 차이 청Chong Xie에게 발가락 특성의 차이에 대해 배웠다(그림 2.29). 단단하지 않고 곧은 발가락을 가진 선수들은 지면반력을 완화시키는 데 도움이 되는 프리텐션을 제공하는 족저근막의 탄력성을 만들어내는 데 어려움을 겪을 것이다. 이러한 선수들은 단거리 스프린트에서 필요한 수직력 생산에 어려움을 겪는 경향이 있고, 어려움을 극복하기 위해서는 앞발 위주의 끊임없는 반복 훈련이 필요하다. 지면을 강하게 '때리면서' 달리는 선수들은 일반적으로 발의 스트렝스와 감각 기능 및 힘줄의 문제를 가지고 있다.

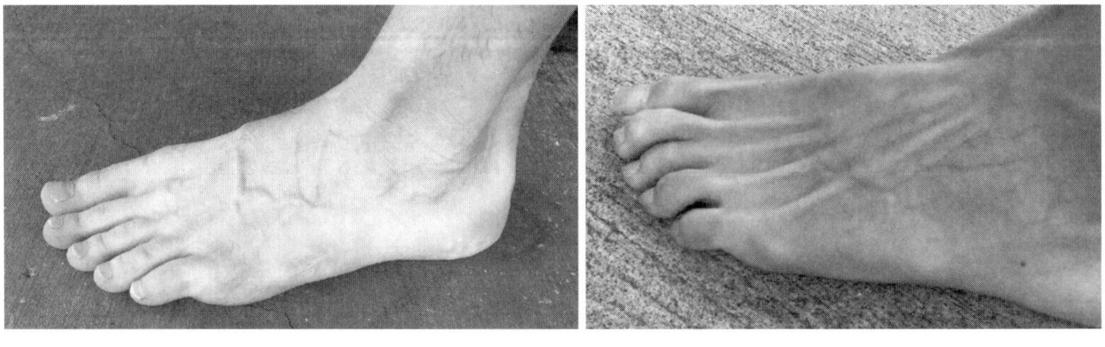

그림 2.29 왼쪽 그림의 발은 비교적 길고 곧은 발가락을 보여준다(프리텐션 능력 제한). 반면에 오른쪽 그림의 발은 윈들라스 기전을 통해 근막의 프리텐션을 만들어내기 좋은 발가락과 신전근의 모습을 보여준다.

발의 많은 근육들이 스피드와 관련되어 있지만, 더욱 명료한 설명을 위해 우리는 두 개의 근육군, 후경골근과 발가락 굴곡 및 신전근에 대해서 논의할 것이다. 맨발로 훈련을 하는 것은 더 강한 발을 만들어내지만,[21] 많은 운동선수를 위해서는 발의 더 좋은 기능 및 아치의 강도를 만들어내기 위한 특별한 운동이 필요하다.

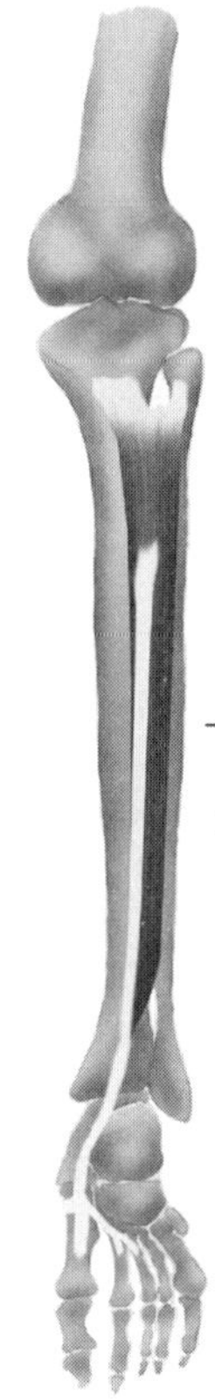

그림 2.30 후경골근

후경골근

후경골근은 전경골근 및 비골근과 함께 작용하여 초기 입각기에서 발의 아치를 지지해주는 중요한 근육이다(둔근과 내전근의 작용과 비슷하게 스터럽stirrup 기전을 형성한다). 이 근육은 발목의 외전을 조절하고, 과회내를 보여주는 선수들에게서 후경골근의 약화를 확인할 수 있다(비록 원인과 결과의 순서에 대한 논쟁은 이어지고 있다. 닭이 먼저냐 달걀이 먼저냐와 같은 논쟁). 후경골근의 문제는 종종 비골근의 과활성과 함께 나타난다. 운동선수는 파워를 만들어내기 위해서 중앙 아치가 회내되어야 하지만, 아치의 이러한 기능의 부재, 즉 후경골근의 기능 부재는 회내 조절 능력의 저하를 야기시키고, 결과적으로 발의 경직성이 감소되어 부상의 위험이 높아지게 된다. 카프 레이즈 운동은 후경골근의 통합 작용을 만들고 선수가 지면에 접촉할 때 발의 경직성을 적절하게 만들 수 있도록 도와준다.

발가락 굴곡근 및 신전근

발가락 굴곡근과 신전근은 스피드 훈련의 중요한 고려 사항이다. 우리는 일반적으로 발가락 굴곡근 훈련(모든 발가락 굴곡근)이 제자리 수직 점프를 향상시킨다는 것을 알고 있지만,[22] 이러한 효과는 발달이 덜된 운동선수, 특히 발 기능이 좋지 않은 선수에게서 훨씬 더 두드러진 결과이다. 같은 맥락에서 우리는 스프린트와 점프의 힘에 비해 발가락을 구부리는 근육이 전혀 강하지 않다는 것을 알고 있다. 발볼과 발 아치(특히 안쪽 아치)가 훨씬 더 강하다. 족저근막을 감는 발가락의 굴곡은 좋지만 질주하는 동안 발가락을 쥐는 것은 좋지 않다. 발가락의 과도한 쥠 동작은 발의 관절 움직임을 방해하고, 운동선수가 발의 안쪽 가장자리나 '파워존'에 제대로 접근하지 못하게 만든다. 족저근막을 강하게 만드는 것은 운동선수의 지면 밀기 능력 향상에 중요하지만, 그 과정에서 발가락을 과도하게 쥐는 것은 역효과를 낳을 수 있다.

발가락 컬이나, 변형된 카프 레이즈와 같이 발가락 근육 및 발가락 근육 신경을 훈련할 수 있는 운동이 많이 있다. 제자리 수직 점프를 위해서 이러한 운동이 효과적일 수 있으나, 발을 통해서 더 큰

21. Bruggemann, G. "Effect of Increased Mechanical Stimuli on Foot Muscles Functional Capacity." *Proc. of ASB 29th Annual Meeting, Cleveland, Ohio.*

22. Unger, Caroline L., and Michael J. Wooden. "Effect of Foot Intrinsic Muscle Strength Training on Jump Performance." *The Journal of Strength and Conditioning Research,* vol. 14, no. 4, 2000, pp. 373.

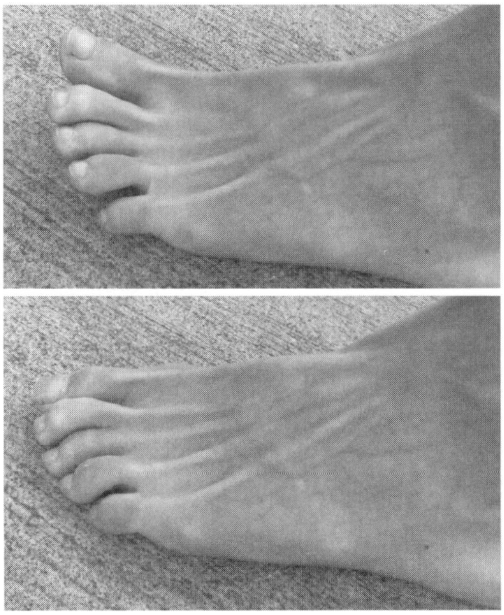

그림 2.31 발가락 컬 운동은 발의 프리텐션을 만들어내는 쉬운 방법이다. 이 운동을 수행할 때 중족골두를 지면으로 강하게 눌러야 한다. 발가락의 원위 관절이 굴곡되지 않은 상태에서 근위 관절 및 중족지절 관절의 굴곡이 수행되면 근막의 프리텐션을 최대화하고 과도한 쥠 동작을 예방할 수 있다.

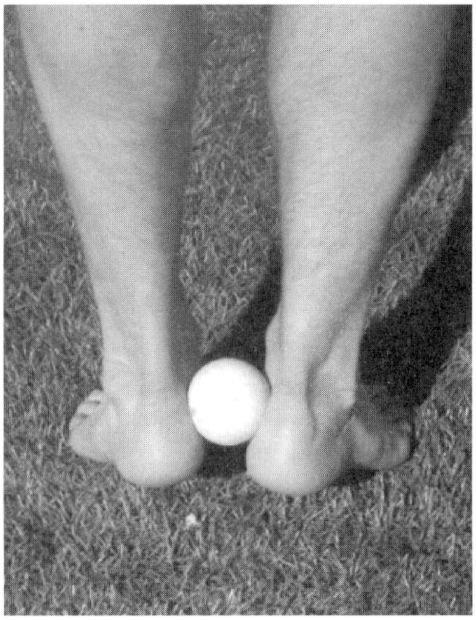

그림 2.32 후경골근 카프 레이즈는 지면 접촉의 초기 단계에서 발의 경직성 향상에 도움을 준다.

힘이 전달되기 위해서는 더 세심하게 발의 쥠 운동을 계획해야 한다. 예전에는 발가락의 쥠 상태를 유지하면서 카프 레이즈 및 스쿼트를 시도하였으며, 개별적인 발가락 운동인 타월 당기기 등의 운동을 시도하였으나, 지금은 뒤꿈치, 첫 번째와 다섯 번째 중족골두가 형성하는 아치에 압력을 제공하고 엄지발가락의 기능을 향상하기 위한 운동들에 더 집중한다. 발가락 컬을 수행할 때, 중족골두를 지면에 강하게 누르거나(타월 당기기를 할 때), 발가락의 원위 관절이 굴곡되지 않은 상태에서 근위 관절이 완전하게 굴곡이 되는 것이 중요하다(그림 2.31 참조. 이것은 족저근막의 앞쪽 부분의 프리텐션을 교육하고, 과도한 쥠 동작을 수행하지 않도록 훈련하는 데 최적이다).

대부분의 많은 발가락 운동은 재활 훈련에서 개발되었으며, 이러한 운동이 스피드, 움직임의 효율성, 부상 회복력 등으로 연결이 되는데, 이와 같은 내용은 7장에서 논의한다.

엉덩이 회전근

사람의 움직임은 회전이기 때문에, 우리는 고관절 회전의 중요성을 언급해야 한다. 단거리 스프린트에서 대퇴골은 앞뒤로 움직일 뿐 아니라 가로면(회전)의 움직임을 가지고 있다. 다시 말해, 선수들이 스프린트를 할 때, 대퇴골은 축을 기준으로 끊임없이 '회전'한다. 조금 더 구체적으로, 골반은 대퇴골을 기준으로 회전한다(고관절의 절구의 접촉 부분). 고관절 내회전은 스포츠에서 점프, 도움닫기, 빠른 방향 전환과 같은 스피드 기반의 기술에 있어서 매우 중요하다.

여러분이 치료사가 아니라면 이러한 움직임의 측면을 너무 많이 생각하고 지나치게 복잡하게 만드는 것을 추천하지 않기 때문에(많은 고관절 내회전 근육과 외회전 근육들이 있음), 이 섹션은 관절과 움직임의 구성 요소와 더 관련이 있을 것이다. 보행에서, 내회전은 회내와 함께 중력과 골격(근육이 아닌)형태의 결과로 발생한다. 많은 운동선수는 자연스럽게 또는 골반 정렬에 따라 적절한 양의 고관절 내회전을 습득하게 될 것이다.

아래의 그림에서 보듯이 나는 앉은 상태에서 고관절의 내회전 및 외회전 평가를 하는 것을 선호한다. 앉은 상태에서 고관절의 회전 움직임을 평가하면, 선수들이 고관절 회전을 할 때 움직임의 끝 지점은 어디인지, 근육의 약화는 어디에서 나타나는지를 정확하게 확인할 수 있다. 고관절 회전이 좋지 않은 선수에게 지나친 정적 스트레칭을 지도하는 것은 좋은 생각이 아닐 수 있다. 그 이유는 정적 스트레칭은 단순히 수동적이고 일시적 가동범위 향상을 만들지만 고관절의 회전과 관련되어 있는 비활성화된 근육들의 재활성화와 같은 문제를 해결하지 못하기 때문이다. 일반적으로 고관절의 회전 문제는 비정상적인 골반 정렬의 결과이기 때문에, '교정' 측면의 접근을 먼저 시도할 필요가 있을 것이다.

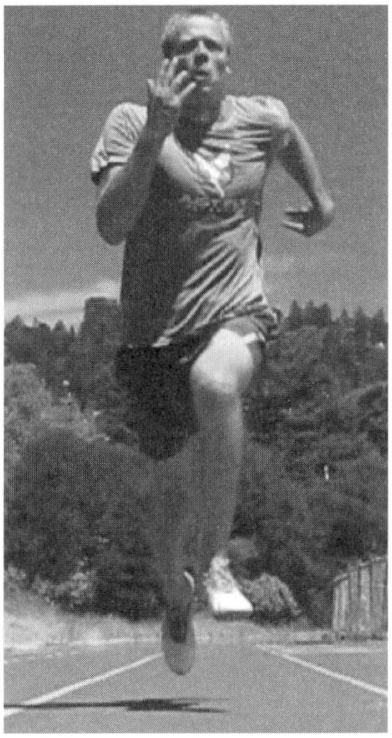

그림 2.33 굴곡 시 고관절의 내회전에 주목하라.

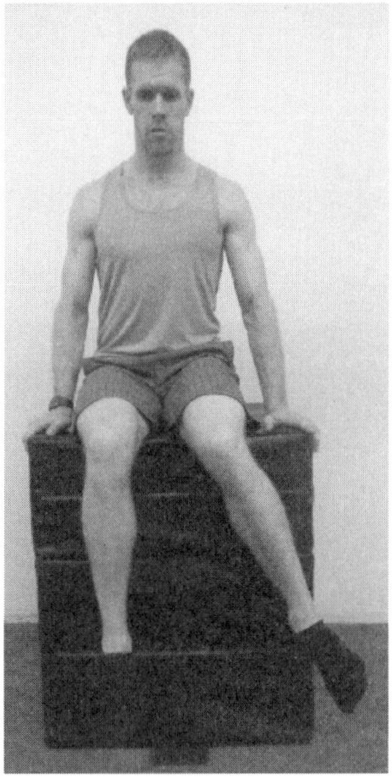

그림 2.34 앉은 자세에서 고관절의 내회전 평가는 선수가 달리기에서 어떠한 모습을 보여줄지 예측할 수 있는 좋은 방법이다. 또한 이 평가는 골반의 정렬 상태를 보여준다.

3

선수 훈련 요소 및 차이점

선수의 개별적인 훈련의 필요성에 대한 이해

3.1 빠른 선수들의 특징

일반적인 신체적 특성 관점에서, 운동선수들을 진정으로 빠르게 만드는 것은 무엇인가? 속근 섬유? 강력한 둔근들? 햄스트링? 스프링과 같은 발? 훌륭한 관절, 근육 구조 및 지렛대 원리? 어떠한 요인이 한 운동선수를 다른 선수보다 빠르게 만드는지 찾는 것은 그들의 훈련 프로그램에서 가장 필요로 하는 요소를 파악하기 위한 단서를 제공해주기 때문에 중요하다. 빠른 운동선수들은 다음과 같은 일반적인 신체적 특징을 가지고 있다.

- 강함
- 탄력성
- 협응
- '빠른 수축(트위치)'
- 신전 능력
- 속근 섬유 우세

강함

빠른 운동선수들은 강하다. 그러나 '강하다'는 정의보다 더 나은 설명은 '단시간에 큰 힘을 생산할 수 있는 능력'을 가지고 있다는 것이다. '강함'은 몇 가지 다른 정의를 가질 수 있다. 스프린트 또는 점프와 같은 고전적인 폭발적 움직임에서 선수들은 실제로 스쿼트, 데드리프트와 같은 올림픽리프팅에서 활용하는 것보다 더 큰 최대 근육 생산량과 총 근육 섬유의 동원을 요구한다. 빠른 선수들의 경우, 이러한 스트렝스는 자연스럽게 증가하거나, 때로는 바벨 훈련의 도움을 받을 수 있기도 하다.

운동선수들이 종종 전통적인 웨이트 훈련실에서 최대 스프린트 및 점프 운동으로 구성된 훈련을 하고, 이러한 훈련을 통해서 신체적 능력이 향상되는 경험을 하는 이유가 있다. 특정 부하를 사용한 바벨 훈련을 기반으로 힘을 생산하는 능력을 키우게 되면 근육의 강한 폭발적 수축 능력을 향상시킨다. 스트렝스와 스피드는 상호 배타적인 관계는 아니지만, 선수의 퍼포먼스에 관하여서는 서로 직접적인 상관관계는 없다. 일부 코치들은 최대 스프린트 훈련이 선수의 스트렝스를 향상시킬 수 있는 가장 좋은 방법이라고 언급해왔다.

> *최대 근육 수축 가능성*
>
> *스프린트 및 점프를 수행하는 동안, 선수들은 스쿼트와 데드리프트에서 실제로 사용하는 것보다 더 큰 최대 근육 수축과 근육 섬유 동원률을 달성할 것이다. 최대 스프린트, 점프 및 플라이오메트릭 훈련은 웨이트리프팅의 반복 횟수를 향상시키며, 종종 이러한 훈련만으로도 최대 리프팅 무게를 달성할 수 있는 수준으로 증가시킨다!*

구소련의 연구에 따르면, 단거리 스프린트의 주요 움직임 근육(엉덩이, 무릎, 발목의 신전 및 굴곡근)에 대한 폭발적 등척성 테스트에서, 선수가 빠른 속도를 낼수록 각 관절 테스트에서 0.1초 내에 더 많은 힘을 발휘한다고 한다.[23] 초보 스프린터와 엘리트 스프린터를 구분하는 가장 중요한 요인은 무릎의 굴곡 및 신전 능력이 아니라, 0.1초 사이에 발휘하는 발목의 족저굴곡과 고관절의 굴곡-신전 스트렝스로 확인되었다. 빠른 스프린트는 주로 고관절의 강력한 교차 신전 기능(반대쪽 엉덩이 관절의 굴곡 및 신전의 강한 반사 능력)과 지면 접촉 시 발목의 강직성에 의해 결정된다.

같은 연구에서 스프린트와 관련된 관절의 0.1초 내 근육이 발휘하는 최대 스트렝스와 100m 스프린트의 최고 기록이 매우 직접적인 관계가 있다는 것을 확인하였다. 이러한 결과는 아무리 좋은 취지의 훈련 프로그램이라 하더라도 구체적인 힘의 생성률rate of force development 향상에 집중하지 않는 한 퍼포먼스 향상은 제한적일 것임을 시사한다. 스프린트와 플라이오메트릭 자체는 이러한 과정의 큰 부분을 차지하고 있을 수 있지만, 의심의 여지없이, 이 아이디어는 코치들에게 특정한 힘 향상에 관한 적절한 방향성을 제시한다. 선수들은 웨이트 훈련실에서 이 특별한 0.1초의 힘 생산 능력을 향상시키는 데 도움이 되지 않는 '스프린트 같은' 것처럼 보이는 많은 운동을 수행할 수 있다.

빠른 선수들은 강하지만, 강함이 큰 가동범위의 움직임에서 그들의 체중을 좌우로 움직일 수 있는 능력을 표현하지는 않는다(스쿼트 또는 데드리프트와 같음). 그러나 근육의 신경 신호 강도, 신경화학적 특성, 적절한 고밀도 근섬유 구성을 바탕으로 성공적인 좌우 움직임을 수행하는 사람들이 많이 있다. 또한, 웨이트 훈련실에서 '강함'은 근육과 힘줄의 정지점과 관련된 역학적 결과물이라는 것을 깨달아야 한다. 무거운 무게를 많이 들어올릴 수 있는 해부학적 지렛대를 가지고 있는 선수들은 안타깝게도 스피드에서는 단점을 가지고 있을 것이다. 웨이트리프팅에 적합한 뼈-힘줄 지렛대 구조를 가지고 있는 선수는 스피드에는 적합하지 않으며, 이것은 그 반대의 상황에도 적용 가능한 개념이다.

탄력성

빠른 선수들, 특히 러닝의 처음 몇 스텝 안에 최고 속도에 이르는 선수들은 매우 탄력적인 것을 확인할 수 있다. 탄성은 신체가 운동에너지를 하나의 관절에서 다른 관절로 전이시키는 능력이 좋다는 것을 의미한다. 탄력성이 좋은 선수들은 양관절 근육의 좋은 협응 능력과 함께 근막, 힘줄과 같은 '수동적인' 구조물을 통해 에너지를 저장하고 방출하는 방식의 에너지 전환을 아주 많이 사용한다.

근육 시스템이 성장할 가능성은 항상 존재하지만, 17세 이후 힘줄 조직의 성장이 중단된다는 결과를 바탕으로[24] 빠른 속도를 갖기 위한 탄력성이 좋은 운동선수가 되는 것은 '어린 나이에 결정'될 수

23. Alabin, V., and T. Ushkevich. "Speed and Strength of the Sprinter." *Track and Field,* vol. 1, no. 13, 1976.
24. Heinemeier, K. M., et al. "Lack of Tissue Renewal in Human Adult Achilles Tendon Is Revealed by Nuclear Bomb 14C." *The FASEB Journal,* vol. 27, no. 5, Nov. 2013, pp. 2074–2079.

있고, 일단 많은 성장이 이루어진 후에는 바꾸기 어려울 가능성이 있다. 이 개념은 선수들이 성장기에 충분히 높은 수준과 질의 탄력적인 반복 훈련을 통해 스피드의 성공과 관련된 필요한 근막 및 힘줄을 만드는 것이 얼마나 중요한 것인지를 단적으로 보여준다. 이 현상을 보면, 코치는 운동선수의 성장기(형성기)에 웨이트 훈련실에서의 훈련 및 움직임을 열심히 관찰하는 것이 아니라, 관절 토크에 의해 만들어진 나선형 힘을 활용하고 역동적인 훈련의 영향을 고려한 생체역학적으로 효과적인 반복 훈련을 하는 것이 중요할 것이다.

> *기초 쌓기: 스트렝스보다는 속도*
>
> *운동선수의 힘줄과 결합조직의 최대 성장은 주로 17세까지 진행된다. 그러므로 이 시점까지는 선수가 속한 스포츠에서 충분히 높은 수준의 속도 반복 훈련을 하는 것이 필수적이다.*

반사 탄력성Reflexive elasticity은 신체의 근막과 힘줄의 질과 구성 성분의 특성으로 설명된다. 근막은 콜라겐과 엘라스틴으로 구성되어 있다. 근막의 한 구성 성분인 엘라스틴의 비율이 높은 선수들은 일반적으로 콜라겐 비율이 너무 높을 수 있는 선수들보다 탄성 에너지를 더 잘 사용할 수 있다. 이러한 인간의 움직임의 특성은 겉보기에는 마르고 약해 보이지만, 역동적인 스포츠에서 극도로 강력하고 탄력성 있는 움직임을 할 수 있는 운동선수들을 설명하는 데 도움을 줄 수 있다.

선행 연구에서 신체의 구조와 정적 스프링 능력은 근육 그 자체보다 최대 속도와 더 많은 관련성이 있는 주된 요소라는 것을 보여주었다. 밀러가 발표한 컴퓨터 모델링 연구에서,[25] 근육의 힘-속도 관련성을 제외하는 공식을 사용하면 최대 속도가 15% 증가하는 것을 보여주었고, 근육을 제외하는 공식을 사용하였을 때는 단거리 스프린트에서 속도가 22% 증가한다고 보고하였다.

반대로, 근육-힘줄 관계에 대한 요소가 공식에서 제외되었을 때, 속도는 26% 감소하였다! 단거리 스프린트에서는 탄력성이 중요하고, 지나치게 과활성화되고 적절한 타이밍에 이완되지 않는 근육들은 빠른 스피드의 달리기를 방해한다. 그러므로 근육 활성화를 빠르게 차단하고 탄력성의 요소들을 더 많이 사용할 수 있도록 훈련하는 것이 효과적인 방법이 된다. 스프린트는 근육의 수축과 이완의 환상적인 조화를 요구하기 때문에, 최대 힘을 위해 맹목적으로 사용되는 근육들은 좋은 조화를 이루어 낸다고 볼 수 없다. 빠르게 켜지고 꺼지지 않으며, 비효율적인 수축 메커니즘을 가진 근육들은 무엇보다도 속도 향상의 방해 요인이 된다. 운동선수의 최고 속도는 마력(속근 섬유와 신경 구동), 관절의 위치 및 번개 같은 속도로 근육을 켜고 끄는 능력(국소 민감도)에 의해 결정된다고 생각할 수 있다.

협응

코치들이 어떤 선수를 빠르게 만들기 위해 고민할 때, '협응'은 마음속에서 가장 첫 번째로 떠오르는 단어는 아닐 것이다. 그러나 기술적인 측면의 스피드는 선수의 협응 능력과 사지의 최적 타이밍 단계를 통한 결과물이다. 협응력은 운동선수가 그들의 스포츠에서 필요로 하는 사지의 통제 능력 수준을 나타낼 수 있는데, 특정한 움직임뿐 아니라 일반적인 움직임에서도 확인 가능하다. 협응 능력이 전혀

25. Miller, Ross H., Brian R. Umberger, and Graham E. Caldwell. "Limitations to Maximum Sprinting Speed Imposed by Muscle Mechanical Properties." *Journal of Biomechanics,* vol. 45, no. 6, 2012, pp. 1092–1097.

없는 강하고 폭발적인 힘을 내는 선수는 최고 속도를 위한 근육의 타이밍에 맞춰 스트렝스를 발휘할 수 없다.

스트렝스, 스피드, 그리고 협응 능력은 여러분이 생각하는 것보다 더 복잡한 구조로 얽혀 있다. '더 강해지기'를 원하는 선수들은 그들의 근육을 더 크게 만드는 것이 아니라, 자신의 신체에 스피드를 향상을 위해 더 효과적이고 협응 능력이 뛰어난 근육 발화 패턴을 가르침으로써 목표를 달성할 수 있다. 협응 능력 향상은 선수의 기술적 역량을 높이는 모든 것을 포함할 수 있다. 나는 9.1m를 1.90초에서 1.61초까지 단축시키는 선수를 본 적이 있는데, 이 선수가 기록을 단축할 수 있었던 것은 잘못된 스텝을 수정하고 초기 무릎의 움직임을 지면과 평행에 가까운 정강이 각도로 유지할 수 있는 기술 훈련을 통해 적절한 가속 방법을 '찾아냈기' 때문이었다. 아세틸콜린 수치가 높은 선수들은 다른 선수들에 비해 '운동 능력'이 좋고 스스로 그 능력을 파악하는 경우가 많다. 이 선수들은 대부분의 상황에서 과도한 코칭을 하지 않을 때 오히려 더 좋은 퍼포먼스를 발휘하기도 한다. 코치는 모든 운동선수가 같은 종류의 코칭과 교육을 필요로 한다고 가정해서는 안 된다.

'빠른 수축(트위치)'

빠른 운동선수들은 종종 반응성이 매우 뛰어난 신경계와 상당한 수준의 적극성을 가지고 있다. 많은 코치들은 이것은 빠른 선수들에게서 자연스럽게 '연결된' 특징으로 생각한다. 여러분들은 이러한 연결을 '낮은' 수준에서 가르칠 수 없다. 예를 들어, 5초 동안 바닥에 발을 최대한 많이 구르거나, 버튼을 가장 많이 누를 수 있는 능력에서 알 수 있다. 인터넷에서 찾은 '게임'에서 플레이어는 키보드의 스페이스를 5초 동안 최대한 많이 누르면 그 수만큼 점수를 받는다. 이 게임에서, 대부분의 폭발적인 단거리 스프린트 선수들과 멀리뛰기 선수들은 5초 안에 45개 이상의 스페이스를 누를 것이고, 느린 선수들은 종종 40 이하의 수를 기록할 것이다. 내가 함께 일하는 많은 엘리트 수영선수들은 이 게임에서 42~45회 범위에 있지만, 올림픽 수준의 단거리 선수들은 50회 이상을 기록한다. 육상 선수 중 가장 높은 점수를 올린 사람은 55회를 기록하였는데, 이 선수는 높이뛰기에서 전국대회 우승 경력 소유자였다. '5초 게임'에서 단거리 스프린트 능력이 전혀 없는 선수들은 40회 이하의 기록을 보여준다. 보통 10km 달리기 선수들은 30대 중후반이다. 신경 전달의 '간격률'이라고도 할 수 있는 이러한 종류의 '빠른 수축' 능력은 원시 신경 신호 속도를 나타내며, 운동선수들의 간격률은 무거운 훈련, 회복 훈련 기간을 거치면서 상하로 약 5% 정도의 변동성을 보여주지만, (불행하게도) 이러한 특징은 훈련을 통해서 성장하기에는 제한적인 요소이다.

이러한 특징을 바꿀 수 없다면, 이것이 왜 문제가 될까? 비록 '간격률'은 고정되어 있지만, 줄넘기를 5초 안에 최대로 많이 뛰어넘는 훈련을 할 때, 더 빨리 달릴 수 있는 능력과 같은 '상황적' 또는 '주변적' 반응성을 향상시킬 수 있다. 또한 선수들에게 진동-등척 개념을 사용한 훈련을 도입하여 근육을 더 빠르게 이완하도록 가르칠 수 있다. 이러한 유형의 훈련은 움직임을 수반하며, 발목, 무릎, 엉덩이 굴곡과 신전을 제어하는 반대 근육 그룹 사이의 복잡한 관계를 습득할 수 있는 상호작용의 효율성을 높이며, 속도를 향상시키는 데 매우 효과적이다.

신전 능력

우리가 선수의 신전 능력에 대해 이야기할 때, 일반적으로 척추에 대한 내용을 다룬다. 이미 앞장에서 척추와 속도에 대하여 길게 논의하였기 때문에, 이 단원에서는 간단하게 정리할 것이다. 선수의 신전 능력과 같은 운동선수의 주요 능력을 속도 향상의 요소로 나열하는 것은 여전히 중요하다. 단거리 스프린트에서 척추의 움직임 능력이 얼마나 중요한지에 대해 보여주는 매우 적절한 예시는 웨이트 훈련실에서 빠른 선수(400m 달리기 선수)와 장거리 선수(10,000m 달리기 선수)가 나란히 올림픽리프팅을 수행하는 것을 지켜보면 알 수 있다. 스프린트 선수들의 척추는 장거리 달리기를 수행하는 선수들보다 훨씬 더 큰 가동범위를 사용하여 운동을 수행하고, 올림픽리프팅을 수행할 때 더 '볼록'한 형태의 움직임을 보여준다. 단거리 선수들의 리프팅 동작은 실제로 그들이 달리는 동안의 몸통 위치를 반영한다! 닭이 먼저이냐 달걀이 먼저이냐의 문제를 떠나서, 이러한 현상을 확인함으로써 우리는 척추의 강한 움직임을 가지고 있는 선수가 더 빠른 선수가 될 수 있음을 예상할 수 있을 것이다.

스프린트 주행 중 갈비뼈와 골반 위치, 그리고 이 신체 구조물의 위치를 유지하기 위해서 어떤 방법으로 코칭되어야 하는지에 대한 격렬한 논쟁이 있다. 우리는 자세가 신경에 반응하고 잠재의식적이라는 것을 알고 있어서, 달리는 동안 실제로 '켜져'서는 안 되는 근육들을 과도하게 훈련하는 것은 운동선수의 궁극적인 결과에 도움이 되지 않을 것이다(지금까지 그것을 알아내지 못했다면, 우리는 정말 하지 말아야 할 요소들을 종종 '코칭'한다). 엘리트 선수들에게서 볼 수 있는 골반의 중립과 함께 갈비뼈가 아래쪽으로 위치하는 것은 수직으로 힘을 발휘하는 데 효과적이고, 일부 제어되는 골반의 전방경사는 수평 힘을 발휘하는 데 효과적이라는 것이다. 100m 단거리 스프린트 선수와 엘리트 높이뛰기 선수 사이의 척추 방향 및 힘의 전달 방향의 차이를 확인해보라.

이와 같은 현상을 우리 자신의 몸을 통해 직접 확인하기 위해서, 일어서서 등을 세게 구부린 후 가슴을 부풀려보라. 여러분의 무게중심은 약간 발의 앞쪽으로 이동하며 '수평'적인 힘의 이동을 강조하게 된다. 이와는 반대로 갈비뼈를 아래 방향으로, 골반은 뒤쪽으로 당기는 동작을 수행하면 체중은

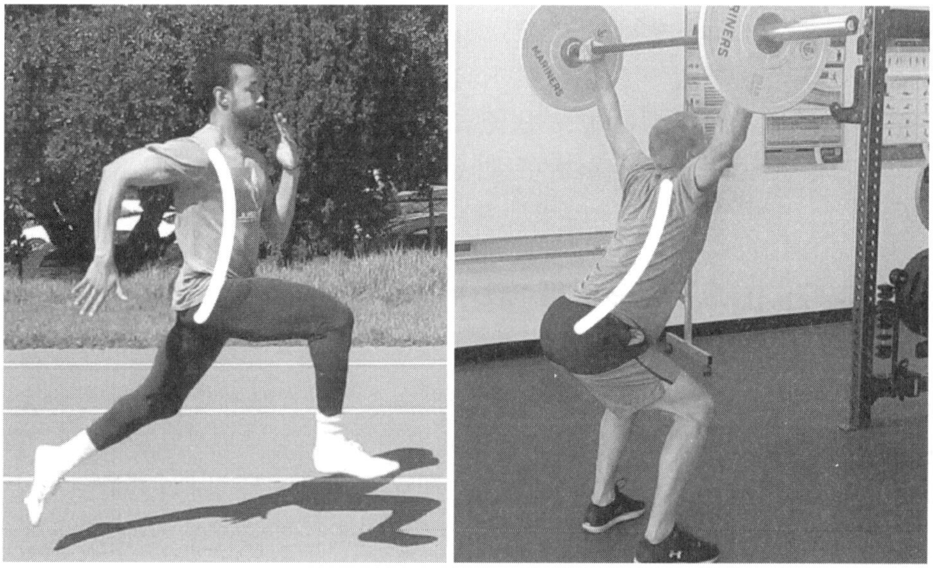

그림 3.1 단거리 선수의 척추 신전 능력은 종종 웨이트 훈련실의 훈련에서 확인할 수 있다.

발뒤꿈치 쪽으로 이동하는 것을 느낄 것이고, 이것은 '수직'으로 힘을 가하는 데 더 좋은 위치를 제공하게 된다. 어떤 정렬이 힘을 어떤 방향으로 보내느냐에 따라 달라지는데, 훌륭한 선수는 이와 같은 힘 배분의 다양성을 조절할 수 있는 능력을 가지고 있다.

속근 섬유 우세

훌륭한 코치들이 신경계를 통해 선수를 빠르게 만드는 것이라고 내세우는 만큼, 우리는 근육의 수축 유형에 대해 고려해야 한다. 예를 들어 육상에서는 요구되는 달리기 시간이 짧을수록 속근 섬유의 비율이 높아야 한다는 것을 알고 있다. 과거에 선수들은 근육 조직검사의 결과에 따라 달리기 거리를 제안 받았고, 실제로 그들이 종목을 변경한 후에 더 좋은 성적을 내었다. 근육의 종류는 퍼포먼스를 향상시키는데 중요한 요소가 된다. 올림픽의 100m 결승 출발선에 있는 선수들은 의심의 여지없이 '속근 섬유'의 우세를 보여준다. 높은 비율의 IIb형 속근 섬유, 즉 '빠른 피로' 섬유를 가지고 있다는 것을 의미한다. 마라톤 선수나 크로스컨트리 스키 선수와 같은 지구력 운동선수들에게서 확인 가능한 많은 양의 '지근 섬유'와는 반대되는 특성을 확인할 수 있는 것이다.

> *바늘을 얼마나 움직일 수 있을까?*
>
> *근육 경련의 종류는 속도와 파워 퍼포먼스에서 바늘을 움직이기 위해 얼마나 많은 훈련이 필요한지 결정하는 가장 큰 요인이 될 수 있다. 속근 우세 선수들은 종종 더 적은 훈련을 필요로 하는 반면, 지근 우세 선수들은 낮은 절대 강도로 속도와 파워를 위해 더 많은 양, 그리고 더 긴 거리를 반복하여 훈련해야 한다.*

매일 코치와 함께 훈련하는 대부분의 운동선수들은 100m 달리기의 결승에 오르지 못하거나, NFL컴바인 35m 스프린트에서 5위 안에 들지 못할 것이다. 육상의 스프린트(또는 장거리 달리기)와 같이 속도의 차이가 명확한, 즉 특징이 매우 '차별적인' 스포츠 선수 사이에서도, 여전히 속근-지근 섬유의 '중간' 혼합 형태를 보이거나 '빠른 산화' 근육 섬유를 가지고 있으면서, 신경망의 특징 및 신체 구조의 유리함으로 좋은 성적을 보여주는 선수들도 있다. 이와 같은 현상은 일반적으로 '다른' 스타일의 훈련을 통한 성공적인 결과로 이해할 수 있다. 속근 섬유 우세 선수들은 도파민에 민감한 신경 화학적 특징을 가지고 있는 경향이 있는데, 도파민은 긴 회복 기간을 포함하는 고강도 훈련에 더 적합하지만, 지구력 기반의 훈련에는 큰 반응을 보여주지 않는다.

3.2 스피드와 파워 훈련 개별화의 요인

코치로 일하면서 재미를 느끼는 요소 중 하나는 스트렝스 또는 훈련에 대한 심리적 반응이 매우 다른 선수들과 함께 생활하는 것이다. 이 선수들을 정확히 같은 방식으로 훈련시키고 똑같은 결과를 얻을 수 있기를 기대하는 것은 동화 속의 이야기와 같다. 만약 여러분이 모든 선수를 똑같은 방식으로 훈련시키고 항상 정확하게 같은 결과를 얻게 된다면, '선수를 코칭하는 것이 과연 재미있을까?'

선수 개개인의 개별적 특징을 고려하여 훈련시키는 방법을 이해하기 위해서, 선수들이 각각 어떤 방법으로 움직임을 수행하는지 파악하는 것이 중요하다. 결국, 만약 여러분이 10명의 선수들이 트랙이나 필드에서 질주하는 것을 보면서 무엇을 찾고 발견해야 할지 모른다면, 훈련의 개별화는 중요하지 않다. 왜냐하면 여러분은 무엇을 평가해야 하는지조차 모르기 때문이다. 개별화 요인은 다음과 같다.

- 신경화학적 유형
- 훈련 내성
- 근육 vs 탄성
- 힘 전달율
- 외부 폭발 또는 내부 폭발 기반 근신경계 패턴
- 훈련과 나이

신경화학적 유형

빠르고, 강하고, 폭발적인 능력을 소유한 선수들은 일반적으로 스피드 훈련을 극대화하기 위한 요소인 신경화학적 유형을 가지고 있다. 다양한 신경화학적 유형을 설명하는 데 사용될 수 있는 몇 가지 심리학적 평가 방법이 있지만, 신체적, 심리적 반응 모두 특징으로 하는 신경전달물질의 민감성을 살펴봄으로써 단순하게 접근할 수 있다. 비록 여러 신경전달물질들이 고려 대상이 될 수 있지만, 관리가 가능한 신경화학적 유형으로 범위를 좁히는 가장 쉬운 방법은 선수들의 도파민, 아드레날린, 세로토닌의 민감성을 보는 것이다. 이 방법은 크리스티안 티부도Christian Tibaudeau가 운동선수 신경 유형 체계Neuro Typing System를 기반으로 사용한 것이다.

도파민은 뇌에서 즐거움을 추구하는 화학물질이지만, 뇌 전압과 파워 및 스피드에 중요한 역할을 한다. 선천적으로 도파민에 민감한 운동선수들은 종종 '강한' 신경계를 가지고 있고, 그들의 훈련 프로그램에서 신경적으로 부하가 많은 움직임(스프린팅 또는 무거운 중량의 웨이트 훈련)을 잘 견딜 수 있는 사람들이다. 그들은 또한 스피드 작업의 품질을 향상시킬 수 있는 상승작용potentiation을 잘 활용하는 반면, 다른 유형을 가지고 있는 선수들은 이와 같은 결과를 얻기 위해 어려움을 겪을 수 있다(상승작용은 무거운 중량을 들어올리거나 플라이오메트릭을 수행하는 것과 같이 종종 높은 역치 신경 활동을 수행한 후에 나타나는 일시적인 출력 증가를 의미한다). 아드레날린에 민감한 선수들은 일반적으로 도파민에 민감한 선수들만큼 고강도의 중추신경계 훈련을 견딜 수 없다(어느 정도는 견딜 수 있긴 하지만). 그러나 아드레날린에 민감한 선수든 근-지구력 또는 스피드 지구력과 같은 훈련을 더 오랫동안 수행할 수 있는 능력을 가지고 있다. 세로토닌에 민감한 사람들은 일반적으로 스피드 및 파워와 관련된 퍼포먼스에 더 높은 불안감을 가지고 있고 지구력 운동을 선호하는 경향이 있다.

도파민에 민감한 선수들은 일반적으로 위험을 감수하는 데 주저함이 없고, 가능한 한 무거운 중량을 들어올리거나 그들이 할 수 있는 가장 높은 상자에 뛰어오르기를 원하는 도전적인 경향이 있다. 아드레날린 유형은 종종 주어진 운동보다 더 어려운 운동을 찾으며, 또한 개성이 넘치고 상대적이다. 세로토닌에 민감한 사람들은 예측 가능성을 중시하는 높은 불안감을 소유한 사람들이다. 이러한 선수들은 극도로 약한 신경계를 가지고 있고, 무거운 중량이나 폭발적인 플라이오메트릭 운동과 관련된 어떤 것에 대해서도 낮은 내성을 가지고 있다. 이러한 특징을 가진 선수들은 장거리 달리기 또는 3종경기 선수들이 많다. 수많은 코치들의 지속적인 훈련에도 불구하고, 세로토닌에 민감한 선수들이 견딜 수 있는 스피드와 웨이트 중량은 제한적이다. 이들은 최고 속도 능력은 발휘하지 못하는 대신 장시간의 혹독한 지구력 훈련은 매우 잘 견딘다. 도파민 유형은 보통 선천적으로 속근 섬유 우세를 보이고, 아드레날린 유형은 중간 수준의 속근-지근 섬유 비율을 가지며, 세로토닌 유형의 선수는 지근 섬유 비율을 보여준다. 이러한 특징은 훈련 내성에 관한 다음 단락의 내용과 연결된다.

훈련 내성

'최고의 궁극적인' 훈련의 개발을 위해서는 훈련의 종류, 선수가 지속적으로 얼마나(매일, 매주, 매년) 잘 견딜 수 있는지를 고려하는 것이 코칭의 묘미를 느낄 수 있는 결정적인 요소일 것이다. 운동선수의 생체역학적 필요성뿐 아니라 가속과 최고 속도 전력질주의 일반적인 필요성에 의해 훈련의 종류가 결정된다. 이러한 방식으로 선택된 훈련들을 얼마나 해야 하는지, 얼마나 긴 세트를 유지해야 하는지를 결정하는 요소는 대체로 운동선수의 훈련 내성(얼마나 잘 견뎌낼 수 있는가)에 달려 있다. 우리는 대부분의 선수들이 가지고 있는 근육 섬유의 종류와 그에 상응하는 신경화학적 반응에 기반한 훈련에 잘 적응하는 경향이 있다는 것을 알고 있다. 속근 섬유를 많이 가지고 있는 선수는 운동량을 줄이고 강도 높은 훈련이 더 적합하다. 지근 섬유를 많이 가지고 있는 선수들은 낮은 강도에서 많은 운동량을 더 잘 견디는 반면, 속근과 지근 섬유를 복합적으로 가지고 있는 선수들은 혼합된 상황 또는 훈련의 상황을 자주 바꾸어가면서 진행하는 것이 더 효과적일 수 있다. 만약 코치가 매우 완고한 생각을 가지고 선수의 특성을 고려하지 않은 채 훈련 계획을 적절하게 조정하지 않는다면, 선수의 퍼포먼스는 정체될 수 있으며, 결과적으로 더 높은 수준으로 향상되지 못하고 일정 수준에서 퇴보할 것이다.

스피드와 파워 퍼포먼스 세계에서 '바늘을 움직이기' 위하여(최고 수준의 선수들 사이에서 결정되는 매우 작은 퍼포먼스 차이) 얼마나 많은 훈련이 요구되는지 논의할 때, 근육 섬유의 종류(속근 또는 지근 섬유)가 가장 중요한 요소라고 생각한다. 물론 이 시나리오에는 근육의 긴장도, 근육의 메타볼릭 효과를 변화시키는 아세틸콜린 수치와 같은 다른 요소들이 존재할 것이다. 오른쪽 그래프(그림 3.2)는 시간이 지남에 따라 서로 다른 '근섬유 종류'가 훈련량에 어떻게 적응하는지를 보여준다. 어떤 선수들은 적은 양의 훈련에 빠르게 반응하는 반면, 다른 선수들은 훨씬 더 오랜 (그리고 많은) 자극이 필요하다

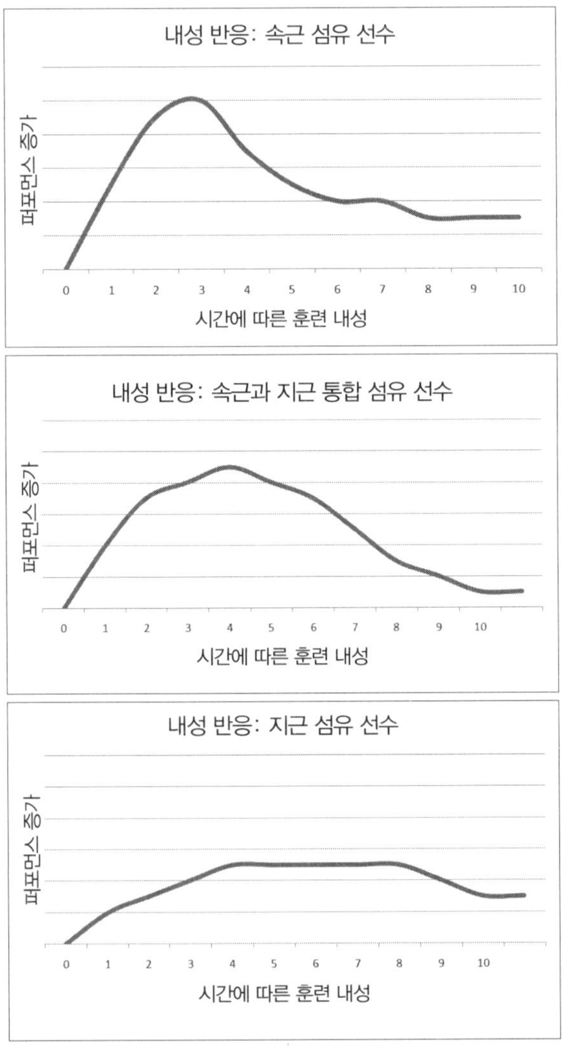

그림 3.2 근섬유 종류의 다양성에 따른 훈련 내성의 차이

는 것을 확인할 수 있다. 선수들은 주어진 프로그램에 각기 다르게 반응한다.

훈련 내성은 신경 및 생리학적 요인이 훈련의 반응을 결정하는 개별 세트의 길이에도 적용된다. 스쿼트나 장거리 달리기에서 근육에 산소 공급이 중단되는 선수들은 운동 중에 근육에 산소를 쉽게 공급할 수 있는 선수들보다 더 긴 회복 시간이 필요하다. 지근 섬유를 많이 가지고 있는 선수들은 일반적으로 운동 세트에서 더 많은 반복을 수행할 수 있다. 젖산 생성은 선수의 반응과 회복에 영향을 준다. 이것은 스트렝스 훈련뿐 아니라 스피드 능력에도 적용된다. 30m×8회 전력질주 하면서 1분의 휴식을 하는 가속 향상 기반의 활동만 수행하는 선수들은 근육에 매우 높은 젖산 축적을 가질 수 있지만, 같은 훈련을 한다 하더라도 젖산 축적이 거의 일어나지 않는 선수들도 있다. 스트레치-단축 주기 훈련에서 이득을 많이 얻는 선수들은 일반적으로 낮은 젖산 생성을 보여준다.

비록 선수들이 속도 향상을 위해 어떤 운동을 수행하는지만큼 중요하지는 않지만, 스피드를 향상시키기 위해서 지근 섬유를 많이 가진 선수들은 상대적으로 훈련 세트를 높게 설정하고 속근 섬유를 많이 가진 선수들의 훈련량이 적을 때 더 효과적이라는 것을 발견했다. 스피드를 향상시키려는 선수가 높은 반복 횟수의 훈련을 하는 것은 직관에 어긋나는 것처럼 보이지만, 핵심은 낮은 반복과 높은 강도의 훈련이 지근 섬유를 가진 선수들에게 있어서 그들의 신경계를 고갈시켜 효율성을 크게 감소시킬 수 있다는 것이다. 전체적으로 반복 속도가 다소 빠르게 유지된다면, 이 선수들은 웨이트 훈련실에서 적절한 자극을 받을 수 있을 것이다.

근육 vs 탄성

사물에 대한 원초적인 관점으로 볼 때, 트랙에서 달리는 선수들은 두 가지 종류로 나뉠 수 있는데, 첫 번째는 가지고 있는 근육 자체를 원초적으로 사용하는 선수들이 있고, 두 번째로는 힘줄과 탄력성에 의존하여 달리는 선수들이 있다. 분명한 것은, 모든 움직임은 힘줄 및 결합조직(특히 아킬레스건)을 사용해야 하지만 선수들 사이의 차이점이 분명히 존재한다. 차이점을 인식하는 것은 선수 개개인에게 어떤 훈련 방법 또는 기술적 지도가 가장 도움이 되는지 결정할 수 있게 한다. 신경화학적 수준에서 탄력성이 좋은 선수들은 아세틸콜린의 수치가 높아서 신장-단축 주기를 더 잘 활용할 수 있다. 이러한 선수의 차이점을 확인하는 방법으로 선수들이 바운딩(뛰어오르기)을 수행하고, 특히 정강이를 앞으로 캐스팅하여 바운딩을 수행하도록 지도하는 것이다. 이 과정에서 대퇴사두근을 주로 사용하는 '발끝 바운딩'을 사용한다면, 이것은 근육을 주로 사용하는 선수의 특징으로 확인할 수 있다(앞발-주도의 바운딩은 허벅지를 잘 들어올리고, 정강이 캐스팅과 힘 전달은 잘하는 선수들에게는 이점이 있을 수도 있다. 이 내용은 9장에서 설명할 것이다). 탄력 있는 선수는 말초 근육의 활성화 능력이 발달하여 양관절 근육을 최대로 활용할 수 있기 때문에 탄력 에너지를 전달한다.

> *바운딩을 할 수 있나요? 바운딩을 잘할 수 있나요?*
> *탄력성 있는 선수를 구분할 수 있는 간단한 방법은 그 선수가 뒤꿈치를 통해 바운딩 하는 능력을 보는 것이다. 근육 사용 위주의 선수는 발가락 밀기 전력을 사용해 바운딩을 하는 경향이 있다.*

근육 중심의 스프린터는 달리는 과정에서 최대 파워 생성을 위해서 근육이 일하기 유리한 조건을 만들기 위해 낮은 무게중심을 보이는 경향이 있다(뒤꿈치의 지면 접촉 시점 또는 정지를 위한 힘 생성 과

정보다는 높은 무게중심을 보인다). 탄력 중심의 스프린터는 무릎 굴곡 각도가 적고 더 높은 위치(그러나 그렇게 높지는 않은)의 무게중심을 유지하면서 달릴 수 있는 능력을 가지고 있고 지면으로부터의 힘을 매우 정밀하게 흡수하고 조절하는 능력을 갖추고 있다. 그들은 매우 강하고 효율적인 발을 가지고 있는 경향이 있으며, 발가락 굽힘근과 전경골근의 높은 톤을 특징으로 한다. 또한 그들은 싱글레그 드롭 점프 및 홉과 같은 동작을 매우 잘 수행하고, 이러한 능력이 좋은 선수들은 최고 속도가 더 빠른 경향이 있다. 결과적으로 선수들은 그들이 가지고 있는 스트렝스에 적합한 수준으로 달리며, 단기간의 지도를 통해 최대 속도를 향상시키기 위한 노력은 오히려 역효과를 불러일으킬 수 있다.

근육량이 높고 그에 상응하는 움직임 전략을 가지고 있는 운동선수들은 웨이트 훈련실에서의 훈련을 매우 잘 견뎌내고, 이러한 훈련을 통해 얻은 근육의 '손실'에는 오랜 시간이 걸린다. 그래서 최고 퍼포먼스 훈련 기간에는 저항운동의 양이 적다. 이러한 원칙은 시합이 매우 중요한 수영 선수들의 훈련에서 일반적으로 통하는 상식이다. 근육량이 적은 운동선수는 웨이트 훈련실에서의 훈련량을 줄이게 되면 스트렝스 손실이 더 빠르게 나타날 수 있으며, 평균 근육량의 성별 차이를 고려할 때 이 원칙은 남성보다 여성 선수들에게 더 많이 적용될 수 있다.

근육 우세 vs 탄성 우세 아이디어는 무릎 또는 엉덩이 우세 특징과도 연결될 수 있다(무릎 우세는 근육 우세와 관련이 되어 있고, 엉덩이 우세는 탄성 우세와 관련이 있음). 이와 같은 분류에서 볼 수 있는 것은 정확한 근력보다는 선호되는 운동 패턴에 대한 것인데, 스쿼트(무릎)와 데드리프트(엉덩이)의 선호도와 관련되어 있다. 스쿼트와 데드리프트의 움직임은 고정되어 있는 움직임 패턴이기 때문에, 선수의 진정한 움직임의 변화를 위해서는 패턴의 신경적 '개선'에 도움이 되는 특정 움직임의 느리고 반복적인 훈련이 요구될 수 있지만, 선수 개개인이 가지고 있는 스트렝스 및 잠재력을 최대화의 관점에서 이러한 훈련 또한 어느 정도만 도움이 될 뿐이다. 엉덩이 우세 또는 무릎 우세와 관련한 핵심 포인트는 발의 정렬과 발목의 힘을 사용하는 방법이며, 엉덩이 우세를 보여주는 운동선수는 발의 회내(무릎이 안쪽으로 향함)를 보여주고, 무릎 우세를 보여주는 선수들은 발의 회외(오자형 다리)의 형태를 보여준다(그림 3.3).

전후방을 나누는 이분법적 분석은 중간 입각기 위치에서 무릎 굴곡에 따라 '높거나' '낮게' 뛰는 경향이 있는 선수들에게 중요할 수 있다. 경직성 기반의 플라이오메트릭과 스프린트 훈련은 '너무 낮은 자세 러닝'을 보여주는 선수들에게 도움이 될 수 있다. 스쿼트 달리기squating runs(그림 3.4) 및 뒤꿈치 기반 달리기의 자세는 강한 직립자세로 인해 수평으로 힘을 전달하여 실제로 고속으로 땅을 밀어낼 수 있다. 탄력성이 좋은 선수들에게 '높은 자세 러닝'을 수행하라고 하면, 그들은 종종 체력적인 한계를 보이면서 스프린트의 수평적인 측면을 잘 다루지 못하고, 이에 따라 달리기 속도는 더 느려질 수 있다. 엉덩이와 무릎 굽힘을 더 많이 하며 스프린트를 수행하는 선수들은 더 많은 하체의 근육을 사용하게 되고 결국 이러한 근육들의 힘과 크기를 증가시킨다는 것을 깨달아야 한다. 이러한 움직임을 보여주는 미식축구선수들을 보라. 반대로, 경직성이 좋은 다리와 함께 움직임을 수행하는 것은 탄성 향상 및 발의 경직성 향상에도 큰 도움이 된다.

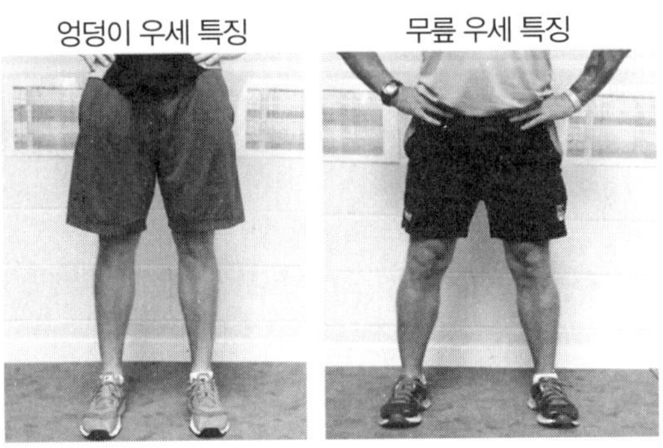

그림 3.3 엉덩이 우세 vs. 무릎 우세 자세 특징.
사진 제공: 스테판 존스.

반복 점프를 주의 깊게 관찰함으로써 선수

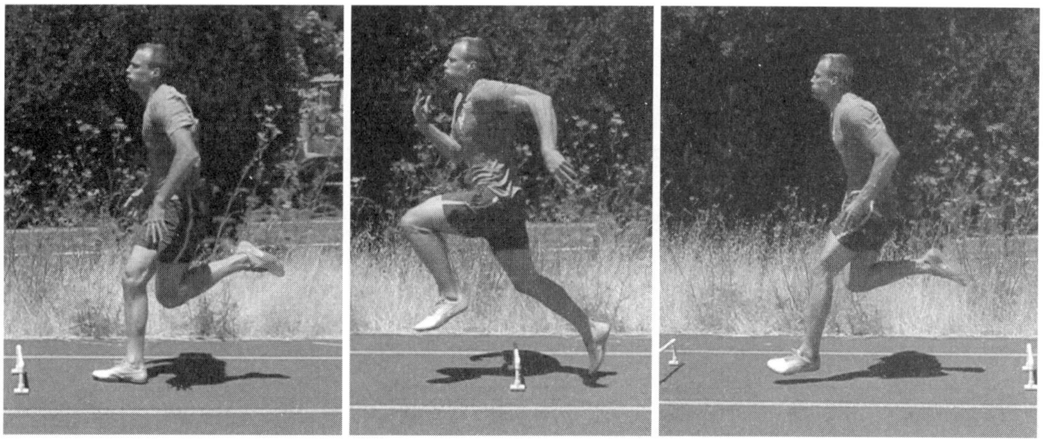

그림 3.4 엉덩이의 중간-낮은 위치에서의 미니허들 스프린팅

가 한 가지 기준을 충족하는지 또는 다른 기준을 충족하고 있는지 쉽게 알 수 있다. 제자리 수직 점프가 뛰어난 선수들은 일반적으로 엉덩이(그리고 다리)가 매우 강한 반면, 4회, 5회 또는 10회 반복 점프와 같은 수직 반응성 테스트에 뛰어난 선수들은 발과 발목이 매우 단단한 특징을 가지고 있다. 『Strength Training for Speed』의 저자인 제임스 와일드James Wild에 따르면, 신체의 질량 중심보다 앞쪽의 지면을 밀어내면서 달려가는 선수들은 발목의 경직성과 반응적인 근력 능력이 부족한 경향이 있다고 하였다. 댄 피처Dan Fitcher 코치 및 다른 코치들도 발목의 약화는 과도한 달리기 보폭과 관련이 있는 것이라고 결론을 내렸다(그러나 이것은 닭이 먼저냐, 달걀이 먼저냐와 같은 내용이다. 237쪽 참조). 제임스 와일드는 선수가 한쪽 발목이 약하고 반대쪽은 강하지만 여전히 훌륭한 스프린트 능력을 보여주는 경우, 약한 쪽 발목의 엉덩이 신전 파워 능력이 우수하여 이와 같은 약점을 보완하는 사례도 발견하였다. 인체는 결과적으로 빠른 속도를 낼 수 있는 방법을 찾아내겠지만, 최고 스피드를 위해서는 좋은 발과 지면의 힘을 잘 흡수할 수 있는 능력이 중요하다.

발의 기능이 좋은 선수들이라 하더라도 다리의 파워 능력이 항상 좋은 것은 아니며, 웨이트 훈련

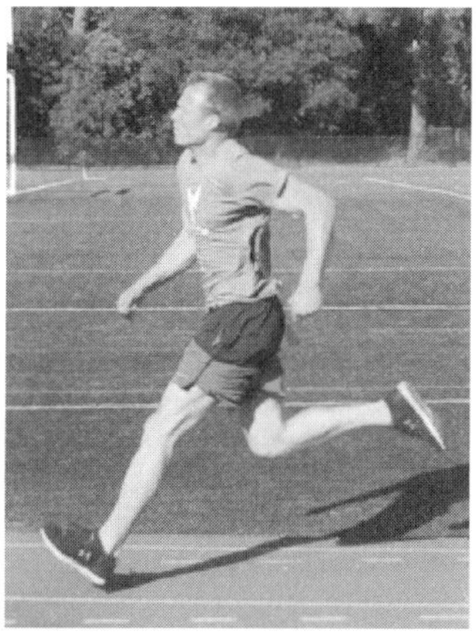

그림 3.5 과도한 보폭은 유각기 단계에서 하지의 회복 속도가 느리기 때문이며, 이것은 지면 컨택 시 강성의 약화를 가져온다.

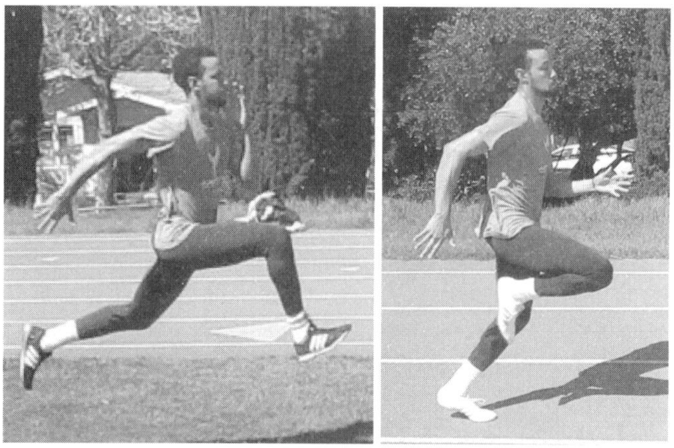

그림 3.6 점프 동작에서의 강성은 힘의 전달 방식의 차이를 보여주기 때문에 스프린트에서의 강성을 대변하지 않는다.

실에서의 확인할 수 있는 힘만큼 강하지 않다. 그러나 이 선수들은 그들이 가지고 있는 힘을 매우 잘 활용하고, 스프린트에서 수직 방향의 힘을 만들기 위해 지면에 힘을 매우 잘 전달하는 능력을 가지고 있다. 우리가 흔히 말하는 '별로 강하지 않은' 유형의 선수들이라 할지라도 폭발적인 스피드와 점프 능력으로 우리를 놀라게 할 수 있다. 이러한 선수들은 약간 말려있는 긴 발가락과 단단한 강성을 보여주는 발과 발의 근막 특징을 보여준다. 트랙 단거리 선수들은 스피드를 위해 바벨 훈련의 양을 너무 많이 하는 것을 경계할 필요가 있다.

다리의 강성은 지면반력을 발목, 무릎, 엉덩이 관절의 가동범위 변화 값으로 나누어 계산을 한다. 수직 강성은 스프린트에서 발생하는 지면반력을 신체의 질량 중심의 수직 방향 움직임 변화량으로 나누어 계산할 수 있다. 다리의 강성과 수직 강성은 수직 방향의 특징을 보여주는 홉핑 테스트에서는 동일하게 작용하지만 스프린트 동안에는 서로 다른 특성을 보여준다. 점프 테스트에서 나타나는 특징이 선수의 스프린트 동작에서도 반드시 동일한 특성을 가지는 것은 아니며, 그 이유는 수평력을 다룰 수 있는 선수의 능력 차이 때문이다. 플라이오메트릭은 스프린트에서 수직력이 부족한 선수들에게는 도움이 될 수 있으나, 퍼포먼스의 성공과 자동적인 상관관계가 있다는 것을 의미하지는 않는다. 왜냐하면 수직 능력 향상뿐 아니라 더 강한 발목과 같은 선수의 능력을 최대화하여 스프린트 기술(밀어내는 능력)이 향상되어야 하기 때문이다. 이와 같은 개념은 힘의 전달 과정 및 수직 세계와 수평 세계 사이에 상관관계가 있음을 시사한다. 훌륭한 코치들은 최고 속도와 관련이 있는 반응성 홉핑 능력의 향상에 집중하곤 한다. 앵거스 로스Angus Ross는 놀라운 가속력과 점프 능력을 가지고 있지만, 최고 속도 능력이 부족했던 선수의 구체적인 일화를 나에게 이야기해주었다. 그 선수는 다른 동료 선수들과 비교했을 때 수직 홉핑 테스트에서 한 발 반응 능력이 부족하였다. 이 선수에게는 수직 방향의 한 발 강성 능력의 향상이 매우 중요한 요소가 되었다(이 책의 후반부에서 알랙스 나테라Alex Natera의 스피드 향상을 위한 등척성 훈련을 확인할 수 있다).

탄력성 또는 근육에 대한 양적인 정의도 있는데, 이것은 선수의 '힘'과 '속도'에 따라 구분 지어진다. 힘-속도 패러다임은 주로 연구 기반 분석 결과에 기반을 두고 있다.[26] 구체적으로 수직 점프 훈련 결과를 바탕으로 분석이 되었는데, 힘-속도가 약한 선수가 훈련함으로써 힘-속도 그래프의 중간 수준으로 향상되며 제자리 수직 점프의 능력이 향상되는 결과를 보여준다. 힘 또는 속도 중심의 개념은 스프린트와 점프 기술에서는 적용하기 어려운 경우가 많다(비록 이 두 기술은 종종 상관성이 있는 것으로 보고된다). 다시 말해서, 운동선수는 스프린트에서 힘 기반의 기술을 선보일 수 있으나, 점프에서는 그렇지 않을 수 있으며, 그 반대의 특성을 보여줄 수도 있다. 그 이유는 선수의 기술과 지면으로 힘을 전달하는 방법에 차이가 존재하기 때문이다. 이는 수직 및 수평 강성 또한 서로 다른 실체를 가지고 있다는 점에서 올바른 개념 접근이라고 설명할 수 있다. '스트렝스'가 수직 및 수평 움직임에서 필요한 공백을 메꿔주는 중요한 요소가 될 수 있지만(예: 한 발 홉핑 스트렝스) 가속과 스프린트 기술은 선수가 가지고 있는 스트렝스를 어떻게 사용하는지에 대한 궁극적인 결정 요소가 된다(다음 페이지에 더 많은 중요 요소가 있다).

최대 힘의 향상을 위해서 선수는 특히 무릎의 굽힘 자세에서 근육의 긴장 능력을 최대화할 필요가 있다. 이 능력은 관절 가동범위를 사용한 스트렝스 훈련, 동심성 파워에 집중한 플라이오메트릭 훈

26. Jiménez-Reyes, Pedro, et al. "Effectiveness of an Individualized Training Based on Force-Velocity Profiling during Jumping." *Frontiers in Physiology*, vol. 7, 2017, p. 677.

련, 스쿼트 달리기, 스쿼트 포지션에서의 슬레드 스프린트와 같은 방법을 사용하여 향상시킬 수 있다. 무릎을 매우 적게 굽힌 상태에서 최대 속도 향상을 위해서는 플라잉 스프린트와 오버스피드 훈련과 같은 속도 기반의 훈련을 집중적으로 사용할 수 있다. 이러한 개념에서 다리의 굽힘을 적게 하고 매우 빠르게 지면과 접촉하는 특징을 보여주는 플라이오메트릭 훈련이 적합할 수 있다. 더 강력한 최대 속도 달성을 위해서 코치는 스포츠가 가지고 있는 특성을 이해하고 그 필요성을 인지할 필요가 있다. 미식축구의 라인맨은 힘이 매우 중요한 포지션이다. 200m 스프린터는 힘보다는 속도가 매우 중요하다. 그들이 속한 스포츠에서 더 빨라지기 위해서는 스포츠에서 요구하는 특성을 바르게 이해해야 하며, 비시즌기에 선수 개개인이 가지고 있는 약점을 올바르게 파악하여 그들이 필요로 하는 방향으로 훈련을 계획해야 한다. 속도를 위한 힘-속도 스펙트럼은 '힘 전달율'의 개념과 함께 수행되며, 이것은 우리를 다음의 중요한 분류로 인도한다.

힘 전달율

JB 모린과 그의 동료들에 의해 정의된 **힘 전달율**은 단거리 스프린트에서 지면반력 생성 능력에 대한 수평 방향 힘의 비율을 의미한다. 스프린트의 스타트 시점부터 선수는 강력한 수평 힘을 사용하여 관성을 극복해내야 한다. 지면반력을 수평 힘으로 전환시키는 능력은 트랙을 달리면서 점점 감소하게 되고, 결과적으로 선수는 지면에 더 큰 수평 힘을 가할 수 없게 되기 때문에 더 빠르게 달릴 수 없게 된다(수평 힘이 중요하다!). 최대 스트렝스 능력과는 상관없이, 힘 전달율이 훌륭한 선수들의 스프린트 능력이 더 좋을 수 있다.[27]

힘 전달율이 우수하다는 것은 가속 기술이 우수하다는 것을 의미하는데, 이 능력은 지면을 수평 방향으로 밀어내기 위해 신체의 질량 중심을 발 위쪽에 정확하게 위치할 수 있는 것으로 이해할 수 있다(스쿼트 자세에서 정강이의 각도를 낮게 유지하는 것). 힘 전달율이 좋지 않은 선수는 일반적으로 가속의 초반부에 엉덩이의 위치가 높고, 수직의 정강이 각도를 보여준다. 스프린트 스타트의 첫 몇 스텝에서 가속 능력을 향상시키기 위해서는 슬레드 훈련이 필요하다(10m 이후의 가속에는 영향을 미치지 않음). 슬레드 훈련은 스쿼트 러닝을 강화할 수 있도록 선수들에게 훈련 자극을 제공할 수 있고, 초기 가속 단계에서 필요한 적절한 정강이 각도를 만드는 데 유용하다. 과거에 코치들이 사용했던 '10% 규칙'(선수가 최대 능력으로 스프린트 하지만 최고 속도보다 10%느린 수준-외부적 요인을 사용-으로 훈련하는 것)을 따르는 시대는 지나갔다. 현재는 무거운 슬레드를 사용하여 최고 속도의 50% 느린 속도로 훈련하는 것이 퍼포먼스 향상에 효과를 내고 있다. 이 훈련 방법은 8장에서 더 자세히 논의할 것이다.

근신경계 패턴

운동선수가 빠르고 부상을 견뎌내는 능력을 향상시키기 위해서는 근신경계 패턴이 핵심적인 요소이다. 근신경계 패턴은 선수가 특정 과제(움직임)를 수행하라는 요구를 받았을 때 사용해야 하는 근육들을 모집하는 전략 및 능력을 의미한다. 예를 들어, 단거리 스프린트를 수행할 때, 선수가 요추부와 종아

27. Morin, Jean-Benoît, et al. "Mechanical Determinants of 100-m Sprint Running Performance." *European Journal of Applied Physiology,* vol. 112, no. 11, 2012, pp. 3921–3930.

리를 사용하여 고관절의 신전을 만들어내는 것을 볼 수 있는데 이와 같은 패턴보다는 둔근, 햄스트링, 요추부로 전달되는 것이 올바른 패턴이 된다. 신체의 '중심'으로부터 시작되는 움직임이 더 효율적이고 파워풀한 결과를 가져온다. 몸의 원위부부터 근육이 개입된다면 움직임은 느려지고, 선수의 부상 확률이 증가할 수 있다. 다양한 동작을 수행하기 위해 얼굴, 목, 손을 긴장시키는 선수들은 더 균형 잡히고 편안한 상대 선수들보다 더 느려지고 부상을 당할 가능성이 높다는 것을 알 수 있을 것이다. 심지어 복직근을 복횡근보다 우선적으로 사용하는 선수들의 운동 능력이 저하되고 부상 및 요통의 발생률이 높은 경향이 있다. 웨이트 훈련실에서 '과도한 움직임'의 몇 가지 일반적인 특성은 다음과 같다.

- 머리를 사용한 과도한 움직임 유도
- 움직임 동안 턱과 목 근육에 과도한 개입
- 햄스트링 경직
- 둔근 약화
- 고관절 굴곡근 경직

위의 특성들 모두가 매우 위험한 것은 아니지만, 이들 중에서, 많은 것들을 발견할수록 웨이트 훈련실에서의 훈련이 운동 기능, 즉 스피드에 이익을 가져다주지 않을 것이다. 바벨 동작은 턱 또는 주먹을 통한 감각 기능 강화가 수반되기 때문에, 웨이트 훈련실에서의 훈련을 매우 오랜 시간 동안 수행하게 되면 실제 스포츠로 전환하는 데 있어서 부정적인 영향을 받을 수 있다. 나의 개인적인 경험으로는 선수의 자세가 균형 잡혀있는 경우 저항 훈련을 통해 움직임이 전반적으로 폭발적으로 향상되는 반면, 자세의 불균형을 가지고 있는 선수들은 저항 훈련을 하면 불균형 패턴이 더 악화되는 것을 발견하였다.

많은 스트렝스 코치, 육상 코치, 스포츠 퍼포먼스 전문가들이 이와 같은 현상에 대해 이해하지 못하고 있다는 것은 매우 안타까운 현실이다. 많은 스트렝스 코치들은 바벨이 A 지점에서 B 지점까지 움직이는 것에 집중하지만, 실제 바벨 움직임의 패턴 또는 타이밍에 대해서는 관심을 가지지 않는다. 만약 선수들이 웨이트 훈련실에서 근력 훈련을 하는 것을 오랜 시간 동안 지속적으로 지켜볼 수 있는 기회가 있다면, 신체의 중앙을 사용하여 움직임을 수행하는 선수들과 사지를 사용하여 움직이는 선수들의 차이점을 조금씩 이해할 수 있게 될 것이다. 이러한 패턴은 '중심에 집중' 또는 '더 발전되는'이라는 서로 다른 멘탈 전략에 의해서 발전된다. 단지 '더 열심히'라는 개념에 집중하는 선수들은 일반적으로 웨이트 훈련실에서는 더 훌륭한 선수가 될 수 있지만, 실제 스포츠 움직임에서는 덜 능숙할 것이다. 지난 몇 년 동안, 나는 운동선수가 웨이트 훈련실에서 훈련하는 방식이 종종 그 선수들의 신체적 문제와 실제 스포츠 문제에 어떻게 반영되는지 알아낼 수 있었다. 나와 수년간 함께 훈련한 숙련된 선수들(최고의 스트로크를 가진 테니스 선수들 및 물을 가장 잘 '느끼는' 수영선수들)은 일반적으로 웨이트 훈련실에서 '매우 열심히' 노력하지 않았고, 각 리프팅 훈련을 최대로 수행하기보다는 정확한 자세 및 개념을 바탕으로 접근하였다.

훈련과 나이

속도 및 파워 향상을 위해 선수를 훈련시킬 때 살펴봐야 할 또 다른 요소는 선수들의 나이이다. 선수의 훈련 나이 및 선수의 연대기적 나이. 훈련 나이는 운동선수가 실제로 다루고 적응할 수 있는 능력을 고려할 때 운동 선택에 큰 영향을 미친다. 연대기적 나이는 운동의 지구력뿐 아니라 우리가 사용하는 운동의 가장 높은 강도 설정에 영향을 주는 요소이다.

> *무거운 무게의 웨이트 훈련과 장기적인 성공*
> *선수 생활을 시작하는 초기 단계에서 수행하는 과도한 바벨 중심의 훈련 또는 플라이오메트릭 훈련은 신경계의 민감도를 감소시켜 향후 발생 가능한 문제의 개선을 위한 노력이 무용지물이 될 수 있게 할 수 있다. 고등학교 및 대학교 수준에서 운동선수의 퍼포먼스를 최대로 만들어야 한다는 서구적인 개념은 장기적인 선수의 경력을 기준으로 보았을 때 이 시기 이후 최고의 성적을 만들어내지는 못한다.*

장기적으로 정형화된 '훈련'을 하는 선수에게는 운동량이 매우 점진적으로 증가하면서 단일 세트 방법을 적용하는 것과 같은 최소화된 바벨 훈련이 효과적이다. 기본적인 움직임 패턴이 확립되면, 선수들은 더 높은 강도로 행해지는 전통적인 바벨 훈련뿐 아니라, 올림픽리프팅 또는 반응성 바벨 훈련과 같은 더 높은 수준의 훈련으로 나아갈 수 있다. 육상 단거리 선수들과 같은 전문 운동선수들은 딥 스쿼트나 데드리프트와 같은 기본 스트렝스에서 최대 힘을 증가시키면 특정 수준의 경기력을 넘어서서 단점이 극대화될 수 있기 때문에, 스프린트의 특정 움직임에서 필요한 등척성 및 신장성 훈련을 함으로서 개인 퍼포먼스의 최대화를 꾀할 수 있다.

일반적으로 선수들의 퍼포먼스가 고등학생, 대학생 또는 20대 중반에 최대가 될 수 있도록 훈련을 구성하고 있기 때문에 연대기적 나이를 고려하는 것이 매우 중요하다. 안타깝게도, 너무 많은 코치들이 고등학교(또는 프로로 진출할 수 있는 잠재력을 가진 대학교) 선수들에게 높은 수준의 중추신경계 훈련을 하여 믿을 수 없는 스피드의 향상을 이끌어내지만, 이 선수들은 대학에서 최고 정점을 달성한 후 점진적으로 성적이 퇴보되는 것을 경험하게 된다.

선수 경력을 시작하는 초기 단계에서 최대한의 노력을 요구하는 스트렝스 훈련, 플라이오메트릭, 심지어 '특별한 스트렝스' 훈련 등의 수행은 선수가 스포츠에 완벽하게 적응하는 데 제한점이 될 수 있다. 이는 속도 기술(또는 해당 문제와 관련된 스포츠 기술)에서 최고의 결과를 얻기 위한 부적절한 방법의 적용으로 인해 과사용, 조직 손상, 정신적 피로, 또는 적절한 근신경 패턴 확립 실패 등으로 인해 발생한다.

무거운 무게의 바벨 스트렝스 훈련 또는 많은 양의 충격 흡수가 요구되는 플라이오메트릭과 같은 격렬한 훈련이 운동선수에게 노출되면, 선수의 신경계 민감도가 감소한다는 것을 깨달아야 한다. 민감도가 감소한다는 것은 선수가 고강도 훈련을 해야지만 더 높은 퍼포먼스의 결과를 얻을 수 있다는 것을 의미한다. 비록 이것이 최악의 상황이라고 들리지는 않지만, 많은 고강도의 바벨 훈련이 좋은 기술 및 탄력성 있는 움직임을 방해할 뿐 아니라 선수의 신경계를 경직시킬 수 있다는 것을 깨달아야 한다! 최고 스피드를 소유한 대부분의 선수들은 젊은 시절 웨이트 훈련실에서 최고의 리프터들이었던 적이 없었다. 거기에는 이유가 있다. 단거리 스피드뿐 아니라 장거리와 달리기와 같은 지구력 스포츠에도 같은 원리가 적용된다. 고교 시절 이미 일주일에 100km를 달리며 훈련한 선수들은 선수 경력 초반에는 좋은 성적을 나타낼 수 있겠지만, 대학 시절과 그 이후에는 일주일에 40km를 달리는 동료들이 이루었던 성적의 향상을 경험할 수 없을 것이다.

제2부

스피드 훈련 연습과 개념

4

운동선수의 스피드 발달을 위한 연습의 선택과 적응

훈련 및 적응 메커니즘의 본질적 이해

이 책을 집필한 가장 중요한 이유는 체육관(스트렝스 & 웨이트 룸)에서 수행되는 스피드 훈련과 발달을 위한 최고의 훈련 접근 가이드북을 스포츠 퍼포먼스 코치와 육상 지도자에게 제공하기 위함이다. 많은 운동선수들은 전통적인 동작인 백 스쿼트 및 데드리프트와 같은 정적 움직임 훈련을 웨이트 룸에서 들어올릴수록 필드나 트랙에서 자동적으로 더 빠른 선수가 될 수 있다고 생각한다. 그러나 특히 장기적으로 보았을 때 이러한 생각은 운동선수가 최고 속도를 달성할 수 있는 잠재력 개발을 저해한다.

이 책을 통해 알 수 있듯이, 단순하게 더 들어올리라고 말하는 것은 트랙 스피드와 속도의 향상을 원하는 많은 운동선수들을 위한 올바른 해결책이 아니다. 이번 장은 5~9장에서 제시한 '방법'에 대한 전체적인 이해를 제공하기 위한 것으로, 현대 스포츠 퍼포먼스에서 존재하는 훈련 스피드와 파워를 위한 거의 대부분의 방법과 수단을 자세히 기술할 것이다.

4.1 '스트렝스' 훈련과 이 책의 영역

'스트렝스'는 근육이 힘을 생산하는 능력을 설명하는 포괄적인 용어로서 힘과 관련된 모든 것을 설명하려 한다. 하지만 정말 재미있게도, 단거리 전력질주(스프린팅sprinting)와 그것을 훈련하기 위한 플라이오메트릭 및 단거리 달리기와 관련되어 수행되는 많은 연습들 또한 근육이 힘을 생산하도록 가르친다. 단거리 전력질주에서 발생하는 다양한 근육 작용(예: 유각기 다리swing leg를 감속시키는 햄스트링)은 웨이트 룸에서 운동선수가 마주하게 될 힘보다 훨씬 더 큰 힘을 발생시킨다. A 스킵과 B 스킵이 단거리 달리기 근육을 위한 특이적 힘 훈련과 컨디셔닝을 제공하는 것이라면 A 스킵과 B스킵은 본래 가지고 있는 목적인 단거리 달리기 신체 모양을 가르치는 것에 대해 큰 의미가 없어진다. 최적의 훈련 환경에서는 저항 훈련뿐만 아니라 단거리 전력질주, 점프, 플라이오메트릭, 탄성 던지기 등의 모든 훈련 수단이 함께 수행되어 오랜 시간에 걸쳐 스트렝스를 향상시키며 스피드의 특이적 요소에 따라 힘 생산 능력을 발달시킨다.

여기서 더 나아가기 전에, 의심할 여지없이 스트렝스와 스피드는 고유의 영역을 가지고 있다. 일부 코치들은 가속력과 아머 빌딩(근육으로 전신을 갑옷처럼 만드는 과정)을 만드는 '근육' 영역에서 선수들을 더 잘 이끌어야 한다. 육상의 단거리 종목 코치들의 경우 최고 속도와 그것의 지구력을 선호하는

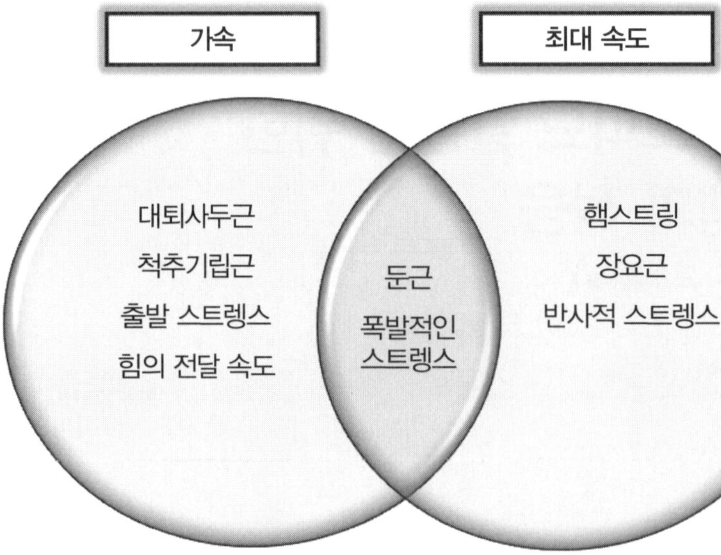

그림 4.1 가속 및 최대 속도 능력에 관한 벤 다이어그램

스트렝스 접근 방식을 보통 선호한다. 어떤 방식의 훈련이 스피드의 어느 부분으로 전이되는지를 보여주는 차트(예: 스쿼트가 단거리 전력질주에서 처음 10m에 도움을 주는 것)를 좋아하는 것만큼 우리는 충분한 볼륨과 강도로 수행되는 딥 스쿼트가 최고 속도 또는 지속적인 최고 속도를 손상시키는 정도(특히 고관절이 우세한 운동선수의 경우)와 같은 '부적 전이'에 대해서는 거의 이야기하지 않는다. 많은 코치들, 특히 스트렝스 코치들이 듣고 싶어 하지 않는 내용이기 때문에 자주 논의되거나 분석되지 않는다. 우리는 이미 강한 저항 스트렝스 훈련이 실제로 단거리 달리기 스텝에서 단지 10m 길이까지만 전이되며[28] 10m 이후에는 더 높은 속도 훈련이 일반적으로 요구되고 40m를 넘어서면 고중량 저항 훈련이 역효과를 불러일으킬 수 있다는 점을 연구를 통해 알고 있다.

육상 경기에서 중요한 최대 속도 지구력을 크게 고려하지 않는 팀-스포츠 종목에 소속되어 있는 신체 준비 코치는 선수들에게 단거리 및 중거리 가속력을 발달시킬 수 있는 방법을 검토하는 것이 매우 적절하다. 육상 트랙 코치와 스피드 전문가의 경우, 순서대로 이어지는 일련의 움직임이 속도에 미치는 영향을 이해하는 것이 최대 운동 수행을 위해서 중요하다.

빠르게 달리기 위해서는 빠르게 훈련하라(그리고 강해져라)

당신이 앞으로 읽을 몇 단락은 운동선수를 더 빠르게 만드는 데 필요한 중요한 정보를 담고 있다. 스트렝스, 플라이오메트릭, 단거리 전력질주(스프린트)에 관한 글을 쓰는 나의 목표는 맹목적으로 많은 훈련 수단을 모으고 적용시켜 최선의 결과를 우연적으로 바라는 것이 아니다. 각각의 훈련 양식과 기법들이 속도를 향상시키기 위해서 어떻게 작용하는지에 대한 사실을 분명히 하고 흐릿하며 불필요한 진흙탕을 씻어내는 것이 궁극적인 목표이다. 우연적인 방법으로 스트렝스를 획득하길 원하는 프로그

28. Delecluse, Christophe, et al. "Influence of High-Resistance and High-Velocity Training on Sprint Performance." *Medicine & Science in Sports & Exercise,* vol. 27, no. 8, 1995.

래밍 기법은 얼마든지 있다. 전체적인 훈련 프로그램이 좋으며 운동선수가 다치지 않는다면 특화된 스트렝스 훈련 수단은 속도를 향상시키고 좋은 결과를 보여준다. 하지만 이 과정에서 어떤 부분이 어떻게 '향상과 발달'에 기여했는지 전혀 알지 못한다.

> *운동선수가 체중의 2배의 딥 스쿼트를 할 때까지 기다리지 마라*
>
> *코치는 플라이오메트릭 및 스피드 특화 스트렝스 운동을 수행하기 이전에 웨이트 룸에서 선수의 체중에 비례한 스쿼트 무게, 이른바 '매직 넘버(체중의 2배 스쿼트)'를 만족시키려고 하면 안 된다.*

'특이적' 및 '특화'된 스트렝스 훈련 수단에 대해 많은 논의가 활발하게 이루어지고 있다. 하지만 진정으로 빨리 달리기 위해서는 바벨을 들어올리는 방식을 제외시켜야 하며 최대 속도 가속과 최고 수준의 노력을 통해 적절하게 스피드로 전이되는 '훈련 프로그램의 구성'이라는 중재 및 접근 방식이 필요하다. 이런 노력(저항을 이용한 단거리 전력질주 및 플라이오메트릭과 유사한 활동)은 또한 선수가 웨이트 룸에서 보여주는 전이 측면의 스트렝스에 강력한 영향을 미친다(114쪽 참조). 운동선수의 스피드 수행력 향상은 대부분 완전하게 회복된 신체 상태(또는 그것과 매우 가까운 상태)에서 달성되는 매우 높은 질적 요소를 가진 노력에 기초한다. 빠른 속도를 위해서는 올바른 역학적 기전과 짧은 훈련 시간이 필요하다. 스피드 훈련에 대한 생각이 200m 길이의 트랙을 8번 반복적으로 달리는 것이라는 생각을 가진 코치는 절대 빠른 육상 팀을 만들지 못한다. 또한 연습 후 무조건 토(구토)하는 선수가 많을수록 스피드가 향상된다는 생각을 가진 축구 코치는 더 빠른 선수들 얻을 수 없다. 아이들이 1년 내내 웨이트 룸에서 스쿼트를 수행하는 것을 우선시하는 사람들은 스피드-중심 훈련을 진행한 경쟁자들보다 더 빠르며 폭발적인 선수가 될 것이라고 잘못 생각한다.

더 빠른 단거리 전력질주를 위해 바벨을 사용하는 환원주자의 오류

이 책은 더 강한 스피드를 원하는 선수를 위한 책이다. 하지만 '더 강해진다는 것'은 단순하게 A 지점에서 B 지점으로 무게(바벨)를 이동시키는 것이 아니라 좀더 다양하고 복잡한 수준의 문제이다. 운동선수들은 더 빨라지고 더 강해질 필요가 있지만 그들이 어떤 방식으로 강해질 수 있는가에 대한 물음과 방식이 이 책의 핵심이다. '근육 중심'의 사고관을 가진 선수들에게 체중의 2배 스쿼트는 스피드 향상 실현을 가능하게 해주며 접근하기 쉽고 많은 시간과 노력이 필요하지 않은 효과적인 훈련이다. 하지만 '우리가 더 진보된 훈련을 하기 전'에 스쿼트의 무게를 체중의 2배로 맞추는 방식은 단순하고 어리석은 방식이다. 고중량의 바벨 부하에서 행해지는 단순한 한두 가지의 움직임 패턴에 집중하기보다는 주기화 스케줄의 각 주기 내에서 훈련 프로그램의 모든 측면을 고려해야 한다.

스트렝스 훈련 전문가가 생각하는 스트렝스 훈련과 실제 스포츠에서 나타나는 고강도-운동 수행 사이에 존재하는 어마 어마한 근육 역학적 간극은 엄연한 사실이며 참으로 안타까운 상황이다. 스트렝스 코치들은 보통 그 자체로 기술인 1RM 리프팅으로 표현되는 '스트렝스'에 너무 편향되게 치중하여 운동선수의 수행력 발달을 위한 힘 생산에 최적화된 다른 경로나 철학을 고려하지 않는다.

'스트렝스 코치'에게 있어서 일반적으로 스트렝스란 바벨 스트렝스로 반영되지만, 스포츠에서 '스트렝스'란 개념은 사실 굉장히 넓은 의미이다. 진정한 의미에서 '강하다'는 것은 운동선수가 스포츠 기술과 관련하여 필요한 순간에 적절한 힘을 생성할 수 있음을 말한다. 이것을 다른 용어를 사용하여 정의하자면, 적절한 양, 올바른 패턴, 올바른 방향, 적절한 시점에서 스트렝스를 생산할 수 있는 능력이다. 우리는 웨이트 룸에서는 가장 강하지 않지만, 그들이 몸담고 있는 스포츠에서 필요한 힘을 간단하게 만들어내는 선수들을 볼 수 있다. 선수의 체형과 다리 길이도 힘의 생산을 결정하는 큰 요소이다. 수많은 단거리 선수들과 함께 훈련해온 퍼포먼스 코치이자 컨설턴트인 데릭 핸슨Derek Hansen에 의하면 100m를 10초 이하로 달리는 선수가 10.6초의 기록을 가지고 있는 선수보다 '웨이트 룸의 패배자'일 가능성이 있다. 한센은 다음과 같이 이야기한다. "일반적으로 단거리 달리기 선수(스프린터)는 근육 섬유의 구성 비율의 차이 때문에 비단거리 달리기 선수들보다 고중량의 무게를 다룰 수 있지만 그렇다고 해서 높은 수준의 역도 기술을 가지고 있는 것은 아니다. 또한 훌륭한 스프린터는 단거리 달리기에 유리한 신체 비율을 가지고 있다."

4.2 진정한 스트렝스란 무엇인가?

'강함'이라는 용어는 육상계에서 몇 가지 다른 의미를 지닌다. 육상의 중장거리 종목 코치에게 '스트렝스'란 스피드 지구력, 체력(피트니스) 그리고 선수의 종목 거리보다 더 긴 거리를 달릴 수 있는 능력과 같은 의미의 동의어이다. 800m 종목의 육상 선수가 1,500m에서 훈련과 경주를 연습하는 경우 '스트렝스'가 좋다고 표현할 수 있다. 대부분 스트렝스 코치에게 '스트렝스'는 선수가 고중량의 바벨을 A 지점에서 B 지점으로 옮길 수 있는 능력을 말한다. 지속적인 지구력을 중요시 여기는 중장거리 종목의 선수와 마찬가지로 바벨 움직임 또한 신경학적으로 유사한 스포츠 움직임보다 훨씬 더 긴 운동 지속 시간을 가지고 있음으로 어떤 의미에서는 중장거리 코치들이 의미하는 '스트렝스'와 비슷한 언어적 유사성이 있다.

> *'강함'을 얻는다는 것은 다원적인 과정이다*
>
> *'강함'을 얻는 것은 단순하게 체중을 A 지점에서 B 지점으로 이동시키는 능력만이 아닌 복합적인 수준에서 일어나는 과정이다. '강함'은 운동선수가 자신의 스포츠 기술과 관련하여 필요한 순간 적절한 힘을 생성할 수 있는 것을 의미한다.*

무엇보다 웨이트 룸에서 발생하는 문제는 생체역학 및 신경학적 '전이'가 그렇게 간단하지 않다는 점이며 많은 경우 바벨을 이용하는 훈련의 속도가 스포츠에서 실제로 목격할 수 있는 움직임의 속도와도 가깝지 않다는 사실이다. 왜? 어째서? 운동선수의 스포츠 움직임보다 5~10배 정도 느린 움직임을 연습하는가? 척추를 모멘트암으로 이용하는 바벨리프팅 훈련은 어떠한 수평 속도의 요소도 없이 때론 과도하고 때론 과신전된다. 이런 연습들이 과연 스프린트와 같은 동적인 이동 속도를 향상시키는가? 스트렝스와 저항 훈련의 어떤 측면이 속도의 범주에 적용되는가? 브라이언 만Bryan Mann 박사에 의하면, 신경학적 및 생리학적 시스템에 영향을 미치는 네 가지 주요 훈련 효과가 있으며, 그중 세 가지는 저항 훈련에 의해 영향을 받을 수 있다고 한다.

- **칼슘 이동과 근소포체**
- **근육 섬유 비대**

- 근신경 방출 속도
- 근신경 운동단위의 동원

훈련 요소 #1 : 칼슘 이동과 근소포체

파워 움직임을 생성하기 위해서 근육 수축을 촉발하는 칼슘이 세포막의 근소포체를 가로질러 운반되어야 한다. 칼슘이 더 빨리 운반될수록, 더 빠르고 강력한 수축이 일어난다. 해당 운반은 속도 민감성이 높고 스프린트(단거리 전력질주)에 의해서 경험되며 필요한 비율의 영역에서 빠르게 작동되어 운반되기 위해서는 최대 전력질주를 해야 한다. 정기적으로 시합에 참여하거나 연습하는 거의 모든 팀 스포츠 선수들이 최대 전력질주에 필요한 범주에서 훈련해야 하며 이와 같은 최대 강도 및 최대 의도는 그들의 해당 스포츠 수행력에 큰 도움을 준다. 여기서 핵심은 최대 속도 스프린트 또는 이와 유사한 운동선수의 움직임이 없다면 적절한 적응이 최대화되지 못한다는 사실이다. 실제로 에너지 시스템 자체는 신경계가 하는 일에 필요한 만큼 반응하도록 '훈련'되지 못한다. 신경계를 빠르게 훈련시키면 에너지 시스템이 그 뒤를 따르는 것이다.

훈련 요소 #2: 근육 섬유 비대 및 형태와 구조

스트렝스 훈련의 활용에 있어서 가장 단순하고 직접적으로 떠오르는 생각은 근육 조직을 키우는 것이다. 이런 생각은 중요하며 사실이지만 속도와 관련된 훈련의 입장에서 보면 근육의 구조적 수준에서 발생하는 과정의 수박 겉핥기에 불과하다. 근육의 관해서는 다음과 같은 구조적 측면을 고려할 수 있다.

- 섬유 유형의 비율
- 우상각
- 근절의 길이

섬유는 세 가지 주요 유형의 근육 섬유로 구분된다. 제I형 지근, 제IIa형 유산소성 속근, 제IIb형 해당성 속근-'피로 섬유'로 나뉜다. 제IIa형 섬유는 빠른 스프린트를 하는 데에 가장 중요한 근육 섬유이며 이 섬유를 높은 비율로 지니고 있는 선수는 빠른 운동선수가 되기 위한 중요한 요구 조건이 충족되었다는 것을 의미한다.

> *가장 중요한 근육 유형*
> *제IIb형 섬유는 빠른 스프린트에서 가장 중요한 근육 섬유 형태이다. 바벨의 속도가 10~20%로 감소할 때 스트렝스 훈련 세트를 멈추는 것은 제IIb형 근육 섬유 성장을 극대화하기 위한 효과적인 전략이다.*

일반적인 의미에서 스트렝스 훈련의 영향을 논하자면 '제IIa형' 섬유의 면적을 증가시키면서 '제IIb형' 섬유의 비율을 감소시키는 동시에 지근의 면적을 늘리는 데 도움을 준다. 스트렝스 훈련의 일반적인 효과는 마치 "바벨 훈련이 가장 빠른 속근을 콕 집어 성장시키는 것이 아니다"라는 의미처럼

표 4.1 근육 섬유의 타입과 특성

	타입 I	타입 IIa	타입 IIb
파워 생산	낮음	중간	높음
활동 성향	유산소	긴 시간 무산소	짧은 시간 무산소
수축 시간	느림	빠름	매우 빠름
피로 내성	높음	높음	낮음
훈련 지속 시간	1시간	30분 안쪽	1분 안쪽

절망적으로 들린다. 하지만 저항 훈련을 통해서 근육 섬유의 형태별 비율을 유지하거나 성장할 수 있는 몇 가지 스트렝스 훈련 방법이 있다. 앞서 언급한 것과 마찬가지로 스트렝스 훈련은 일반적으로 더 느린 지근 및 스펙트럼 영역의 지구력 끝 부분으로(매우 느린) 유도하지만 어떤 종류의 훈련 활동을 하는가에 따라 근육 섬유 형태에 따른 훈련 성장 특이성을 달리할 수 있다. 두 가지 방법을 통하여 스펙트럼 영역의 속근 끝 지점(최대 속근 훈련)으로 향할 수 있게 스트렝스 훈련을 충분히 조종할 수 있다.

첫 번째는, 1RM의 60~80%의 중량을 이용한 높은 속도의 바벨 스피드를 이용하는 것이다. 바벨을 들어올릴 때 최대 속도로 수행하고 바벨의 속도가 떨어지면 즉시 세트를 중단하는 방법이다. 이와 같은 방식을 이용하여 정기적으로 훈련을 하면 각 세트에서 피로 값이 높고 속도가 더 느린 훈련과 비교하여 더 큰 폭발적 파워를 얻을 뿐만 아니라 제IIb형 섬유를 형성할 수 있는 확률이 증가한다.[29] 두 번째는, '지연된 변환delayed transformation'이다. 스피드와 파워를 위한 저항 훈련의 큰 특징은 '초과현상'이다. 훈련 동안 제IIb형 속근 섬유의 수준이 감소되지만 훈련이 중단되고 일정한 시간이 지나면 제IIb형 속근 섬유의 비율이 본래의 수준으로 복귀되고 나아가 더 초과되어 성장하는 것을 말한다. 스트렝스 프로그램의 근 신경적 요소는 최종 결과에 큰 영향을 미칠 것이다. 휴식 없이 이어지는 드롭세트 기법을 딥 스쿼트에 정기적으로 적용하는 것은 초과 현상과 관련이 없다. 우리는 또한 훈련 중단에서 결합조직이 약해지기 시작한다는 것을 인식해야 한다. 심지어 단 며칠 동안만 부하가 중단되더라도 이러한 현상이 일어난다. 따라서 훈련 과정에서 특정한 시점에 높은 수준의 파워를 보여주기 위해서 훈련 시간이나 변수를 조절하는 '피킹'이라는 서로 다른 시스템이 존재한다.

최고 스피드를 위해서 근육의 크기를 늘리는 데는 비용(잃은 것이 있다)이 든다(가속과 수직 점프는 다른 이야기다). 제자리 수직 점프와 가속의 첫걸음과 같은 높은 토크, 저속 움직임의 경우에는 웨이트룸에서 증가된 체중으로 더 무거운 무게를 다룰 수 있는 힘이 증가되어 큰 문제없이 퍼포먼스에 도움을 줄 수 있다. 하지만 스트렝스 훈련으로 얻어진 추가적인 체중 질량을 가진 운동선수가 빠른 지면 접촉을 이용하여 스프린트 스텝을 할 경우 가중되는 무게가 크게 증가하여 이전에 수행한 스쿼트 및 데드리프트의 무게와 근력의 범주를 넘어서는 스트렝스를 사용해야 한다. 고관절 우세 및 근막 중심의 전략을 사용하여 움직이는 운동선수들에게 체중 증가는 근막의 상호 작용과 지면 접촉 시간 때문

29. Pareja-Blanco, F., et al. "Effects of Velocity Loss during Resistance Training on Athletic Performance, Strength Gains and Muscle Adaptations." *Scandinavian Journal of Medicine & Science in Sports,* vol. 27, no. 7, 2016, pp. 724–735

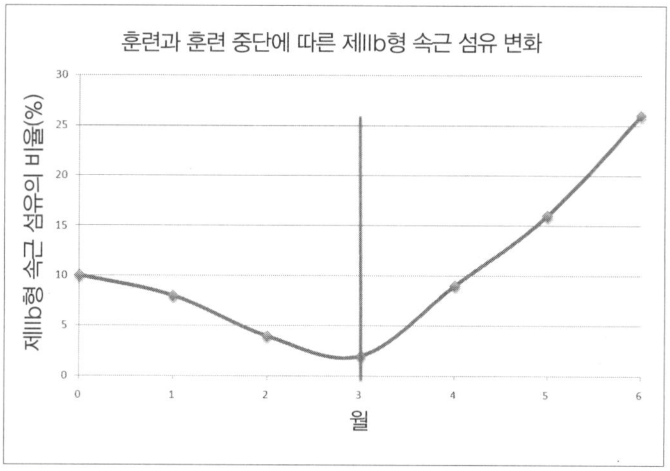

그림 4.2 속근 섬유의 훈련 중단과 '초과 현상'

에 근육 중심 전략을 사용하는 선수들보다 최대 속도와 파워에서 훨씬 더 심각한 부정적인 영향을 받는다.

> *잃을 것이 더 많다*
>
> *탄성 기반 운동선수는 속도에 국한하여 근육 중심의 운동선수들보다 체중 증가로 인해 잃을 것이 더 많다 (물론 두 그룹 모두 체중 증가는 주의 깊게 다루어야 한다).*

가벼운 체중을 가지고 있는 선수들에게 근육 증가를 통한 체중 증가는 실현 가능한 모험이 될 수 있지만, 이미 해당 스포츠에 평균적인 몸집을 가진 선수들에게 체중 증가를 시도하는 것은 신중해야 한다. 대학 미식축구의 경우도 마찬가지인데 스트렝스와 몸집 그리고 마력horsepower을 키우는 것이 미식축구 선수들에게 유용한 방법일지라도 스트렝스 훈련으로 얻어진 추가적인 체중 질량은 트랙 스프린트 및 러닝 훈련을 주로 하는 시즌에는 선수들에게 부정적인 영향을 미쳐 허우적대는 이유가 될 수 있다. 훈련 시 근육 섬유 형태를 선정하는 것 외에도 훈련에서 발생하는 근육의 우상각 구조 근절의 길이 발달을 고려하는 것도 성장에 도움이 된다. 근육의 우상각 구조는 단우상근과 다우상근 그룹으로 생성되며 힘을 생산하기 위해 결합조직 내 섬유의 더 큰 '지렛대'를 만들기 위한 각도를 의미한다.

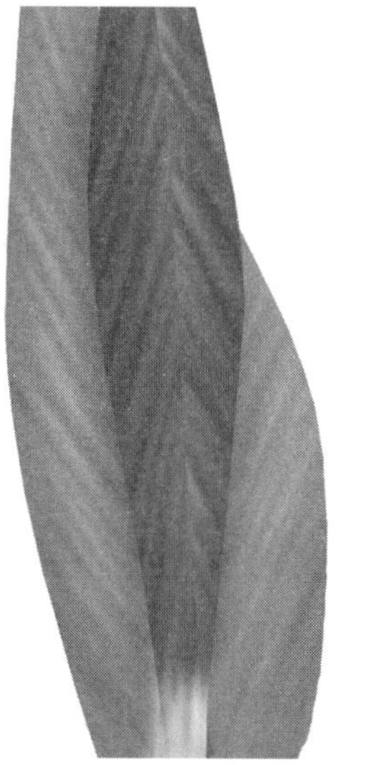

그림 4.3 저항 훈련을 통한 우상근 각도의 변화. 우상근의 각도 변화는 근육의 조정력과 수축 타이밍에 영향을 준다.

우상근의 각도가 클수록 근육은 더 강한 힘을 생성할 수 있는 반면에 큰 각도로 인해 스피드에 부정적인 영향을 미칠 수 있다. 저항 훈련 경력이 없는 운동선수가 갑자기 많은 볼륨의 스트렝스 훈련 프로그램에 참여하게 되면 우상각의 급격한 변화가 생기며 이 과정에서 뇌가 운동 제어의 코디네이션을 다시 조정하여 연결해야 한다. 따라서 근육의 코디네이션이 급격한 감소되며 회복하기 위해서는 상당한 시간이 걸린다. 이와 같은 개념은 바벨리프팅

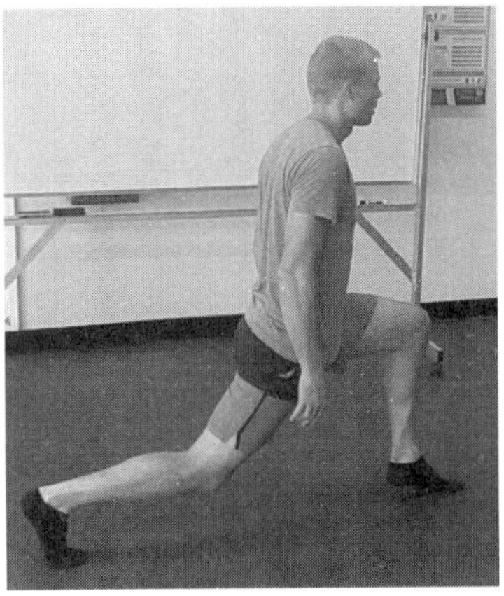

그림 4.4 근육에 스트레치-부하(길어지는 부하)를 주는 운동은 근절의 길이에 긍정적인 영향을 줄 수 있다.

을 한 번도 해본 적 없던 선수가 갑자기 고볼륨의 저항 훈련을 하면 잘 훈련된 선수일지라도 스프린트 능력이 거의 매번 감소하는 현상을 설명한다. 만약 이러한 훈련을 거친 선수가 체중이 증가한다면 지근의 증가가 가장 큰 요인일 것이다.

근육의 근절 길이 또한 스피드 수행력에 중요한 요인이다. 육상의 빠른 스프린터(단거리 주자)뿐만 아니라 신장 단축 주기(SSC)가 필요 없는 수영에서도 근육의 길이는 매우 중요한 요소이다.[30] 긴 근육은 짧은 근육보다 빠른 속도로 짧아지는(단축) 능력이 더 크다. 운동이 스피드에 미치는 영향을 고려해볼 때 스트렝스 훈련의 효과는 긴 근육에서 작동하는 근력 변화에 중점을 두어야 한다. 전통적으로 이루어지는 스트렝스 훈련은 훈련의 경험이 없는 선수들의 근육 길이를 향상시키지만 잘 훈련된 선수들의 경우 그렇지 못한 경우가 많다. 어린 운동선수들 중 스트렝스 훈련(저항 훈련)을 통해 근육 코디네이션이 개선됨과 동시에 퍼포먼스가 향상되는 이유 중 하나가 근육 다발의 길이가 증가하기 때문이다.

비록 훈련이 잘된 선수에 관한 연구가 철저하진 않지만 여러 가지 움직임 증거의 조각들을 종합해보면 스트레치 반응(신전 반사)을 생성하기 위해서 최대 가동범위로 수행되는 런지 및 스플릿 스쿼트와 같은 움직임이 근육 길이 증가에 긍정적인 영향을 미친다.

> *근절의 길이와 스피드*
>
> *긴 근절을 가진 근육은 짧은 근절을 가진 근육보다 더 빠른 속도로 단축할 수 있는 능력을 가지고 있다. 훈련이 충분히 되어 있지 않은 선수들은 스트렝스 훈련을 통해서 근절의 길이가 길어지는 반면에 이미 충분한 훈련을 받은 선수들의 경우는 길이의 변화가 적다.*

훈련 요인 #3: 운동단위 발화율(방출 속도)과 근육 코디네이션

지금까지 운동선수가 더 빨리 달리기 위한 근육 수준에서의 방법을 알아보았으니, 이제 신경 수준에서의 방법에 대해서 이야기해보자. 많은 퍼포먼스 전문가들과 육상 코치들에게 신경계 훈련은 가장 중요한 수단이다. 스트렝스와 저항 훈련이 스피드에 영향을 줄 수 있는 중요한 신경학적 수단은 운동단위 발화율과 근육 코디네이션을 통해서이다. 근육 코디네이션은 두 가지 형태를 가지고 있다. 근육 내(근육 그룹 내에서의 코디네이션)와 근육 간(근육 그룹 사이의 코디네이션)이다. 근육 내 코디네이션은 근육들이 무거운 무게를 들어올리는 데 필요한 힘에 도달하기 위해 더 효율적인 발사 패턴을 익히기 때문에 스트렝스 훈련의 초기 적응을 나타낸다. 대부분의 교과서에서 이러한 코디네이션은 더 나은 동시 수축 훈련 후 지속 시간을 만드는 근육 발화 섬유를 나타낼 것이다. 기본적인 힘-적용 능력이 부족한 선수는 저항 훈련을 이용하여 근육 수축의 질적 수준을 향상시켜 큰 힘을 얻을 수 있다.

30. Abe, Takashi, et al. "Fascicle Length of Leg Muscles Is Greater in Sprinters than Distance Runners." *Medicine & Science in Sports & Exercise,* vol. 32, no. 6, 2000, pp. 1125–1129.

따라서 낮은 수준의 훈련 단계에서는 기본적인 저항 훈련을 능숙하게 만드는 것이 복잡한 운동 제어 향상에 도움을 줄 것이라는 것을 알 수 있다. 캐럴의 연구를 살펴보면 손가락의 기본적인 저항 훈련이 메트로놈에서 행해지는 기본적인 코디네이션 작업 안에서 미세한 코디네이션을 향상시키는 것을 확인할 수 있다.[31] 저항 훈련의 방법에 따라, 근육은 코디네이션 작업을 위해서 보다 일관된 방식으로 동원되었다. 특히, 운동 초보 선수들은 기초적인 지상 기반 저항 훈련을 통해서 관절을 더 잘 제어할 수 있다. 많은 코치들이 파워리프팅 훈련을 활용한 근육 간 코디네이션으로 조기 훈련 효과를 촉발시키는 것에는 매우 뛰어나지만, 특정 수준의 스트렝스를(근육 간 코디네이션의 향상) 넘어서는 기본적인 파워 능력으로의 전이는 거의 달성하지 못한다. 이것은 근육 내 전이를 위한 잠재 능력이 제거되고 무거운 리프팅의 가장 큰 이점인 힘 출력을 위한 신경계의 일시적인 강화 및 상승 작용의 역할만 강조되기 때문이다.

근육 내 코디네이션 측면에서 전통적인 바벨 훈련은 근육 섬유의 교차다리에 유리한 근육과 힘줄의 움직임 타이밍을 왜곡시킬 수 있다. 즉, 근육의 사이즈에 미치는 긍정적인 영향에도 불구하고 과도한 바벨 훈련은 움직이는 동안 근육이 더 오랫동안 '켜짐' 상태로 유지되도록 만들 수 있다. 이것은 근육이 움직여야 할 시간보다 더 오랜 시간 동안 짧아져야 할 때 문제가 된다. 다시 말해서, 전통적인 '위-아래' 움직임의 역도를 너무 많이 하는 운동선수는 스프린트 주기(또는 다른 운동선수의 움직임) 후반에 근육이 '켜짐' 상태를 유지하기 때문에 지면 접촉 시간이 더 길어지는 경향이 생긴다. 엘리트 코치의 역할은 운동선수의 움직임이 탄력에 대항하여 어떻게 '마찰'을 이용하고 '근육'이 작용하는지를 알고 이를 기초로 하여 어떻게 훈련을 진행할지를 고려하는 것이다. 이러한 측면은 특히 '육상 트랙에서의 스피드'와 오랜 시간 동안 전통적인 스트렝스 훈련을 함께 수행해온 고급 선수들에게 더 중요하다. 믿을지 모르겠지만 고급 선수들의 경우 심지어 몇 달 동안 바벨 저항 훈련을 안 하는 것이 도움이 될 수 있다.

근육 간 코디네이션은 운동 사슬로 표현되는 여러 근육 그룹의 코디네이션으로 나타낸다. 스포츠에서 엘리트 운동선수의 기술을 결정하는 것은 어떤 방식으로 근육이 함께 작동하는가이다. 초보 운동선수들의 경우 초기에 기본적인 스트렝스 수단을 통해 근육 내 코디네이션을 중간 스피드 수준까지 향상시킬 수 있지만 스피드에 관한 잠재력을 최대로 끌어올리지는 못한다. 최대 수준의 스피드 퍼포먼스를 달성하기 위해서는 가속 및 최대 스피드 스프린트와 동일하거나 유사한 패턴의 운동을 사용하여 훈련해야 하며 점차적으로 시간이 지남에 따라 이러한 훈련이 전체 훈련에서 많은 부분을 차지해야 한다. 이것을 달성하기 위해서, 그리고 스프린트의 1 스텝이 수직 점프의 지면 접촉 시간보다 더 짧다는 것을 고려해보면, 가속의 기술-행동, 특히 최대 스프린트에 관해 직접적인 전이를 가지고 있다고 알려진 웨이트 룸에서 행해지는 다양한 동작에 대해 신중하게 접근해야 할 필요가 있다. 모든 스트렝스 운동이 실제 스포츠 퍼포먼스와 비슷한 관절 각도와 속도 및 힘 벡터 방향의 기준을 충족하지 못한다면 일반적인 관점(상승작용, 신경 구동, 길이 장력 관계 기반 지원)의 이점을 제공하는 데만 도움이 될 것이다. 다양한 전통적인 스트렝스 운동은 훈련에 여전히 중요하지만 스프린트를 기반으로 하는 훈련을 대체할 순 없다.

---

31. Carroll, T. J., et al. "Resistance Training Enhances the Ability of Sensorimotor Coordination." *Proceedings: Biological Sciences,* vol. 268, no. 1461, Feb. 7, 2001, pp. 221–227.

훈련 요인 #4: 운동단위 동원 및 사용 가능한 운동단위 그룹 증가시키기

단거리 전력질주(스프린트)에서는 더 많은 근육이 동원되고 더 빠르게 근육이 동원될수록 움직임이 향상된다. 스프린트와 관련된 근육 섬유를 95% 동원한 선수가 60%만 동원한 선수보다 더 빠르게 달릴 수 있다. 스프린트와 관련된 근육 섬유의 총량과 연결되어 자극하는 뉴런을 '운동단위 그룹motor pool'이라고 한다.

신경학적 관점에서 보면, 운동선수가 활용 가능한 운동단위 그룹(움직임에 동원된 근육 섬유)의 양을 증가시키면 스프린트 스피드는 물론 다양한 동작의 동적(운동성) 파워를 향상시킬 수 있다. 헤네만의 크기 원리에 따르면 가장 힘들고 강도 높은 운동이 수행되기 전까지는 최대 역치 섬유(보통 타입 IIb)가 동원되지 않는다. 가능한 빠르게 전력질주 하는 것이 이러한 섬유의 많은 양을 동원하지만, 근육 섬유의 최대 양을 동원할 수 있는 운동은 뎁스 점프와 같은 고강도 플라이오메트릭과 매우 무거운 중량의 바벨 훈련(일반적으로 1RM의 90% 이상) 그리고 1RM의 80%의 중량을 빠른 속도의 부하로 들어올리는 방법 등이 강력한 영향을 미칠 수 있다. 이와 같은 움직임들은 지면 접촉의 관점에서는 스프린트만큼 빠르지 않을 수 있지만 스프린트에서 사용되는 신경계의 원시 자극과 유사한 경로를 가지고 있어 운동 성능 향상에 큰 이점을 가지고 있다.

지면반력기(지면반력을 측정하는 판)를 피드백으로 이용하는 특이적 등척성 최대 고정 자세와 같은 최신 방법은 최대 스피드 러닝으로의 전이를 달성하기 위해서 알렉스 나테라에 의해서 고안되었다. 최대 극복 등척성 운동은 실제로 모든 스트렝스 기반 운동 중 역치 값이 가장 높기 때문에 운동선수가 스쿼트 및 데드리프트와 같은 일반적인 리프팅 훈련에서 '충분히 강해지면' 다음으로 이런 유형의 운동이 훈련 상승작용과 운동단위 동원에 있어서 매우 훌륭한 수단이 된다.

다시 한 번 강조하면 고중량의 스트렝스 훈련은 선수들이 더 많은 운동단위 그룹을 동원할 수 있도록 도와준다. 고중량으로 인한 부상이 걱정된다면 1RM 80~85%의 강도로 최대한 빠른 속도로 리프팅을 수행하는 것이 1RM 90% 이상의 고중량을 다루는 것보다 부작용이 적고 큰 상승작용을 제공할 수 있다. 우리는 10장에서 고중량과 저중량을 적용시키는 기본적인 방법에 대해서 다룰 것이다. 어쩔 수 없이(무게가 무거워서) 느린 속도로 고중량을 들어올릴 때에도 우리가 의도하는 것은 가능한 빠른 속도로 바벨을 들어올리는 것이다. 모든 것을 종합해서 생각해보면, 앤디 에거스Andy Eggerth가 스피드 퍼포먼스에 관해서 이야기하는 스피드, 보폭, 보속을 살펴볼 수 있다. 이런 것들은 2장에서 설명된 스프린팅에서의 근육 발사를 연상시킨다.

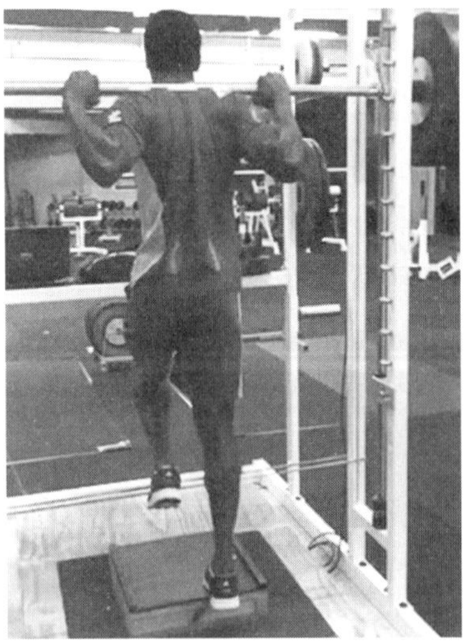

그림 4.5 특이적 관절 각도에서 최대 극복 등척성 운동은 기존의 리프팅 운동을 뛰어넘은 특이적 스트렝스를 제공할 수 있다. 사진 제공: 알렉스 나테라.

"보폭은 신경, 공동으로 작용하는 근육의 동시화, 발사 순서, 메커닉, 탄성 등이다. 보속은 동시화(운동단위 발화율 등)이지만 길항제를 차단하는 능력의 측면이 더 큰 비중을 차지한다. 이것은 근소포체막sarcoplasmic membrane 내의 칼슘 펌프가 세포에서 칼슘을 더 빠르게 빼내는 능력이다.

상승작용은 고급 운동선수에게 중요한 훈련 변인이다

특정한 수준의 스트렝스를 넘어서는(근육 내 코디네이션이 제거됨) 고중량의 리프팅에서 스피드로의 전이가 발생하는 가장 큰 이유는 상승작용의 질적 수준이다.

우리는 스트렝스 운동을 '더 많은 힘'으로 생각하는 경향이 있다. 스프린트에서 보폭이 더 길어야 유리하지만 실제로 보폭을 생성하는 메커니즘은 스쿼트나 데드리프트에 의해서 신체가 '더 강해지는' 것과는 큰 관련이 없다. 고중량 리프팅에서 나타나는 글로벌 신경 구동(스트렝스 운동으로 신경계에서 목표 근육들로 보내진 충격량 크기-스트렝스 및 RFD 향상)은 중간 정도의 수준에서 그 이점을 이용하는 것이다. 여기서 그치지 않고 계속해서 스프린트 능력을 향상시키기 위해서는 신체의 한 부분을 국소적으로 활성화시키거나 특이적 활동을 통해서 신경 신호의 효율성을 개선해야 한다(진동을 이용한 등척성 훈련oscillatory isometric 및 적절한 특화 스트렝스 운동). 효율성이 없는 원시 출력은 근육이 신경을 제대로 포착하고 활용할 수 없게 만들기 때문에 퍼포먼스의 상승 한계로 이어질 것이다.

4.3 스피드와 파워의 다른 훈련 요인

위의 네 가지 훈련 효과는 일차적인 근육 및 신경 적응이지만, 그 외에도 고려해야 할 다른 중요한 요인들이 있다.

- 근육-힘줄 강성
- 근육 길이 장력 및 근육 긴장도

호르몬 적응은 훈련 요인 목록에 근접해 있지만 실제로는 다른 결과를 보여주는 연구가 많다. 고중량의 스쿼트와 파워풀한 역도 운동은 테스토스테론을 급격히 증가시키지만(15~60분 길이) 인터벌 훈련 또한 남성 호르몬을 급격하게 증가시키며 심지어 짧은 중장거리 러닝도 같은 효과를 보인다. 테스토스테론의 증가라는 목표를 중심으로 생각해보면 스쿼트 직후 바로 플라이오메트릭 운동을 수행하는 것이 좋을 수 있지만, 신경 상승작용 및 근육-힘줄 조정 요인이 이런 훈련을 하는 명백한 이유일 것이다. 우리는 테스토스테론을 둘러싼 논쟁은 과학자들에게 맡길 것이다.

스트렝스 훈련은 자세를 교정할 수 있는 기능 때문에 자주 사용된다. 예를 들어 리프팅을 수행하는 동안 견갑골을 뒤로 당기는 방법을 생각해볼 수 있는데 나는 이런 효과들이 단지 '미봉책'의 한 종류에 지나지 않는다고 생각한다. 이런 방법들은 육상에서, 신경 반사 자세 및 역도 훈련 이후 기대되는 자세 교정으로 이어지지 않는다. 스포츠 필드에서 나의 경험으로 미루어보면 운동선수의 호흡 패턴이나 호흡 근육에 관한 훈련 없이 자세 교정을 위해서 공통적으로 강화해야 하는 근육으로 여겨지는 하부 승모근과 같은 특정 근육들을 무작위로 강화한다고 해서 운동선수의 동적 스트렝스가 향상되지 않는다. 그럼에도 불구하고 과도하고 반복적인 축성 부하는 실제로 기존에 가지고 있던 병리학적 자세 문제를 악화시킬 수 있으며 다관절 근육 사슬(PRIpoly-articular chains) 내에서 타이트하고 과활성된 근육은 점점 더 강해지고 팽팽해지며 약한 근육들은 약한 상태로 머물게 된다.

근육-힘줄 강성

근육과 힘줄은 빠르고, 파워풀하고 효율적인 움직임을 수행하기 위해서 함께 작용한다. 힘줄과 결합 조직이 없으면 관절의 빠른 가속이 어려울 것이다. 동물을 예로 들어보면 개구리는 근육으로만 만들 수 있는 움직임 출력보다 힘줄에 의한 출력이 7배 정도 증폭된다. 나는 이런 근육과 힘줄의 상호 작용을 구식 새총으로 여긴다. 밴드를 뒤로 당겨 폭발력을 준비하는 팔의 기계적인 힘은 근육의 힘이며 밴드를 잡고 있는 손을 놓아 공기돌이 고속으로 가속하는 것은 힘줄과 같다. 대부분의 스포츠 움직임에서 근육은 '등척성 잠금' 작용을 하는 반면에 힘줄은 늘어나거나 튕겨진다.

스프린팅을 위해서는 일부 힘줄은 다소 단단해야 하고(예: 아킬레스건) 그 외 다른 힘줄은 길고 유연해야 한다(예: 대퇴사두근의 외측광근 힘줄). 일반적으로 스트렝스 훈련은 힘줄을 더 강하고 단단하게 만들지만 이것은 운동 범위에 따라 달라진다. 빠른 러닝 패턴에서 작용할 수 있는 힘줄의 길이와 스트렝스를 만들기 위해서는 넓은 운동 범위를 이용한 스플릿 스탠스 훈련이 최고의 선택이 될 수 있다. 두 발 스탠스로 수행되는 운동은 지면반력이 생성되는 순간에 요구되는 힘줄의 높은 강성에 더 특이적이다.

스트롱 바이 사이언스strong by science의 창립자 맥스 샤마르조는 힘의 발달 속도(RFD)에서 힘줄 강성의 역할에 대해서 다음과 같이 말한다.

"근육이 수축하면 어떤 형식이나 형태로든 중추 신경계로부터 신경 자극을 받는다. 이런 일련의 과정 동안, 신경 자극의 속도와 크기는 근육 긴장이 형성되는 속도에 영향을 미칠 것이다. 단, 형성된 장력의 양과 관계없이 전달된 힘으로 작용하는 힘줄이 팽팽하게 긴장되어 근육 수축이 움직임을 일으킬 수 있을 때까지 동작을 할 수 없다. 밝게 빛나는 전구를 생각해보면 된다. 전구를 켜기 위해서 큰 전기 자극을 보낼 수 있지만 전기 배선이 좋지 못하면 전구에 전류가 도달하기 전까지 전기는 전구에 불을 밝힐 수 없다. 근육의 움직임 또한 같다. 중추 신경계로부터 큰 전기 자극을 받을 수는 있지만 근육은 힘줄이 전구에 전류를 전달해줄 때까지 움직임을 만들어내지 못한다.

위의 내용을 바탕으로 미루어 보면 힘줄 강성이 힘 전달 및 초기 힘 발달 속도에 중요한 역할을 하는 것이 분명해 보인다. 대부분의 스포츠 움직임은 0.90ms 동안 지속되는 스프린트의 지면 접촉과 같이 매우 짧은 힘 전달 시간으로 발생하기 때문에 초기(빠른) 힘 발달 속도는 논란의 여지가 없이 중요하다. 따라서 코치가 선수에 대해서 '빠른 첫 스텝'을 볼 수 있다고 말할 수 있다면, 해당 선수가 고강성의 힘줄을 갖추고 있음과 동시에 높은 수준의 초기 힘 발달 속도를 보유하고 있을 가능성이 크다."

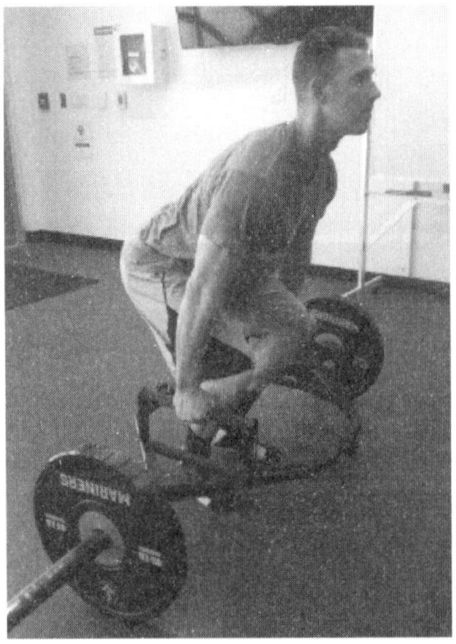

그림 4.6 스트렝스 훈련은 더 강하고 단단한 힘줄을 만든다. 그러나 느린 템포로 수행되는 스트렝스 훈련은 힘줄과 결합 조직에 거의 영향을 미치지 않는다.

근육의 길이와 길이-장력

육상 트랙 코치이자 스포츠 기술 전문가인 훈련 적응 발달의 애런 데이비스Aaron Davis of Train Adapt Evolve는 이렇게 말한다.

> "나에게 있어서 근육 역학과 관련된 수행 결과에 변화를 주려고 할 때 길이-장력 특성은 중재 과정의 3분의 1에 해당된다. 세 가지 중재는 길이-장력, 힘-속도, 힘줄 적응성이다. 길이-장력에 관한 훈련 특성이 여전히 책꽂이에 남겨져 있는 동안에도 힘-속도 훈련 특성과 힘줄은 지겹도록 논의된다. 퍼포먼스를 제한하는 길이-장력 특성의 예시로는 운동선수가 가지고 있는 최대 1RM 스쿼트의 스티킹 포인트sticking point(원심성 단계 후 동심성 수축 단계로 올라가는 구간에서 나타나는 가장 힘든 부분)가 있다. 선수는 특정한 가동범위에서 부족한 능력을 가지고 있다. 이제 '스티킹 포인트'의 개념을 스포츠에서 운동선수의 특정한 관절 범위에 적용해보고 어떻게 스티킹 포인트가 운동 수행을 제한하는지 살펴보라. 스포츠 트레이닝 분야에서 마법의 주문과도 같이 사용되는 '훈련의 전이'는 의심할 필요도 없이 길이-장력 원리를 따라야 한다. 사실 길이-장력은 섬유 유형보다 기능적인 측면에서 더 많은 역할을 할 수도 있다. 길이 장력 특성의 변화를 위한 중재는 관절의 특이적 스트렝스 훈련을 등척성 및 원심성 수축으로 수행하는 방법을 이용할 수 있다. 일반적인 이런 훈련은 주기화 과정에서 프리 시즌이나 시즌 중에 사용되지만 다른 중요한 훈련과 마찬가지로 1년 내내 어떤 방식으로든 선수에게 적용되어야 한다."

우리는 근육의 구조가 퍼포먼스에 매우 중요하다는 것을 알고 있다. 따라서 적절한 근육의 길이-장력과 신경 연결성의 보장이 퍼포먼스를 유지하고 향상시키는 중요한 요소이다. 관절 특이적 등척성 방법을 활용하는 것이 도움이 되며 간단한 스프린팅 수행만으로도 스프린트에서 요구되는 특이적 길이-장력 훈련이 제공된다.

4.4 웨이트 룸에서의 특이성과 기능성

스피드 발달을 위한 운동 선택은 강한 흥미와 논란을 일으킨다. 대다수의 코치들과 운동선수들은 웨이트 룸에서 운동하는 것을 좋아하기 때문에 당연히 누가 더 빠른 속도로 리프팅 하는지에 대해 관심이 많다. 이들이 주로 고민하는 것은 가속도(그리고 심지어 최대 스프린트) 능력을 향상하기 위한 웨이트 룸에서 가장 좋은 운동은 무엇인가이다. 이런 고민은 두 가지 질문으로 연결되는 경향이 있다.

1. **웨이트 룸에서 특이적 훈련을 시도해야 하나?**
2. **일반적인 신경과 생리학적 구성 요소에 집중하기 위해서는 웨이트 룸을 떠나야 하는가? 또한 스피드는 특정 스포츠와 육상 트랙에서 수행되는 스피드 훈련에 맡겨야 하는가?**

위의 두 가지 질문은 모두 타당성이 있는 내용이며 둘 다 사실을 바탕으로 한다. 질문에 대한 답은 명확하지 않고 모호할 수 있다. 반응성 스플릿 스쿼트, 반응성 글루트 햄스트링 레이즈, 힙 쓰러스트 및 적절한 속도의 역도 동작과 같은 특이적 저항 훈련을 통해서 견고한 특이적 스트렝스와 기능 및 코디네이션을 발달시킬 수 있지만 어떤 선수들은 특이적 스피드 기술이 잘 발달하여(100m 10초 이내) 더 이상의 '특이적' 리프팅으로 발생되는 적응을 필요로 하지 않는다. 사실, 이미 스프린트에 재능을 가진 선수들에게 웨이트 룸에서 행해지는 '특이적' 리프팅은 실제로 그들의 특이적 스피드 훈련을 방해할 수 있다. 재능 있는 선수들은 근육과 신경 발달 요인뿐만 아니라 기능적인 균형을 극대화하기 위해서 설계된 매우 일반적인 훈련을 하는 것이 더 나은 방법이다. 7장에서는 스피드 발달을 위한 '특이적' 리프팅 운동의 기본을 상세하게 알아보겠지만, 그와 동시에 리프팅 훈련이 '특이적'이란 용어에 부합하기 위해서는 신경학적 및 조정력(코디네이션) 등의 요인을 기초로 하여 전이가 이루어진다는 것을 명심해야 한다. 다음은 '특이적'에 필요한 요인이다.

- **생체역학 및 힘 벡터**
- **움직임 속도와 수축이완율(속도)**
- **움직임 유형과 길이-장력 관계**

생체역학 및 힘 벡터

웨이트 룸에서 수행하는 훈련이 스프린트로 전이되기 위해서 고려되어야 할 첫 번째 사항은 관절 각도와 힘 벡터이다. 여기서 반드시 선행되어야 할 질문이 두 가지 있는데 하나는 "가속 및 스프린트에서 사용되는 관절을 동일한(또는 유사한) 관절 각도와 운동 범위 내에서 적용하였는가?" 두 번째는 "스프린트에서 작용하는 근육이 비슷한 비율로 웨이트 룸 훈련에 반영되었는가?"이다. 웨이트 룸에서 적용되는 운동들의 경우 많은 상황에서 다리보다 허리와 등이 더 발달한다. 웨이트 룸의 훈련이 '수직 힘' 발달에 도움이 된다고 홍보되지만 실제로는 약간 다르다. 스프린트의 첫 번째 스텝의 지면 접촉 시간은 180ms 미만으로 이 짧은 시간 안에 수평으로 이동하는 선수에게 힘을 전달해야 한다. 이러한 힘의 전달을 위해서는 짧은 시간 동안 발이 시상면에 붙어 있어야 하기 때문에 스쿼트(다양하게 수행되는 싱글레그 운동도 마찬가지로)에서 볼 수 없는 발의 특이적 회외와 회내(에서 다시 회외로)의 연속 동작이 필요하다. 따라서 웨이트 룸에서 수행되는 훈련이 어떤 형식으로 진행되는가에 따라 코디네이션이 크게 작용하는 움직임과 신경전이가 직접적으로 발생하는 운동으로서 좋은 영향을 미치거나 크게 영향을 못 미칠 수도 있다.

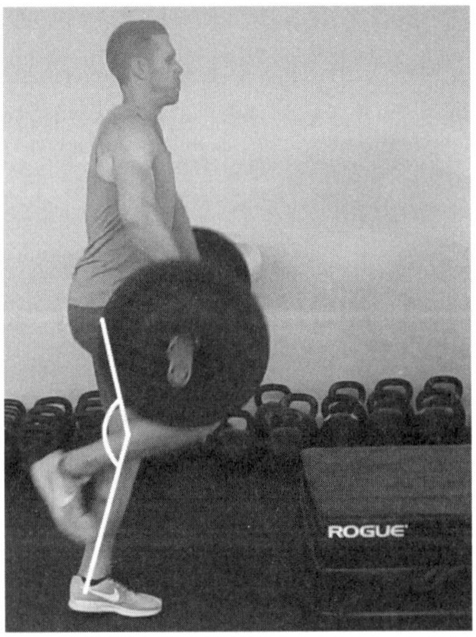

그림 4.7 많은 리프팅 훈련들이 '특이적'인 것처럼 보이지만 좋은 스프린트에서 실제로 벌어지는 미세한 생체역학적 작용에서 벗어나 있다. 그림에서 보이는 '특이적'을 목적으로 수행하는 싱글레그 클린에서 엉덩이를 수평 방향으로 미는 힘은 정강이의 움직임과 맞지 않으며 최대 속도에서 나타나는 푸시(밀기) 타이밍과도 일치하지 않는다.

위에서 설명한 '특이적'의 기준을 보면, 우리가 '특이적'이라고 가정하는 몇몇 리프팅 동작들이 실제로는 그렇지 않을 가능성이 높다. 똑바로 서서 밴드를 발에 걸고 무릎을 곧게 펴(신전) 하면서 지면으로 빠르게 미는 운동은 실제 유각기 다리 벡터와 동일하지 않아 최고 속도에 큰 도움이 되지 못한다. 싱글레그 클린과 싱글레그 스내치는 언뜻 보기에 '특이적'인 측면을 강조한 것 같지만, 앞서 설명했던 속도와 가속의 신경적 전이의 기준을 잘 갖췄다고 볼 수 없다. 특히 이러한 훈련은 고도로 훈련된 높은 수준의 선수들에게는 큰 전이가 일어나지 않는다. 바벨을 이용한 싱글레그 운동에서, 정강이의 전방 움직임은 스프린트나 가속에서 실제로 사용되는 수평력을 생성하는 것이 아닌(물론 일부 있지만) 수직 위로 올라가는 수직 싱글 점프의 한 종류이다.

바벨리프팅을 통한 가속 훈련의 경우 수평 스피드를 도입할 수는 없지만 일반적인 클린과 스내치와 같이 주요 관절 움직임과 유사한 관절 각도에서 매우 폭발적인 충격(자극)을 전달하는 움직임을 사용할 수 있다(싱글레그를 이용한 역도 움직임의 균형 요소가 충격을 감소시킬 수 있음). 최대 속도에서는, 수평 스피드와 힘 발달 속도가 매우 높아서 신경전이의 기회의 창이 매우 작다. 그러므로 웨이트 룸에서 직접적인 전이를 유발하는 유일한 방법은 스프린트 특이적 관절 위치에서의 최대 비율의 등척성 힘을 적용하는 것이다. 이와 같은 아이디어는 움직임 속도와 힘 발달 속도와 같은 전이에서 고려되는 중요한 두 가지 요소로 이어진다.

움직임 속도와 힘 발달 속도

다음 질문: 움직임이 스프린트와 가까운 속도로 수행되는가? 근육의 수축 형태가 진동을 이용한 스플릿 스쿼트에서 볼 수 있는 '수축-이완 움직임'과 마찬가지로 스프린트와 유사한가? 가능한 폭발적으로 수행되는 기초적인 움직임(등척성)이 전통적인 스트렝스 운동에서 강조하는 '위아래'로 움직이는 수직 운동 범위보다 더 많은 전이를 만들어내는가?

가속에서 선수의 다리는 공중에서 빠르게 움직인다. 아무 접촉도 없는 공중의 동작을 보면 역도 동작이 가속과 관계가 없는 것으로 보이지만 역도를 하면서 고관절(엉덩관절)의 각속도를 최대한 빠르게 하려는 시도는 초기 가속 능력과 관련이 깊다. 높은 수준의 역도 선수가 고중량의 풀 스내치를 수행할 경우 초당 450도의 고관절 각속도를 생산한다.[32] 이런 사실을 기반으로 추측해보면 역도 수준이 높지 않은 운동선수라도 가벼운 무게를 이용한 파워스내치 유형의 역도 동작에서 초당 최대 600까지 고관절 각속도를 달성할 수 있을 것이다.

> *이 시점에서 다시 한 번 질문해보자! 위의 설명은 매우 타당하고 좋아 보이지만 이런 접근법이 정말 가속에 도움이 될까?*
> *역도 동작에서 나타나는 발과 정강이의 각도를 기준으로 관찰해보면, '특이적'으로 보이는 웨이트 룸 리프팅은 많은 경우 전이가 발생하는 비율이 그리 높지 않다.*

가속 구간에서 고관절의 각속도는 초당 400도에서 시작하여 여섯 번째 스텝까지 약 600도까지 올라간다.[33] 고관절의 각속도를 관찰하는 것은 '유각기 다리의 채찍 같은 움직임'의 끝 지점인 발의 지

32. Gourgoulis, Vassilios, et al. "Comparative 3-Dimensional Kinematic Analysis of the Snatch Technique in Elite Male and Female Greek Weightlifters." *The Journal of Strength and Conditioning Research,* vol. 16, no. 3, 2002, p. 359.
33. Nagahara, R., et al. "Kinematics of Transition during Human Accelerated Sprinting." *Biology Open,* vol. 3, no.8, Apr. 2014, pp. 689–699.

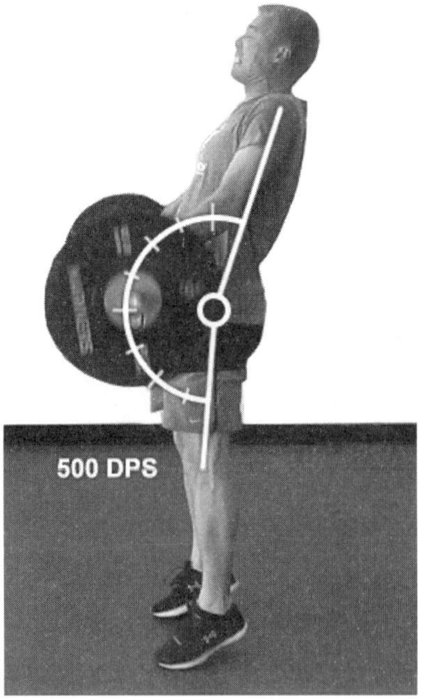

그림 4.8 바벨의 속도가 아닌 각속도를 확인해야 한다.

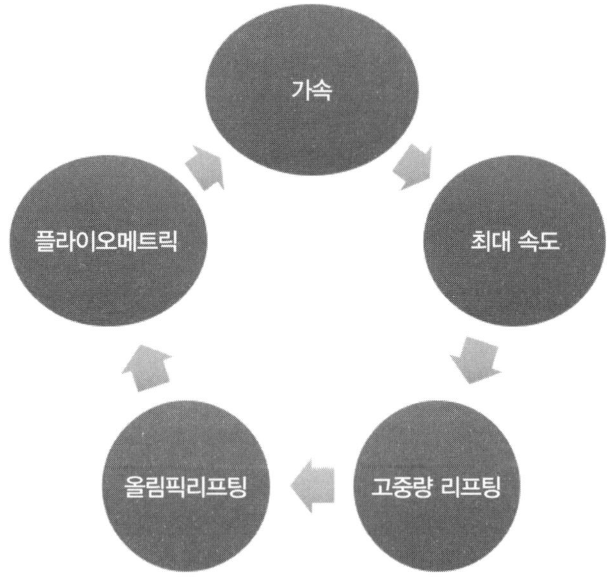

그림 4.9 저속 및 고속 훈련의 관계. 저속 훈련과 고속 훈련은 각각 서로를 상승시키고 강화할 수 있다. 예를 들면, 운동선수의 최대 클린 무게는 시합 기간 중 증가될 수 있다. 그 이유는 선수가 최대의 힘과 노력으로 전력질주(스프린팅) 하기 때문에 근육 동원, 신경 전이 등의 능력이 증가하기 때문이다.

면 접촉만을 보는 것보다 더 많은 것을 알게 해준다. 이 같은 관점은 동적 스포츠 움직임의 향상을 목적으로 웨이트 룸에서 수행되는 운동들이 스프린트에 어떤 영향을 미치는가에 관한 더 넓고 깊은 통찰력을 제공해준다.

지금까지 선수들을 지도하면서 많은 코치들과 이야기하고, 많은 선수들과 함께하면서 그들이 경험한 수많은 일화를 들어보면 웨이트 룸에서 수행되는 다양하고 다른 움직임 속도에 선수들의 신체가 저마다 다르게 반응한다는 것을 알 수 있다. 또한 우리는 다른 속도가 리프팅 속도에 영향을 미친다는 것을 알고 있다. 예를 들어 고중량의 스트렝스 훈련은 운동선수가 저중량의 웨이트를 더 빠르게 들어올리는 데 도움을 주지만, 저중량의 웨이트 훈련을 하는 것 또한 고중량의 웨이트를 들어올리는 데 도움이 될 수 있다. 또한 웨이트 룸에서 행해지는 스피드와 플라이오메트릭 훈련 역시 빠른 신경 구동과 동원을 발달시킨다는 측면에서 정전이Positive transfer에 좋은 영향을 미친다.

고중량의 무게를 강하게 밀면 우리의 신체는 '중압적인 상황'에 대한 적응을 잘 배우지만, 이 과정은 신경계의 즉각적이고 강한 수축과 이완을 전달하기보다는 '힘을 고정하도록' 가르치기 때문에 운동선수의 힘 발달 속도를 감소시킬 수 있다. 그렇다면 왜? 대학 미식축구 선수들이 전통적인 웨이트 룸에서는 육상 선수보다 훨씬 더 강하지만 실제 100~400m 트랙에서는 생각처럼 기록이 단축되지 않는가에 대한 답을 얻을 수 있다. 다른 요인들을 제외하고 속도에 국한해서는 고중량에 대항하는 신체에 압박을 가하는 훈련은 잠재적인 최대 속도 능력을 저해할 것이다.

스트렝스 훈련 중 특히 3~8회의 반복 횟수로 수행되는 전통적인 바벨 운동은 최대 속도의 스프린트에서 선수의 보속을 감소시킨다. 이런 사실은 고중량의 바벨 스트렝스 운동이 상당한 양의 볼륨으로 진행될 때 발생하는 일반적인 신체 적응이 힘 발달 속도를 감소시킬 수 있다는 생각과 일치한다.[34] 이것은 베조디스Bezodis의 연구 결과에서 확인된 사실이다. 최대 힘의 크기 즉 '피킹'으로 수행되는 스트렝스 훈련 구간은 초과 회복(훈련 시간 동안의 빈도와 속도를 초과한 회복)과 운동 후 회복 과정을 가지고 있다. 고중량 스트렝스 바벨 운동 후 발생하는 일반적인 훈련 적응 단계는 보속과 최대 러닝 스피드를 감소시킬 수 있다. 코치는 그들이 원하는 기간 동안 '초과 보상'이 일어나야 한다는 점을 이해하고 고중량의 스트렝스 운동(많은 코치들이 이 부분에서 고중량의 스트렝스 운동이 대조적으로 필요로 하는 부분을 간과한다)에서 휴식의 중요성을 인식하며 스트렝스 운동을 이용해서 선수들이 힘과 스피드에서 최고의 능력을 최적의 순간에 발휘할 수 있도록 1년 동안 적절하게 볼륨을 조절해야 한다. 내 경험으로 미루어보면, 특이적 등척성 및 진동 등척성 운동과 함께 전통적인 스트렝스 훈련이 적절하게 균형을 이루게 되면 전통적인 최대 스트렝스 방식에서 특징적으로 관찰되는 힘 발달 속도의 감소를 어느 정도 완화시킬 수 있다.

움직임 유형과 움직임의 길이 장력

앞서 2장에서 설명한 것처럼, 선수가 스프린트를 할 때 다른 유형의 근육 수축이 발생하며 일정한 과부하를 주어 원하는 근육 수축 유형의 발달을 촉진하고 싶다면 운동의 종류를 선택할 때 코치의 각별한 주의가 필요하다. 스프린트 동작은 근육에 즉각적인 장력을 만들고 빠르게 이완시킨다. 러닝에서 발을 지면에 심는 구간의 폭발적인 등척성 특성을 적용하기 위해서는 진동 등척성 스플릿 스쿼트를 이용하여 유용한 과부하를 제공할 수 있다. 이와 반대로 느린 속도의 정적 스쿼트는 러닝에서 발생하는 근육 수축의 특이적 요구를 충족하지 못하기 때문에 올바른 근육 수축 유형으로 전이되지 못한다.

우리가 특이적인 운동을 디자인할 때 스프린트에서 사용되는 특이적 근육이 실제 스프린트에서 나타나는 근육과 비슷한 길이, 즉 유용한 길이로 작동하는지를 고려해야 한다. 예시로서 노르딕 햄스트링 컬과 정강이 부분의 유각기 감속 구간의 관계를 볼 수 있다. 노드릭 햄스트링 컬을 할 때 무릎을 90도 이상 아래로 더 펴지 못하는 운동선수는 유용한 전이에 필요한 관절 각도에 도달하지 못한다. 따라서 전이를 위해서는 몸에 밴드를 걸어 도움을 받거나 고관절(엉덩관절)을 구부려 무릎의 90도 이상 굽힘에 도움을 주어야 한다. 러닝을 위한 스쿼트를 선수에게 적용할 때도 마찬가지이다. 코치는 스쿼트의 최대 장력 지점을 염두에 두어야 한다. 지면과 평행하거나 더 아래로 내려가는 풀 스쿼트의 종류는 스프린트에서 나타나는 근육 길이 이상의 강한 장력을 만든다. 이 상태가 모든 단거리 운동선수들에게 반드시 나쁜 영향을 미치는 것은 아니지만 특이적 길이-장력의 수준에서 선수를 빨라지게 만들 수 있는 리프팅 효과의 가능성을 제한한다. 유니 레터럴 핀-풀 스플릿 스쿼트unilateral pin-pull in a split stance와 같은 보다 더 특이적인 움직임을 선수에게 적용할 때 다리의 각도는 근육이 활성화되는 길이를 결정하는 데 도움이 된다.

스피드 향상을 위한 특이적 훈련 vs 일반적 훈련

파워리프팅과 역도(올림픽리프팅)가 올바른 운동인가? 아니면 '기능적 훈련'이 더 올바른 운동인가? 하는 논쟁은 누가 옳고 그른가의 문제가 아니다. 운동선수의 일생 또는 시즌 및 비시즌기 등의 기간

34. Bezodis, Ian N., et al. "Sprint Running Performance and Technique Changes in Athletes During Periodized Training: An Elite Training Group Case Study." *International Journal of Sports Physiology and Performance,* vol. 13, no. 6, 2017, pp. 1–24.

에 따라 다르게 적용하고 어떤 시기에 얼마만큼의 운동이 어떤 종류로 선택되어야 하는지의 문제이다. 노트르담 고등학교의 스트렝스 코치인 닉 가르시아는 적절한 자극이 경기력에 어떠한 영향을 미칠 수 있는지를 설명한다.

"올해 우리 팀은 높은 수준을 가진 1학년 학생 선수들을 다수 보유했으며 나는 이 선수들을 두 그룹으로 나누어 훈련시켰다. 한 그룹은 일주일에 3일 웨이트 룸에서 20분을 훈련했고 필드에서 40분을 훈련했다. 두 번째 그룹은 대부분의 시간을 웨이트 룸에서 훈련했으며 이 그룹의 선수들이 얼마나 많은 스피드/플라이오/민첩성 운동을 했을지는 코치에게 달려 있었다. 스트렝스 코치가 1학년생을 가르치고 있기 때문에 위와 같은 운동들을 많이 하지 않았을 가능성이 크다(전통적인 리프팅을 가르치기 위하여).

첫 번째 그룹의 1학년생들과의 진행 과정에서 SPARQ 복목에 있는 기록 측정(40야드 달리기, 수직 점프 등)을 위한 운동들을 특정하여 훈련시키지 않았다. 3개의 운동면을 모두 참여시켜 플라이오메트릭 운동을 수행했으며 메디신 볼 던지기 운동을 했지만 무릎이 아닌 골반의 파워를 이용하였다. 또한 스피드 운동은 10야드 슬레드 밀기와 20m 스프린터를 수행했다. 이런 식으로 필드 운동이 끝난 후 웨이트 룸에서 케틀벨 프론트 스쿼트, 덤벨 점프 슈러그, 덤벨 하이 풀, 팔굽혀펴기, 인버티드 로우, 네발기기 움직임, 몽키바 훈련, 체조 링 매달리기 운동과 체중을 이용한 움직임 운동을 20분 동안 진행하였다. 반면에 다른 한 그룹은 웨이트 룸에서 역도의 클린, 스쿼트, 벤치프레스 및 다른 전통적인 바벨리프팅을 수행하여 훈련을 진행하였다.

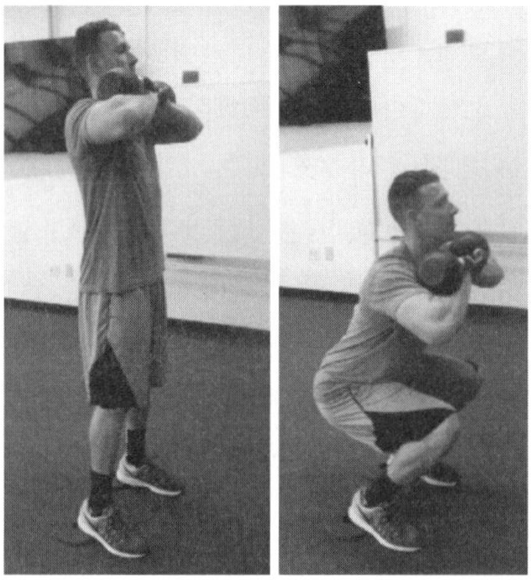

그림 4.10 더블 케틀벨 프론트 스쿼트

대표적인 5가지의 테스트 방법: SPARQ

- 20m 스프린트/40야드 대쉬
- 니즐링(무릎 꿇) 볼 토스
- 민첩성 셔틀Agility Shuttle(Agility)
- 요요 중급 단계 회복 테스트 YIRT 테스트
- 수직 점프(파워)

6주 후 (SPARQ) 테스트를 다시 실시하였을 때 필드 40분, 웨이트 룸 20분으로 나누어 훈련했던 그룹은 평균 4.98점이 향상되었으며 웨이트 룸에서 전통적인 훈련에 집중한 그룹은 1.52점만 향상됐다. 결과를 보면 알 수 있듯이 미식축구 신입생들은 필드에서 일반적인 스피드와 파워 훈련을 적용하고 기능적인 측면과 스트렝스 움직임을 동일하게 결합하여 특이적 퍼포먼스 테스트에서 우수한 결과를 얻을 수 있다. '무조건 파워리프팅을 더 무겁고 강하게 들어야 한다'는 생각이 항상 옳은 것도 아니고 항상 틀린 것도 아니다.

앞서 설명한 가르시아 코치의 예시는 단순하고 기능적인 스쿼트, 웨이트 룸에서 수행되는 빠른 움직임의 운동, 플라이오메트릭, 메디신 볼 던지기 그리고 비특이적인 '일반적인 인간 움직임 기능' 동작과 운동을 순환 회전하여 훈련시키는 프로그램이 선수들의 퍼포먼스에 엄청난 이득을 줄 수 있다는 것을 보여준다. 몇 가지 기본 움직임 동작들은 '일반적인 인간의 움직임' 수준에서 기초적인 동적 기능 움직임을 회복하거나 만드는 기능뿐 아니라 몸통을 통한 자연스러운 힘의 전달력을 학습하는 데 중요한 역할을 한다는 것을 기억해야 한다. 요약하면, 기본적인 동적 움직임의 질적 수준을 유지하거나 향상시키기 위해 체중을 이용한 운동과 '기능적인' 훈련을 해야 하며, 운동선수의 신경학적 능력을 강화하고 상승작용을 기반으로 한 훈련의 이점을 선수에게 제공하기 위해서 시기와 선수의 몸 상태에 따라 선택적으로 전통적인 바벨 훈련을 사용해야 한다.

4.5 스피드 파워 운동선수를 위한 리프팅 스피드 선택

운동의 속도는 훈련의 가장 중요한 측면 중 하나로서 일상적인 움직임을 게임 체인저(승리를 결정하는)의 움직임으로 바꿀 수 있는 구간을 나타낸다. 운동 속도는 정체기가 되어 새로운 자극이 필요한 선수에게 특히 더 유용하다. 웨이트 룸에서 수행되는 대부분의 운동에 관해 선수는 최대 의도Maximal intent를 지향해야 하며 더 빠르고 강력해지기 위한 최대 의도로 리프팅에 임해야 한다. 하지만 일부 상황에서는 최대 바벨 스피드(바벨을 아래로 제어하면서 내리고 최대한 폭발적으로 들어올린다)에서 이탈하여 본래의 목적인 빠르고 강력한(신경학적인 이유로 빠르고 강력한 움직임이 스피드를 발달시킨다) 움직임을 달성하지 못한다.

틀에 박히고 판에 박힌 스트렝스 & 퍼포먼스에서 벗어나는 확실한 방법은 아주 단순하다. 훈련의 의도(빠르고 강함)와 연계하여 바벨 스피드의 스펙트럼(스피드의 활용 범위)을 활용하는 것이다. 바벨 리프팅 스피드를 훈련 내용에 결합하여 사용하면 스트렝스를 크게 높이고 전반적인 운동 제어의 발달을 기대할 수 있다. 스피드 훈련은 그것이 가지고 있는 고유의 목적과 이점이 있다. 스피드의 스펙트럼(범위) 등척성 수축을 고정하여 버티고 있는 상태에서 탄성 작용과 진동 등척성 상태까지 이어진다. 주기적으로 템포를 변경하면 '적응으로 인한 정체'를 지연시킬 수 있으며 하나의 스피드 범위를 사용하는 것보다 최고 피크 상태에 도달하는 시간이 길어져 더 긴 훈련 주기를 가질 수 있다. 높은 신경적 요소 및 특히 탄성을 이용하는 운동선수는 일반적으로 느린 템포의 운동을 선호하지 않는다. 따라서 운동 템포의 변화를 주려면 종목에 따른 선수의 기질과 최종 목표(스피드)를 고려한다.

리프팅 스피드는 다음과 같이 나뉜다.

- **폭발적인**
- **폭발적인 진동**
- **제어된 스피드**
- **외적 템포**
- **등척성**

폭발적인

모든 훈련의 구성 요소들 중에서 "바벨을 아래로 제어하면서 내리고 최대한 폭발적으로 들어올린다"는 원리는 스트렝스 & 퍼포먼스 훈련 과정에서 신체적 능력의 큰 차이를 만들어낸다. 당연하게도 바벨을 이용한 훈련에서도 이 원리는 유효하다. 선수들이 고중량의 바벨을 최대한 빠르게 움직일 때, 근육(더 많은 속근의 성장)과 신경계(더 많은 운동단위 모집) 관점에서 큰 발달이 일어난다. 이 개념은 부하에 따라 바벨의 움직임 스피드와 파워 지수를 결정할 수 있는 측정 도구를 제공하여 전체적인 훈련 환경을 형성한다. 바벨이 어떤 스피드로 움직이든 파워 출력을 측정할 수 있지만 이런 첨단 기술이 꼭 필요한 것은 아니다.

속도를 측정하는 첨단 기술도 필요하지만 웨이트 룸에서 수행되는 훈련 과정 동안 선수들에게 아주 단순하게 빠른 속도 및 파워 출력 생산에 중점을 두도록 정신적 및 심리적으로 동기부여하는 것만으로도 폭발적인 능력 향상에 충분하다. '속도 지향 훈련'은 스프린트, 점프, 던지기 그리고 플라이오메트릭 유형의 운동이다. 따라서 웨이트 룸에서 행해지는 바벨리프팅을 할 때 과도하게 몰입해서는 안 된다. 실제 스포츠에서 다수의 폭발적인 움직임을 보인 이후 웨이트 룸에서 고중량의 부하 운동을 중간 스피드로 운동하는 것이 선수에게 큰 성공을 선사할 수 있다. 본인의 체중을 이용하여 스포츠 움직임을 만드는 종목의 선수는 속도 기반 훈련을 통해서 가장 중요한 적응을 만들어야 한다. 대부분의 스트렝스 코치들은 적절한 적응을 만들기 위해서 바벨리프팅에 과도하게 몰입하고 너무 깊게 파고드는 경향이 있다. 하지만 이와 같은 행위는 오히려 선수의 능력을 감소시킬 가능성이 크다.

운동선수가 바벨로 훈련을 진행하는 동안 속도 범위 '구역zone'의 관점에서 지나치게 사소한 것까지 나누는 행위는 스프린트와 관련된 움직임의 발달을 위해서 도움이 되지 않는 과도한 몰입이다. 물론 실제 바벨 속도도 중요하지만 선수가 바벨 운동을 수행하면서 자신이 의도하는 속도intended velocity를 추구하는 적용 또한 중요하기 때문이다. 이와 관련된 연구를 살펴보면, 아주 짧게 폭발적으로 최대 수축을 최대한 빠르게 증가시키려는 의도를 가지고 실행되는 등척성 수축 훈련은 100~150ms에서 50ms까지 힘 발달 속도를 증가시킨다(짧은 시간에 온 힘을 발휘하는 것).[35] 반면에 최대 수축보다 낮은 속도와 의도를 가지고 5초 동안 고정하여 실행되는(최대 등척성 수축 능력에 75%만 사용) 방법은 최대 스트렝스를 괄목하게 증가시키지만 힘 발달 속도는 증가되지 않는다.[36] 이 연구가 우리에게 주는 교훈은 무엇일까? 바벨리프팅을 수행할 때와 특히 고정된 저항에 맞서서 밀 때 그리고 심지어 체중을 이용한 등척성 훈련을 할 때도 선수의 최대 의도가 힘 발달 속도(동적 스피드로의 전이)의 증가에 필수적임을 보여준다.

> *바벨 스피드와 지면 스피드: 사과와 오렌지(서로 전혀 다른)?*
>
> *코치는 웨이트 룸과 육상 트랙의 차이를 살펴볼 때 바벨 스피드와 지면 스피드를 비교해서는 안 된다. 고관절의 각속도의 특이적 전이를 살펴보는 것이 더 나은 관점을 보여줄 것이다.*

35. Tillin, Neale A., et al. "Short-Term Training for Explosive Strength Causes Neural and Mechanical Adaptations." *Experimental Physiology,* vol. 97, no. 5, Apr. 2012, pp. 630-641.
36. Tillin, Neale A., et al. "Short-Term Unilateral Resistance Training Affects the Agonist-Antagonist but Not the Force-Agonist Activation Relationship." *Muscle & Nerve,* vol. 43, no. 3, Nov. 2011, pp. 375-384.

일반적으로 웨이트 룸에서 속도에 관해서는 양적 피드백을 선택적으로 사용하여 훈련을 할 때는 더 많은 흥분 및 근육과 관절의 상승작용을 만들어야 하며 웨이트 룸에서 속도 훈련을 진행할 때는 정신적 및 육체적인 에너지의 강화가 우선 고려되어야 한다. 속도 기반 움직임을 실제 스포츠 움직임과 유사한 동작의 바벨리프팅과 통합하는 방식은 매우 현명한 방법이다. 캐나다의 육상 던지기 종목 코치인 데릭 에블리는 체육관에서 바벨을 이용하여 수행되는 던지기 특이적 움직임들(포환던지기 선수를 위한 벤치프레스)과 실제 포환던지기 훈련 당일에 포환이 날아간 거리와 바벨의(벤치프레스) 스피드가 매우 높은 상관관계를 보인다고 지적했다. 상관관계가 무조건 인과 관계가 있다는 것을 의미하는 건 아니지만, 연구 사실은 운동 처방과 평가에서 고려되어야 할 중요한 현상이다. 많은 스트렝스 코치들이 전통적인 완전한 가동범위의 파워리프팅 움직임이라는 해시태그(#)에 열광하지만 빠른 러닝과 가속에서 볼 수 있는 움직임 패턴과 크게 다르기 때문에 두 움직임 간의 단절이 발생할 수 있다. 이런 경우에는 신경학적으로 속도와 다른 움직임이 '강화'되고 있는 것이다. 훈련 적응에 관해 논의할 때 신경계는 결국 두 방향으로 좁혀질 것이다. 스프린트의 측면에서 빠른 시간 안에 수행되는 하프 스쿼트와 하이풀은 가속과 좋은 연결을 보일 것이다. 하지만 최대 스피드와 빠른 움직임의 경우 최대 등척성 고관절(엉덩관절) 및 발목 푸시(200쪽과 214쪽)가 더 높은 상관관계를 가진다.

폭발적인 진동

폭발적인 진동 운동이나 빠르게 방출되는 최대 장력으로 수행되는 등척성 고정 버티기 동작은 인간의 움직임 및 탄성적 특성을 향상시킬 수 있는 가장 빠른 방법 중 하나이다. 인체의 탄성 잠재성은 폭발적인 움직임에 크게 기여하기 때문에 탄성의 질적 요소를 등한시해서는 안 된다. Wanna get fast의 댄 피치터에 의하면, 진동 기반 등척성 방법은 동적 스피드 발달을 위해 그가 선호하는 방법이자 게임 체인저로서의 역할을 할 수 있다고 한다. 그의 훈련 시설에서 훈련하는 거의 모든 선수들이 좋을 결과를 얻기 위해서 진동 등척성 운동을 한다.

진동 등척성 운동 방법은 최대 등척성 고정 버티기가 잠깐 도달된 다음 갑자기 '아래로 떨어지는 동작dropped'(199쪽 참조)으로, 정적 스프링 특성을 통해 가동범위의 가장 아래 부분에서 가능한 최대한 이완시키고 수축시키는 탄성적 바운스 동작이다. 이 방법은 홀로 독립적인 운동으로 사용하거나

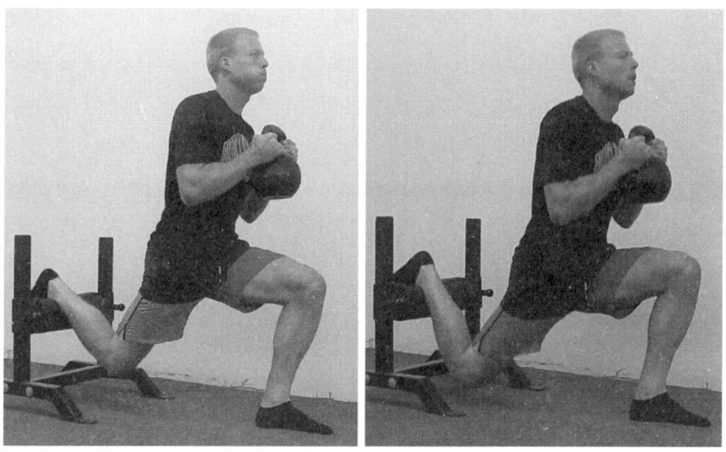

그림 4.11 진동 등척성 방법은 동적 스피드와 움직임의 질적 수준에 큰 이점을 제공한다.

필자가 개인적으로 가장 좋아하는 방법인 고중량 훈련 동작 이후 이용된다. 예를 들면 최대 동심성 수축 속도로 수행되는 고중량의 바벨 스쿼트 이후 짝으로 뒤따라오는 저중량의 진동 등척성 스플릿 스쿼트는 근육의 등척성 스프링 특성을 유지시켜 그다음에 이어지는 운동을 할 때 근육 수축의 질적 수준을 향상시킨다.

훌륭한 코치들은 웨이트 룸 훈련 세션의 마지막 운동으로 스킵, 플라이오메트릭, 필드에서의 보폭 운동 등의 빠른 동작 훈련을 더하여 진행했을 때 선수들이 더 빠르게 회복하고 다음 훈련 세션에서 탄력 있고 빠르게 움직일 준비가 되어 있다는 점을 발견하였다. 이런 생각은 근육과 근막의 '조율'뿐만 아니라 근신경적 리듬의 개념으로 귀결될 수 있다. 고중량의 스트렝스 훈련은 정적 스프링, 스프린트, 점프, 플라이오메트릭 그리고 진동 등척성의 촉진을 크게 억제한다. 진동 등척성은 질적 요소에만 초점을 맞추기 때문에 매우 훌륭한 방법이다. 수축만을 고집하는 것이 아닌 이완을 촉진하는 동작을 프로그램 구성 요소에 지속적으로 포함시키는 것이 선수들이 더 빠른 스피드에 도달하는 데 도움을 줄 것이다.

제어된 스피드

바벨을 이용한 쇠질에 대해서 일반적인 생각을 해보자. 다시 표현하자면, 역도와 일반적인 바벨 훈련에 대해 아주 일반적인 원리를 대입해보자. 전통적인 바벨 스트렝스 관점에서 최대 중량까지 수행하지 못한 최종 결과는 쓸모없었다고 생각한다. 탄성적 측면이 아닌 다른 많은 관점에서 이 생각은 옳다. 운동 학습 및 일반적인 코디네이션 수준에서 의도적인 느린 템포의 리프팅은 매우 도움이 될 수 있다. 선수들이 1회당 5~12초(동심성 수축 구간 포함)의 템포로 리프팅 스피드를 줄이면 약한 구간을 건너뛰지 않고 모든 구간을 훈련할 수 있다. 이 방식을 빠른 스피드의 스쿼트와 비교해보자. 빠른 스쿼트는 어느 정도 모멘텀(관성, 탄성에 의한 움직임을 유지하려는 경향)에 기반하며 맨 아래 기저 동작에서 많은 탄력적 특성을 이용한다. 따라서 선수가 가지고 있는 약점의 구간(예: 스티킹 포인트)을 속도와 탄성으로 보상하여 리프팅의 약점 구간을 미묘하게 해결한다. 반면에 느린 움직임의 리프팅은 각 구간을 모두 훈련하며 운동 범위 각각의 부분을 뇌에서 처리해야 하므로 학습적인 측면이 더 크다. 우리의 뇌는 최대 속도로 주어진 동작을 수행할 때 움직임과 감각 신경을 잘 연결하지 못한다. 그렇게 되면 어떤 구간에서 감각 신경의 단절이 일어날 수 있다. 낮은 스피드의 운동은 신경 맵핑과 운동 학습에 유익하다. 물론 느린 템포의 훈련은 스포츠로의 전이라는 측면에서 보면 분명한 큰 결손이 있다. 웨이트 룸에서 수행되는 '느린' 운동은 모든 체육관에서 행해지는 활동과 마찬가지로 폭발적인 운동으로 적절하게 보완되어야 한다. 스포츠 현장에서 선수는 결국 통제된 방식으로 움직이는 것이 목적이 아니다. 따라서 폭발적인 운동은 여전히 매우 중요하다. 느린 템포의 운동은 뇌와 움직임의 연결에 있어서 명확한 학습 이점을 가지고 있으나 적절하게 사용되어야 하며 탄성을 기반으로 하는 운동선수에게 오랫동안 과도하게 사용되어서는 안 된다. 무리하게 느린 템포의 훈련을 너무 많이 하면 그들이 타고난 탄력적인(탄성적인) 파워를 죽일 수 있기

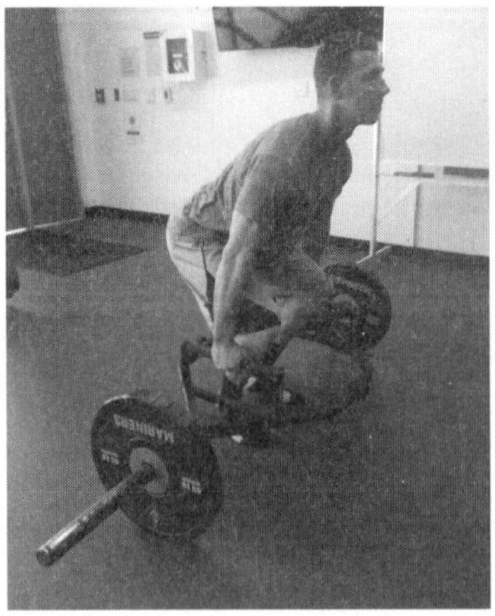

그림 4.12 느린 정적 리프팅은 폭발적인 운동선수에게 장시간 동안 적용해서는 안 되지만, 맥락적으로 강력한 운동 학습 효과가 있다.

때문이다.

> *훌륭한 마무리 운동*
> *동적 스피드 발달을 위해서 고중량의 '메인 리프팅'을 수행한 직후 진동 등척성 방법을 사용하는 것은 내가 제일 좋아하는 방법이다.*

구소련의 연구는 다양한 유형의 바벨 속도를 혼합하여 훈련하는 방식이 훈련 준비 단계에서 '빠르게만' 또는 '느리게만' 운동하는 방식보다 훨씬 우수한 스트렝스의 향상을 보인다는 명백한 증거를 보여주었다. 개인적인 경험으로 허리 부상으로 인하여 한 달 동안 느리고 제어된 리프팅 템포로 훈련을 하는 동안 이 사실을 깨닫게 되었다. 이런 식의 훈련을 하는 동안 나의 스탠딩 수직 점프가 10.16cm 정도 향상되었는데 이것은 내 인생 최고의 기록이었다. 물론 이렇게 된 이유 중 상당 부분은 '디로드de-load' 요인 때문이지만, 리프팅 스피드를 늦추면서 빠른 스피드의 리프팅에서 '건너뛰는' 구간에 작용하는 근육 패턴과 그룹에 접근할 수 있었기 때문이다. 결국 느린 템보의 리프팅은 비활성화되고 지쳐 있던 신경 패턴을 회복할 수 있도록 도와준다. 한 달 동안의 느린 템포 훈련 이후 나의 수직 점프 기록은 83.82cm가 되었고 몇 달 후에 90.17cm로 더 높아졌다. 나는 여전히 폭발적인 동심성 수축 단계에서 제어된 느린 편심성 수축 바벨 스피드를 이용한다. 이 방식은 빠른 스피드의 리프팅 훈련을 규칙적으로 느린 템포와 순환하여 사용하는 것이다. 물론 여러분들이 지적하듯이 수직 점프와 최대 속도는 근본적으로 다른 기술이다.

느린 템포의 편심성 및 동심성 훈련 방식은 운동 학습 도구로 표현할 수 있다. 리프팅을 수행하는 선수가 숙달되지 않는 낮은 수준의 힙 힌지(엉덩관절 중심으로 장력을 집중시킴) 패턴을 보인다면, 강도 높은 훈련으로 들어가기 전에 낮은 수준의 힙 힌지 패턴을 개선하기 위해서 제어된 속도를 몇 주 동안 운동 프로그램에 포함할 수 있다. 동일한 원리를 스쿼트 패턴에서도 적용할 수 있다. 프랑스 신체 체력 준비 코치인 제롬 시미안은 이 원리를 스내치 그립 데드리프트에 사용하였다. 스내치의 가속 구간에서 다리가 척추의 작용을 압도하여 척추의 사용 패턴을 저해한다. 느린 템포의 훈련 방식을 통해서 종합 스포츠 경기 선수인 케빈 마이머의 스내치 시작 자세를 조정하였다. 이와 관련되어 일부 코치들은 리프팅 및 다른 움직임을 배우기 위한 목적으로 훈련 초기에 제어된 템포를 적용하거나 소주기micro-cycle의 디로딩 방식으로 사용하기를 원할 것이다. 특히 4초 동안 아래로 내리고 4초 동안 위로 들어올리는 매우 느린 템포의 제어된 훈련은 근막 시스템을 전혀 활성화하지 못하며 거의 근육만을 타깃으로 훈련시킨다. 이러한 방식은 몇 주 동안 계속된 플라이오메트릭, 스프린트 그리고 전통적인 웨이트 훈련과 같은 근막 기반 훈련으로부터 '디로딩'을 원하는 코치에게 중요하게 사용될 수 있다. 또한 제어된 리프팅은 빠른 템포와 비교하여 최대 등척성 발달에 더 유리하다.[37] 그러나 빠른 템포가 힘 발달 속도의 향상에는 더 좋다. 전체적으로 종합해보면 균형 잡힌 스트렝스 & 스피드 발달을 위해서는 적어도 어느 한 시점에 느린 움직임으로 부하를 다루는 훈련 방식이 포함되어야 한다.

운동 학습과 신경 발달을 위해 리프팅 템포를 조절하는 것과 동일한 맥락으로 선수가 인지할 수

37. Young, Warren B., and Glenn E. Bilby. "The Effect of Voluntary Effort to Influence Speed of Contraction on Strength, Muscular Power, and Hypertrophy Development." *The Journal of Strength and Conditioning Research,* vol. 7, no. 3, 1993, p. 172.

있는 가장 느린 스피드로 움직임을 늦추는 것은 새로운 기술을 배우며 신경 효율성을 개선하고 회복을 촉진하는 가장 좋은 방법 중 하나이다. 초저속 훈련은 한 번의 반복이 30초 이상(작은 관절의 움직임을 위해) 최대 2분까지 소요되는 스피드 범위 내에서 실행된다. 운동선수들이 거의 감지할 수 없는 정도로 천천히 움직이면, 운동 제어에 대한 엄청난 요구가 발생하고 관절과 움직임을 제어하는 데 도움을 주는 지근과 속근의 전체 범위가 활성화된다. 이 활성화는 운동 제어를 위해서 높은 빈도로 근육이 켜지고 꺼진 것에 대한 결과이다.

외적 템포

스피드와 파워를 추구하는 선수와 코치들에게 훨씬 더 흥미롭고 관련성 있는 것은 아마도 외부에서 지시된 템포와 신경 흥분 사이의 연결 고리일 것이다. 연구를 통해 메트로놈의 박자에 맞춰 저항 훈련을 하는 방법이 선수 스스로 템포를 선택한 것보다 피질 척수의 흥분성을 높이고 피질 억제를 훨씬 더 감소시킨다는 사실을 발견하였다.[38] 이런 외적 템포 중심의 움직임은 힘줄 건강과 발달에 매우 큰 도움을 주며 아킬레스건이나 슬개건과 같이 부상에 취약한 부위에 유용하게 사용될 수 있다. 템포를 이용한 움직임을 수행할 때 다른 선수가 숫자를 불러주는 것이 선수 스스로 숫자를 세는 것보다 좋은 방법이다. 이와 마찬가지로 외부적으로 설정된 템포인 메트로놈으로 움직임을 수행하는 것도 도움이 된다. 이런 이유로, 필자가 선수들에게 템포를 줄 때 선수들이 서로 카운터 해주거나 웨이트 룸에서 음악과 함께 메트로놈을 사용한다.

등척성

등척성 작업은 스피드-힘-자세 연속체에서 맨 마지막에 위치하고 있다. 스피드 향상을 위한 등척성 작업의 효과는 수년간 지속된 연구와 실제 연습에서의 적용을 통해 혼합되어 발전되어왔다. 등척성에 대해서 몇 가지 알아보자.

1. **어떤 방향이든 관절을 약 15도 정도 구부린 자세에서 등척성 운동을 수행하면 스트렝스가 강화된다.**
2. **등척성 운동을 수행하는 자세의 근육들과 신경 연결을 향상시킨다.**
3. **등척성 운동을 적절하게 지도하면 신경의 효율을 높이고 회복을 촉진할 수 있다.**

아마도 위에 언급한 등척성에 관한 세 가지 이점 중 동적 자세 훈련이 잘되어 있고 일반적인 운동 학습 수준을 넘긴 운동선수라면 3번째 이유가 가장 큰 도움을 줄 것이다. 등척성 런지 자세를 살펴보자. 런지에서 앞다리의 햄스트링은 최대 등척성으로 수축되어 있다. 햄스트링의 반대편인 대퇴사두근은 길어지고 이완되어 있다. 이런 종류의 운동은 최대 이익을 위해 각각의 운동을 합하여 총 2~3분 동안 운동이 수행되어야 하며 많은 등척성 훈련 프로그램의 기본 형태를 제공한다. 등척성 자세를 고정하여 버티는 것이 정적 수축이라고 생각하지만 자세히 들여다보면 실제 정적 수축이 일어나는 것

38. Leung, M., et al. "Motor Cortex Excitability Is Not Differentially Modulated Following Skill and Strength Training." *Neuroscience,* vol. 305, 2015, pp. 99-108.

이 아니다. 근육 섬유의 켜짐과 꺼짐의 빠른 교대가 일어나는 것이라는 관점도 존재한다. 켜짐과 꺼짐의 빠른 교대는 운동선수가 수행할 수 있는 '가장 빠른' 움직임 중 하나로 생각된다. 또한 훈련 다음날 근육 통증을 줄이고 회복하기 위해서 자주 사용되는 체중을 이용한 고정 스트레칭과 무게를 이용해서 근육을 더 늘리고 고정하는 스트레칭 루틴으로도 설명될 수 있다.

이 장의 앞부분에서 언급한 것과 같이, 등척성 훈련은 최대 스피드와 가속의 관절 각도를 유사하게 복제하여 특이적 자세에서의 최대 근육 활성화를 목적으로 사용될 수 있다. 바벨이 빠르고 강력하게 움직일 수 없는 강한 압력 아래서 수행되는 최대 등척성 훈련의 장점은 모든 종류의 전통적인 리프팅 및 심지어 최대 편심성 리프팅 동작에 비해 사용 가능한 근육 조직의 동원이 5% 정도 더 많다는 것이다. 등척성 훈련과 관련된 근육통도 거의 없기 때문에 스피드 훈련도 훌륭하게 보완한다.

4.6 스트렝스 훈련 적응 요약

우리의 삶과 마찬가지로, 모든 상황은 긍정적인 측면과 부정적인 측면이 공존한다. 전통적인 스트렝스와 바벨 훈련의 모든 부분이 운동 적응에 완전히 긍정적인 것이 아니다. 이와 같은 맥락에서, 아이러니 하게도 많은 운동들이 확실한 장점을 가지고 있음에도 불구하고 잘못된 적용으로 인해 나쁜 방법으로 여겨지고 있다. 운동선수의 신체적 발달을 위해서는 많은 운동들에 대한 철저한 이해가 필수적이다. 앞서 다른 여러 개념들을 간략하게 요약하면서 이 장을 마치겠다.

스피드 발달을 위한 바벨 훈련의 장점

- 자세 인식 허용
- 근육 내 코디네이션(협응력) 향상(개별 근육이 더 많은 파워로 발사할 수 있는 능력)
- 근육 간의 코디네이션은 향상되지만 제한적(서로 다른 근육이 더 강한 순서로 발사할 수 있는 능력)
- 스프린트 동작에서 활용되는 운동 사슬과 주요 움직임 근육들의 연결이 개선되어 근육 스트렝스 향상
- 신경 구동과 출력 향상
- 자신감의 향상

스피드 발달을 위한 바벨 훈련의 단점

- 근육의 크기가 급격하게 증가하여 근육의 코디네이션(협응)이 저하됨
- 고중량의 무게를 장기간 수행하게 되면 힘 발달 속도가 감소할 가능성 높아짐
- 스피드에 필요한 적절한 양의 체질량 수준을 초과함
- 보행 패턴에서 상당한 수준의 에너지 소모를 필요로 하는 원위부 신체 부분의 체질량 증가
- 근육-힘줄 상호 작용의 균형을 벗어나 근육 기반 움직임을 더 선호할 수 있음
- 스프린트를 수행할 때 쓰이는 근육과 안정화 근육의 불균형 가능성 증가
- '원위부에서 근위부'로의 근육 동원 패턴이 만들어질 가능성 발생

- 인체가 운동에 적응할 수 있는 모든 생리학적, 근육학적, 신경학적 요소가 느리고 스피드 파워가 없는 형태로 전환되어 스피드 적응 능력이 감소함
- 자세적 병리 악화

정리하면, 표 4.2는 일반적인 형태의 바벨 훈련의 장점 및 잠재적인 단점에 대한 시각적인 자료를 제공한다.

이제 우리는 스트렝스가 스피드에 영향을 줄 수 있는 운동 방법적 수단을 알게 되었다. 따라서 표준적인 스피드 훈련을 보완할 수 있는 여러 가지 훈련 수단에 관해서 이전보다 효과적인 논의를 할 수 있다. 앞으로 이 책은 파워리프팅에서 플라이오메트릭, 진동 등척성 수단에 이르는 모든 것을 다룰 것이다. 앞으로 다뤄질 모든 내용들은 동적 스피드와 파워를 향상시키기 위해 코치가 가지고 있는 도구 상자의 다양한 수단들에 더 많은 의미를 부여하게 해줄 것이다.

표 4.2 고중량, 탄력적 및 역도성 훈련의 장점과 단점의 핵심

운동 유형	장점	단점
최대 스트렝스 (1RM 리프팅의 85% 이상)	스프린트에 사용되는 주요 근육들의 높은 운동단위 동원력 과도하지 않은 짧은 볼륨의 고중량 훈련시 상승작용을 활성화시킴 도파민 민감도가 높아져 운동선수의 동기부여에 좋음	적절한 시점보다 너무 이른 적용과 장시간 훈련했을 때 신경계를 경직시킨다. 자세를 유지하는 근육의 불균형을 악화시킬 수 있으며 신경계 적응에 약한 CNS의 적응 과정을 방해할 수 있다.
탄성적 및 역도 리프팅	스프린트에 사용되는 주요 근육들의 비교적 빠른 속도의 높은 운동단위 동원 코디네이션 및 리듬 향상	짧은 시간 내에 이루어지는 탄성적 및 역도 리프팅에서 유용한 정보를 학습하기 어려울 수 있음 신전 파워extension power는 몸통의 안정성에 기반한다. 탄성적 및 역도 리프팅은 일부 선수들의 중간 및 하부 허리 근육 부분을 과도하게 발달시켜 스피드와 관련된 최적의 신전 움직임을 방해한다.
등척성	스프린터에 사용되는 주요 움직임 근육의 최대 운동단위 동원 연부, 신경 조직 등의 질적 수준과 신경 효율성 향상	짧은 시간 동안 최대 형태의 신경계가 요구된다. 최대 형태의 요구는 시간이 지남에 따라 신경계를 경직시킬 수 있다.
스프린트 특이적 스트렝스 훈련	진동 등척성은 근육 이완 시간과 정적 스프링에 도움이 된다. 중요하거나 활성화가 뒤쳐진 근육 사슬을 특이적으로 발달시킬 수 있다.	이따금 스프린트와 같은 운동 경로와 경쟁하며, 과도한 피로를 유발한다. 많은 경우 스프린트에서 사용되는 관절 속도와 유사하지 않다. 조직화가 잘 되어 있지 않는 특화 스트렝스는 운동 패턴에 혼란을 줄 것이다.

5

파워리프팅, 최대 스트렝스 및 스프린트 스피드

전통적인 훈련을 최대한 활용하여 스피드 퍼포먼스를 높이는 방법

전통적인 파워리프팅, 특히 스쿼트, 데드리프트와 벤치프레스의 특이적 활용 방법은 스피드 발달과 퍼포먼스 분야에서 다른 어떤 주제보다도 더 많은 논쟁과 논의를 촉발할 것이다. 이 토론에서 속도기반 방법과 최대 노력을 광신적으로 선호하는 사람들뿐만 아니라 일반적인 훈련 수단과 특이적 수단을 선호하는 그룹들이 있다. 놀라울 정도로 모든 선수들에게 잘 맞고 적용되는 마술 같은 훈련 공식이 있다면 SNS 세상에서 코치들끼리 훨씬 좋은 관계를 유지할 가능성이 클 것이다. 이번 장의 목표는 스피드 퍼포먼스를 위한 스쿼트와 데드리프트를 어느 정도 살펴보고 운동선수의 퍼포먼스 프로그램의 보완 요소로서 스쿼트와 데드리프트의 적절한 통합을 위한 최적의 아이디어를 설명하는 것이다.

5.1 훈련 도구로서의 파워리프팅의 개요

앞 장에서 이미 코디네이션과 상승작용 측면에서 바벨 훈련으로 발생하는 자극이 어떤 종류의 다양한 적응을 만들어내는지 알아보았다. 고중량 리프트는 선수가 자신의 퍼포먼스 시스템을 최대로 끌어올리기 위한 최고의 방법 중 하나일 것이다. 하지만 불행하게도, 퍼포먼스 프로그램이 제대로 통합되지 않은 상태에서 단순하게 '더 많은 힘'을 낼 수 있다는 것이 선수가 더 빨리 달릴 수 있다는 것을 의미하는 것은 아니며 선수가 파워리프팅 중점 훈련에 너무 많은 시간을 쏟는다면 반드시 느려질 것이다. 이런 현상은 특히 최대 스피드 상태에서 두드러진다. 세상에! 어떤 고용된 스트렝스 & 컨디셔닝 코치가 이러한 사실을 인정하고 싶겠는가? 이런 이유로 파워리프팅이 '스피드에 부적 전이'를 발생시킬 수 있다는 생각은 계속 은폐되어왔다. 대부분의 스트렝스 코치들은 리프팅 훈련이 가속에 도움이 되고(적어도 부정적인 영향은 미치지 않고) 최대 속도를 저해하지 않는다고 판단해서 문제가 될 것이 없다고 생각하지만, 항상 그런 것은 아니다.

파워리프팅과 스피드의 활용에 대하여 코치가 취할 수 있는 태도는 여러 방향으로 나뉜다. 상당히 많은 선수들이 파워리프팅을 통해서 성공을 거두었고 반대로 그에 못지않은 수많은 선수들이 스피드에 집중하여 성공을 거두었다. 즉 스펙트럼의 양극단에 성공과 실패의 사례를 보인다(대표적인 사례를 알아보면 #킴 콜린스는 웨이트 훈련에 손도 대지 않고 오직 스피드 훈련만을 통해서 논쟁의 여지없이 스

프린트에서 가장 오래 성공한 선수가 되었다. 반면에 벤 존슨은 웨이트 룸에서 스쿼트와 벤치프레스 등으로 나타나는 상승작용을 즐겨 사용했던 선수이다). 선수가 오랫동안 선수생활을 지속할 수 있는지 여부를 뜻하는 '선수 생명'의 입장에서 바라보면, 마치 더 빠른 발전을 위한 '바로가기 버튼'으로 인식되는 파워리프팅에 지나치게 의존하는 선수들이 저항 훈련과 기술적 방법 등을 통합하여 훈련하는 선수보다 선수 생명이 길지 않다. 파워리프팅과 기술적 훈련의 진보를 흑백논리의 문제로 보는 것은 옳지 않다. 둘 모두 장단점이 있으며 선수들을 육성하는 데 있어서 파워리프팅의 역할과 효과를 전체적이고 통합적인 입장에서 견지하는 것이 중요하다. 만약 어떤 스트렝스 코치가 바벨 스쿼트, 싱글레그 스쿼트, 데드리프트, 싱글레그 발란스 볼 RDL과 같은 리프팅을 너무 사랑해서 그것만 사용하는 것은 명백히 잘못된 생각이다. 이와 같은 관점을 견지한 코치는 리프팅을 사용해서 발전하는 운동 능력뿐 아니라 리프팅이 선수 생명 전반에 걸쳐서 어떤 역할을 하지에 대해서 다시 생각해봐야 하며 관점을 바꾸도록 노력해야 한다. 리프팅 훈련 그 자체에 대해서 알아보고 변형 방법을 살펴보기 전에 파워리프팅(스쿼트, 데드리프트, 벤치프레스)과 관련된 장점과 단점을 빠르게 살펴보겠다.

파워리프팅의 장점

우리는 이미 이전 챕터에서 고중량의 역도가 가지고 있는 신경적 적응에 대해서 논의하였다. 최대 강도에 가까운 바벨리프팅은 운동선수가 동원할 수 있는 운동단위를 최대로 끌어올릴 수 있는 효과를 가지고 있다. 또한 속근 섬유를 구성하는 데 도움을 줄 수 있지만 최대 의도가 담긴 움직임 속도에서만 속근의 발달을 이끌 수 있다. 파워리프팅은 훈련 후반기에 높은 속도에 도달하는 방식으로 수행될 필요는 없다(속도와 관련해서 파워리프팅은 스프린트 및 점프와는 경쟁할 수 없다). 그러나 속근 운동단위 동원을 위해서는 대부분의 경우 파워리프팅이나 역도 훈련 전반부에 바벨 스피드와 관절의 각속도를 최대로 수행해야 한다. 이번 장에서는 스쿼트와 데드리프트의 '총체적인' 신경 측면을 제외하고 움직임의 신경 및 코디네이션의 파급 효과에 대해서 논의할 것이다.

외적인 모습만 보면 파워리프팅은 A 지점에서 B 지점으로 고중량의 바벨을 위-아래로 이동시키고 있는 것으로 보이지만 신경적 관점에서 보면 훨씬 더 복잡하고 많은 일들이 벌어지고 있다. 파워리프팅을 특이적인 측면에서의 '장점'을 분석하면, 스프린트는 지면의 힘(지면반력)을 이용하고, 파워리프팅 또한 이와 유사한 패턴으로 지면의 힘을 이용한다. 특히 발을 통해서 힘이 지면으로 전달되는 방식은 특이적 측면에서 유사하다. 이런 점에서 예를 들면, 머신을 이용한 고중량의 레그 익스텐션보다 최대 레그 프레스가 '전이'적인 측면에서 더 특이적이다. 그 이유는 레그 프레스가 동적 움직임에서 크게 벗어나지 않은 패턴으로 '함께 연결'되어 있기 때문이다. 파워리프팅과 스프린트는 각각의 특성을 가지고 있으며 스프린트의 속도적 특성 때문에 달리기로의 특이적 코디네이션 전이는 상당히 짧은 시간으로 수행되어야 한다. 기본 정도의 리프팅 숙련도에 도달하면 리프팅이 해야 할 역할은 스프린트 능력을 강화하는 것에 중점을 두어야 한다.

파워리프팅에서 나타나는 코디네이션 전이는 짧은 시간 안에 일어나며 동심적 수축의 특성을 가지고 있기 때문에 가속도와 더 깊은 관련이 있고 최대 속도에서는 관련성이 적다(일반적으로 신경 출력이 제대로 수행되었을 경우에는 최대 속도를 보완해주는 역할을 기대할 수 있다). 파워리프팅의 힘 전개 과정이 가속 구간의 후반기 및 최대 속도와 직접적으로 연관되어 있지 않지만 가속도의 초기 구간에서 수행되는 몇 걸음의 스텝(파워리프팅의 코디네이션 전이로 직접 발달될 수 있는 구간)이 다음 구간에 영향을 준다. 종합해보면 최대 스피드는 파워리프팅과 코디네이션의 관점에서 '건드릴 수 없는' 특유의 기술이지만 선수들의 출발 능력을 향상시켜 상호적인 발달을 꾀할 수 있다.

파워리프팅의 단점

파워리프팅, 그중에서도 특히 스쿼트는 오랜 시간 동안 운동선수의 경기력에 영향을 미치는 최후의 수호자로 여겨져왔지만, 스쿼트는 농구와 배구와 같은 '스포츠'를 돕기 위해 존재하는 것뿐이다. 그 이상 그 이하의 역할도 아니다. 파워리프팅 동작에는 몇 가지 중요한 단점이 있다.

- **부상의 위험이 높다.**
- **제동력의 촉진**
- **엉덩관절의 폄(신전) 패턴의 타이밍을 변경시킨다.**
- **협력근이 동원되지 않아 주동근의 질량을 증가시킨다.**
- **스프린트에서 볼 수 있는 발과 엉덩관절의 연결에 좋지 못한 영향을 미친다.**
- **수행 후 통증이 있거나 근육의 발화 시점이 변경될 수 있다.**

빠른 동작을 선호하는 운동선수에게 있어서 파워리프팅은 생각보다 많은 단점을 가지고 있다. 위에 나열된 여러 단점들을 쭉 훑어보면 스피드 발달을 위한 프로그램에 파워리프팅을 적용하는 것을 다시 한 번 생각해보게 된다. 운동선수의 스피드 발달 관점에서 좋은 훈련 프로그램이란 이러한 단점들을 최소화시키고 리프팅의 역학과 운동 진행 과정에 관한 정확한 이해를 통해 그중 일부를 완전하게 제거하는 것이다. 대부분의 육상 코치들은 표준적인 파워리프팅에 대해 같은 입장을 견지하고 있다. 많은 경우 스트렝스 코치들은 파워리프팅의 코디네이션과 스피드 기술 훈련의 통합을 간과하고 적절한 운동 진행 과정을 찾지 못해 선수들에게 아픔과 허리 통증을 선사한다. 자! 이제 파워리프팅의 단점들을 체계적으로 해결할 수 있는 방법을 찾아보자.

부상 위험도

허리 통증과 부상 문제를 언급하지 않고는 파워리프팅에 대해서 이야기하기 어려울 것이다. 많은 스트렝스 코치들은 이것도 역도(이 책에서는 역도와 파워리프팅 및 기본 바벨 스트렝스 운동 등의 의미를 혼합하여 사용) 프로그램 진행 과정에서 자연스럽게 나타나는 현상이라고 생각한다. 한마디로 훈련 과정의 일부로 치부해버린다. 의심의 여지없이 좋은 코치는 부상의 위험을 최소화할 수 있지만, 선수를 이해할 수 있는 충분한 기간 동안 선수들과 함께 일하게 되면 깨닫게 되는 사실이 있는데, 아무리 열심히 부상 방지를 위해 노력하고 허리 통증을 예방하려고 해도 스쿼트나 데드리프트로 야기되는 통증이나 비틀림으로 파워리프팅 및 운동 수행력이 저하되는 이른바 '다운 타임'의 필연성이다. 많은 선수들이 별 문제없이 리프팅을 수행하지만 이 사실이 그 훈련을 1년 내내 안전하게 할 수 있다는 것을 의미하지 않는다.

제동력

나는 그 누구도 파워리프팅의 단점이라고 이야기하지 않는 제동력과 근육 보상 문제가 선수의 스피드를 저해한다고 믿는다. 특히 스쿼트에서 리프팅의 하강 구간은 대퇴사두근에 의해서 제어되지만 대부분의 동적 스포츠 움직임에서는 엉덩관절 굽힘을 수행할 때 대퇴사두근이 상대적으로 비활성화되며 반대로 엉덩관절의 폄(신전)에서는 둔근과 짝을 이루어 강력하게 활성화된다. 대퇴사두근의 이와 같은 역학적 움직임은 수직 점프를 할 때는 큰 문제가 없지만 러닝 점프와 스프린트를 할 때는 훨씬 더 큰 문제를 야기할 수 있다. 역도와 관련하여 먼저 생각해보자. 역도에서 바벨을 들어올릴 때 세컨드 풀을 지나 바벨이 위쪽으로 이동을 할 때 바벨이 등 뒤로 날아가지 않도록 '브레이크'를 걸어줘야 한다. 이것은 데드리프트에서도 마찬가지로 바벨이 위로 올라가는 지점에서 허리가 뒤로 젖혀지는 것을 방지하기 위해 대퇴사두근의 적절한 제동이 필요하다. 이러한 제동 작용은 리프팅에서 바벨의 위치가 상단에 있을 때 길항근의 활성화 및 발사로 이어진다. 이런 상황이 발생하는 이유는 웨이트 룸에서 수행되는 프로그램에 너무 과할 정도로 우선순위를 주어 스프린트와 러닝 점프로의 부적 전이가 일어나고 엉덩관절의 폄(신전) 파워와 '순간적인 힘'에 대한 신경 제한 요인이 발생했기 때문이다.

웨이트 룸에서 적절한 조정을 사용하여 이런 문제를 극복하거나 최소한으로 줄일 수 있다. 첫 번째는 리프팅을 할 때 바벨 위로 올라가는 구간에서 엉덩관절과 대퇴사두근이 끝까지 사용될 수 있도록 폄(신전) 할 수 있는 적절한 '신호'를 찾는 것이다. 선수가 관절을 최대한 폄 하면 '플레이트가 덜컹거리는 소리'가 나며 이 소리(신호)를 폄(신전)을 잘 활용한다는 의미로 해석할 수 있지만 이 방식 또한 바벨의 최대 신전 높이에서 신체의 상당한 경직을 유발할 수 있다. 선수가 폄(신전) 구동을 잘 사용할 수 있는 최고의 방법은 바벨의 최대 신전 높이에서 발가락 끝으로 지면을 누르고 있는 것이다. 이런 방식을 통해 최대 신전 구동을 만들어내기 위해서는 저중량을 사용하거나 가벼운 밴드를 바벨에 부착하여 여분의 장력을 만들고 바벨이 어깨에서 멀어지지 않도록 조절하는 운동 양식을 사용해야 한다.

두 번째 방법은 스쿼트와 데드리프트를 점프와 동적 움직임과 짝을 지어 세트 사이에 신경계의 폭발적인 발화 잠재성과 리프팅의 '균형을 재조정'하거나 주요 리프팅이 끝난 후 동적 활동을 수행하는 것이다. 전통적인 파워리프팅 이후에 동적 움직임을 사용하는 방식은 스쿼트가 만들어내는 근육 발화 패턴을 '벗어나'는 좋은 전략이다. 바벨리프팅 움직임과 함께 짝으로 이루어지는 점프 및 스프린트 기반 움직임의 복합 훈련은 프렌치 콘트라스트french contrast라고 불리며 파워리프팅의 신경학적 단점을 보완하는 데 매우 성공적이고 스프린트 및 점프 능력을 매우 빠르게 증가시킬 수 있다(점프 및 스프린트 기반 움직임과 관련된 2개의 운동과 바벨리프팅 움직임과 관련된 2개의 운동을 복합적으로 순환 훈련하는 방식 1. 스트렝스 리프팅 2. 고강도 힘 스피드 훈련 3. 빠른 스트렝스 리프팅 4. 빠른 스피드 움직임).

변경된 엉덩관절 폄(신전) 타이밍

특히 스쿼트는 엉덩관절의 폄(신전) 타이밍을 변경시킬 수 있다. 최적의 발사 패턴은 둔근이 먼저이고 다음으로 햄스트링이 따라오는 것이다. 바벨의 중량을 요추의 폄으로 받는 자세로 고볼륨의 백 스쿼트를 수행하면 스쿼트의 위로 움직이는 동작에서 첫 번째 주동근이 엉덩관절이 아닌 허리 또는 햄스트링으로 변경된다. 상체가 전방으로 크게 기울어지고 척추의 과도한 폄(엉덩이는 뒤로 향하고, 가슴은 똑바로 펴기 위해 노력하는) 상태에서 시작되는 스쿼트 자세에서 허리는 리프팅을 시작할 때 중요한 움직임 발사 근육으로 사용되며 부상을 예방하기 위해서 허리를 안정화 근육으로 과도하게 사용하여 척추기립근을 뻣뻣하게 만든다. 불행하게도, 이 전략은 동적 움직임에 좋은 영향을 미치지 못한다.

변경된 근육 질량의 분포

이 문제는 많은 운동선수들에게 큰 문제가 되지 않는다. 하지만 파워리프팅을 수행하다 보면 협력근의 동원이 잘 이루어지지 않고 리프팅에서 사용되는 운동 사슬 중 잘 활성화되지 않는 약한 근육을 희생시켜 큰 주동근만 과도하게 발달될 수 있다. 예를 들어 햄스트링이 잘 동원되지 않는 선수가 데드리프트를 하면 둔근과 척추기립근이 과도하게 발달하여 햄스트링이 약해져서 스피드와 동적 움직임 능력에 역효과를 줄 수 있다.

발과 엉덩관절의 연결 손상

발과 엉덩관절의 적절한 연결을 위해서는 발의 아치에 하중을 주어야 하지만 많은 코치들이 발과 다른 신체가 분리된 것처럼 스쿼트를 지도한다. '발뒤꿈치를 이용하는 스쿼트'는 엉덩관절과 발 사이의 신경 연결을 끊고 둔부의 운동단위 동원을 감소시킨다. 발과 엉덩관절의 연결 손상의 또 다른 문제는 근막 및 결체 조직과 관련되어 있다. 바벨 훈련의 주요 기능은 근육을 자극하는 것이다. 당연하게도 1) 너무 많은 볼륨으로 진행, 2) 발과 엉덩관절의 단절 자세(발뒤꿈치를 통해 스쿼트함)로 수행, 3) 디로딩 없이 너무 오랜 시간 동안 훈련을 진행하는 경우 잘 발달된 탄성 시스템을 가진 운동선수들의 근막-조율을 손상시킬 수 있다.

> *뒤꿈치 푸시(밀기)*
>
> *뒤꿈치-중점 스쿼트(동심성 수축 구간)는 엉덩관절과 발의 연결을 단절시킨다. 또한 보행 주기에서 나타나는 힘-전달 방식과 맞지 않으며 엉덩관절의 폄(신전)에 둔부가 미치는 영향을 감소시킨다.*

통증

파워리프팅, 특히 스쿼트는 대퇴사두근의 통증을 유발한다. 그 이유는 대퇴사두근 그룹의 근육 길이가 길고 스쿼트에서 내려가는 구간에서 원심성 수축이 증가하기 때문이다. 이때 특히 슬개골과 대퇴사두근에 부하가 집중되고 선수들에게 근통증을 주기로 악명이 높다. 만약 스쿼트를 수행한 선수들이 100% 모두 대퇴사두근 통증에 시달린다면 운동 프로그램의 진행 속도가 너무 빠르거나 오류가 있는 것이다. 내가 이야기하고 싶은 것은 필드에서 오래 생활하면서 많은 장면들을 목격했는데, 몇몇 코치들은 선수들을 차근차근 적절하게 발전시키는 것보다 근육 통증을 많이 일으키는 것이 더 낫다고 믿는다. 그 정도 지식과 열정밖에 없는 무책임한 코치들의 행태를 설명하기 위해서 근육통에 대한 내용을 포함한 것뿐이다.

5.2 얼마나 충분히 강해져야 스피드가 빨라질까?

"충분히 강하다는 것의 기준은 무엇인가?" 아주 오래된 이 질문은 정확한 정답을 가지고 있지 않다. 선수마다 '충분히 강함'의 기준이 다르다(몇몇 코치들이 강함의 기준을 정해 간절히 원한다고 하더라도). 운동선수에게 충분히 강함은 결국 개개인이 다를 수밖에 없다. 스트렝스라는 의미는 너무나 다양하기 때문에 여기서 다루는 스트렝스는 파워리프팅으로 표현된다. 반면에 스피드 퍼포먼스에 국한하여 '강함'은 스프린트 스피드를 담당하는 근육들이 이용할 수 있는 큰 운동단위 그룹을 최대로 동원하고 해당 근육들이 빠르고 협응된 방식으로 작동시키는 능력을 의미한다. 이것은 대부분 편심성 근육 수축과 폭발적-등척성 근육 수축 형태로 이루어져 있다.

스피드의 관점에서 '강함'의 의미는 강한 발에서 시작되는 파워풀한 근막 시스템을 갖추는 것을 의미한다. 스쿼트 자세가 좋지 못하고 고중량의 무게를 다루지 못하는 깡마른 선수가 어떻게 빨리 달리고 높은 점프를 뛸까? 우리가 다시 생각할 수 있는 것은 강한 관절 힘을 이끌어내는 근막 시스템이다. 이런 형태의 선수를 근막 중점 선수라고 할 수 있다. 만약 이들에게 많은 양의 스트렝스 운동을 수행시키더라도 반응과 적응이 잘 일어나지 않을 것이며 대학이나 전문 프로 운동선수들인 경우 근막 중점 스프린트의 능력을 저해하고 심할 경우 없애버릴 수도 있다. 그렇다면 스쿼트를 도대체 얼마나 들어야 하는가? 보통의 스트렝스 코치들은 체중의 1.5배라고 이야기하지만 이것보다 훨씬 더 복잡하다.

스쿼트와 데드리프트의 스트렝스가 보통 수준밖에 되지 않는 선수가 매우 빠른 스프린트 주자인 경우가 있다. 스프린트에 집중하기 위해서 훨씬 더 강해질 필요가 없다는 것을 의미하는 것은 아니다. 그러나 문제의 기준을 전환하여 상부 다리가 지면과 평행한 위치까지 내려가는 평행 스쿼트가 선수 본인의 체중과 비교하여 일정 수준 이상의 비율로 달성되어야 합니까? 라는 질문을 던져보면 대부분의 스트렝스 코치들은 '당연히, 무조건'이라고 말할 것이다. 하지만 육상 트랙 기술 코치들은 다르게 생각할 것이다. 일반적으로 스트렝스 코치들은 육상 트랙 경험이 적고 파워리프팅에 더 많은 경험과 배경을 가지고 있다. 스트렝스 코치들은 최적의 스피드 퍼포먼스를 위해서 필요한 절대 스트렝스의 수준이 운동선수 체중의 2배 내지 2.5배를 넘어야 한다고 주장하는 경향이 뚜렷하다. 스프린트는 한 발로 수축되며 동적 능력을 겨루는 능력이다. 이런 세계에 몸담고 있는 육상 선수들에게 느린 속도로 진행되며 두 발을 이용하고 척추에 많은 부담을 주는 움직임을 강요하는 것은 불행이도 유감스러운 일이다. 물론 두 발을 이용한 움직임은 스피드로 전이될 수 있지만 특정 수준을 넘어서면(고급 선수

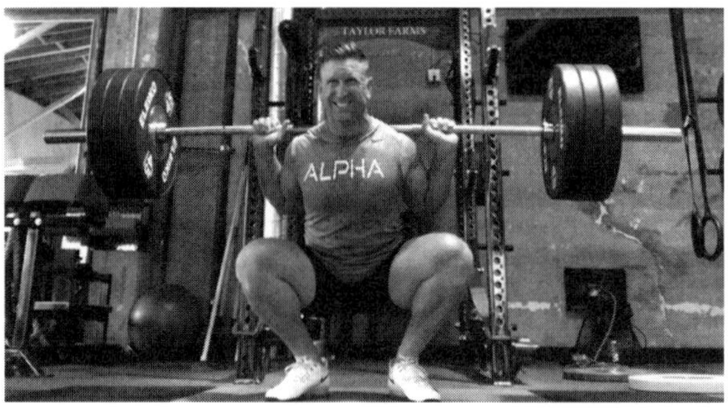

그림 5.1 바벨 스쿼트는 스피드 발달을 위한 도구일 뿐 그 자체가 목적이 아니다.

가 되면) 전이의 비율은 생각보다 높지 않다.

> *스피드가 첫 번째다*
> *개인별로 다른 맞춤 스트렝스 훈련 진행 과정을 사용하여 스피드 발달을 포함하고 1RM이 아닌 스프린트 운동 패턴을 탐구하여 훈련을 디자인한다.*

나는 내가 훈련시키는 선수들에게 '기준(스쿼트의 무게 기준)'을 주지 않는다. 대신 스피드를 강화하고 높은 전이를 달성하기 위한 방법(10~30m 대쉬, RSI Reactive strength index 테스트, 제자리 세 번 수직 점프)을 발달시키기 위해서 스트렝스 훈련을 한다(1RM의 최종 무게가 아닌). 경험이 많은 스포츠 퍼포먼스 코치들 중 특히 육상 트랙을 담당하는 코치는 일반적으로 몇 가지 이유로 선수들에게 고중량의 리프팅 기준을 제시하지 않는다. 경험 많은 코치들은 모든 선수가 체중의 2배에 달하는 딥 스쿼트를 할 수 있는 것은 아니라는 것을 많은 상황을 통해서 알고 있다. 근막 중점의 움직임 전략을 가지고 있는 선수와 선천적으로 스트렝스가 약한 선수가 계속해서 '체중의 2배' 기준을 향해서 몸을 혹사시키면 필연적으로 다른 근육을 과도하게 사용하는 보상작용이 나타나고 수행력이 떨어질 것이다. 요약하자면 투자한 만큼 수익을 거둘 수 없다. 고중량은 이런 문제를 가지고 있지만 초보 및 중간 정도의 능력을 가진 운동선수들에게 체중의 1.5배 스쿼트를 도전하는 것과 같은 '낮은 기준'의 달성 목표는 동기부여 목적으로는 괜찮다.

예를 들어, 선천적으로 강력한 신경 구동 능력을 보유하고 있는 스프린트 선수는 체중의 2배에 달하는 스쿼트를 통해 충분한 파워를 연결할 수 있다. 이와 정반대로 스쿼트를 통해 다리와 둔부에 충분한 힘을 전달할 만큼의 신경 파워를 가지고 있지 않은 선수들이 상당수 존재한다. 이들은 긴장성 근육 그룹tonic muscle group으로 구성되어 있는 지근의 질량을 증가시켜 신체의 안정성을 도모하거나 상체를 앞으로 더 숙여 스쿼트를 수행하려고 한다. 또한 고중량의 무게를 느린 속도로 수행하여 마력을 증가시키려고 한다. 그러나 불행하게도 선천적으로 신경 구동 능력이 부족한 선수들이 파워리프팅을 통해서 고중량의 무게를 다루는 것은 실제로 크게 도움이 되지 못하는 행동이다. 만약 그들이 고중량의 무게를 능숙하게 다루더라도 실제 스프린트 경기나 점프가 향상되지 않는 경우가 많다.

> *스쿼트는 정말 선수를 느리게 만들까?*
> *모든 운동이 그러하지만 스쿼트는 특히 적절한 패턴과 운동량이 중요하다. 스피드를 저해하는 역학적 및 신경학적 패턴과 과도한 볼륨을 점검하지 않으면 스피드와 동적 퍼포먼스 능력에 악영향을 미칠 수 있다.*

실제 스프린트 운동 패턴과 비슷한 방법과 적당한 볼륨과 강도로 수행되는 스쿼트는 운동선수에게 나쁠 이유가 없다. 이 두 가지 요소를 잘 조절하지 않으면 스피드 및 선수의 운동 수행력에 악영향을 미칠 수 있다. 풍부한 지식과 경험을 가지고 있는 스피드 및 육상 신체 준비 코치는 두 다리를 사용하는 리프팅의 올바른 출발 자세와 바벨을 들어올리는 마지막 부분에서 발바닥의 아치와 발가락 부분으로 지면을 눌러 동적 움직임에 더 많은 영향을 주는 스쿼트를 찾을 수 있다. 또한 스피드 발달에 도움이 되는 싱글레그 움직임을 선수에게 적용한다. 이제부터는 모든 리프팅의 '큰형님'인 스쿼트부터 시작하여 파워리프팅과 그것에서 파생되는 운동들이 동적 스피드와 파워 수행력에 미치는 영향을 살펴보겠다.

5.3 선수의 운동 수행력을 위한 바벨 스쿼트의 역할

많은 스트렝스 코치들에게 더 빠르게 달리기 위해서 지금 당장 무엇을 해야 하는지 물어보면 많은 경우 스쿼트 랙으로 이동하라는 말을 할 것이다. 앞서 이야기했듯이 정확한 운동 패턴과 적절한 볼륨과 강도로 수행되는 스쿼트는 나쁠 것이 없다. 같은 맥락에서 보면 스쿼트는 선수의 점프력, 가속력, 자신감을 지속적으로 상승시킬 수 있는 확실한 방법이 될 수 있다. 하지만 잘못된 운동 패턴이나 과도한 볼륨 및 강도는 탄성을 줄이고 부상을 촉진시키는 현존하는 가장 빠른 방법 중 하나가 될 것이다.

바벨 스쿼트가 선수의 운동 수행력 발달에 미치는 첫 번째 도움은 무엇일까? 대부분의 경우 좋은 자세로 발을 이용하여 지면에 오랫동안 힘을 가할 수 있는 능력이다(수직 점프에서 좋은 자세를 유지하면서 더 깊게 앉을 수 있는 능력을 향상시킨다). 많은 팀 스포츠에서 운동선수는 근육량을 더 늘려야 한다. 스쿼트는 더 좋은 그리고 더 균형 잡힌 운동선수가 되기 위해서 꼭 필요한 운동이 될 수 있다. 스쿼트 그 자체와 스쿼트가 운동 수행력에 미치는 영향을 살펴볼 때 스쿼트를 해야 되는가? 하지 말아야 하는가? 하는 논쟁을 제외하면 스쿼트의 깊이(내려가는 구간에서 과연 어디까지 앉아야 하는가?)는 우리가 고민해야 할 출발점이 될 것이다.

스쿼트 깊이에 관한 역학

풀 스쿼트인가, 부분 스쿼트인가에 대한 논쟁은 좀처럼 공정한 잣대로 다루어지지 않는다. 두 가지 방법의 스쿼트의 장단점을 편견 없이 서술하고 관찰하기보다는 부분 스쿼트가 '약함'을 나타내는 상징적인 방법으로 치부되는 경우가 많다. 이 논쟁에서 사람들은 자기가 속한 포지션에서 유리한 연구나 객관적이지 않는 "어느 선수가 이렇게 해서 잘했다"라는 일화에 매달린다. 또한 선수들은 그들이 지금까지 해왔던 스쿼트 방법을 선호한다. 왜 그럴까? 그 선수는 다른 훈련을 했어도 분명히 최고의 반열에 올랐을 것이기 때문이다. 그들에게 어떤 스쿼트가 더 나은지는 중요하지 않다.

나는 이런 상황에서 편향적인 생각을 버리고 해당 주제의 다양한 영역에서 실험과 연구를 몰두해 왔다. 따라서 이 책의 이 부분에서는 선수의 운동 수행력을 위해 풀 스쿼트와 부분 스쿼트가 가지는 장단점을 잘 이해하고 여러분에게 참고 지식을 제공하는 것을 목표로 한다. 간단하게 두 가지 예시를 들어 내용을 진행해보자. 하나는 무릎의 각도가 130~140도 진행된 스쿼트(1/4 스쿼트로 알려져 있음), 다른 하나는 '허벅지 윗부분이 평행을 유지(평행 스쿼트 또는 진짜 스쿼트로 알려져 있음)'하는 스쿼트이다.

딥 스쿼트: 대퇴사두근 그룹의 발달에 효과적이며 하프 및 1/4 스쿼트보다 대퇴사두근과 둔근 발달에 더 좋은 움직임을 실행시킨다. 딥 스쿼트는 발목의 배측굴곡이 중요한 요인으로 작용하는 운동 준비 자세(가속에서의 첫 번째 스텝 및 수직 점프)의 스트렝스와 잠재적 파워를 향상시킨다.

딥 스쿼트는 근비대와 횡단면적 크기의 성장을 크게 촉진한다. 특히 편심성 부하로 수행되는 전형적인 '상하' 이동의 스쿼트는 두 가지 모두에게 더 큰 영향을 준다. 이것은 일반적인 적응을 발달시키며 결체 조직의 강화 및 신체가 더 길어진 근육 길이에 적응하도록 훈련하는 데 활용된다. 운동선수에게 좋은 근육량과 강한 결체 조직은 매우 중요한 구성 요소이다. 따라서 훈련이 잘 되지 않은 초보 운동선수에게는 딥 스쿼트를 통한 수행력으로의 전이가 잘 일어난다. 적절한 근육량을 가지고 있으며 체중 대비 최소 1.5배의 딥 스쿼트 능력을 가진 운동선수는 수직 점프와 같은 점프 능력에서 강력한 발달 효과를 기대할 수 있다.[39] 상승작용 영역의 중도 기간의 관점에서 보면 최고의 스피드를 내야 하는 날의 3~10일 전에 고중량의 딥 스쿼트를 진행하면 개인 최고의 기량을 끌어낼 수 있다.

쿼터(1/4) 스쿼트: 쿼터 스쿼트는 딥 스쿼트와 비교하여 본질적으로 더 신경에 초점을 맞추고 있으며 근육의 질량 증가에 중점을 두지 않는다. 근육의 짧은 수축 길이에서 훈련하면 신경 구동이 집중되는 효과가 있다.[40] 뇌의 입장에서 보면 근육의 긴 길이 수축보다 짧은 길이에서 수축을 할 때 근육 활성화를 위해 더 많은 신경 구동을 동원한다. 따라서 쿼터 스쿼트와 같은 부분적인 움직임은 신경계에 과부하를 일으킨다. 하지만 동적 움직임으로의 최대 전이에 필요한 운동단위 발화율(발화 속도)을 달성하려면 선수 스스로 폭발적인 의도를 가지고 수행해야 한다.

쿼터 스쿼트를 반대하는 사람들의 주장은 일견 옳은 부분이 있으나 자기중심적인 생각으로 굳어진 피트니스 애호가들이 근육을 얻기 위한 수단으로 쿼터 스쿼트를 사용한다면 그것은 잘못된 방법이다. 만약 운동선수가 쿼터 스쿼트를 사용한다면 그 목적은 전혀 다르다. 그들의 목표는 가속의 후기 구간과 러닝 점프와 같은 운동선수가 필요로 하는 자세에서 사용되는 근육에 최대 운동단위를 동원하는 것이다. 쿼터 스쿼트는 신경계를 자극하고 스프린트에 가까운 관절 각도을 사용하여 특이성을 끌어냄과 동시에 근육에 가해지는 피로도가 적기 때문에 상승작용 기반으로 한 운동 계획과 훈련

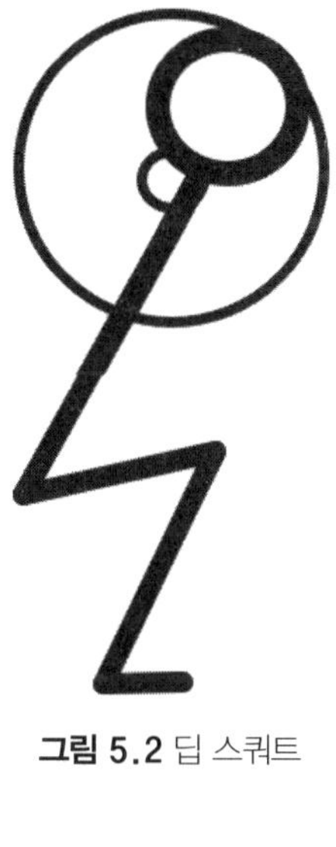

그림 5.2 딥 스쿼트

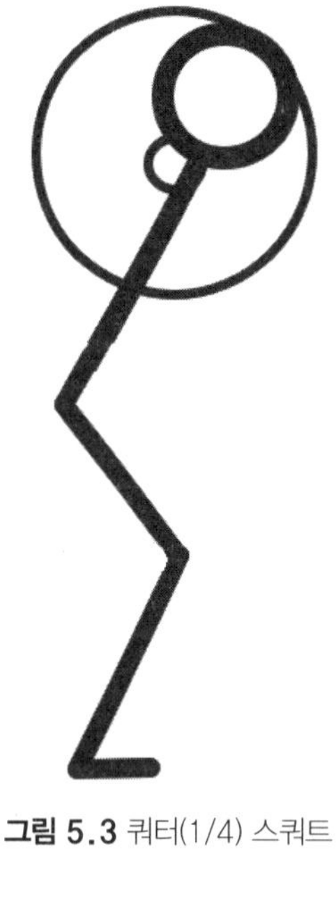

그림 5.3 쿼터(1/4) 스쿼트

39. Esformes, Joseph I., and Theodoros M. Bampouras. "Effect of Back Squat Depth on Lower-Body Postactivation Potentiation." *Journal of Strength and Conditioning Research*, vol. 27, no. 11, 2013, pp. 2997–3000.

40. Noorkõiv, Marika, et al. "Neuromuscular Adaptations Associated with Knee Joint Angle-Specific Force Change." *Medicine & Science in Sports & Exercise*, vol. 46, no. 8, 2014, pp. 1525–1537.

세팅을 디자인하기 위한 최적의 선택이다(특히 허리와 가슴을 펴고 최대로 달리는 구간을 위해). 부분 스쿼트와 관계된 리프팅 종류는 피로의 축적을 줄여주므로 빠른 상승작용 수단으로서 환상적인 효과를 가지고 있다. 쿼터 스쿼트와 동적 운동을 짝을 이루어 병행하는 것은 즉각적인 파워 증가를 위한 최상의 조합 중 하나이며, 딥 스쿼트는 중간 정도의 상승작용 메커니즘에 가깝다.

앞서 설명한 빠른 상승작용을 위해서는 다음과 같은 조건이 충족되어야 한다.

1. 최대 가동범위의 백 스쿼트에서 최대 스트렝스 수준이 체중의 약 1.5배 또는 그 이상이다.
2. 훈련 볼륨이 신경계에 무리가 갈 정도로 과도하지 않고 적절하게 진행된다.
3. 부분 스쿼트는 움직임의 편심성 및 동심성 부분을 작동시킨다(혹은 둘 다).

마지막으로 부분 스쿼트가 스프린트에서 볼 수 있는 다리의 관절 각도와 동작 범위에서 상당 부분 더 '특이적'인 것은 사실이나 부분 스쿼트의 근육 활성화 패턴은 움직임의 거의 모든 구간에서 대퇴사두근이 작동하기 때문에 스프린트와 완전하게 일치하진 않는다. 또한, 최대 속도의 스프린트나 점프의 '완료' 동작에서 보여지는 둔근과 햄스트링의 작용은 스쿼트의 완료(최대 높이) 자세와 같지 않다. 대퇴사두근은 스쿼트의 최대 높이에서도 여전히 작용하고 있고 햄스트링의 작용이 많지 않기 때문이다. 다시 확인하면, 특이적인 범위 내에서 상승작용 및 일반적인 '강성'은 쿼터 스쿼트가 가지고 있는 가장 큰 이점 중 하나일 것이다.

무엇보다 우리가 중요하게 생각해야 할 핵심 사항은 어떤 종류의 스쿼트도 햄스트링이 강하게 발달하지 않는다는 사실이다. 햄스트링에 부하를 주는 방식으로 스쿼트를 수행하는 선수도 있지만 어디까지나 이것은 전통적인 스쿼트라고 볼 수 없는 예외적인 것이다. 신경학적으로 접근해보면 햄스트링이 더 동원되고 대퇴사두근이 덜 동원되도록 스쿼트를 수행하면 스프린트와 점프에서 더 유리할 수 있으며 실제 스포츠 필드에서의 동적 움직임이 강화된다. 표 5.1은 부분 스쿼트와 딥 스쿼트의 장단점을 비교하고 있다. 쿼터 스쿼트와 부분 스쿼트는 일반적으로 탄성을 기반으로 하는 운동선수에게 잘 전이되며(속도에 좋은 구성 요소들이 존재하는 한), 딥 스쿼트는 많은 근육량이 필요한 선수에게 큰 이점

표 5.1 부분 vs 딥 스쿼트 적응

훈련 요인	부분 스쿼트	딥 스쿼트
둔근 발달	낮음 ⇒ 중간	중간 ⇒ 높음
대퇴사두근 발달	낮음	높음
햄스트링 발달	낮음	낮음 ⇒ 중간
신경계 요구	높음	중간
근육 피로도/불협응discoornation	낮음	중간 ⇒ 높음
스피드로의 상승작용	근막 중심 ⇒ 높음	근육 중심 ⇒ 높음
가속으로의 전이	중간	중간 ⇒ 높음
최대 스피드로의 전이	낮음 ⇒ 중간	낮음 ⇒ 부적 전이
수직 점프로의 전이	낮음 ⇒ 중간	높음

을 가지고 있다. 여러 운동선수에게 스쿼트를 지도할 때는 선수가 어떤 유형의 신체적 능력이 필요한가를 유념해야 한다. 또한 대퇴골이 상대적으로 더 길거나 엉덩이 근육의 긴장이 높은 선수들의 상태도 살펴보아야 한다.

당연하게도 많은 스트렝스 코치들은 왜? 딥 스쿼트가 가속과 최대 속도에서 '부적 전이'의 가능성이 있는지 의문을 가질 것이다. 앞서 이야기했지만 발바닥이 충분하게 활성화되지 않은 상태에서 둔근을 대신하여 척추기립근 중심으로 상체를 신전시키는 스쿼트의 상승 동작 패전을 가지고 있는 선수가 과도하게 스쿼트를 수행하면 신경학적으로 발과 둔근의 연결이 파괴되고 스피드로의 전이 가능성이 감소된다. 앞서 언급했지만 스쿼트의 상승 동작 패턴에서(신체의 신전 구간) 발바닥이 충분하게 활성화되지 못하고 둔근을 대신하여 신체의 추진력과 안정성을 척추기립근이 담당하게 된 상태에서 과도하게 스쿼트를 계속하게 되면 신경학적으로 발과 둔근의 연결이 파괴되고 스피드로의 전이의 가능성이 현저히 감소된다. 이런 상태가 될 때까지 체중의 2배가 넘는 딥 스쿼트를 지속했다면 이 동작의 가장 낮은 구간에서 스프린트가 아닌 스쿼트에 특이적인 적응이 일어나게 된다(허리, 몸통, 대퇴사두근 등에). 체중의 2배가 넘는 초고중량의 바벨 훈련이 없이는 이러한 잘못된 적응을 이끌어내지는 못한다(등척성 및 플라이오메트릭 운동이 고중량의 리프팅과 스프린트를 연결하는 지렛대 역할을 한다). 전통적인 스쿼트는 스프린트에 더 많은 '근육' 구성 요소를 추가하는 주요 방법이다(108쪽 참조). 그러나 이렇게 추가된 근육 구성 요소들이 힘줄에 힘을 전달할 만큼 강하지 않으며 안정성이 확보되어 있지 않는다면 운동선수에게 좋은 영향을 미칠 수 없고 대부분의 경우 가속에서 좋지 않은 영향을 미친다. 스프린트에서 실제 사용되는 근육의 스트렝스가 충분하지 못하고 과도한 리프팅으로 인해 근육 구성 요소가 움직임을 지배하게 되면 부적 전이는 빠르게 일어난다.

코치로서 훈련 적응과 통합에 대해서 누군가와 이야기한다면 하나의 구성 요소가 다른 것들에 비해서 월등한 상위 개념이 아니라는 것을 반드시 견지해야 한다. 운동선수와 오랜 시간 있다보면 그들의 진정한 발전을 위해서는 리프팅과 통합 코디네이션(기능적, 스피드 중심적) 모두를 깊이 있게 이해하고 활용해야 한다는 것을 깨닫게 된다. 운동선수의 퍼포먼스에 있어서 딥 스쿼트의 결과가 중요하다는 연구들이 있는 반면에 다른 연구들은 부분 스쿼트의 중요성을 말해준다. 따라서 훈련 디자인에서 양측 모두를 고려해야 한다. 레이Rhea의 연구는[41] 다음과 같은 결과를 보여준다. 실제 동적 움직임으로의 전이 (특히 수직 점프와 40야드[36.576m] 전력질주의 종목에서)에 대한 체중 1.5배의 평행 백 스쿼트를 달성한 운동선수(어느 정도의 근육 비대 및 코디네이션이 발달한 상태)를 대상으로 운동선수의 퍼포먼스를 가장 향상시킨 방법은 1) 쿼터 스쿼트, 2) 하프 스쿼트, 3) 평행 스쿼트이다. 연구 결과를 종합해보면 기본적인 스쿼트 중량을 다룰 수 있는 능력을 갖춘 상태에서 스쿼트의 깊이가 내려갈수록 실제 동적인 스포츠 움직임의 향상은 줄어든다.

> *"어느 것이 중요한가"는 논쟁거리가 아니다*
>
> *긴 훈련 과정 동안 스쿼트의 깊이는 운동선수에게 필요한 동적 수행력에 맞춰 다양하게 적용되어야 한다. 플라이오메트릭 운동은 부분적인 운동 범위를 강력하게 자극할 수 있다.*

---

41. Rhea, Matthew R., et al. "Joint-Angle Specific Strength Adaptations Influence Improvements in Power in Highly Trained Athletes." *Human Movement,* vol. 17, no. 1, Jan. 2016.

레아의 연구에서 우리가 기억해야 할 것은 단지 스쿼트뿐만 아니라 일반적으로 최대 관절 가동범위를 사용하는 움직임인 런지, 리버스 햄스트링 컬, 스텝업과 같은 운동을 병행하였다는 사실이다. 일반적인 움직임의 운동은 최소한의 '근육 기반' 조건을 충족시켜주었을 것이며 부분 스쿼트는 완전한 가동범위 운동에서 올 수 있는 근육 피로를 최소화하고 더 나은 신경 경로 자극을 주었을 것이다. 즉, 쿼터 스쿼트는 신경계를 훈련시키는 반면 최대 관절 가동범위의 일반적인 운동은 근육계를 훈련시킨다. 같은 방식으로 플라이오메트릭과 바벨 훈련을 조합하여 훈련한 연구를 보면 단 한 가지 유형의 운동만 진행했을 때보다 월등히 좋은 효과를 가져온다. 쿼터 스쿼트는 플라이오메트릭 훈련의 입장에서 보면 더 근육 중심의 운동이며 플라이오메트릭이 신경계 중심의 훈련이기 때문이다.

딥 스쿼트와 부분 스쿼트를 비교하고 대조하는 연구는 많이 있지만 연구를 디자인 하는 방식에 따라 결과는 다를 수 있다. 하트만Hartmannn의[42] 연구에 따르면 10주 동안 주 3회 스쿼트를 수행한 선수들을 점프 수행력의 범위에 한정시켜 결과를 분석해보면 딥 스쿼트 및 프론트 스쿼트가 부분 스쿼트보다 훨씬 우수한 결과를 보여준다는 것을 알 수 있다. 그러나 해당 연구에서 피험자들은 잘 훈련되어 있는 선수가 아니었으며 쿼터 스쿼트를 체중의 3배 이상의 부하를 수행하는 등의 신경적 요구를 고려하지 않은 매우 강도 높은 운동을 진행하였다. 대부분의 운동선수에게서 이런 식으로 훈련을 진행하게 되면 힘 발달 속도가 감소하는 것은 놀랍지 않을 정도로 당연한 현상이다. 제대로 된 지식과 충분한 시간의 경험이 있다면(반복 수와 신경 요구에 대한 지식) 레아의 연구와 일치하는 결과를 얻을 것이다.

스쿼트 훈련은 스피드를 빠르게 하는 것보다는 반동Countermovement jump 수직 점프의 발달에 더 도움을 준다.[43] 딥 스쿼트 및 백 스쿼트는 쿼터 스쿼트보다 더 낮은 위치로 앉기 때문에 반동 수직 점프에 한해서 더 높은 동적 전이가 일어날 수 있다. 수직 점프를 발달시키는 것이 스피드를 빠르게 하는 것보다 더 용이하다는 사실은 이 책의 1장과 3장에서 보여준 JB 모린의 연구로 알 수 있다. 이 연구에

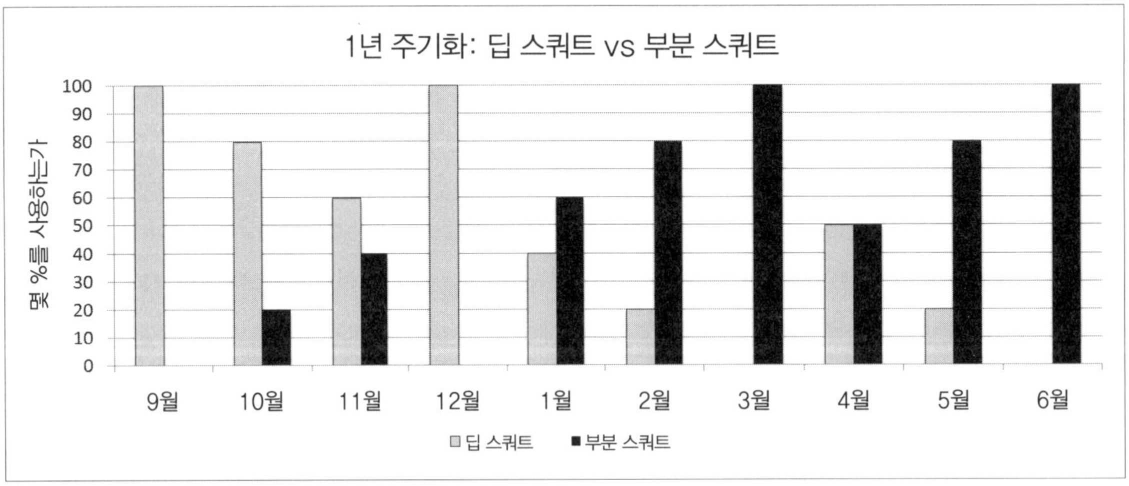

그림 5.4 대학 육상 시즌 동안 부분 스쿼트 vs 딥 스쿼트의 주기화 변화

42 Hartmann, Hagen, et al. "Influence of Squatting Depth on Jumping Performance." *Journal of Strength and Conditioning Research,* vol. 26, no. 12, 2012, pp. 3243–3261.

43. Wilson, Greg J., et al. "The Optimal Training Load for the Development of Dynamic Athletic Performance." *Medicine & Science in Sports & Exercise,* vol. 25, no. 11, 1993, pp. 1279-1286.

서 훈련되는 힘의 방향이 동적 발달의 위치를 변화시킬 수 있음을 알 수 있다.

평행 및 딥 스쿼트를 가장 적절하게 사용하는 방법은 6~10주의 비시즌 훈련 기간 동안 집중적으로 훈련하는 것이다(고급 일류 탄성 기반 운동선수들은 더 짧아야 한다). 스피드가 중요한 기초가 되는 육상 트랙 선수들의 경우 새로운 훈련 발달 주기가 시작할 때마다 처음 2~3주 동안 다시 평행 및 딥 스쿼트를 적용해주는 것이 좋다. 운동선수에게 있어서 적절한 '마찰' 스트렝스의 향상은 짧은 기간 내에 달성된다. 반면에 근막과 힘줄의 스트렝스는 몇 개월 또는 몇 년이 걸릴 수 있다. 폭발적인 딥 스쿼트는 마찰 스트렝스의 효과적인 발달에 용이하지만 잠재적인 부적 전이(스피드와 탄성으로)가 유발되기 전에 그만두어야 한다. 참고로 근비대가 필요한 팀 스포츠 선수들은 약간 더 오랜 기간 동안 딥 스쿼트를 유지할 필요가 있다.

운동선수는 1년 내내 딥 스쿼트를 해야 한다는 잘못된 훈련 개념이 있다. 특히 근막 중심 운동선수들에게 딥 스쿼트의 훈련 적용 방식은 중요한데 너무 오랜 시간 동안 '선수의 약점을 강화'한다는 명목으로 딥 스쿼트를 적용하면 탄력적 스트렝스가 손상된다. 운동선수는 주기화의 어느 지점에서 딥 스쿼트에서 하프 또는 쿼터 스쿼트로 전환하거나 동적 능력을 최대로 끌어올리기 위해서 일정 기간 동안 스쿼트를 중단해야 한다. 사실 복잡한 방법이 아닌 이 방법이 거의 기본이다.

딥 스쿼트를 중단하고 있는 기간 중에도 신체 구조의 안정성을 온전하게 유지하기 위하여 중강도 정도의 부하를 주는 런지, 피스톨 스쿼트, 케틀벨 고블릿 스쿼트, 스텝업, 45도 백 익스텐션 등의 운동을 사용하는 것이 현명하다. 과도한 바벨 훈련은 운동선수의 스피드 발달을 위한 1차 '엔진'을 공급하지 못한다. 탄력 중심의 운동선수가 최대 중량으로 딥 스쿼트를 과도하게 하거나 고급 기술 수준을 가진 일류 선수들이 해당 종목의 선수들이 가지고 있는 평균적인 중량보다 훨씬 무거운 중량의 역도를 달성하려고 하는 것은 좋지 못하다.

> *운동선수에게 올바른 훈련을 제공하자!*
> *운동선수의 가장 중요한 '엔진'을 충족시켜주지 못하는 '지나치게 강화된' 바벨 훈련은 피하는 것이 좋다.*

스쿼트에서 발의 역학

수행되는 스쿼트의 깊이와 관계없이 가장 중요한 것은 '발의 작용', '힘의 방향', '운동 사슬로의 근육 동원'이다. "발뒤꿈치를 누르면서 올라와라." 가끔 이런 방식으로 지도하는 코치들이 있는데 이것은 최악의 큐잉 중 하나이다. 왜 이런 큐잉(코치들이 선수들에게 방식을 지도할 때 사용하는 신호)을 사용할까? 첫 번째는 엉덩이를 뒤로 유지한 채로 일어서기 위함이고, 두 번째로는 고중량의 무게를 들어올릴 때 뒤꿈치를 지면에 단단하게 고정시키기 위해서이다. 고중량의 스쿼트를 수행해보면 알겠지만 이것은 매우 자연스러운 반응이다(걸을 때 우리는 뒤꿈치부터 지면에 닿고 발가락으로 누르며 발이 외회전에서 내회전하면서 걷는다). 뒤꿈치는 인체 후방 사슬의 기준점 이지만 움직임의 목적과 맥락을 생각해봐야 한다. "발뒤꿈치를 누르면서 올라와라"라는 큐잉은 수직 점프 및 스피드의 능력 저하와 관계가 깊으며 특히 장기간 동안 뒤꿈치를 이용하여 고중량의 무게를 다룬 선수들에게 명확한 한계를 가져다준다. 나는 개인적으로 고등학교 기간 내내 뒤꿈치를 이용하여 스쿼트를 수행한 선수들이 대학 진학 후 점프와 스프린트에서 발의 앞부분forefoot과 발목을 통한 에너지 전달에 문제가 생기는 것을 자주 보았다.

- 엉덩관절-무릎의 작용-발의 연결이 신경적으로 분리된다.
- 적절한 둔근의 발화 패턴이 감소한다.
- 경골과 하부 다리의 회전에 부정적인 영향을 미친다.

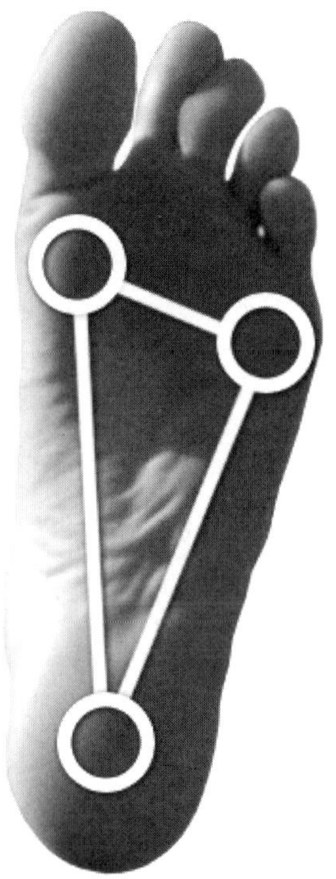

그림 5.5 스쿼트. 항상 발바닥의 삼각 중심점을 생각하라.

발뒤꿈치를 이용하는 스쿼트는 발의 감각 입력 대신 무릎과 엉덩관절의 움직임에 의해서 조정된다. 뒤꿈치 중심의 스쿼트는 지면을 이용하는 다관절 리프팅의 효과를 반감시키며 발과 엉덩관절이 함께 통합됨으로써 얻을 수 있는 모든 신경 연결과 코디네이션을 상실시킨다. 스쿼트의 상승 구간에서 발바닥의 역할을 간과하면 근막 경선에 의한 신체의 장력이 사라진다. 발의 장력은 발바닥 근막에 긴장을 주고 근막 경선을 따라 근육 발화의 힘을 신체의 위로 전달하여 코어 근육에 강력한 영향을 준다. 발뒤꿈치를 이용한 스쿼트는 또한 선수에게 '뒤로 넘어질 수도 있다'는 느낌을 증가시키는데 이 감각적 느낌의 보상작용으로 척추를 신전시켜 척추기립근과 척추 주위의 근육들이 짧아지고 과도하게 경직된다. 이런 방식의 스쿼트는 힘의 중심이 되어야 하는 둔근이 아닌 하부 허리를 '둔근'으로 사용하기 때문에 실제적으로 둔근이 길어지는 현상이 발생하게 된다. 따라서 실제 동적 움직임에서도 하부 허리를 둔근처럼 사용하는 보상작용이 발생하여 부상을 야기한다.

발뒤꿈치를 이용한 스쿼트의 단점으로서 경골과 지면의 각도가 수직이 되는 문제가 있다. 스쿼트의 맨 아래 구간에서 발뒤꿈치 부분에 체중이 실려 강하게 고정되어 있으면 배측굴곡 동작이 불가능하여 대칭적인 스쿼트를 만들어주는 경골의 '회전'이 차단된다. 배측굴곡과 함께 작동하는 경골의 회전은 스쿼트의 상승 구간에서 발바닥의 내측 아치와 거골하 관절을 포함하는 중요한 움직임인 경골의 회전을 허용하고 선수가 지면에서 전달할 수 있는 근막 파워의 양을 강력하게 증가시킨다. 1번, 5번 중족골과 발뒤꿈치를 삼각형으로 연결하여 발 압력의 중심을 잡고 스쿼트의 위아래 움직임 동안 지면반력의 힘을 발을 통하여 자연스럽게 위로 흐르게(전달)하는 데 집중해야 한다. 이런 감각적인 기술이 부족한 선수는 고중량의 바벨 스쿼트는 피하고 이 책에서 나중에 설명하는 WeckMethod 45™ 데드리프트와 같이 발의 긴장과 감각을 우선시하는 움직임에 집중하는 것이 현명하다.

> *발을 사용하여 스쿼트 해라!*
> *발바닥의 삼각 중심점이 지면에 닿은 상태에서 스쿼트를 진행하면 스쿼트의 기능적 측면과 동적 움직임으로서의 전이에 좋은 영향을 미친다. 발뒤꿈치를 이용해서 스쿼트를 진행해서는 안 된다.*

스쿼트의 상승 구간에서 대퇴골이 안쪽으로 움직이는 현상인 '비선형'은 좋은 상태의 발과 발목을 가진 선수들조차도 피해야 하는 동작이다. 코치들은 이런 식으로 지도해서는 안 된다. 발의 아치와 둔근에 적절한 장력이 존재한다면 대퇴골이 안쪽으로 움직이는 비선형 현상을 완벽하게 보상할 수 있다(그러한 현상이 일어나더라도 발바닥을 잘 이용한다면 부상이나 부적 전이로 이어질 확률이 매우 낮아진다). 팻 데이비슨Pat Davidson(스쿼트의 상승 구간에서 대퇴골이 안쪽으로 움직이는 현상을 이해한 선구자)에 의하면 "발바닥에 힘이 고르게 분포하고 있고, 스쿼트의 하강 구간에서 발/종골/경골 복합체가 외회전되지 않는다면 상승 구간에서 목격되는 대퇴골의 내회전으로 인한 무릎의 내전 움직임을 크게 걱정할 필요가 없다."

골반의 역학적 특징, 스쿼트

"엉덩이를 뒤로 보내고, 가슴을 세워라." 스쿼트를 위한 '큐잉' 중 가장 유명한 지도 방법일 것이다. 그러나 많은 사람들이 신체 정렬과 근육 발달의 관점에서 이러한 큐잉이 가져올 파급 효과를 알지 못한다. 골반의 위치와 움직임은 골반에 부착되어 있는 근육의 길이를 결정한다. 따라서 스쿼트 동작에서 골반의 위치는 골반에 부착되어 있는 근육의 수축에 영향을 준다. 골반이 좀 더 중립적인 위치에 있고 흉곽과 올바르게 정렬되어 있으면 복부 근육과 햄스트링이 적절한 길이에 놓일 수 있게 된다. 골반이 전방으로 기울어지고 몸통이 과신전된 자세로 수행되는 스쿼트(엉덩이 뒤로, 가슴을 세우고)는 복부 근육과 햄스트링의 길이를 증가시켜 움직임에 좋지 못한 영향을 준다. 골반의 전방 기울기 자세는 대퇴사두근과 하부 허리 근육을 짧게 만들어 신경학적으로 더 활성화되도록 만든다. 골반의 기울기가 스쿼트 동작에서 작용하는 근육에 미치는 영향에 관한 간단한 설명은 그림 5.6을 참조한다.

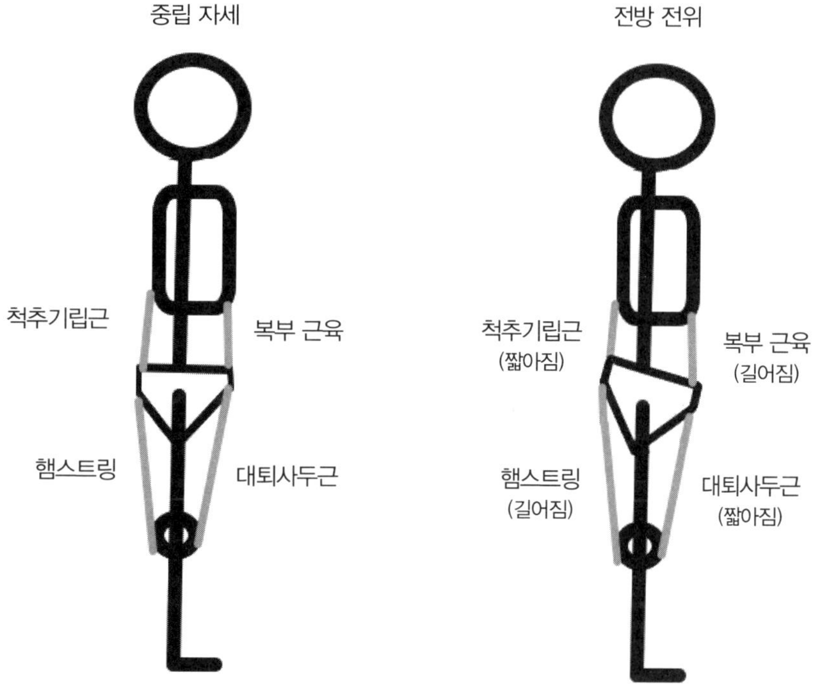

그림 5.6 골반의 역학적 움직임과 스쿼트

5.4 운동선수들을 위한 스쿼트의 형태

스쿼트 그 자체의 수행과 지식을 바탕으로 동적 스피드와 파워 수행력을 발달시키기 위해서 일반적으로 사용되는 스쿼트의 종류를 알아보자.

- 하이바 백 스쿼트
- 딥 '동적' 스쿼트
- 부분 스쿼트
- 정지 스쿼트
- 기능적 등척성 스쿼트

위에 나열된 스쿼트 중 가장 '기능적인' 하이바 백 스쿼트부터 시작하여 가장 '동적인(운동성)' 스쿼트인 등척성 형태로 살펴보겠다.

하이바 백 스쿼트

하이바 백 스쿼트는 가동성이 가장 많이 요구되는 동작이며 전체적인 하체의 발달이 가능하기 때문에 운동 수행력 발달 분야의 지도자들이 매우 좋아하는 종목이다. 하이바 백 스쿼트를 잘하는 선수들은 대부분 스트렝스와 가동성 그리고 좋은 신체 제어 능력을 가지고 있으나 운동선수를 하나의 틀에 맞추어 그 맞춤틀 안에서의 발전을 강요하는 것은 절대 해서는 안 되는 행동이라는 것을 명심해야 한다. 근막 중심이 주요 능력으로 사용되는 운동선수들, 특히 육상 트랙 선수들의 경우 하이바 백 스쿼트의 맨 아래 깊은 위치가 실제 그들에게 요구되는 신체적 요구와 매우 다르기 때문에 하이바 백 스쿼트를 능숙하게 수행할 것이라고 기대하긴 어렵다. 그러나 플레이트, 케틀벨을 이용한 프런트 스쿼트와 같은 기본적인 변동 스쿼트는 육상 트랙 선수들에게 도움이 된다.

하이바 백 스쿼트는 바벨이 어깨와 목 가까이 견착되어 상당히 높은 위치에 고정되어 있으며 좁은 발 넓이close stance - narrow close stance로 수행된다. 대부분의 하이바 백 스쿼트의 하강 동작에서 무릎이 발끝을 넘어가는 행위를 '금지'한다. 하지만 무릎이 적절하게 발끝을 넘어가는 행위는 흉부를 좀 더 직립으로 세울 수 있다는 점에서 타당한 방법이다(골반과 흉추의 정렬에 도움이 된다). 또한 이 자세는 좀 더 나은 자세 균형을 제공하며 햄스트링과 복부 근육이 더 동원될 수 있도록 해주고 스쿼트 움직임의 주체가 되는 근육이 척추 주변 근육이 되지 않도록 방지해준다(둔근이 사용되도록 하여 허리에 무게가 걸리지 않게 한다). 정강이의 각도는 일반적으로 몸통의 각도와 일치한다(가속 자세에서 몸통과 정강이의 각도가 같은 것과 유사하다). 케틀벨로 수행되는 프론트 스쿼트와 같이 몸통이 수직을 유지하면서 무릎이 발끝 앞으로 밀어질 수 있다. 이런 자세를 위해서 발뒤꿈치에 플레이트를 이용하여 높이를 올리는 것은 문제가 되지 않으며 필요한 경우 이런 방식의 스쿼트를 사용해야 한다.

발뒤꿈치에 플레이트를 두고 수행하는 스쿼트의 목표는 하체의 완전한 가동범위를 이용하여 근막의 길이와 근육의 크기를 증가시키는 것이다. 다리의 힘이 약하고 신체 정렬이 좋지 않으며 전면 코어의 스트렝스가 약한 선수가 고중량의 스쿼트를 시도할 경우 데드리프트처럼 하려는 경향이 뚜렷하게 나타난다(스쿼트의 상승 구간에서 엉덩이가 올라가고 전면 코어를 전혀 쓰지 않는 앞으로 숙여지는 자세).

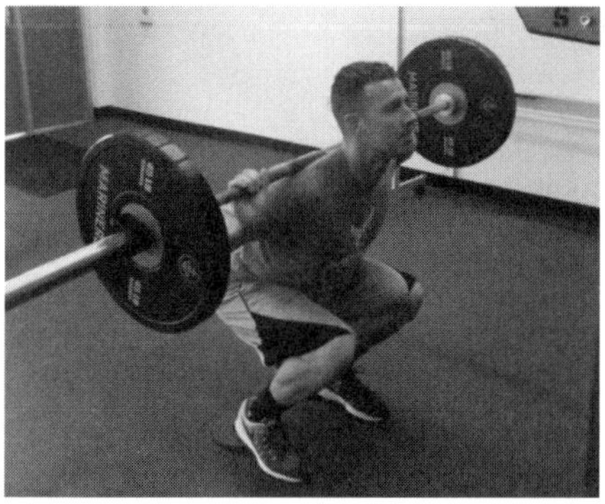

그림 5.7 하이바 백 스쿼트

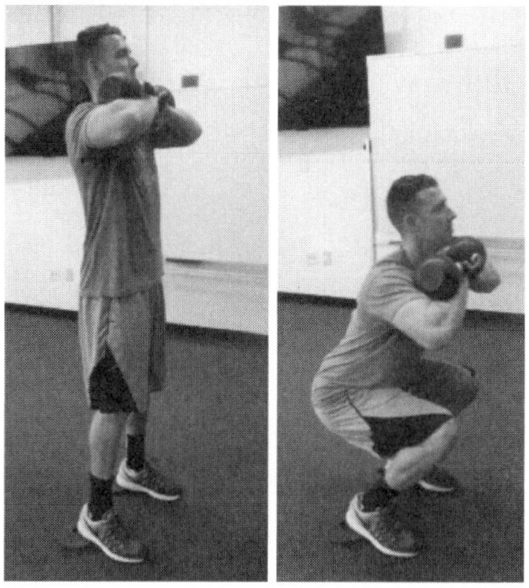

그림 5.8 더블 케틀벨 프론트 스쿼트

비록 스포츠의 결과로 나타나는 등수(1등, 2등, 3등…)에 따라 최적의 스쿼트 부하가 무엇인지는 의견이 나뉘겠지만, 대부분의 경우 동적 기능뿐만 아니라 일반적인 신체의 기능 발달을 위해서 뒤꿈치에 플레이트를 둔 하이바 백 스쿼트와 더블 케틀벨 프론트 스쿼트(여기서 파생된 스쿼트 또한)를 개인적으로 가장 좋아한다. 많은 코치들이 체중의 2배가 넘는 최대 스쿼트를 요구하지만, 탄력을 기반으로 종목을 수행하는 운동선수들이 잠재적인 최대 스피드를 끌어내기 위해서는 '2배 이상'이라는 숫자 근처에 갈 필요가 없다. 이와 반면에 스트렝스를 중요시 여기는 근육 중심의 운동선수(미식축구에서 수비수, 럭비에서의 프롭)는 해당 스포츠에 필요한 적절한 기술 수준과 움직임에 필요한 신경 구동을 유지한다면 더 높은 중량의 한계에 도달하도록 권장할 수 있다. 하이바 백 스쿼트를 코칭할 때 동적 효과를 극대화하기 위해서 코디 플로커Cody Plofker의 큐잉을 사용하는 경향이 있는데, 그 내용은 다음과 같다.

- 가장 편안한 스탠스(발 넓이)를 찾아라. 개인마다 다르겠지만 보통 어깨너비와 비슷하거나 조금 더 넓다.
- 무릎은 발가락의 각도를 따라서 움직여야 한다. 특이적 운동을 하기 위해서 무릎을 벌리지 말라고 이야기할 수도 있지만 개인적으로 무릎이 발가락의 각도와 방향을 따라 가도록 지도한다.
- "발 전체로 지면을 느껴라!" 발가락과 발뒤꿈치는 항상 지면에 닿아 있어야 한다.
- "발뒤꿈치를 지면에 단단히 고정시키고, 고관절(엉덩관절)을 약간 뒤로 밀지만 가능한 전족에 힘을 주면서 무릎을 신전(펌)한다." 골반과 엉덩관절이 정렬을 유지하는 한 햄스트링의 활성도를 유지하고 대퇴사두근의 긴장을 감소시킬 것이다.

육상 트랙 선수들은 시상면에서의 움직임에 집중하는 경향이 있어 3평면에서의 정렬 자세를 고려하는 것을 의아해할 수도 있다. 하지만 스쿼트 동작에서 햄스트링을 최대한 활용할 수 있는 기법은 스프린트에서 중요한 역할을 차지한다. 대학 육상 선수였던 내 경험을 비추어보면, 바벨리프팅 지도를 받지 않고 점프력과 스프린트 속도에서 최고의 시즌을 보낸 시절에 자연스럽게 위에 언급한 방식으로 스쿼트를 수행할 수 있었다. 이후 스쿼트를 제대로 배우고 난 후 스쿼트에서 발과 햄스트링 그리고 엉덩이의 연결성을 높이는 방법을 배웠다. 이전에는 최고 기록을 달성하면서 이미 발과 햄스트링 그리고 둔근의 연결성이 좋았지만 이러한 연결성이 어려운 선수들에게 적절한 스쿼트 훈련은 매우 유용하다.

관절의 정렬을 맞춰라
골반과 엉덩이의 정렬을 맞추는 것은 스쿼트에서 햄스트링의 참여도를 유지시킨다.

'동적' 스쿼트('운동성' 스쿼트)

흔히 말하는 '동적' 스쿼트는 파워리프팅에서 흔히 볼 수 있는 하이바 백 스쿼트와 로우바 백 스쿼트가 혼합된 방식이다. 개인적으로 운동선수를 위한 로우바 백 스쿼트 및 그 변형 동작도 그다지 좋아하지 않는다. 그 이유는 로우바 백 스쿼트가 하부 허리에 너무 중점을 두고 동적으로 발을 사용하지 않기 때문이다. 고중량의 로우바 백 스쿼트가 수직 점프에 좋지 않은 영향을 미칠 것이란 생각은 여기에 기반한다. 로우바 백 스쿼트의 우수성을 설교하는 코치들은 아주 강한 스쿼트 능력을 가지고 있지만 '발'은 지면에 단단하게 묶여있다. 스쿼트를 잘하기 위한 방법이지 운동선수를 만드는 방법은 아닐지도 모른다.

'동적(운동성)' 스쿼트는 두 가지 스쿼트 형태가 혼합된 스타일로서 어깨보다 약간 넓은 발 넓이로 수행되고 무릎의 각도가 약간 바깥쪽으로 벌어져 정렬되어 있다. 예전에는 개인적으로 선수들이 무릎의 각도를 지키도록 매우 엄격하게 지도했지만 운동선수들은 꼭 필요한 만큼만 바깥쪽으로 무릎의 각도를 벌리는 경향이 있다. 지금은 일반적으로 약 5~10도 정도만 벌리면 크게 신경 쓰지 않는다. 나는 발뒤꿈치에 플레이트를 받치는 것에 대해 긍정적으로 평가하는데 그 이유는 이런 방법은 무릎을 바깥쪽으로 밀어내는 방법과 상체를 앞으로 기울이는 보상을 사용하지 않고 스쿼트 깊이를 더 깊게 할 수 있기 때문이다. 리프팅을 하는 동안 무릎을 과도하게 벌리는 기법은 무릎을 안전하게 한다고는 하지만 엉덩관절에서 발생하는 내회전과 같은 보행 주기 동안 자연스럽게 발생하는 횡단면 움직임을

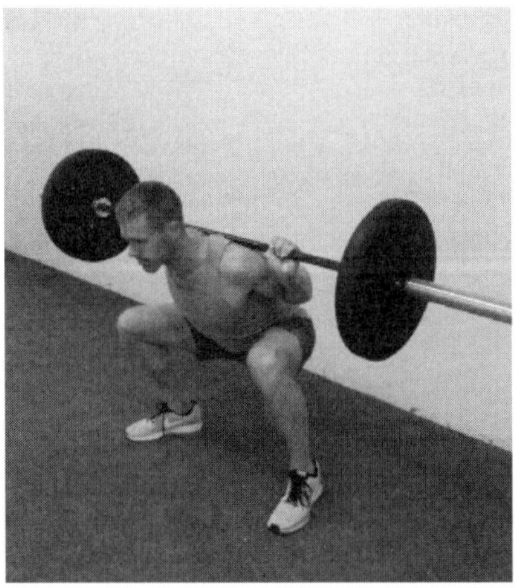

그림 5.9 로우바 백 스쿼트는 하부 허리가 움직임의 중점이 되는 움직임을 만든다.

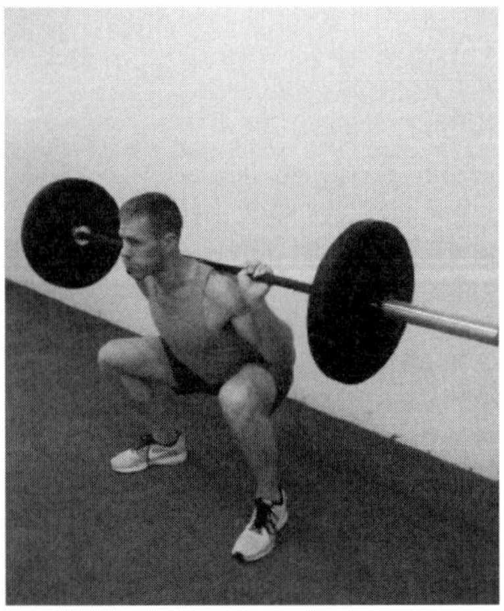

그림 5.10 '동적' 스쿼트는 로우바 스타일과 하이바 스타일을 혼합한 것이다. 사실 두 번째로 선호하는 스쿼트지만 그래서 하이바가 동적 움직임에는 낫다.

방해하며 주기적으로 이런 방식의 훈련을 지속하는 선수들은 스트렝스 수준에 비해 동적 능력이 좋지 않다(NFL 선수들의 100M 달리기를 보면 무릎이 좌우로 벌어지는 경향이 있다).

일반적으로 바벨의 무게가 무거워질수록 많은 선수들이 몸통을 앞으로 기울이는 반응을 보일 것이다.[44] 따라서 코치들은 너무 성급하게 백 스쿼트의 중량을 올리지 않는다. 상체가 전방으로 기울었음에도 불구하고, 동적 스쿼트에서 대둔근과 하부 대퇴사두근의 활동은 1RM의 80~100%로 급증한다. 그러나 역도의 '풀' 동작과 구별되는 신체 움직임 패턴을 훈련하기 위해서 점진적으로 몸통을 좀 더 세우는 연습을 해야 한다.

부분 스쿼트

부분 스쿼트를 수행하기 위해서 나는 '하이바' 스타일 바벨 위치를 좋아하며 플라이오 박스나 파워 랙의 안전 바를 활용하여 적절한 스쿼트 깊이를(부분 스쿼트를 위한) '찾는' 것을 추천한다. 나는 선수들이 부분 스쿼트를 할 때 얼마큼의 깊이를 사용해야 하는지 기준점이 없는 상태를 정말 싫어하는데 우리가 원하는 동적 효과와 불일치를 만들어내기 때문이다. 기준점이 없이 대략적인 감각과 눈대중으로 하프 스쿼트를 하고 있다면, 컨디션이 좋은 날 조금 더 앉았는지, 컨디션이 좋지 않고 기분이 좋지 않을 때 정확하게 하프 스쿼트의 높이를 지켰는지 알 수가 없다. 대부분의 경우 선수들은 '평행'에 거의 가깝게 스쿼트를 시작하겠지만 시간이 지나고 무게가 더해질수록 스쿼트의 높이는 조금씩 높아질 것이다. 그러나 선수는 아직도 평행 스쿼트를 하고 있고 '불과' 몇 주 만에 45kg(약 100파운드)이 증가됐다고 생각할 것이다.

명확한 기준이 없는 스쿼트(하프 또는 부분 스쿼트)의 깊이는 또 다른 부작용을 낳는다. 선수는 기

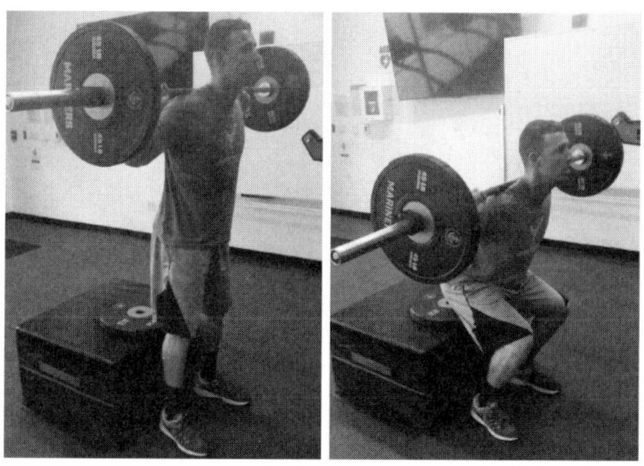

그림 5.11 백 스쿼트 깊이의 총 2/3 지점까지만 앉는 부분 스쿼트를 수행하는 동안 보상 작용과 제동력이 적은 상승 동작을 위해서 스쿼트의 일관된 깊이를 갖는 것이 중요하다.

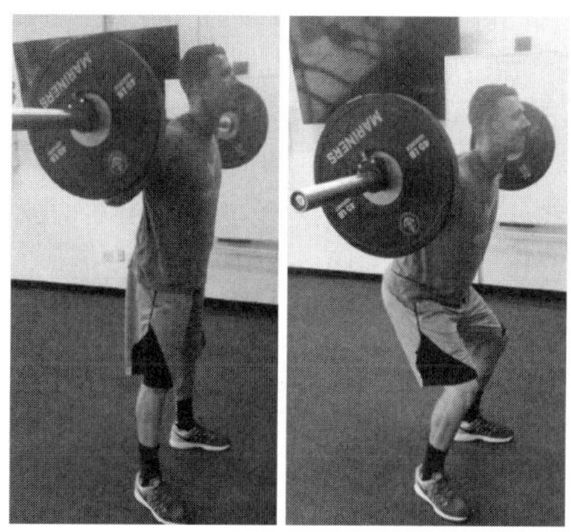

그림 5.12 쿼터 스쿼트는 운동선수를 위해 매우 효과적인 방법이다. 하지만 뎁스 점프와 같이 척추의 부하를 줄인 플라이오메트릭 운동을 통하여 쿼터 스쿼트와 같은 효과를 낼 수 있다면 두 가지 중 어떤 운동을 어느 시기에 선택해야 할지 고민해야 한다.

44. Yavuz, Hasan U., and Deniz Erdag. "Kinematic and Electromyographic Activity Changes during Back Squat with Submaximal and Maximal Loading." *Applied Bionics and Biomechanics*, vol. 2017, 2017, pp. 1–8.

준점을 본인의 느낌에 의존하여 찾아야 한다. 따라서 불필요한 위치에서 과도한 제동력을 만들어내게 된다. 이런 식의 감각에 의존하는 동작은 폭발적인 신전 단축 퍼포먼스를 신경학적으로 저하시킨다. 플라이오 박스나 밴드를 이용하여 '기준점'을 삼는 선수들은 적절한 깊이를 의식하지 않고 제동도 걸지 않으며 하강 동작을 할 수 있고 기준점에 엉덩이가 닿았다가 파워풀하게 일어설 수 있다. 평행 스쿼트를 수행하는 곳 또한 또 다른 '기준점'이 될 수 있는데 상부 다리가 지면과 평행을 유지하는 동작에서 양쪽의 종아리가 햄스트링 높이에 대한 제한선을 제시하기 때문이다.

나는 일반적으로 '하프' 및 '2/3' 깊이의 부분 스쿼트를 우선 권장하고 등척성 힘의 출력을 위해서 쿼터(1/4) 스쿼트 깊이 범위를 더 많이 사용한다. 플라이오메트릭에 능숙한 선수들은 허들 홉스hurdle hops 및 뎁스 점프와 같은 단순하고 명료한 운동을 통해서 특이적 능력과 '강해짐'을 얻을 수 있으며 쿼터 스쿼트에 의해서 얻어질 수 있는 자극과 이점을 달성할 수 있다. 이렇듯 관절의 동작을 짧고 빠르게 움직이는 플라이오메트릭 운동은 근육과 결체 조직을 효과적으로 자극할 수 있는 훌륭한 방법이다.

정지 스쿼트

정적 자세로부터 폭발적인 움직임을 생성하는 것은 정지 스쿼트에 의해서 간단하게 해결될 수 있다. 스피드와 관련된 움직임을 훈련하기 위해서는 실제 스프린트에서 사용되는 관절 각도와 유사한 위치까지 스쿼트 깊이를 내리거나 지면과 평행한 위치까지 내려간 다음 3~10초 동안 동작을 멈추고(정지) 유지하다가 다시 위로 폭발적 또는 최대 속도로 올라간다(상승 동작). 정지 스쿼트는 특히 출발 신호와 박수치는 것과 같은 시각과 청각적 자극과 결합되어야 하는 스프린트 동작에서 더 빠르고 강한 가속을 원하는 운동선수들에게 적용하기 위한 좋은 방법으로서 내가 가장 좋아하는 변형 훈련이다.

싱글레그 스쿼트

운동선수들은 두 발을 이용한 스쿼트 외에도 한쪽 다리를 이용한 싱글레그 훈련을 받아야 한다. 웨이트 룸에서 수행되는 양발을 사용한(스쿼트, 데드리프트, 역도 등) 운동이 결국 한쪽 다리를 사용하는 스피드 움직임 능력을 충족시켰다고 전제하는 것은 잘못된 이해이고 접근 방식이다. 운동 수행력을 기반으로 하는 몇몇의 연구들(속도 및 민첩성 조사)은 싱글레그 운동과 두 발을 이용한 더블레그 운동을 통해서 훈련 발달을 꾀한다. 싱글레그 운동이 더블레그보다 속도와 민첩성에 미치는 이점은 다음과 같다.

표 5.2 정지 스쿼트와 통합 운동 예시

운동	처방
1A 2/3 정지 스쿼트	3×(2+2+2) @ 70~90% 1RM
2A 정지 스쿼트	3×4 @ 60% 1RM
3A 레이저 컬	3×3
3B 행 레그 레이즈	3×8

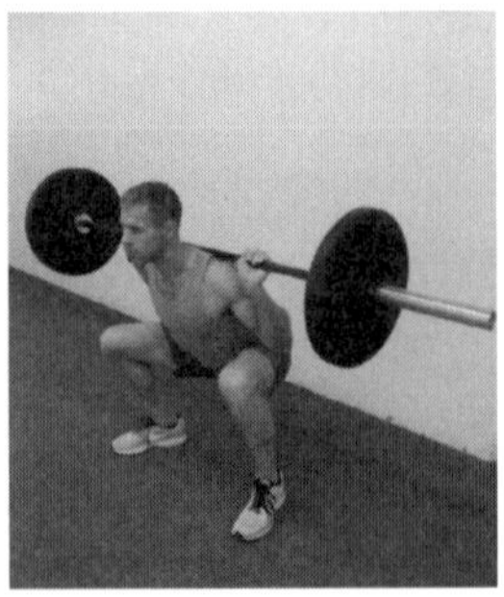

- 운동면에서 3면의 안정성을 요구한다.
- 엉덩이 근육이 외측 부분과 내전근에 더 많은 운동단위가 동원된다.
- 일부 선수들은 신경 자극의 관점에서 한 다리 운동에 더 잘 반응한다.
- 시상면의 두 발 고중량 리프팅에 의해서 야기된 골반의 전방 전위를 상쇄시킨다.
- 훈련 초기에 상대적으로 약한 다리를 선택하여 훈련시킬 수 있다.
- 바벨을 이용한 두 발 훈련보다 허리에 가해지는 스트레스가 덜하다.

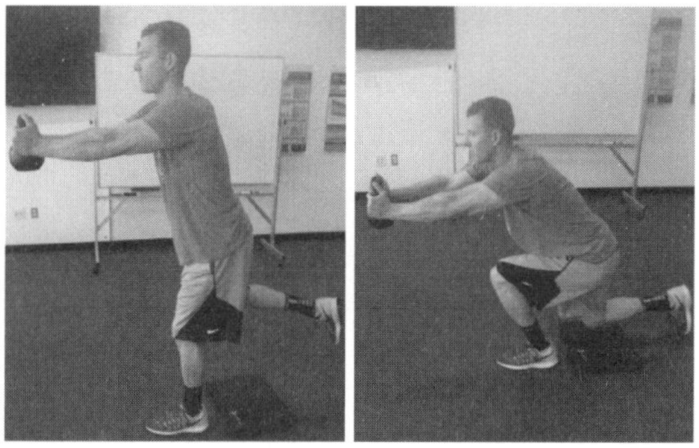

그림 5.13 스케이터 스쿼트

몇몇의 코치들은 두 발을 이용한 리프팅이 하체 훈련의 '핵심'이라고 생각하겠지만 나는 신체의 기능적 준비와 스트렝스 운동의 변형 및 변화를 위해서 위에 언급한 방법을 사용한다(선수들은 이따금씩 하나의 패러다임에서 다른 패러다임으로 전환하면서 훈련의 효율을 높이고 능력을 증가시킨다). 적절한 웜업이 더 적은 노력으로 스트렝스를 발달시켜준다는 사실을 기억해야 한다. 웜업 시간에 스케이터 스쿼트와 피스톨 스쿼트와 같은 싱글레그 동작을 넣는 것은 매우 좋으며 종종 이런 동작은 편심성으로만 수행하는 것도 유익하다. 웜업은 '최대 노력'으로 수행되어서는 안 된다. 나는 운동선수가 자신의 체중을 잘 조절하면서 좋은 동작으로 여러 번 웜업을 수행하기를 원하기 때문에 2.26~4.5kg(5~10LB)의 무게로 스케이터 스쿼트를 10~12회 정도 반복하거나 피스톨 스쿼트를 체중을 이용해서 10~12회 하는 것을 추천한다. 많은 운동선수들은 기본적으로 스트렝스에서 좋은 능력을 가지고 있으며 몇몇의 선수들은 아주 뛰어난 능력과 재능을 갖추고 있다. 이들은 고중량의 딥 스쿼트를 자랑하지만 이들 중 한 다리로 수행되는 동작을 일정 수준 이상 달성하지 못한 선수는 동적 능력에서 신경학적으로 큰 발달을 이루지 못할 수 있다. 나는 WeckMethod 45™의 데드리프트와 같은 순수한 신경 구동을 위한 좋은 동적 대응을 하는 안전한 두 발 운동을 선호하지만, 이런 방법이 무조건 모든 운동선수에게 필요한 것이라고 말하지 않는다.

나는 두 가지 형태의 싱글레그 스쿼트 운동 중 상황에 따라 하나를 선택하여 즐겨 사용한다.

1. **스케이터 스쿼트**
2. **피스톨 스쿼트, 벤치 피스톨 스쿼트**

최대 가동범위를 사용하는 풀 스케이터 스쿼트는 피스톨 스쿼트와 사촌 관계이며 연관된 근육으로 볼 때 스프린터(단거리 달리기 선수)들에게 더 효과적이다. 스프린트의 10~15m 사이에 보이는 엉덩관절 신전 패턴을 재현하여 느린 속도로 수행되더라도 가속에서 중요한 일반적인 스트렝스, 코디네이션, 연결성을 활성화한다. 또한 한 다리로 스쿼트를 하고 있는 동안 반대 유각기 다리를 뒤로 보내어 실제 스프린트 동작에서 나타나는 뒷다리의 움직임을 감각적으로 연습시켜 인체 후방 사슬의 기능을 개선한다. 피스톨 스쿼트는 스프린트에서 10m 이내의 가속력과 짧은 횡방향의 방향 전환과 관계가 깊은 운동이다. 그 이유는 피스톨 스쿼트가 다음과 같은 세 가지 요소에 의존하기 때문이며 모든 동작은 짧은 스피드 움직임으로 구성되어 있다.

- 하중을 받는 배측굴곡
- 강력한 무릎 신전
- 상체를 똑바로 세운 상태, 싱글레그 스트렝스

우수한 가속력과 수직 점프 능력을 지닌 선수들은 일반적으로 피스톨 스쿼트의 수행 능력이 뛰어나다. 피스톨 스쿼트는 짧은 거리의 스피드 능력이 부족한 선수들의 관절 움직임 패턴을 바로잡고 교정하는 데 좋은 운동이며, 고탄성적 스프린트 선수들의 시상면 스피드 동작 능력을 향상할 수 있도록 돕는다. 또한 팀 스포츠 환경에서는 다양한 선수의 움직임에 기여하며 부상 방지를 위한 기능도 탁월하다. 피스톨 스쿼트의 지지 다리는 엉덩관절과 무릎을 구부리고 가능한 똑바로 아래로 내려가며 유각기 다리는 신체 앞으로 향하도록 한다. 손도 앞으로 똑바로 들며 균형을 향상시키기 위해서 가벼운 플레이트나 덤벨을 이용할 수 있다.

사실 나는 피스트톨 스쿼트를 지면에서 완전하게 진행하는 것보다 벤치에 서서 유각기 다리를 지면 방향으로 떨어뜨리고 수행하는 방법을 더 선호한다. 특히 운동 진행 과정 초기에 이런 방법이 선수들에게 좀 더 빠르고 쉽게 적용될 수 있다. 벤치 피스톨 스쿼트는 후면 사슬 구성 요소의 작용을 더 활성화시키며 피스톨 스쿼트와 일반적인 스쿼트 사이에 교차점을 제공한다. 벤치 피스톨 스쿼트는 중량 조끼를 이용할 수 있으며 고중량의 덤벨 또는 케틀벨을 사용한 고블릿 자세에서 동작이 가능하기 때문에 한 다리를 사용한 자세에서 지지 다리의 스트렝스 부하에 적합하고 스프린트에서 가속력에 도움을 주는 가속 페달로서의 역할을 할 수 있다. 이 동작은 비교적 쉽게 적응할 수 있기 때문에 선수의 최대 의도를 잘 반영하고 높은 속도로 진행될 수 있다.

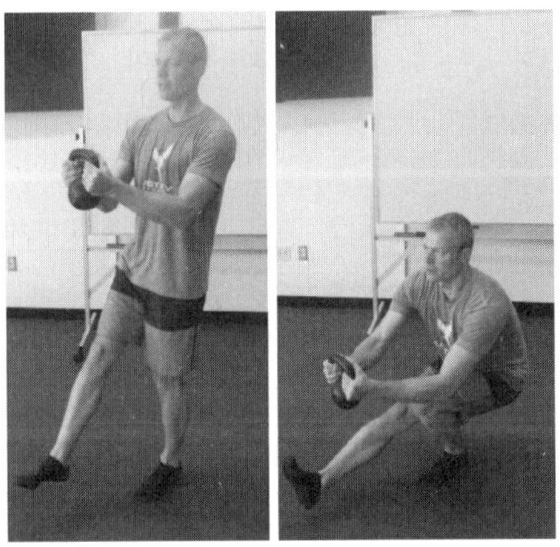

그림 5.14 피스톨 스쿼트

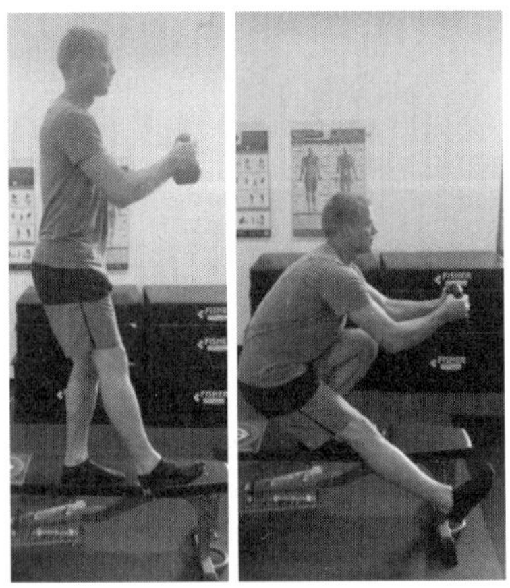

그림 5.15 벤치 피스톨 스쿼트

5.5 데드리프트 그리고 변형 동작들

데드리프트는 몸 전체의 스트렝스 수준을 가장 잘 나타내는 리프팅으로 알려져 있다. 또한 모든 스트렝스 동작 중에서 정신적인(교감 및 부교감 신경)인 영향을 가장 많이 받는 리프팅으로 간주되는데 그 이유는 신경계의 하향 조절 기전(투쟁 도피 반응)에 의해서 많은 선수들이 들 수 있는 무게보다 더 낮은 무게를 들어올리기 때문이다. 바벨을 지면에서 띄우는 행위는 수의적 운동단위 동원에 의한 신경 구동이다(신장 부하 반사를 이용하는 벤치프레스 및 스쿼트와는 다른 동작이다).

선수의 운동 수행력에 국한해서 생각해보면 '우수한 데드리프트' 능력은 운동선수의 강력한 엉덩관절 신전력을 나타내는 징표이다. 상대적으로 약한 대퇴사두근을 가진 근막 중심의 운동선수들조차도 강하고 기능적인 후방 사슬 근육을 가지고 있다면 우수한 데드리프트 수행력을 보일 수 있다. 데드리프트를 익히는 초기 단계에서 선수들은 둔근, 햄스트링, 하부 허리의 근육 그룹군을 강하게 동원할 수 있으며 미드 풋 라인을 유지하고 힙 힌지 자세를 올바르게 지키면서 데드리프트를 수행하는 데 필요한 발과 엉덩관절의 코디네이션을 세팅하여 스프린팅(전력질주)과 점프력을 향상시킬 수 있다.

데드리프트는 운동선수의 동적 발달에는 환상적인 도움을 준다. 그러나 역도 선수조차도 훈련 적응 감소 지점이 존재한다. 362.8kg 이상의 데드리프트를 들어올릴 수 있는 슈퍼 헤비급 역도 선수들 또한 과도한 고중량의 데드리프트 훈련이 클린과 스내치의 능력을 실제로 떨어뜨릴 수 있다는 것을 알게 될 것이다. 362.8kg 이상의 바벨을 들어올리기 위해서는 척추의 지렛대가 충분히 작아져야 하며(받침점-엉덩관절과 흉추까지의 모멘트암이 짧아진다), 따라서 흉추가 둥그렇게 굽어진다. 당연하게도 흉추의 굽힘은 클린과 스내치에 나쁜 영향을 미친다. 이런 현상은 일정 기간 동안 강도가 높은 신체적 동작을 편중되어 수행하면 신체의 형태학적 변화가 나타날 수 있음을 보여준다. 스트렝스의 비중이 상대적으로 낮은 스피드 중점 선수들이 웨이트 룸에서 오랜 기간 동안 고중량을 들어올리기 위해서 노력하는 것은 자칫 스피드 중점을 벗어나 단지 좋은 리프터가 되어 형태학적인 변화를 유발할 수 있다. 또한 이것은 리프팅에는 좋을지 모르겠으나 최대 속도와 점프에는 좋지 않다. 이런 이유로 데드리프트를 수행함에 있어서 자세를 올바르게 유지하기 위해 역도와 마찬가지로 기술적으로 매우 높은 수준이 요구되며 등과 정강이의 각도를 아주 작은 차이 이내로 맞춰야 한다. 데드리프트를 포함한 다른 모든 리프팅 동작들이 운동선수의 경기력에 영향을 주기 위해서 고중량 무게에 집중하는 것은 옳지 못하다. 가장 집중해야 할 것은 알맞은 운동단위의 동원이다. 나는 스피드를 중점으로 두는 운동선수들을 위해서 즐겨 사용하는 5가지 종류의 데드리프트가 있다.

- **스탠다드 데드리프트**Standard Deadlift
- **스모 데드리프트**Sumo Deadlift
- **데피싯 데드리프트**Deficit Deadlift
- **트랩바 데드리프트**Trap Bar Deadlift
- WeckMethod 45™ **데드리프트**

스탠다드 데드리프트

스탠다드 데드리프트는 매우 간단하며 후방 사슬의 스트렝스와 상승작용 발달을 위한 환상적인 훈련 방법이다. 선수는 양발을 어깨너비 정도로 벌려 바벨을 정강이 가까이 가져가고 발가락이 약간 바깥쪽으로 향하도록 한다. 발가락의 회전은 허리를 보호하고 둔근에 약간의 이점을 주는 토크를 생성한다(발가락의 바깥 벌림은 상부-다리와 둔근의 내전근과 외회전근이 다수 동원되도록 하여 대퇴골과 몸통이 자연스럽게 정렬된다. 따라서 더 좋은 데드리프트 자세를 취할 수 있다). 또한 운동선수들이 수행할 수 있는 최고의 스피드와 파워 움직임 중 하나인 WeckMethod 45™ 데드리프트의 '초보적인' 형태이다. 바벨을 잡고 자세를 취했다면 어깨와 바벨이 일직선상에 놓이도록 엉덩이를 뒤로 보낸다. 몇몇의 코치들은 '어깨를 바벨 뒤로 보내' 상체를 더 세우라고 이야기하겠지만 나는 둔근과 햄스트링의 움직임에 더 많은 부하를 가하기 위해서보다 더 '중립적인' 위치에 척추와 둔근이 있기를 원한다. 이런 동작은 척추기립근의 과도한 단축을 발생시키지 않으며 척추기립근을 데드리프트의 1차 움직임 근육으로 설정하지 '않는' 자세는 후방 사슬의 균형 잡힌 발달을 만들 수 있다.

전통적인 데드리프트 학교(일반적인 체육관을 뜻함)에서는 데드리프트의 최상단 자세에서(바벨을 들어올리는 마지막 최종 자세) 공격적으로 골반의 후방 경사를 가져오도록 지도한다. 데드리프트의 최종 자세의 락아웃 상태에서 골반이 지면과 비교하여 평행한 위치를 넘어서 신전하도록 해서는 안 된다. 강한 후방 경사를 회전을 통해서 전방 전위를 상쇄하려는 시도보다는 둔근의 수축을 강하게 유도하는 것이 더 올바른 방법이다. 과거에는 나 역시 공격적인 후방 경사 회전을 사용했지만 최근에는 둔근의 수축에 더 집중한다. 스쿼트, 데드리프트 등의 모든 리프팅의 최종 자세에서 과도한 후방 경사 회전을 만들 필요는 없다. 하지만 만약 선수에게 골반 제어를 지도하는 경우에는 약간의 변형을 주어 지도할 순 있다.

골반 전방 경사를 보이는 선수들, 다시 말해 골반 제어가 극도로 부족한 선수들을 상대로 후방 경사 회전을 이용하여 느린 템포로 데드리프트를 수행하는 것은 스프린트 선수의 올바른 골반 제어 인식을 위해 훌륭한 전략이 될 수 있지만 너무 오랫동안 사용하면 다른 문제를 야기할 수 있다. 일단 웨

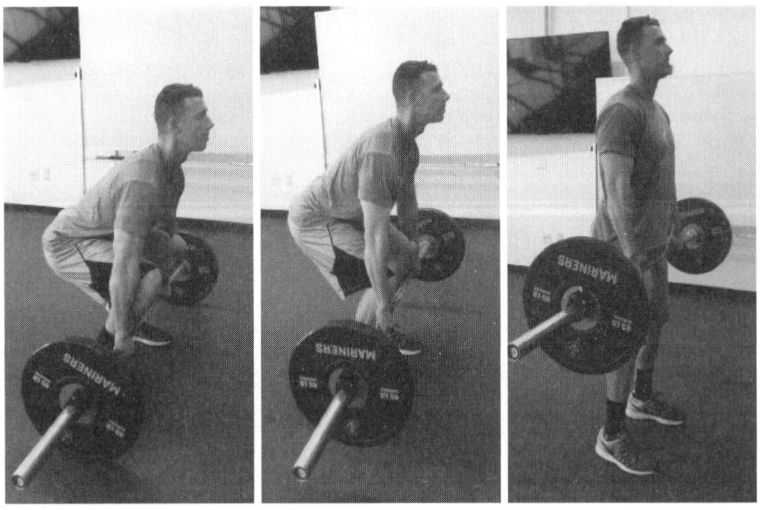

그림 5.16 데드리프트

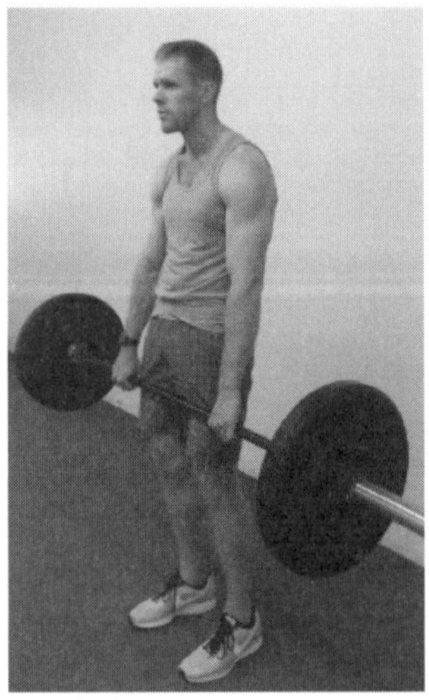

그림 5.17 둔근 중심의 데드리프트 락아웃(잠금)

이트 룸에서 기본적인 골반 조절 전략을 습득하면 과도하게 무게를 더하여 데드리프트를 수행하려 하지 말고 둔근 수축 중심의 방법으로 넘어간다. 스프린트 동작에서 볼 수 있는 골반 경사와 유사한 웨이트 룸의 훈련 양식에 관해서 퀸 헤노치Quinn Henoch 박사는 다음과 같이 말한다.

> "리프팅의 관점이 아닌 순수하게 스프린트의 관점으로만 봤을 때 강력하고 능동적인 엉덩관절 신전이 일어나는 동안(스프린트에서) 골반 전방 경사와 요추의 신전을 제한하려는 시도는 스프린트에서 실제 발생하는 움직임(연구에 의한)에 반대되는 것으로 보인다. 2000년에 섀쉬Schache 등에 의해서 연구된 결과를 보면 러닝 중에는 골반 전방 경사와 고관절 신전이 서로 협응되어 일어난다고 결론지었다.[45]
>
> 스프린트(단거리 달리기) 선수가 최대 속도에서 적절한 보폭을 만드는 것에 어려움을 겪는다면 골반 위치를 조절하기 위한 기법(웨이트 룸에서)을 사용하는 것이 당연하다. 그러나 앞서 강조했듯이 반드시 주의해야 하는 사실은 엉덩관절 신전과 골반 전방 경사 움직임은 달리는 동작에서 당연히 일어나는 현상이다. 트랙에서 훈련할 때, 달리는 동안 큐잉을 통해서 골반의 움직임을 조절(통제)하려고 시도하는 행동은 코치들에게 매우 당연한 지도 방법으로 생각된다. 하지만 이러한 방법이 최적의 결과를 이끌어내지 못한다. 보기에 불편하더라도(몇 가지 흔하게 행해지는 교정 교육에 의한 선입견) 엉덩관절의 신전과 골반의 전방 경사의 협응을 인정해야 하며 골반 주위의 근육을 포함한 근육 사슬들의 스트렝스를 본질적으로 강화하는 훈련 변형이 근본적인 '조절'의 문제를 해결해줄 수 있다."

일부 파워리프터들은 대퇴사두근과 허리를 더 많이 사용하는 콘스탄틴 콘스탄티노프(라운드 백 테크닉을 잘 구사하는 세계적인 리프터)의 테크닉과 동일한 무릎이 앞으로 나오는 스탠스를 선호한다. 하지만 이와 같은 테크닉은 둔근과 햄스트링의 장력을 제거하여 운동 신경을 위한 리프팅의 효과를 반감시킨다. 나는 운동선수의 스트렝스 훈련에서 '스쿼트 패턴'과 '데드리프트 패턴'을 구분해야 한다고 생각한다. 따라서 일반적인 운동선수의 스트렝스에서 데드리프트 패턴을 이용하여 스쿼트를 들어올리거나 중량만을 위한 데드리프트 변형 방식을 추천하지 않는다.

스모 데드리프트Sumo Deadlift

스모 데드리프트는 데드리프트의 보조 운동으로서 초기 및 일반적인 훈련 기간에 유용하게 사용된다. 스모 데드리프트의 주된 목적은 내전근 복합체를 강화하고 엉덩관절의 신전에 도움을 주는 것이다. 내전근이 눈에 띄게 약한 선수들은 스모 데드리프트와 레터럴 슬라이드보드 런지를 통해서 많은 이점을 얻을 수 있으며 일반적인 데드리프트와 마찬가지로 둔근의 파워 향상에 도움을 준다.

그러나 모든 리프팅이 그러하듯이, 장시간 과도하게 스모 데드리프트를 하게 되면 엉덩관절 신전 동작에서 내전근의 과도한 개입을 촉진한다. 어떤 동작이든 주기적으로 프로그램에 포함되었다가 다른 운동으로 대체하는 순환 과정이 필요하며 내전근의 '스트렝스와 근육 길이'를 유지하기 위해서는

---

45. Schache, A. G. "Relation of Anterior Pelvic Tilt during Running to Clinical and Kinematic Measures of Hip Extension." *British Journal of Sports Medicine,* vol. 34, no. 4, Jan. 2000, pp. 279–283.

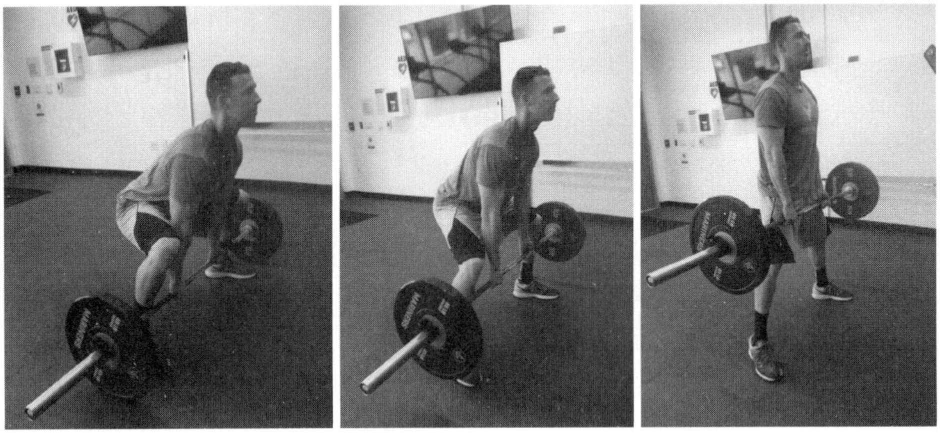

그림 5.18 스모 데드리프트

저중량에서 정확한 자세로 고반복 횟수를 수행하는 것이 좋다.

데피싯 데드리프트Deficit Deadlift

데피싯 데드리프트는 박스, 범퍼 플레이트 또는 10.16~20.32cm 높이의 안전한 받침대 위에 올라가서 전통적인 데드리프트를 수행하는 방식이다. 스쿼트 자세와 비슷하여 하체를 더 사용할 수 있는 방법이며 시작 자세에서 선수는 꽤 넓게 바벨을 잡는다. 이것을 우리는 '스내치 그립'이라고 부르는데, 넓은 그립으로 인해 견갑골과 흉추의 안정성이 크게 보장되기 때문에 인체의 등 중앙부까지 후방 사슬의 근육을 형성하는 데 기여한다.

육상 코치와 스트렝스 코치로서 선수들을 도와주면서 시즌 초반 한두 차례 훈련 주기에 데피싯 데드리프트를 포함시킨다. 데피싯 데드리프트는 스쿼트와 유사한 하체 준비 동작을 가지고 있지만 스쿼트보다 더 많은 후방 사슬 수요를 지니고 있으며 데드리프트의 신경 구동 및 시작 자세의 역학적 특징을 모두 가지고 있기 때문에 스프린트 스피드 발달에 탁월한 리프팅이다. 데피싯 데드리프트는 스쿼트와 데드리프트의 장점을 모두 가지고 있기 때문에 스쿼트의 대체 운동으로 사용될 수 있으며

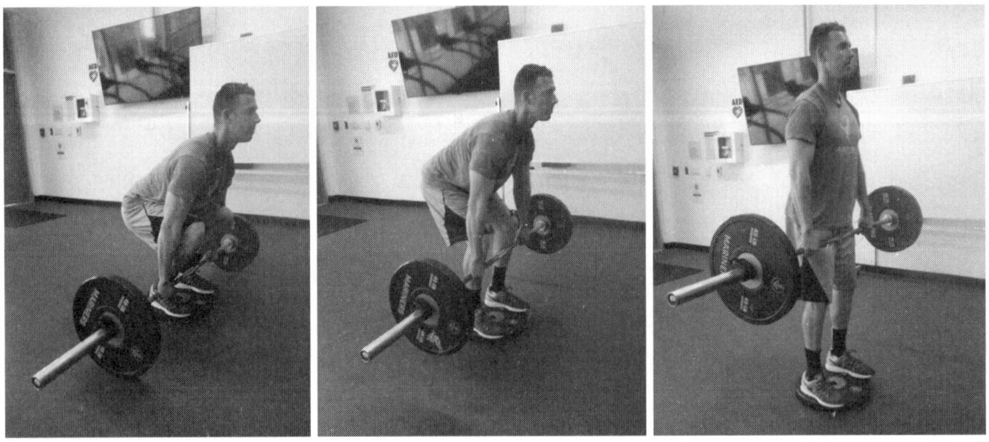

그림 5.19 데피싯 데드리프트

스쿼트로 인한 잔여 통증의 위험성이 적고 발과 엉덩관절의 연결을 더 용이하게 만들 수 있어 스프린트에서 좋은 결과를 얻을 수 있다(데피싯 데드리프트는 발의 앞부분에 장력이 요구된다). 나는 데피싯 데드리프트를 선수들에게 적용할 때, 중간 정도의 중량과 바벨 스피드에서 가벼운 중량과 빠른 바벨 스피드의 순서로 훈련시킨다. 이 방법은 가속도에 필요한 스피드 기술을 발달시킬 수 있는 관절과 근육의 코디네이션을 향상시킨다.

트랩바 데드리프트Trap Bar Deadlift

운동선수가 강해지기 위해서 존재하는 가장 안전하며 효과적인 동작 중 하나가 트랩바 데드리프트이다. 트랩바 데드리프트의 수행에서 가장 핵심적인 것은 스피드 발달을 위한 최적의 자세는 무엇인가이다. 본질적으로 트랩바 데드리프트는 전통적인 데드리프트와 부분 스쿼트가 혼합된 형태이다(바닥에서 시작하는 트랩바 데드리프트는 스쿼트와 비교하여 대퇴사두근의 편심성 수축이 적으며 근육 중심의 형태에서 조금 벗어난 신경 구동이 매우 큰 형태의 운동이다). 트랩바 안쪽에 선수가 위치할 수 있기 때문에 선수는 엉덩관절 또는 무릎 우세 전략을 사용하여 무게를 들어올릴 수 있다. 코치는 트랩바 데드리프트 수행 시 명확한 자세를 선수에게 지정해주어야 한다. 나는 일반적으로 정강이 각도와 몸통 각도를 맞추도록 지도한다. 앞서 이야기했듯이 가속에서 정강이와 몸통의 각도는 매우 관련이 깊다. 수직 점프를 잘하는 운동선수들은 정강이와 몸통의 위치를 맞추어 높은 힘을 생성할 수 있는 반면 정강이를 몸통에 맞추지 않고 무릎이나 엉덩이가 굽히는 선수들은 스피드와 가속의 발달 측면에서 문제가 생긴다.

> *가속 연습*
>
> *정강이와 몸통의 각도는 스프린트 가속에서 나타날 수 있는 잠재적인 움직임의 불일치에 대한 힌트를 제공할 수 있다.*

트랩바 데드리프트는 전통적인 데드리프트와 마찬가지로 발을 어깨너비로 벌리고 둔근의 참여를 높이기 위해서 발끝을 약간 바깥쪽으로 벌린다. 스피드 발달을 위한 훈련 측면에서 트랩바 데드리프트는 스쿼트를 대체할 수 있는 훌륭한 대체 운동으로서 특히 근육량을 확보하는 데 많은 시간을 할애할 필요가 없는 단거리 달리기 주자들에게 효과적이다. 트랩바 데드리프트가 근육량 증가에 완전히 필요 없다는 논지는 아니다. 다만 스쿼트처럼 완전한 가동범위를 사용할 수 없다는 점에서 다를 뿐이다(스쿼트와 같이 하강 구간에서의 편심성 수축은 거의 없다). 물론 데피싯 트랩바 데드리프트를 통해서 그 점을 보완할 순 있다. 데피싯 트랩바 데드리프트의 하강 구간에서 편심성 수축이 발생하도록 조절하면서 수행한다.

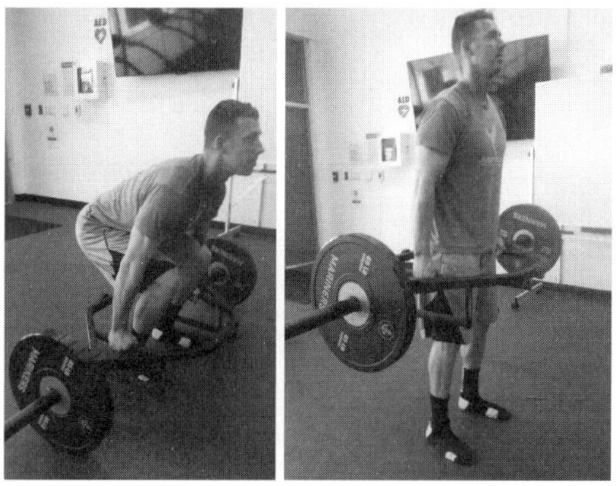
그림 5.20 트랩바 데드리프트

트랩바 데드리프트는 데피싯 방식으로 이용되거나 트랩바를 블록 위에 놓고 수행되기 때문에 다양한 목적으로 적용될 수 있다. 무릎에 문제가(부상 이력) 있거나 골반 및 발목의 가동성이 부족한 선수에게 트랩바를 블록 위에 올려놓는 방식은 최고의 리프팅일 수 있다. 지금까지의 경험으로 미루어보면, 바벨 딥 스쿼트보다 트랩바 데드리프트가 속도면에서 훨씬 더 유리하다. 스피드에 필요한 관절 각도에 특이적으로 적용되기 때문이다. 트랩바 데드리프트를 '동심성 수축 전용'으로 수행하고, 트랩바 데드리프트의 최고 높이에 도달하면 편심성으로 하강 동작을 하지 말고 트랩바를 땅으로 바로 떨어뜨리면 가속의 동심성 특징을 모방한다는 의미가 있으며 30m 미만의 짧은 스프린트를 특징으로 하는 스피드 훈련을 하는 날 함께 사용하면 동적 발달에 더 큰 이득을 얻을 수 있다.

WeckMethod 45™ 데드리프트

WeckMethod 45™ 데드리프트는 보다 효과적으로 바벨리프팅을 수행하기 위해서 발의 위치와 신체 정렬과 관계된 운동 사슬의 결합 수준에서 리프팅 기법을 생각해보는 놀라운 움직임이다. 우리는 1장에서 제5 중족골(새끼발가락)의 볼에서 발을 가로질러 엄지발가락과 2번째 발가락으로 힘을 부하시키고 무부하하는 기법에 대해서 이야기했었다. 제5 중족골은 많은 스포츠 움직임의 입각기에서 힘의 생성이 시작되는 부위이며, 스프린트 동작도 예외가 아니다. 이 동작을 적절하게 수행하기 위해서 선수는 제4 및 제5 중족골의 볼 전체에 압력을 가한 상태에서 뒤꿈치를 가깝게 붙이고 발을 약 45도 바깥쪽으로 돌린 자세를 취한다(그림 5.22 참조). 트랩바를 바닥에서 놓고 들어올리게 되면 정강이의 각도가 너무 일직선으로 세워질 위험성이 있기 때문에 가장 좋은 세팅은 높은 위치의 손잡이나 10.16~20.32cm의 블록 위에 트랩바를 올려놓는 것이다. 나는 단순하게 제4~5 중족골을 지면으로 강하게 누르는 것만으로 전경골근과 결합이 발생하여 강력한 발의 아치가 생성된다는 것을 알게 되었다. 이 방법은 발에 미치는 나쁜 영향을 염려하지 않고 운동선수의 동적 스트렝스를 향상시킬 수 있는 또 다른 효과적인 수단이다.

트랩바 데드리프트와 마찬가지로 정강이와 몸통의 각도가 일치해야 스프린트 가속 자세를 복제하여 사용될 수 있다. 가능하면 제5 중족골이 외전되어 발바닥 바깥쪽 가장자리의 안정성에 도움이 되도록 한다. 지면에 발을 회외 및 외회전시킨 상태에서 뒤꿈치가 약간 지면에 떠 있는 상태에서 몸 전체에 걸쳐 장력을 균형 있게 형성한다. 앞서 설명했듯이 이러한 방법은 발바닥에 적절한 체중 지지

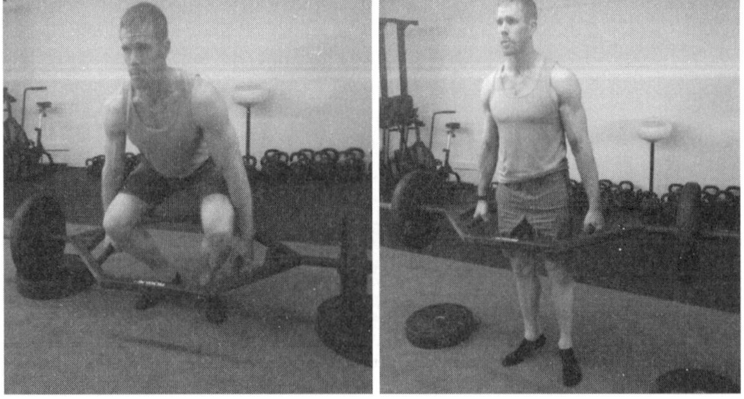

그림 5.21 WeckMethod 45™ 데드리프트

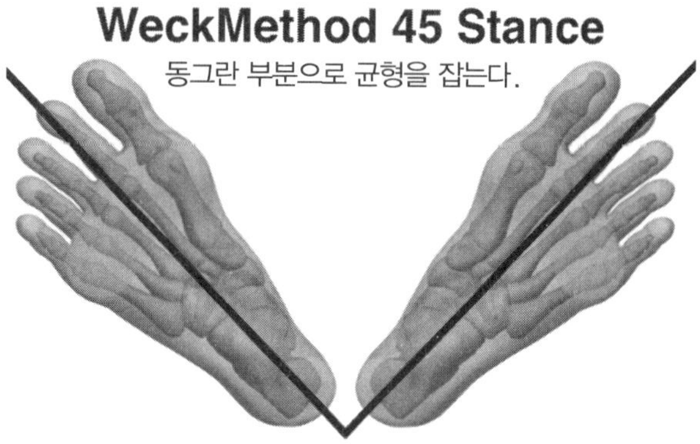

그림 5.22 WeckMethod 45™ 데드리프트를 수행하기 위한 적절한 발바닥 위치 선정. 제4,5 중족골두에 걸쳐서 형성되는 하나의 '포인트'를 지면에 접촉시켜야 한다. 사진 제공: 데이비스 웩.

를 이용한 매우 동적인 성능을 가진 운동이며 '혼치스haunches(엉덩이의 관용적 표현)' 즉, 둔근과 햄스트링에 지면반력의 스트레스가 가해지도록 하여 허리와 척추기립근에 가해지는 스트레스를 극적으로 줄여준다.

WeckMethod 45™ 데드리프트 리프팅 준비 단계에서 선수는 손잡이를 잡은 채로 등을 강하게 조이고 발로 지면을 강하게 누르면서 무게를 약간 들어올리려는 동작을 취한다(정강이와 몸통의 각도를 지키면서 예비 장력을 만든다). 이것을 리프팅을 하기 위한 '예비 동작' 또는 '출발 자세'라고 지칭한다면 적절한 예비 동작은 리프팅에서 가장 중요한 근육 그룹인 둔근과 햄스트링에 긴장(등척성 예비 장력)을 주어 '근육의 느슨함'을 제거한다. 예비 장력을 형성하는 둔근과 햄스트링의 긴장이 적절하게 달성되면 선수는 최대한의 의도(최대 속도의 의도)로 바벨을 들어올릴 수 있다. 신체가 완전하게 신전되는 리프팅의 최상단에서 바벨을 지면으로 바로 떨어뜨리는 방식을 선택하여 편심성 수축의 스트레스를 제한하고 리프팅의 근신경 발달 측면에 집중할 수 있다. WeckMethod 45™ 데드리프트의 본질적인 목표는 스프린트 선수에게 실제로 발생하는 발의 역학을 따라가는 것이다. 입각기 단계에서 발바닥의 지면 접촉점을 참조하여 발과 둔부를 직접적으로 훈련시키는 리프팅 방식이다. 엘리트 운동선수의 36.576m(40야드) 스프린트를 자세히 살펴보자, WeckMethod 45™ 데드리프트 초기 단계에서 관찰되는 것과 정확히 일치하는 발과 엉덩관절의 정렬을 발을 지면으로 내리꽂는 동작에서 볼 수 있다. 엘리트 운동선수들은 일반인들과 비교하여 발의 작은 영역에 더 많은 힘을 가할 수 있는 능력이 필요하며 이런 측면에서 WeckMethod 45™ 데드리프트는 스프린트 또는 스포츠 움직임의 입각기 구간에서 필요한 발과 엉덩관절의 메커니즘을 보완해주는 훌륭한 훈련 방법이 될 수 있다.

캘리포니아 폴리텍 주립대학교의 클리스 홀더Chris Holder를 비롯한 진보적인 방식을 추구하는 스트렝스 & 컨디셔닝 코치들은 발바닥의 '포인트'를 이용한 WeckMethod 45™ 데드리프트를 선수들에게 3개월 동안 적용시켰다. 그 결과 40야드 스프린트에서 선수들은 평균적으로 0.25초의 기록을 단축시킬 수 있었다. WeckMethod 방식의 데드리프트를 다른 형태의 트랩바 데드리프트와 마찬가지로 고중량으로 수행할 수 있으며 최대 높이에서 트랩바를 바닥으로 놓아버림으로써 편심성 수축이 발생하는 구간을 제거하여 신경 과잉으로 인한 부상의 걱정 없이 움직임을 강화할 수 있다. 개인적인 경험으로 선수들이 백 스쿼트를 오랫동안 수행해왔음에도 불구하고 단 몇 달 동안 WeckMethod 방식의 데드리프트를 사용하여 수직 점프 및 10야드 스프린트에서 개인 최고 기록을 달성하는 것을 보았다. 나는 이 방식을 다음과 같이 표현하고 싶다. "신체 각 부분의 관절과 근육 구간들을 진정으로 연결하는 리프팅 방식이며 생체역학과 신체의 움직임에 대한 아주 자세한 지식에서 영감을 받은 고급 형태의 힘 훈련이다."

지면에서 시작하는 일반적인 WeckMethod 방식의 데드리프트는 무릎의 굽힘 각도가 약 90도 정도를 유지한다. 훈련 주기 중 전체 가동범위를 이용한 딥 스쿼트의 적정 중량이 달성된 후(몸무게의 1.5배) 동적 발달을 위해서 시작되는 부분 스쿼트와 Weckmethod 방식의 데드리프트는 아주 잘 어울리는 운동이다. 또한 훈련 주기 초기에도 Weckmethod 방식의 데드리프트를 사용할 수 있지만, 풀 스쿼트 및 데피싯 데드리프트와 같은 전체 가동범위를 사용하는 리프팅에서 동적 감각을 잃지 않도록 정기적으로 Weckmethod 방식을 진행하는 것은 많은 이점을 가진다.

5.6 상체의 스트렝스 발달과 스피드

상체는 일반적 및 전체적 관점에서 훈련에 활용될 수 있으며 스트렝스 코치들은 데드리프트와 스쿼트처럼 벤치프레스를 신경계의 큰 상승작용을 위한 운동으로 사용하는 경우가 많다. 상승작용이 촉진될 정도의 고중량으로 벤치프레스를 다룰 수 있는 근육량이 충분한 선수라면 다리에 잔류 효과residual effect를 남기지 않는 방법으로 신경계 자극을 유도할 수 있는 환상적인 도구로 벤치프레스를 활용할 수 있다.

웨이트 룸에서 상체 운동을 혼합하여 수행하는 것이 스프린트 메커니즘에 도움을 줄까? 또는 유익할까? 육상 경기에서 좋은 팔 동작을 위해서 팔의 다양한 스트렝스 운동(상완 이두근 컬)을 활용하는 것은 아무짝에도 쓸모없는 행동이다. 선수가 달리는 동안 팔이나 어깨가 힘없이 떨어지거나 제대로 움직임이지 못하면 트랙 코치들은 '팔 운동을 더 해달라'고 나를 찾아온다. 하지만 팔의 동작이 적절하지 못하다는 것은 팔의 문제가 아닌 몸통과 팔의 달리기 연결 메커니즘이 잘못되었다는 지표일

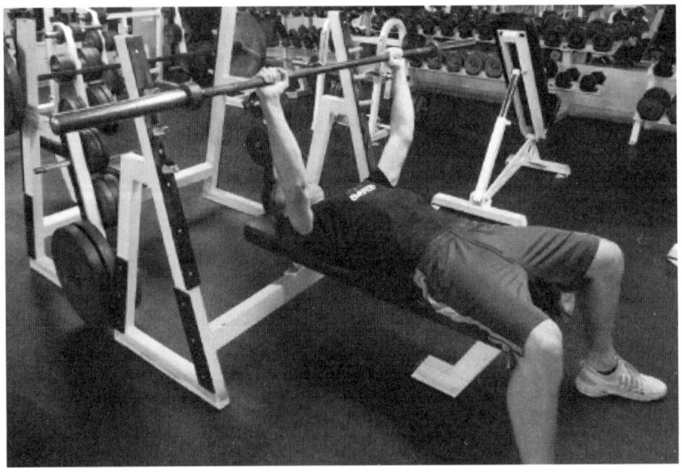

그림 5.23 벤치프레스는 신경 중심 기반의 운동선수들에게 일반적인 신경계의 상승작용 기능을 제공할 수 있으며 신체의 국부적인(어느 한 부분, 여기서는 다리) 피로를 유발하지 않고 스프린트 능력 발달에 기여할 수 있다.

뿐이다. 사람들은 스프린트 움직임에서 팔의 동작이 잘못되었을 때, 문제의 핵심인 '달리는 구간에 따른(가속, 최대 속도) 최적의 팔 동작 기술'을 찾기보다는 웨이트 룸에서 스트렝스 운동을 통해 해답을 찾으려는 경향이 있다.

암 컬(바이셉스 컬) 등의 동작은 근육질의 신체 겉모습이 중요한 몸싸움을 기반으로 하는 스포츠에서 신체를 무장하고 보호하는 데 효과적이지만 반대로 어떠한 종류의 팔 스트렝스 운동도 달리는 동안의 팔 동작 제어에 도움이 되지 않는다. 장거리 달리기 선수들을 위해서 덤벨을 이용한 기본적인 팔 스윙 동작은 견갑골과 몸통 훈련을 겸하기 때문에 큰 문제가 없다. 하지만 스프린트 선수들의 경우 매우 큰 팔의 각도를(움직임 범위) 가지고 있기 때문에 덤벨을 이용한 팔 스윙은 제어하기 쉽지 않을 뿐만 아니라 크게 도움이 되지 않는다.

나는 달리기 선수들이 일정 수준 이상의 상체 스트렝스를 가지고 있어야 스프린트와 실제 경기장에서 팔 동작을 전체적인 움직임에 연결할 수 있다고 생각한다. 그러나 '상체의 움직임을 통한 힘의 전달'이라는 측면에서 보면 벤치프레스보다는 좋은 기술로 수행되는 풀업과 팔굽혀펴기가 더 유용하다. 자신의 체중을 이용하여 빠르게 10개 이상의 풀업을 할 수 있는 선수는 그들의 팔을 통해 몸통으로 힘을 전달할 수 있는 능력이 뛰어나다.

6

스피드 퍼포먼스를 위한 최적화된 올림픽리프팅(역도)

'파워' 발달을 위해 가장 광범위하게 사용되는 움직임(훈련)에 대한 심층적 분석

스트렝스의 증가와 스피드 발달은 우리가 원하는 것처럼 완벽하게 연결되지 않는다. 스트렝스 코치들과 선수들은 올림픽리프팅(역도)을 이 둘의 '간극을 메워줄bridge the gap' 만병통치약으로 여기며 열렬히 환영한다. 단순하게 '스피드'라는 명제만 놓고 생각해본다면 올림픽리프팅보다 훨씬 가르치기 쉽고 수평 방향의 힘 전달 방식을 보여주는 고중량 저항 스프린트, 언덕 달리기hill work, 바운딩 등이 더 유용한 훈련 방식으로 여겨질 것이다. 그러나 이러한 견해에도 불구하고, 적절하게 수행되는 파워클린과 파워스내치는 코디네이션(조정력, 협응력)을 개선하고 반사 및 신경 구동 능력을 발달시켜 최종적으로 가속과 최대 속도로의 엄청난 정전이 생성한다. 현재 존재하는 거의 모든 스트렝스 & 컨디셔닝 프로그램은 운동선수의 퍼포먼스 향상을 위해서 '올림픽리프팅O-lift'을 적용한다. 따라서 선수의 경기력으로의 '최대 전이'를 위해서는 올림픽리프팅의 장점과 한계를 명확하게 이해해야 한다.

6.1 올림픽리프팅이 운동선수의 경기력 향상을 위해서 할 수 있는 것과 할 수 없는 것

올림픽리프팅이 올바른 방법으로 운동선수에게 적용될 경우 파워와 코디네이션을 크게 발달시킬 수 있으며 하나의 스포츠 산업으로서 엄청난 인기를 구가하고 있다. 그렇다면 올림픽리프팅이 선수에게 할 수 없는 일은 무엇일까? 올림픽리프팅을 한마디로 표현하자면 '강력함'이라고 할 수 있다. 하지만 수평 힘을 지면에 더 오랫동안 전달할 수 있는 힘 전달율을 재현할 수 없다. 좀 더 간단하게 설명하면 엘리트(고급) 선수에게 필요한 수평 힘 생산을 제대로 훈련시킬 수 없다(비엘리트 선수들에게는 올림픽리프팅의 수직 힘 생산도 충분히 스피드로 전이될 수 있다).

그렇다면, 올림픽리프팅의 혜택은 무엇일까? 엉덩관절 신전 토크 가속 속도에 기반하면, 올림픽리프팅은 스프린트의 약 20m 지점까지 전이된다고 알려져 있으며 초기 가속도와 최대 속도 간의 연관성을 생각해본다면 아마도 20m보다 조금 더 긴 거리에 영향을 미칠 것이다. 10~20m 구간은 '출발 스트렝스'가 종료되고 '반사적 스트렝스'가 본격적으로 시작되는 시점이다. 우리는 이미 4장에서 '특이적 각속도' 측면에서 역도의 클린 하이풀 훈련이 스프린트에 전이되어 출발에서 여섯 번째 스텝까지의 엉덩관절(고관절)의 각속도를 초당 600도까지 증가시킬 수 있음을 언급했었다.

대부분의 팀 스포츠가 최대 속도보다는 가속 능력에 크게 의존한다는 점을 감안할 때, 가속 능력을 발달시킬 수 있는 충분한 학습 시간과 적절한 교육을 지도할 수 있는 스태프가 있다면 가속 집중 훈련 양식을 중점적으로 사용하는 것은 당연하다. 육상 트랙 종목처럼 최대 속도가 더 중요한 스포츠에서 역도의 역할을 살펴보면, 최상위 육상 선수들의 경우 훌륭한 올림픽리프팅 기술을 거의 가지고 있지 않다(특히 캐치 & 락아웃에서). 일부의 육상 선수들 중 올림픽 역도 코치가 깜짝 놀랄 만한 역도 기술을 보유하고 있는 선수들도 있지만 그들은 대부분, 아니 모두 상위 랭커들은 아니다. 최상위 성적의 육상 선수들이 역도 기술이 부족하다는 점은 두 가지 정도를 암시한다. 첫 번째는 어려운 올림픽리프팅 기술에 너무 많은 정신적, 신체적 에너지를 소비할 필요가 없기 때문에 오히려 스프린트에 긍정적인 영향을 미칠 것이란 추측이며, 더 중요한 두 번째는 올림픽리프팅(역도)의 엉덩관절 신전 패턴이 실제 스프린트 최대 속도로의 전이로 이어지지 않는다는 것이다. 이번 장을 통해서 우리가 도달할 수 있는 결론은, 육상 트랙 선수와 올림픽리프팅 선수들을 위한 코칭 포인트가 서로 다를 수 있다는 점이다. 대표적인 가속 중점 팀 스포츠인 미식축구와 그 외 가속이 중요한 여러 스포츠에서는 올림픽리프팅(역도)에 대한 스트렝스 요구가 매우 높다. 최대 속도의 유지보다는 가속 능력이 우선시되기 때문이다. 실제 팀 스포츠, 특히 미식축구의 경우 상대 선수에 대항하여 반복적으로 파워를 생성해야 하는 상황이 많으며 육중한 상대방의 몸집에 버티기 위해서 저속 토크를 사용하는 경우가 많다. 고중량의 역도 동작을 보면, 반복적인 파워 생성과 저속 토크 동작을 관찰할 수 있다.

육상 선수 시절 내 경험을 떠올려보면, 올림픽리프팅을 사용하여 수직 점프 능력이 5cm 정도 갑자기 증가한 기간이 있었으며 육상 시즌을 준비하면서 항상 올림픽리프팅 동작을 성공적으로 활용했었다. 하지만 경쟁이 본격적으로 시작되는 시즌 중이나 특이적 스피드 스트렝스 수행력 수준이 최대로 유지되어야 하는 기간에는 제한적으로만 사용했다. 내가 높이뛰기와 세단뛰기에서 내 인생 최고 기록을 세운 시즌에는 내가 가장 빠르게 달릴 수 있는 시기였다. 이때 나의 역도 클린 무게는 10~13.6kg이 줄었으나 행 스내치 무게는 감소하지 않고 좋은 동작을 가지고 있었으며 신경계의 상승작용을 강화하기 위해서 하프 스쿼트와 같은 낮은 수준의 코디네이션 및 높은 힘 움직임을 사용하였다. 점프와 스프린트에서 고등학교를 통틀어서 가장 최고의 동적 점수를 올렸을 때는 바벨 스텝업 형태의 부분 스쿼트를 엄청나게 수행했으며 이런 훈련들은 내게 필요한 코디네이션(협응력, 조정력) 및 높은 힘을 충족시켰다. 또한 이 기간 동안 올림픽리프팅 무게가 훨씬 낮아졌음에서도 불구하고 내 인생 최고의 점수에 근접했다.

> *올림픽리프팅의 최대 전이*
>
> *올림픽리프팅은 출발에서 20m 사이의(짧은 거리에서 중간 정도 거리의 가속) 가속과 발의 지면 접촉 시간이 긴 특이적 특성을 가지고 있으며 또한 반사적 능력을 많이 요구하는 스포츠에서 선수에게 일반적인 상승작용을 목적으로 사용될 수 있다.*

이후 20대 중반이 되어서 나의 클린 무게는 고등학교 때와 비교하여 27kg가량 증가시켰지만 역도와 관련된 훈련 적용은 고등학교 때와 비슷함을 유지하고 있었다. 사실 클린에서 파워가 추가됐음에도 불구하고 내가 얻은 것은 수직 점프와 초기 가속 능력의 발달뿐이었다. 물론 육상 종목이 아닌 다른 스포츠와의 차이를 구별하기 어려웠을지도 모르지만 나의 주종목인 육상에서 나의 최고 스피드와 육상 경기 점프력은 정체되거나 퇴보했다. 만약 내가 미식축구 선수였다면 좀 더 근육질의 멋진 몸

매를 가졌을 것이다. 하지만 육상 선수로서 그것은 그다지 필요하지 않다. 육상 선수에게 가장 효과적인 스트렝스 훈련 방법을 찾기 위해서 '최대 1RM 중량' 이상의 다른 측면을 살펴보는 것은 매우 타당하고 유용하다. 직관적으로 볼 때, 올림픽리프팅은 0~20m 사이 또는 약간 더 긴 정도의 가속과 길거나 중간 정도의 지면 접촉 시간을 가진 점프에 큰 영향을 미친다. 지금까지 소개했던 나의 경험에도 불구하고 몇몇 선수들은 그들의 중추신경계를 최고의 상승 상태로 만들기 위해서 큰 경기를 앞두고 고중량의 올림픽리프팅을 사용하는 일이 있다. 그들은 강력한 코디네이션을 만드는 방법으로 최대하 부하를 사용하지만 이러한 방법은 비시즌기 초반에 달성되는 것이 더 현명하다. 똑같은 방법이지만 시기에 따라 다른 역할과 효과를 줄 수 있기 때문이다. 상당한 볼륨으로 수행되는 고중량 올림픽리프팅은 척추기립근과 발의 회외 우세 패턴을 야기한다(167쪽에서 이런 상태를 피하는 방법을 배우게 될 것이다). 나는 개인적으로 올림픽리프팅의 대부분을 빠른 속도로 움직이면서 바운딩 움직임과 짝을 이루어 수행할 수 있도록 저중량을 즐겨 사용한다. 올림픽리프팅의 속도와 무게는 선수 종목에 따라 다르겠지만 이 책에서는 고중량보다 바벨이 움직이는 생체역학과 속도에 더 집중한다.

올림픽리프팅에서 가장 중요한 핵심 '조각'은 무엇일까? 이것저것 다 걷어내고 올림픽리프팅의 가장 중요한 의미는 '엉덩관절, 무릎, 발목의 폭발적인 코디네이션과 반사적 신전력'이다. 이런 점을 생각해보면 올림픽리프팅에서 가장 중요한 부분은 바벨이 허벅지 상단을 터치하고 뒤꿈치가 바닥에서 떨어져 발끝을 수직 방향으로 밀어내는 토오프 지점이다(여기서 꼭 기억해야 할 점이 있는데 스프린트에서 완전한 삼중폄이란 미신에 불과하다). 결과적으로 선수들은 올림픽리프팅을 적절하게 수행하여 다음과 같은 경기력을 기대할 수 있다.

- **두 관절 근육의 폭발적인 근육 간 코디네이션**
- **가속 및 점프 리듬과 연결될 수 있는 강력한 리듬 발달**
- **스피드 동작에서 주로 쓰이는 근육들의 상승작용**
- **플라이오메트릭 훈련의 충격량을 견디지 못하는 선수의 대체 운동**

두 관절 근육의 코디네이션

모든 동적 움직임은 두 관절 근육의 코디네이션을 필요로 한다. 운동선수가 자신의 햄스트링과 대퇴직근을 최대 파워와 최고 효율로 이용하고 있는지 알고 싶은가? 그 선수에게 바운딩(껑충 뜀) 동작을 하도록 요청하면 바로 알 수 있다. 올림픽리프팅 동작도 비슷한 정보를 우리에게 전달해준다. 근육 그룹의 코디네이션(협응력, 조정력)이 부족한 선수들이 반사적으로 세컨드 풀 동작을 시도하더라도 후방사슬 근육 그룹과 햄스트링을 정확하게 사용하지 못한다. 스프린트와 스피드에 국한되어 반사적인 세컨드 풀 동작을 수행하는 것이 '완전한 클린(지면에서 준비 자세를 시작하는)'보다 효과적이다.

리듬 발달과 상승작용

모든 운동은 강한 리듬 요소를 가지고 있다. 훈련 효과를 극대화하기 위해서 하나의 리듬 요소는 다른 리듬 요소를 보완해야 한다. 두 관절 근육의 코디네이션이 좋은 올림픽리프팅 동작을 갖추고 있는 선수들이 스프린트, 바운딩, 점핑으로 리드미컬한 보완성을 보이는 경우가 많다. 올림픽리프팅은 바운드(껑충 뛰는 동작이나 발을 교차하여 한 발로 점프 뛰며 발을 구르는 동작)와 짝을 이루는 콤플렉스 형태의 훈련을 위한 매우 훌륭한 조합이며 탄성 능력이 더 중요하게 여겨지는 운동선수에게 강력한 상승작용 효과를 줄 수 있다.

훈련 볼륨이 높은 스프린트 및 스피드 스트렝스 훈련에 제약이 있는 선수들을 위한 대체 방법

스프린트, 바운딩, 허들 홉스, 고중량의 슬레드 등의 동적 훈련의 훈련량에 적응하지 못하거나 부상에 의해서 제약을 받는 선수들은 올림픽리프팅을 활용하여 어느 정도 훈련의 편차와 볼륨을 메울 수 있다. 부상을 당해 몇 달 동안 육상 트랙 훈련을 충분한 볼륨으로 수행하지 못하는 선수들은 60m 스프린트 대쉬의 기록 저하를 막기 위해서 올림픽리프팅 및 특이적 스트렝스 움직임을 전략적으로 사용한다. 예전에 앤디 애거스라는 선수가 3주 동안 트랙에서 스프린트를 할 수 없는 상황이 있었다. 그는 트랙 훈련 대신 올림픽리프팅을 하루에 총 20~30세트로 진행하였다. 이 기간이 지난 후, 앤디는 100m 달리기에서 자신의 최고 기록(PR)을 0.2초 단축했다. 올림픽리프팅(역도)의 역학적 생리학적 훈련 방식은 항상 같다. 하지만 앤디의 경우와 마찬가지로 올림픽리프팅의 '같지만 다른' 효과는 역도에 의한 스프린트의 동적 신경 경로 발달의 좋은 예로 볼 수 있다.

웨이트 룸에서 진행되는 올림픽리프팅 및 특이적 스트렝스 훈련은 장기간 적용하기에는 무리가 있지만 선수의 상황과 필요에 따라 힘과 속도에 중점을 두고 웨이트 룸 훈련을 진행할 수 있다. 엉덩관절의 신전에 초점을 맞춘 메디신 볼 던지기와 비슷한 패턴으로 디자인된 운동을 복합적으로 수행함으로써 선수들은 스프린트에 필요한 힘과 코디네이션 능력을 얻을 수 있다. 이런 효과는 다음과 같이 해석될 수 있다.

1. 올림픽리프팅을 사용하지 않고도 빠르게 달릴 수 있다. 이것은 명백한 사실이다. 하지만 올림픽리프팅이 스피드를 올리는데 매우 유용한 도구가 될 수 있는 것 또한 사실이다.
2. 올림픽리프팅 및 웨이트 룸에서 행해지는 모든 스프린트 특이적 스트렝스 훈련들은 목적을 위한 수단이다. 즉 목적 그 자체가 아니다. 우리가 진행하는 역도 그 자체에 목적을 두어서는 안 된다. 올림픽리프팅 및 스프린트 특이적 스트렝스 운동들은 스프린트 동작과 미묘한 모순을 가지고 있다(완벽한 전이가 가능할까?). 결국 이런 훈련들은 잠재되어 있는 능력을 최대화시키는 분명한 목적을 가지고 있지만 운동선수의 유전적인 한계까지 깨뜨릴 순 없다.
3. 올림픽리프팅은 폭발적인 가속을 위한 좋은 도구이다.
4. 모멘텀(운동량)과 힘 전이를 중요하게 여기는 스포츠(축구, 럭비, 야구, 농구 등)에서 올림픽리프팅의 장점을 활용하여 저속 토크의 이점을 얻을 수 있다.

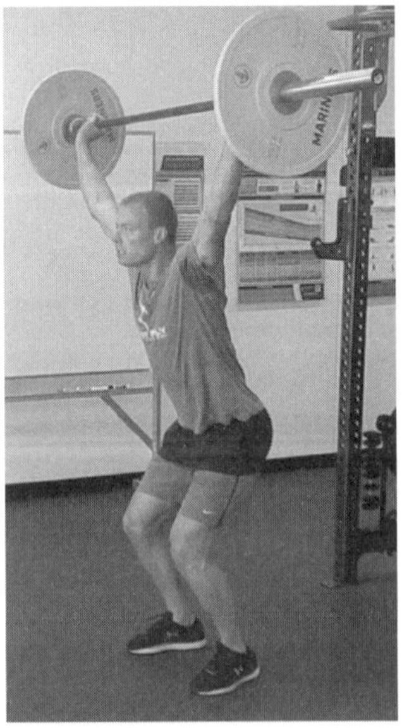

그림 6.1 스내치

자! 이제 올림픽리프팅의 장단점이 여러분 앞에 펼쳐져 있다. 이런 가운데 올림픽리프팅이 스프린트의 발달에 무기가 될 수 있는 기술과 적용 방법을 살펴보자. 이번 장의 목표는 올림픽리프팅의 머리 위 바벨 움직임(오버헤드 동작, 저크 등)보다 풀 동작에 초점을 맞추는 것이다. 풀 움직임은 엉덩관절과 발목의 신전을 발달시키는 요소이며 스피드에 매우 유용하다.

6.2 올림픽리프팅 풀 동작의 기술적 고려 사항

선수들에게 올림픽리프팅을 지도하기 전에 몇 가지 꼭 생각해야 할 문제가 있다. 스트렝스의 중요성이 상대적으로 떨어지는 스포츠에 종사하는 선수들에게 올림픽리프팅을 지도하다 보면 그들이 항상 '잘못된 방식(역도의 입장에서 보면)'으로 무게를 들어올린다는 것을 깨닫게 된다. 하지만 그 잘못된 방식이 잘못된 것일까? 올림픽리프팅은 '기능장애'나 불균형을 발견하고 해결하는 도구가 아닌, 더 향상된 폭발력과 코디네이션을 위한 과정에 가깝다. 더 빠른 스피드를 원하는 선수는 자신의 스피드 스트렝스가 어디에 있는지(보통 근막 시스템, 발과 둔근의 연결), 맥락적으로 올림픽리프팅을 어떻게 사용해야 하는지 알아야 한다. 운동선수를 위한 올림픽리프팅의 목적은 최대 무게를 들어올리는 것이 아니다(스프린트 이외에 모든 훈련 방식은 목적을 위한 수단임을 명심해라).

> *운동선수들이 올림픽리프팅 선수처럼 기술적으로 완벽해야 할까?*
> *많은 스트렝스 코치들은 스프린트 중심의 올림픽리프팅 기술에 신경 쓰지 않는다. 점프를 언제 뛰어야 하는지, 캐치는 어떻게 해야 하는지 등에 정신이 팔려서 선수의 경기력을 등한시한다. 다시 말해 숲을 보지 못하고 나무만 본다.*

40년 경력을 자랑하는 스트렝스 코치들은 그들이 지도하는 미식축구 선수들에게 '역도 클린 동작의 오류'를 지적하고 비디오로 녹화하여 보여준다. 하지만 그들도 클린에서 가장 중요한 것이 스피드와 파워에 도움이 되는 기능이라고 언급한다. 올림픽리프팅의 전체적인 동작에서 우리는 작은 실수나 오류를 트집 잡아 지적하는 것보다 '리프팅의 가장 중요한 기능'을 얻는 것에 집중해야 한다. 스트렝스 코치들이 지적하는 수많은 올림픽리프팅의 오류들 중 선수들을 괴롭힐 가치가 있는 것은 사실 많지 않다. 이제 올림픽리프팅의 풀 동작이 중요한 이유와 운동선수의 속도와 파워의 생성이라는 맥락에서 어떤 의미가 있는지 살펴보도록 하자.

준비 자세

올림픽리프팅의 준비 자세는 '지정된 표준 자세'로 시작하며 바벨은 지면에 놓여 있다. 선수는 어깨너비 자세로 준비하고 정강이뼈는 바벨에 닿는다. 클린 준비 자세에서 운동선수는 일반적으로 정강이 바깥쪽으로 바벨 그립을 잡고 무릎을 바깥쪽으로 밀어서 천골의 '힘 폐쇄force

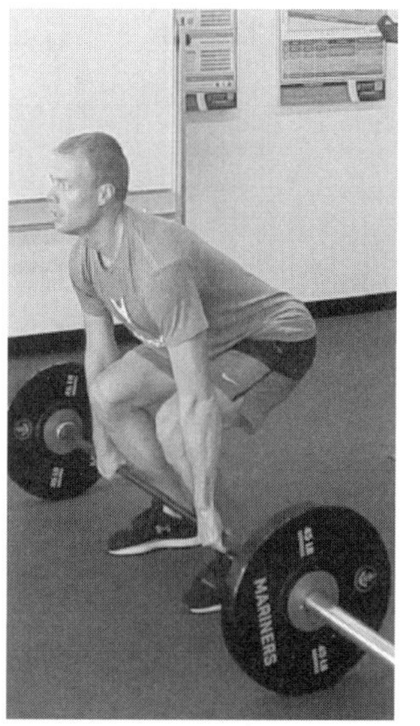

그림 6.2 준비 자세

closure'력을 증가시킨다. 이런 기술은 부상 예방의 관점에서 중요할 뿐만 아니라 리프팅 동안 둔근에 작용하는 힘의 합을 증가시켜 역학적 안정성을 형성하여 무릎을 보호한다. 선수의 다리가 몸통에 비해 짧을수록 일반적으로 두 발의 더 가까운 스탠스를 유지하고 무릎을 더 바깥쪽으로 돌릴 수 있다. 다리가 긴 선수는 조금 더 중립에 가까운 자세에서 더 나은 초기 풀 자세를 만들 수 있다.

올림픽리프팅의 준비 자세(세트 포지션)에서 가슴과 무릎은 가까우며, 어깨 견갑골을 부드럽게 뒤로 당기고(흉추의 뒷부분이 망치로 때린 것처럼 움푹 들어가서는 안 되며 요추와 흉추가 대각선으로 일직선을 유지해야 한다) 눈과 코는 정면을 똑바로 향한다. 데드리프트와 같은 방식으로 준비 자세에서 머리를 중립으로 유지하는 것은 클린과 스내치에서 필요한 자연스러운 신전 반사를 파괴하는 행위이다. 머리와 눈을 약간 위로 올리는 동작은 후방 사슬의 신전을 촉발시킨다. 머리를 숙이고 고개를 근육으로 단단히 감싸는 '패킹' 방법은 기도에서의 공기 흐름을 방해하고 필요하지 않는 반응을 촉발시킬 수 있다.

퍼스트 풀first pull

퍼스트 풀(지면에서 바벨을 들어올리는 구간)은 빠르게 든다는 느낌보다는 '강하게' 당긴다는 생각으로 바벨을 들어올린다. '빠름'보다 '강함'을 선택한 이유는 다음과 같다(바벨의 속도가 제한적임을 전제한다). 첫 번째는 다리와 엉덩이 근육의 장력을 증가시키기 위해서이다. 최대 장력을 만들기 위해서는 다소 시간이 걸리기 때문에 지면에서 바벨을 멋지고 빠르게 띄우는 것보단 '강하고 단단하게' 약간 느린 속도로 들어올리는 것이 좋다. 바닥에서 '빠르게' 바벨을 들어올리게 되면 엉덩이를 너무 빠르게 올리게 된다. 빠르지 않고 '강하고 단단하게' 바벨을 지면에서 띄우면 허리를 낮은 자세로 유지하면서 바벨을 들어올리는 데 도움이 된다. 너무 빠른 퍼스트 풀 동작은 하부 허리에 무리를 줄 수 있다. 선수가 바벨을 지면에서 들어올릴 때 무릎이 동시에 뒤로 밀린다. 바벨을 무릎 높이 또는 약간 아래 부분까지 들어올리면 정강이와 지면의 각도가 수직이 된다. 이 동작은 세 가지 효과를 만든다.

- **세컨드 풀 동작. 엉덩관절에서 시작되는 위치 에너지가 햄스트링에 부하를 준다.**
- **대퇴사두근의 길이가 길어진다.**
- **바벨이 위로 올라갈 수 있는 경로를 확보해준다.**

올림픽리프팅의 풀은 '힌지' 동작으로 부를 수 있으며 결국 몸통을 신전하기 위해 둔근, 햄스트링 및 근막 운동 촉진 파워에 의존함을 의미한다. 대퇴사두근은 바벨을 지면에서 띄울 때 관여하며 세컨드 풀로 전환할 때 이완되고 길어져야 한다. 이때 대퇴사두근이 길어지는 동작은 매우 '동적(운동적)'이어야 하며 이 구간의 동작을 잘하는 선수들은 동적 능력이 발달한다. 지면에서 바벨을 들어올리는 퍼스트 풀에서 햄스트링은 길어짐과 동시에 부하를 받는다. 퍼스트 풀 동작이 좋을 경우 세컨드 풀에서 바벨을 정확하게 당길 수 있는 위치에 바벨이 놓이게 된다. 바벨을 바닥에서 너무 빠르게 들어올리면 일반적으로 후방 사슬의 안정성이 보장되지 못하거나 발과 둔근의 신경적 연결이 어려운 상황이 발생한다.

현대의 많은 역도 선수들은 퍼스트 풀 구간 동안 입을 크게 벌린다. 특히 중국 선수들이 이러한 경향이 두드러진다. 그 이유가 무엇일까? 직관적으로 확인되진 않겠지만 입을 꽉 다물고 풀 동작을

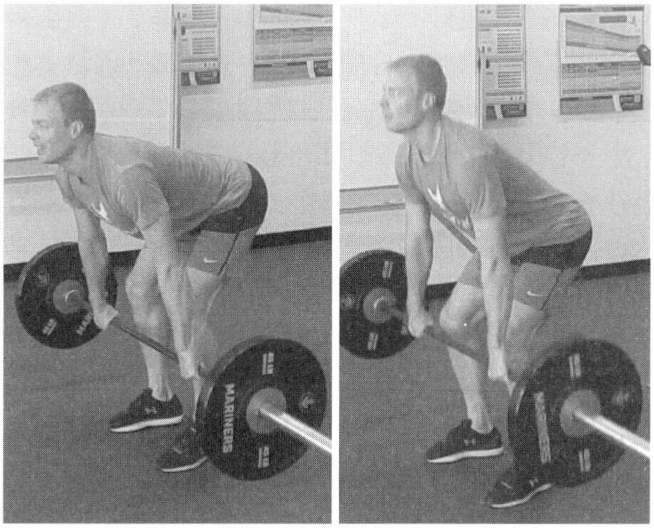

그림 6.3 퍼스트 풀 큐잉 "발로 지면을 누르면서 강력하게 당겨라."

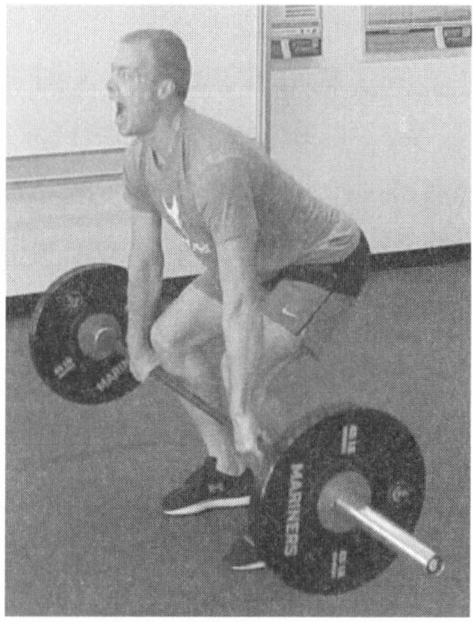

그림 6.4 턱을 열고(입을 크게 벌리고) 수행되는 풀 동작은 '근위proximal(엉덩이와 코어)' 리프팅 패턴을 만들 수 있다.

수행하면 코어와 엉덩이 근육의 활성도가 떨어진다. 입을 크게 벌리면 이러한 문제점들이 훨씬 개선된다. 입을 다물지 않고 의식적으로 크게 벌리고 올림픽리프팅의 풀 동작을 수행하면 둔근의 파워가 더 강해지며 이것은 역도에서 매우 중요한 변화이다. 바벨은 입을 크게 벌려서 턱이 스트레치된 상태에서 더 빠르고 부드럽게 움직이는 경향이 있다. 여러분들이 짐작한 대로 스프린트나 점프를 이런 식으로 할 순 없다. 하지만 올림픽리프팅의 풀 동작에서 지속적으로 입을 크게 벌리고 수행하면 스프린트나 점프에서도 턱관절에 의한 보상작용 없이 습관적으로 중요 관절과 근육을 더 활성화할 수 있다. 전문 올림픽리프팅 선수가 아닌 다른 종목의 선수들은 일반적으로 "입을 크게 벌리고 풀 동작을 해라"라는 큐잉을 잘 받아들이지 못하기 때문에 주의 깊게 사용해야 한다.

세컨드 풀Second Pull

세컨드 풀에서 바벨이 무릎을 통과하여 허벅지를 타고 빠르게 올라가는 동안 무릎 근육들 중 신전을 담당하는 근육들의 반사적 신장-단축 주기를 얻기 위해서 미묘하게 무릎을 다시 구부린다(이중 무릎). 이 기술을 설명하고 관찰하기 위한 가장 쉬운 방법은 시상면(앞뒤로)에서 무릎의 움직임을 보는 것이다. 바벨이 무릎을 통과하면 무릎이 뒤로 이동하고(신전), 바벨이 허벅지 중간을 향해 계속 올라가면서 무릎이 빠르고 폭발적으로 앞으로 움직이며(굽힘), 이 동작으로 인하여 엉덩이, 무릎, 발목의 강력한 삼중폄이 일어난다. 이러한 신전은 흉골의 중력 중심선과 결합한다. 세컨드 풀 동안 무릎의 움직임을 종합적으로 보면 바벨이 무릎을 통과하면서 '뒤로' 이동하고 허벅지 중간에 위치했을 때 '앞으로' 이동하며 세컨드 풀의 마지막 구간에서 다시 '뒤로' 움직인다(164쪽).

이중 무릎으로 인한 삼중폄이 완전하게 이행되기 전에 점프를 뛰어버리면 바벨이 몸을 타고 일자로 올라오는 것이 아니라 신체의 앞쪽으로 튀어나가게 된다. 실제로 세컨드 풀에서 가장 많이 하는 큐잉이 "기다려"이다. 실제로 몇 백 분의 1초 안에 약간의 '인내'하는 시간이 있어야 1) 이중 무릎,

2) 삼중폄, 3) 바벨의 수직 이동이 완성된다. 역도 선수가 아닌 운동선수들에게는 이 과정이 매우 어렵고 바벨을 들어올리고 싶다는 조급함 때문에 코디네이션이 잘 이루어지지 않는다. 일반적으로 운동선수가 반사적인 삼중폄을 수행하기 위해서는 바벨이 허벅지 상부에 도달할 때까지 기다려야 한다. 우리는 역도의 클린 동작을 '느린' 신장 반사 주기(이하 SSC)라고 여긴다. 하지만 바벨이 무릎에 가까이 있지 않고 허벅지 상단 즉 골반 가까이 빠르고 강력하게 이동하여 바벨을 짧은 순간 강하게 들어올리는 풀 동작을 수행하면 플라이오메트릭 동작과 유사한 0.25초 이하의 '빠른' SSC 영역에 도달할 수 있다. 이중 무릎 동작이 없거나 세컨드 풀을 제대로 하지 않는 운동선수는 느린 SSC 자극을 받을 수밖에 없다.

무릎을 다시 구부리는 '이중 무릎' 기술을 습득하는 데는 시간이 많이 소요된다. 스트렝스 코치들은 올림픽리프팅을 처음 접하는 선수들이 모든 기술적 요소들을 한꺼번에 익숙해지기를 기대해서는 안 된다. 충분한 시간 동안 올림픽리프팅을 연습한 선수들에게는 자연스럽게 세컨드 풀 동작이 반사작용으로 나타난다. 세컨드 풀을 익히는 과정 중 '정지pause' 클린은 바벨을 무릎 밑에서 잠깐 멈춘 후 바벨을 쓸어 올려 허벅지 상부의 정확한 '타격 지점hit point(바벨을 허벅지 상부로 쳐서 들어올리는 지점)'을 찾는 데 도움을 주며 정지 클린 기법은 보다 더 부드럽고 자연스럽게 세컨드 풀 동작을 할 수 있도록 도와준다. 세컨드 풀을 익히는 다른 방법은 일명 '범핑 더 바bumping the bar'라고 불리는 동작으로 중간 허벅지에서 상부 허벅지로 바벨을 올리면서 바벨을 강하게 허벅지로 타격해주는 기술이다. 이때 바벨이 전방으로 튀어나가는데 사실 전체적인 역도 동작으로는 옳지 않으나 스피드와 관련된 선수들에게 세컨드 풀의 올바른 '히팅' 타이밍을 익히기 위해서 때론 필요한 연습이다. 반사적인 파워의 역량이 부족한 선수들(그리고 양측 대퇴사두근과 햄스트링의 효율적인 이완과 수축의 관계를 수행하지 못하는 선수들)은 이중 무릎(또는 리벤드) 동작에 큰 어려움을 느끼지만, 세컨드 풀 움직임에서 최대의 동적

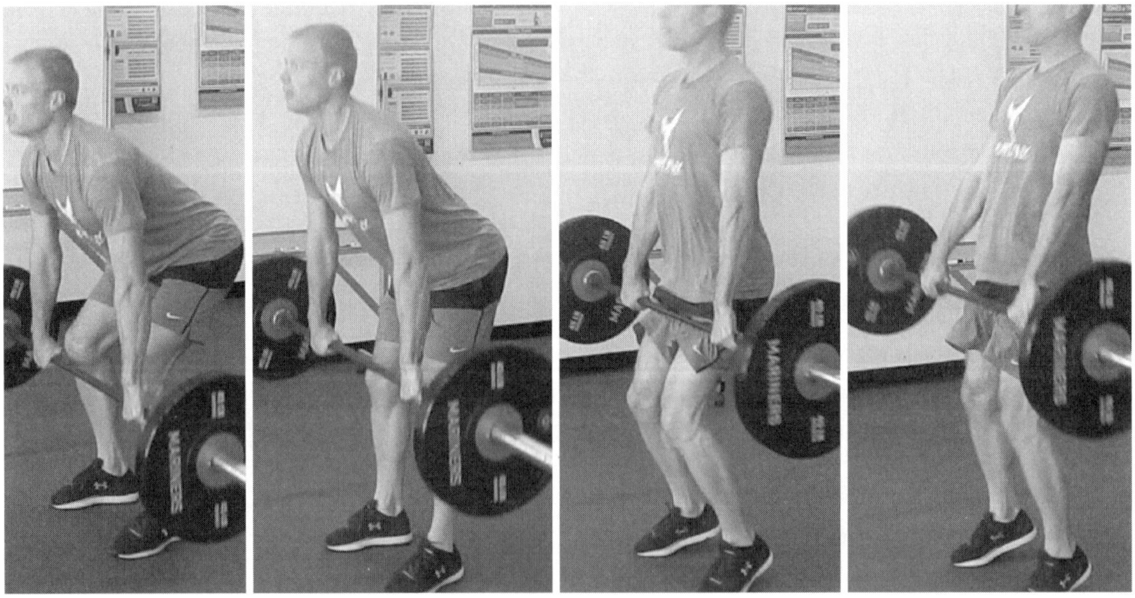

그림 6.5 올림픽리프팅의 풀 동작을 '플라이오메트릭'의 관점에서 보면, 세컨드 풀의 시작에서 완료까지의 구간(무릎 바로 위에서 바벨을 튕겨 올리는 상부 허벅지 부분)이 아닌 이중 무릎이 시작된 상태에서 엉덩관절의 신전이 종료되는 구간의 시간에 초점을 맞추는 것이 더 중요하다. 따라서 블록을 통해서 강제적으로 해당 구간을 세팅해놓고 풀 동작을 실행하는 것이 행 클린이나 행 하이풀 기술보다 빠른 움직임을 발달시킬 수 있다.

효과를 얻기 위해서는 지속적으로 반사적 이중 무릎을 익히도록 지도해야 한다. 신체의 반사궁reflex arcs을 훈련하는 것은 신경계 경로를 회복하고 '재설정'할 뿐만 아니라 파워 생산을 증가시키는 등의 많은 이점을 가지고 있다. 나는 높은 수준의 올림픽리프팅 선수들이 내가 보기에도 과도할 정도의 많은 훈련을 할 수 있는 이유가 반사 중심 세컨드 풀 동작에 존재한다고 생각한다. 최대 힘을 소비하지 않고 수행되는 반사 중심 세컨드 풀은 그 자체로 회복 효과를 가지고 있기 때문에 우리가 보기에 과한 훈련량에도 불구하고 부상이나 상승작용 과정에 의한 수행력 저하가 없는 것이라고 믿는다.

무릎을 앞으로 이동시키는 이중 무릎 동작은 가속의 첫 번째 스텝(스프린트의 가속 자세에서 뒤에 위치한 다리의 강력한 신전 동작)에서 엉덩관절의 역학적 움직임 기전과 유사하다. 이중 무릎 동작을 빠르고 부드럽게 수행할 수 있으면 가속을 위한 스텝을 더 강력하게 만들 수 있으며 가속이 빠른 선수들이 무릎의 이중 동작을 잘 수행하는 경향이 있다(180쪽에서 논의되는 느리고 과도한 무릎 전진 동작은 제외함). 이중 무릎 동작 없이 그저 '빠른 힙 힌지' 동작만을 보여주는 클린(케틀벨 스윙과 같은)은 가속으로의 전이가 높지 않다. 반면에 완전히 반사적인 세컨드 풀 동작을 가진 클린은 가속으로의 전이가 높다.

미주리대학교 휴먼 퍼포먼스 연구소 브라이언 만Bryan Mann 소장은 올림픽리프팅이 수직 점프 능력으로 전이되기 위해서는 두 가지 선행 조건이 필요함을 밝혀냈다. 풀 동작에서의 '바벨의 속도'와 '몸통과 바벨의 근접성'은 전이의 선행 조건이다. 상대적으로 느린 속도의 풀 동작을 가진 선수와 바벨이 몸통에서 멀어진 상태에서 올림픽리프팅을 수행하는 선수에게는 수직 점프로의 정전이가 발생하지 못한다. 반면에 빠른 바벨 속도를 유지하고 바벨이 몸통과의 근접성을 유지한 선수는 수직 점프 능력으로의 높은 정전이가 달성될 수 있다. 이 책에서 가장 중점을 두는 '스피드' 관점에서 올림픽리

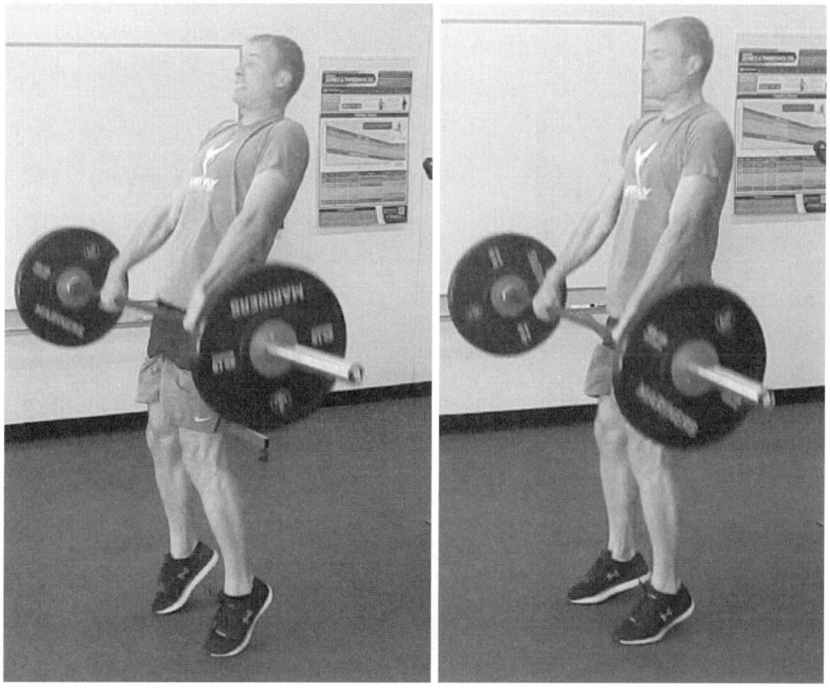

그림 6.6 클린 동작에서 바벨과 선수의 몸이 가까울수록 힘(바벨의 몸통과의 근접성) 생산에 좋은 역학적 기전을 가진 것이다. 여기서 다시 한 번 기억해야 할 사실은, 운동선수의 올림픽리프팅은 역도 선수들처럼 최대 중량을 들어올려 딥 프론트 스쿼트 자세(리커버리 자세)에서 중심을 잡고 전신에 힘을 주어 일어나는 구간이 주요 목적이 아니라는 점이다.

프팅을 바라본다면, A 지점에서 B 지점으로 이동하는 동작에서(바벨의 이동) 속도와 핵심 리프팅 구간의 자세가 고중량보다 중요하다(중량보다 스피드 및 세컨드 풀).

'삼중폄Triple Extension'

누구나 알듯이 '삼중폄'은 올림픽리프팅에서 매우 중요하지만 삼중폄을 올바르게 수행할 수 있는 역학적 기전에는 큰 관심이 없다. 올림픽리프팅에서 나타나는 엉덩관절, 무릎, 발목으로 이어지는 일련의 연속적인 신전 동작은 올바른 부하 순서로서 달성된다. 이 과정은 가속, 스프린트, 점프의 수행 과정과 거의 동일하다. 최상의 삼중폄으로 수행되는 클린을 위해서는 세 관절(엉덩관절, 무릎, 발목)이 서로 관계하여 적절한 타이밍에 부하와 무부하가 일어나야 한다. 관절의 역학적 움직임에서 적절한 부하의 시기를 놓치면 신전 동작에서 올바른 타이밍에 무부하가 일어나지 않는다. 따라서 올바른 타이밍에 적절한 관절이 부하되어 신전력을 다음 관절로 전달하지 못하면 의도한 것과는 다른 보상작용이 발생하는데 이것은 상당히 의식적이다. 최대 속도 구간에서 선수들은 '삼중폄'에 집착하여 토오프 시점에서 발목과 발가락으로 지면을 끝까지 밀고 나가려는 경향을 보인다. 하지만 이런 '추가적인' 푸시는 속도를 더 빠르게 하지 않는다. 발목의 부하가 끝나고(무부하) 다음 관절(무릎)로 부하가 이어져야 함에도 불구하고 삼중폄에 집착한 나머지 발끝으로 지면을 끝까지 밀어내는 동작은 유각기 다리 회복(토오프 이후 빠르게 햄스트링을 접어 몸통 앞으로 다리를 가져오는 움직임)에 방해가 되고 근막 에너지 전달 시스템에 부정적인 영향을 주어 최대 속도를 제한한다.

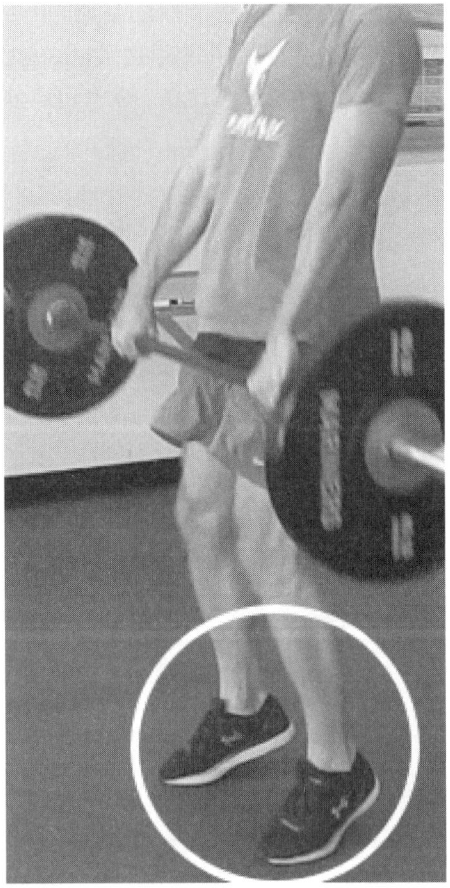

그림 6.7 올림픽리프팅에서 발가락이 완전하게 신전될 필요는 없다. 사실 최적의 스프린트를 위해서는 발가락의 완전한 신전을 하지 말아야 한다.

발가락까지 완전하게 신전하려는 '의식적인' 삼중폄은 토오프 이후 햄스트링을 빠르게 접는 '리커버리' 동작을 지연할 뿐만 아니라 발목의 강성을 약화시킨다. 운동선수가 달리는 동안 발의 강성은 매우 중요하다. 특히 발이 지면과 접촉하는 10분의 1초는 발목의 탄성과 빠른 리커버리를 위한 매우 중요한 순간이다. 발가락의 완전한 신전은 이 시간을 지연시켜 나머지 코디네이션을 무너뜨린다. 올림픽리프팅의 세컨드 풀에서 발목과 관절을 사용하는 전략은 스포츠의 종목의 특징에 따라 다르다. 다시 말해 근육 중심의 선수와 탄력 중심의 선수는 관절 사용 전략에서 큰 차이를 보인다. 탄력 중심의 선수들은 근막 시스템의 부하-무부하 과정이 빠르게 이루어지도록 발목을 '강하게 잠그는 데locking up' 능숙하다. 올림픽리프팅의 세컨드 풀 동작에서 근육 중심의 운동선수들은 발목을 강하게 잠가 강성을 높인다(의식적으로 발가락을 신전시켜 밀지 않고 강한 발목의 강성을 이용하여 탄성력을 강화시키고 바로 이완시키는 과정). 이 과정에서 햄스트링은 수축하면서 무릎을 앞으로 밀며 발목관절은 우리가 올바른 삼중폄이라고 굳건하게 믿는 완전한 족저굴곡 대신 궁극적으로 엉덩관절의 신전을 위한 기반을 설정하기 위해서 강성을 이용하여 발목을 '고정시킨다(끝까지 밀지 않고 얼마간의 여지를 남겨놓고 남아있는 신전력이 관절을 이동하여 엉덩관절의 신전이 최종적으로 발생하도록 한다).' 일련의 에너지 전달 과정으로 강력한 경직성(강성)을 가진 엉덩관절의 신전은 빠르게 무부하(빠른 엉덩관절의 신전-수축 후 빠르게 굴곡-이완시켜 탄성력을 만들어냄)되어 엉덩이를 뒤로 빼면서 바벨에 추진력을 제공한다. 만약 이러한 동작을 근육질의 단거리 선수에게 요구한다면 탄력적인 달리기를 요청하는 것과 비슷한 효과를 줄 수 있다.

훈련 전이 측면에서 올림픽리프팅의 당김 동작을 생각해볼 때, 발과 엉덩이의 생체역학적 발화 순서가 달리기나 점프에서 실제로 보여지는 순서와 많이 다르다는 것을 이해해야 한다. 일반적인 올림픽리프팅 코칭 방식은 당김의 중간 단계(허벅지 중간쯤)에서 발뒤꿈치로 무게중심을 이동시키고 '삼중폄'을 시작하는 지점까지 '기다려'라는 신호를 통해 해당 자세를 유지하도록 지도한다. 이러한 방식은 고중량의 무게를 당기기 위한 효과적인 전략일 수도 있지만 회외와 회내로 발을 롤링하는 최대 속도의 스프린트에서 발의 운동 패턴과는 일치하지 않는다. 최대 속도를 위한 올림픽리프팅을 지도할 때는, 5번째 중족골두를 기준으로 지면을 누르면서 바벨을 끌어올리기 시작하여 1번째 중족골두로 폭발적인 힘을 발위하는 것과 같은 방식으로 훈련할 수 있다.

올림픽리프팅 선수(역도 선수)들은 발가락 끝으로 지면을 밀어내는 동작에서도 실제 스프린트와 조금 다른 미묘한 차이를 보인다. 족저굴곡이 상대적으로 적고 엄지발가락으로부터 멀리 떨어진 3, 4, 5번째 발가락을 중점적으로 강하게 신전시킨다. 동적 능력을 우선적으로 고려하는 관점에서는 세컨드 풀 동작 초기에 발바닥의 내측 아치(발바닥 안쪽 가장자리)가 활성화되도록 적절한 발의 모양을 찾아야 한다. 선천적으로 내측 아치를 잘 사용하는 선수는 특별한 지도 없이도 내측 아치를 이용하여 클린 동작을 할 수 있지만 대부분의 선수들에게는 내측 아치 활성화 움직임 패턴을 인지시켜야 한다. 이

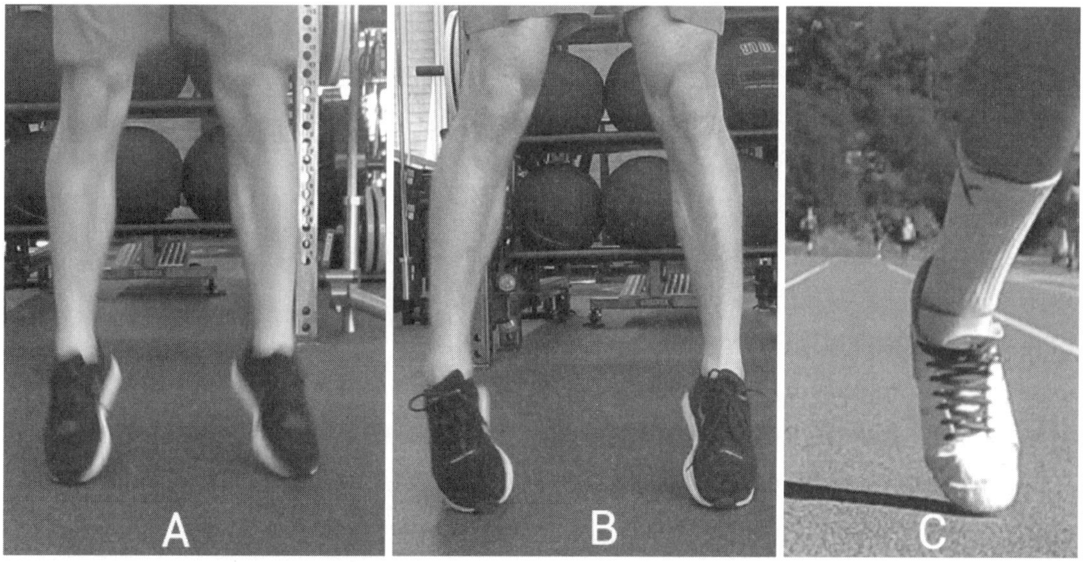

그림 6.8 세 가지 그림은 각기 다른 상황에서의 토오프$_{\text{toe-off}}$ 순간에 발목 관절의 각도와 발가락의 기능을 보여준다. (A)는 수직 점프, 발목 및 발가락 신전, (B)는 전형적인 클린에서의 토오프, (C)는 스프린트에서의 왼발의 푸시 오프 모양이다. 그림에서 보이는 각기 다른 차이점을 고려하여 '특이적' 훈련을 지도할 때 깊은 주의를 기울여야 한다. 특히 (B)의 클린 동작에서 보이는 발목 관절의 회외를 통한 강력한 푸시 오프(발끝 밀기)와 스프린트에서 보이는 발목 관절의 회내를 통한 푸시 오프의 차이점을 반드시 주목해야 해야 한다.

책의 대명제인 '스피드로의 전이'를 전제로 하여 발끝이 끝나는 위치를 생각해보면, 발목 관절의 각도가 어떤 식으로 유지되어야 하는지 어느 정도 해답을 얻을 수 있다. 러닝을 기반으로 하는 운동선수의 발목 및 발가락 신전 패턴은 스쿼트에서 폭발적으로 상승하는 동작 패턴과는 매우 다르다. 바벨을 어깨 위에 놓는 백 스쿼트나 머리 위에 잡고 있는 오버 헤드 스쿼트는 바벨을 떨어뜨리지 않고 들어올리기 위한 반사적인 패턴이 지배 전략이 되고 이에 반응하여 지면에서 발 푸시(밀기)가 조절된다.

올림픽리프팅의 클린을 중심으로 발목과 발가락의 동적 움직임을 살펴보면, 거골하 관절의 외번everting의 정도가 중요한 지표가 될 수 있다. 동적 점프 및 스프린트와 동일한 역학적 움직임 패턴을 위해서는 클린의 마지막 부분에서 발목의 움직임을 면밀히 관찰해야 한다. 세컨드 풀의 처음 신전 동작에서 거골하 관절은 종골(calcaneus)을 외번시켜야 한다(그림 6.9). 해당 동작은 발바닥의 내측 아치를 자극하고 근막의 나선형 라인으로 힘을 전달하여 둔근과 발의 연결을 강화시킨다. 클린 및 수직 점프는 스프린트와 다른 총 접지 시간(발과 지면의 접촉 시간을 나타내는 시간)을 보인다. 수직 점프에서 발목 관절의 회외는 발과 지면이 접촉되어 있는 점프 초기에서부터 시작된다. 따라서 우리가 이상적으로 생각하는 엄지발가락으로 지면을 밀어내는 동작은 생각한 것만큼 깔끔하게 수행되지 않는다. 스프린트에서 발가락이 지면에서 떠나는 토오프 순간에 마지막까지 지면을 밀고 있는 것은 두 번째 발가락이다. 엄지발가락으로 끝나면 좋겠지만 토오프가 끝난 다리는 유각기로 들어가기 위해서 토오프의 마지막 순간에 두 번째 발가락을 밀고 나가는 재회외를 보이게 된다(지면 접촉: 회외, 푸시 오프: 엄지발가락 회내, 토오프: 검지발가락 재회외). 내용이 다소 복잡하지만 핵심은 클린, 스프린트 모두 발바닥의 바깥 가장자리로 밀고 나가는 것이 아니라 내측 아치를 중심으로 강하게 족저굴곡을 해야 함을 의미한다.

세컨드 풀에서 발뒤꿈치를 강하게 외번시키는 움직임은 바벨이 어깨까지 강력하게 올라가는 힘과 연결되어 있다. 반면에 뒤꿈치를 외번시키지 못하면 바벨의 속도는 즉시 줄어든다. 역도 동작에서 풀 동작의 역학적 작용을 관찰해보면, 잘 수행된 풀 동작의 경우 발뒤꿈치가 지면에서 떨어질 때 거골하 관절의 외번이 실제로 일어난다. 동적 움직임(파워클린, 파워스내치 등)이라는 목적을 가지고 운동선수에게 올림픽리프팅을 적용시킬 때 역도화는 발의 동적인 역학 기전을 해칠 수 있기 때문에 개인적으로 선호하지 않는다. 역도화의 경우 발목의 역학적 움직임보다 둔근과 무릎의 신전 요소에 더 치중하는 경향을 보이기 때문이다. 무엇보다 역도화의 뒤꿈치 부분이 높은 이유는 다른 어떤 중요한 동적 이유가 있는 것이 아니라 위로 올라간 바벨을 어깨에 걸쳐 잡는 '캐치' 동작에서 중심을 유지하기 위함이다. 파워클린이나 파워스내치 등의 파워 형태의 올림픽리프팅과 하이풀(내가 가장 좋아하는 변형 형태)의 경우 스쿼트의 형태처럼 앉아서 받을 필요가 없기 때문에 역도화가 그렇게 유용하지 않다. '이단적'일 수 있지만 맨발이나 양말만 신고 올림픽리프팅을 수행하면 발의 감각적 측면을 유지할 수 있을 뿐만 아니라 근막 에너지 전달을 극대화할 수 있다고 나는 믿는다.

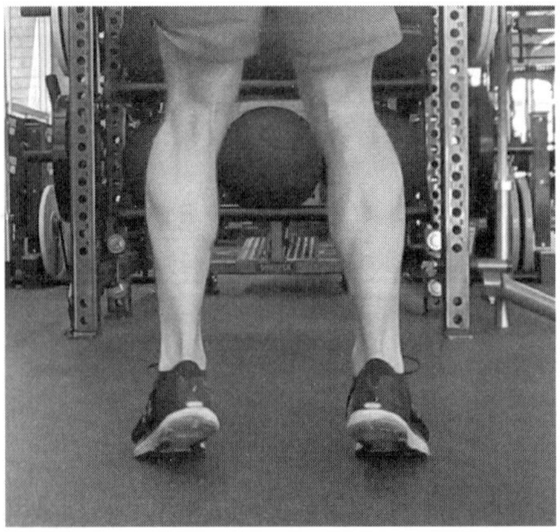

그림 6.9 올림픽리프팅은 거골하 관절 작용의 좋은 지표가 될 수 있다.

파워는 특이적이다

올림픽리프팅은 많은 파워를 생산하지만 그 파워가 생산되는 방식이 스프린트와 가속 그리고 점프에서 볼 수 있는 기전(또는 패턴)과는 다르다. 예를 들어 발목과 발가락의 움직임은 최종적으로 가장 큰 파워를 생성하는 둔근의 신전에 영향을 준다. 가장 낮은 위치에서 시작되는 작은 움직임이 가장 높은 위치의 큰 움직임에 잘못된 방식으로 영향을 미쳐 특이적 스피드 패턴을 방해해서는 안 된다.

세계적인 수준의 가속 능력을 보이는 선수들은 발목-무릎-엉덩관절 순으로 이어지는 강력한 삼중폄이 완료된 후 자연스럽게(반사적으로) 발을 몸 쪽으로 당긴다. 이 동작은 역도 클린의 삼중폄 이후 빠르게 다리를 몸 쪽으로 당기는 것과도 비슷하다. 역도에서 이런 동작을 '발을 구른다'라고 표현한다(그림 6.10). 이런 동작은 가끔 논란을 불러일으키는데 삼중폄의 마지막 지점에서 발목을 완전하게 신전하지 않고 다리를 몸 쪽으로 당겨 완전한 삼중폄을 수행하지 못했다는 관점이다. 앞서 언급했지만 삼중폄에서 발목의 완전한 신전은 용어에서 시작되는 오해에 가깝다. 실제로 완전한 신전이 아닌 짧은 발목의 신전을 빠르게 완료하고 바로 지면에서 발을 띄워(빠른 부하 및 무부하) 무릎을 빠르게 끌어올리는 올림픽리프팅 동작은(발 구르기) 높은 동적 요소를 가지고 있고 스쿼티 런Squatty run(무릎을 구부린 상태에서 러닝을 하는 방법으로 무릎이 구부러져 있어 발목과 엉덩관절의 신전과 굽힘만으로 러닝을 할 수밖에 없다. 이 자세는 주로 무릎이 참여하지 않은 상태에서 엉덩관절의 신전과 굽힘 패턴을 익히기 위해서 사용하며 발목의 신전-부하/무부하가 빠르게 일어나 다리가 구부러지는 리커버리 동작을 연습할 때도 좋다) 자세에서 가속하거나 허들 홉을 수행하는 것과 비슷한 동적 구조를 보인다. 삼중폄의 마지막 지점인 짧고 강한 발목 신전(최대 충격) 이후 빠른 무릎 당김은 엉덩관절의 강한 신전의 반대 현상으로 나타나는 늘어난 장요근을 탄성적으로 빠르게 구부려 스트레치 작용으로 저장된 에너지를 재사용한다.

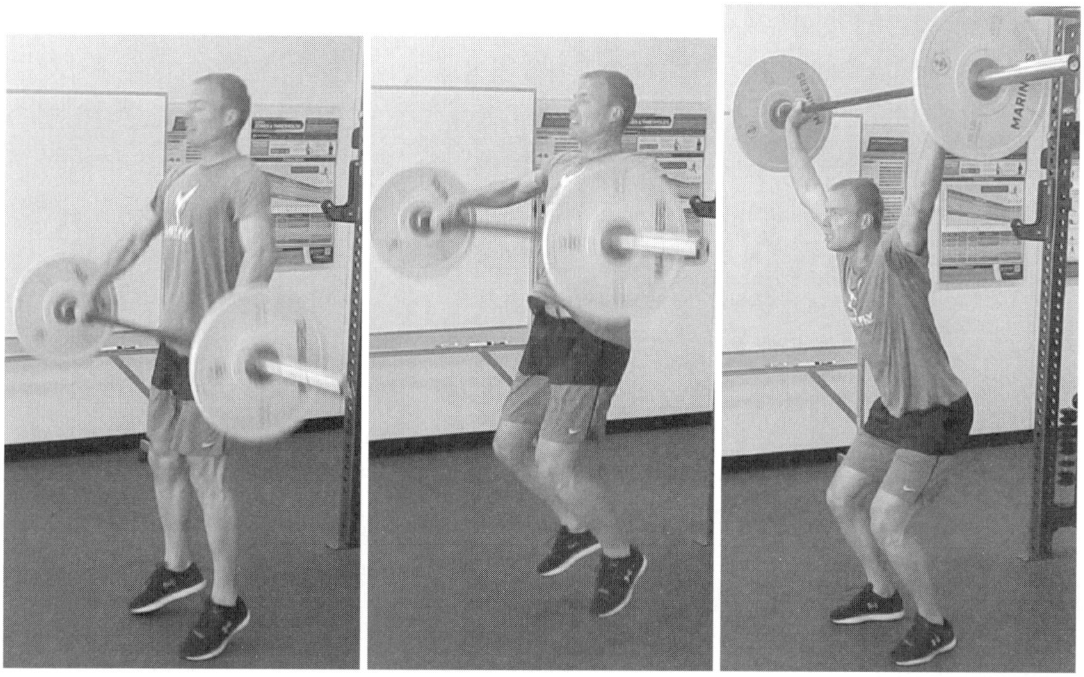

그림 6.10 지면에서 '발 구르기'(다리를 위로 빠르게 올리는)는 실제 허들 홉과 유사한 특성을 가진 매우 동적인 움직임이다. 발 구르기에서 주의해야 할 점은 발의 짧은 지면 접촉과 부하 및 무부에 의한 동적 요소이지 엉덩관절의 신전력이 아니다. 엉덩관절의 신전/굽힘 또한 중요하지만 발 구르기 요소에 좀 더 초점을 맞춘다.

이런 근육 역학적 동작은 매우 자연스러운 동적 움직임 반응이며 나는 이런 동작을 일부러 강요하여 가르치지 않고 연습 동작에서 자연스럽게 익히도록 유도한다. 스프린트의 향상을 위해서 스쿼트 런을 지속적으로 연습하면 클린에서도 똑같은 '발 구르기' 동작이 자연스럽게 나올 수 있다. 이것은 강력한 엉덩관절의 신전 후 나타나는 장요근의 에너지 재사용 과정이 인체 관절과 근육의 선천적인 패턴이기 때문이다. 그렇다면 지금 이 시점에서 올림픽리프팅과 운동선수를 위한 올림픽리프팅이 어떤 차이를 보이는지에 대한 또 한 가지 차이점을 발견한 것이다.

올림픽리프팅 기술에 능숙하고(삼중폄 등 모든 것이 완벽함) 높은 폭발적 스트렝스 수준을 보이는 선수들 중 짧은 스프린트와 수직 점프 능력이 상대적으로 부족한 선수들을 대상으로 한 연구들이 있다. 4장에서 언급했지만 파워는 특이적이다. 올림픽리프팅을 수행하는 초기에는 거의 모든 선수에게 '전이'가 발생하지만 올림픽리프팅의 중량과 능숙도가 증가하고 선수의 전체적인 동적 능력이 발전할수록 미묘한 생체역학적인 차이로 인하여 전이가 줄어들게 된다. 우리는 이러한 관절 역학적 요소를 잘 이해해야 한다.

머리 위에서 바벨 받기. 스내치의 마지막 자세

어떤 이유에서인지 모르겠지만 젊고 경험이 적은 코치들일수록 올림픽리프팅에서 바벨을 받는 부분을 집중적으로 지도한다. 가장 관찰되기 쉽고 특징이 확연히 드러나는 부분이기 때문일 것이다. 하지만 '받는(쇄골에 걸친 클린. 머리 위에서 팔을 펴서 잡는 스내치)' 구간은 운동선수의 올림픽리프팅에서 가장 중요한 부분이 아니다. 클린의 적절한 바벨 받기는 전면 삼각근과 쇄골에 바벨을 올려놓는 프론트 랙 포지션이다. 스내치에서의 바벨 받기는 팔을 완전히 쭉 편 상태에서 바벨을 머리 위에 고정시키는 것이다.

올림픽리프팅의 받기 자세에서 척추의 정렬은 스프린트 자세에서도 중요하기 때문에 주의해야 한다. 스프린트에서 척추의 역할은 역도 선수의 척추 정렬과 많이 다르다. 스프린트 선수에게 역도를 적용할 때 척추의 '최적 자세'는 중요한 변수임이 틀림없다. 역도 선수가 아닌 빠른 스프린트 선수들 중 스내치나 클린의 '받는' 동작에서 척추의 전만을 보이는 선수들이 많다(골반 전방 전위로 인한 허리의 커브). 많은 스트렝스 코치들이 이 동작을 고치려고 하지만 육상 선수에게 이러한 척추의 가변성과 곡선은 스프린터를 좀 더 빠르게 만드는 요소의 일부이다. 바벨을 '받는' 자세뿐만 아니라 다른 여러 교정 운동을 통해서 척추의 위치를 중립으로 만드는 것은 자칫 스프린트에서 척추의 신전 능력을 저하시킬 수 있다. 만약 스프린트 선수의 허리에 통증이 있거나 '받기' 동작에서 너무 극단적인 골반의 전방 전위가 관찰된다면 어느 정도의 교정은 필요할 수 있다. 그렇다면 바벨을 '받는' 동작은 필요할까? 이 문제에 대해서는 잠시 후에 다룰 것이다.

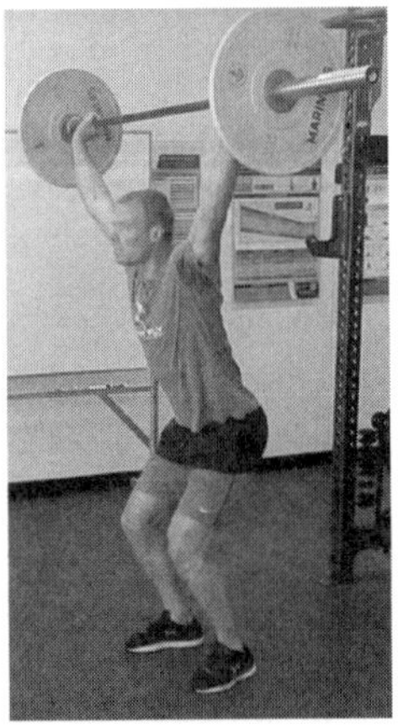

그림 6.11 스내치 캐치

올림픽리프팅에서 받기의 척추 신전과 관련하여 퀸 헤녹 박사의 연구는 최적의 '올림픽리프팅' 기술과 최적의 '운동선수에게 해당하는 리프팅 기술'을 구분하는 데 있어서 나의 코칭 방법에 큰 영향을 끼쳤다. 닥터 헤녹은 운동선수 척추athletic spine와 올림픽리프팅에서의 척추 자세에 대해서 이렇게 말하고 있다.

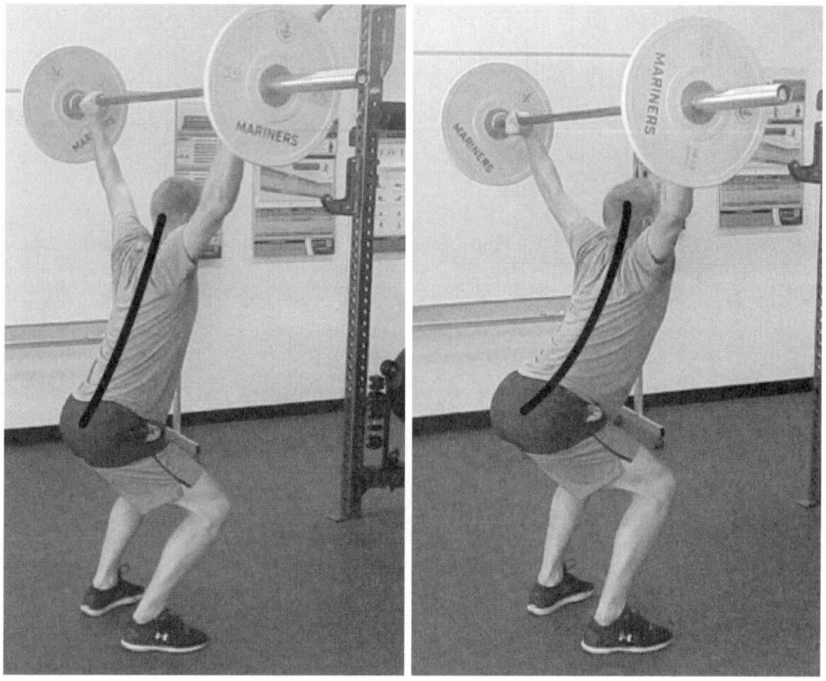

그림 6.12 왼쪽: 전통적인 올림픽리프팅 방식의 바벨 '받기', 오른쪽: 척추를 신전시키며 바벨을 받는 모습. 중량이 있는 스내치에서는 매우 불안정하지만 스프린트 자세를 자연스럽게 찾아가는 비스트렝스 스포츠non-strength sport 선수에게는 나쁘지 않은 방법일 수 있다.

척추의 모양(신전, 중립)은 스내치와 클린 동작에서 변수를 지도할 때 공통적인 주제이자 코칭 포인트이다. 요추의 자연적인 신전/전만 상태를 유지하는 것이 부하를 지탱하는 데 도움이 되며 특히 팔이 머리 위로 올라가는 오버헤드 자세일 때 일반적으로 흉추의 신전과 척추의 신전이 다소 결합된다. 요추의 자세와 골반 기울기는 보통 결합적인 움직임을 보여준다. 골반이 전방으로 기울었을 때 요추가 신전되고 그 반대의 경우는 역으로 움직인다. 골반 전방 경사는 엉덩관절의 가동성에도 영향을 미치는 것으로 나타나는데 이것은 골반의 전방 경사도가 증가하면서 엉덩관절의 굽힘 범위가 감소하기 때문이다(뼈의 형태학적인 모양이 이러한 영향을 어느 정도 좌우할 수 있다).

자, 그러면 전문적인 역도 선수로 관점을 돌려보자. 만약 역도 선수가 딥 스쿼트 자세에 어려움을 겪고 있으며 하중을 받는 순간의 스쿼트 동작에서 요추과 골반의 과신전 및 골반 경사 전략을 사용한다면 깊이 앉을 수 없다. 딥 스쿼트를 달성하는 것은 역도 선수에게는 중요한 포인트로서 요추의 과신전과 골반의 전방경사는 깊은 스쿼트 자세에 도움이 되지 않는다.

그러나 스프린트 선수의 경우는 그렇지 않다. 그들은 딥 스쿼트 능력을 최대화하는 것이 목표가 아니며 역도 선수들보다 더 높은 엉덩이 위치에서 바벨을 '받을' 가능성이 높기 때문에 요추의 과신전은 크게 문제되지 않는다. 파워스내치 동작에서 선수는 바벨의 부하를 받기 위해서 서로 반대되는 힘을 이용하여 균형을 잡는 '카운터 발란스' 전략을 사용하기도 한다. 이 동작은 엉덩이를 발 뒤로 보내고 몸통을 앞으로 던지듯 내민다. 이때 바벨을 뒤쪽으로 들어올려 몸통의 전방 움직임을 보상한다. 이 전략은 파워클린과 동일하며 스내치의 경우 좀 더 확실하게 눈에 보인다.

만약 '카운터 발란스' 전략을 사용하는 선수의 요추가 필요 이상으로 과신전되어 부상의 위험이 높아진다면 '중립'에 대한 코칭 신호를 주고 부상의 위험성이 낮은 수준의 카운터 발란스 범위를 선수에게 권장한다(선수별로 차이를 보인다). 그러나 척추의 신전에 초점을 맞추는 카운터 발란스 받기 동작은 본질적으로 부상을 유발하는 동작이 아니기 때문에 척추의 신전의 증가는 맥락적으로(스프린트 선수에게) 유용하다.

다시 강조하지만, 일부 올림픽리프팅 코치들과 스포츠 퍼포먼스 코치들은 척추의 신전이 그들의 경기력을 해치지 않을 것이라고 생각한다. 물론 부상의 위험이 보이는 경우에는 어느 정도의 조정이 필요하겠지만 척추의 신전력을 제한하는 것은 나쁜 영향을 미칠 수 있다. 스내치나 클린의 받기 동작에서 완벽한 딥 스쿼트를 위해서 척추와 골반을 중립으로 제한하려는 지도 방법은 스피드 중점의 선수에게 스트레스를 주어 퍼포먼스의 저하로 이어질 수 있다.

완벽한 '받기' 동작을 해야 하는가? 스피드를 위한 하이풀의 이점

운동선수를 위한 올림픽리프팅 적용의 관점에서 클린과 스내치의 '받기' 동작까지 완료해야 하는지, 아니면 하이풀(세컨드 풀 중점)까지만 해야 하는지의 문제는 끊임없는 논쟁거리이다. 만약 이 논쟁을 대학에서 전임 스트렝스 코치로 일하고 있었던 6년 전 나에게 물어봤다면, 당연히 대부분의 선수들이 '받기'를 해야 한다고 대답했을 것이다. 다른 모든 이유보다도 바벨을 받는 구간은 역도 동작을 완성하는 쾌감과 동기를 선수들에게 부여할 수 있기 때문이다. 그러나 바벨 속도 모니터 장치(속도 기반 훈련)가 인기를 끌면서 '받기'의 문제는 더 이상 문제가 되지 않는다(나는 바벨의 속도가 그래프로 표현되는 방법을 매우 선호한다). "받기를 해라." 또는 "받기를 하지 말고 하이풀만 해라." 이 두 주장의 핵심은 타이트한 광배근을 가지고 있거나 손목에 문제가 있는 선수가 신체적 제한점으로 인해 올림픽리프팅의 이점을 얻지 못하고 '받기'에 중점을 둔 나머지 안전하지 못한 상황으로 내몰리지 않게 하는 것이다. 클린의 '받기' 동작이 불가능한 선수들은 하이풀이나 스내치로 대체할 수 있다. 이것은 선수마다 개인별로 다르기 때문에 완전히 사례 지향적이다. 또한 클린의 '받기'에 필요한 높이보다 더 높게 바벨을 들어올릴 수 있기 때문에 신체의 더 빠르고 강한 신전 속도를 이끌어낼 수 있다.

역도 경기는 바벨을 가장 빨리 올리고 가장 높게 당겨서 메달을 획득하는 스포츠일까? 실제 역도는 바벨을 당겨 빠르게 딥 스쿼트 동작으로 하강하는 방법을 주로 채택한다. 즉 바벨의 속도보다도 딥 스쿼트 자세에서 버티고 일어나는 힘을 완성하는 스포츠임을 인식해야 한다. 승리하는 역도 선수는 빠르게 자세를 낮추어 고중량을 이겨내는 선수이다. 선수의 체중 또한 중요한 요소로서 오직 바벨의 속도만을 고려하지 않는다. 따라서 빠른 바벨 속도로 폭발적인 움직임을 위한 저중량의 파워클린이나 하이풀이 가장 중요한 요소가 아니다. 바벨이 움직이는 속도와 그에 따른 결과 모두에서 클린과 하이풀 사이에는 본질적인 차이가 있다.

바벨 속도 모니터링 장치를 사용하여 클린과 하이풀을 같은 무게로 비교해보면, 하이풀이 클린보다 초당 약 0.1~0.3m(m/s)의 속도가 더 빠른 것을 알 수 있다. 이 수치는 클린 동작의 성공에 영향을 미치는 요소 중 가장 중요하다고 여겨지는 최대 엉덩관절 신전 속도가 오히려 하이풀에 적용됨을 의미한다. 또한 더 깊은 스쿼트 자세에서 바벨을 '받기' 위해 발을 옆으로 미끄러져 빠르게 옮기는 동작을 취하고 이로 인해 우리가 원하는 1~2번째 중족골이 아닌 3~5번째 발가락으로 지면을 밀어내는 현상이 발생한다. 하이풀 동작은 완전한 클린 동작과 비교하여 발바닥의 안쪽 가장자리 및 내측 아

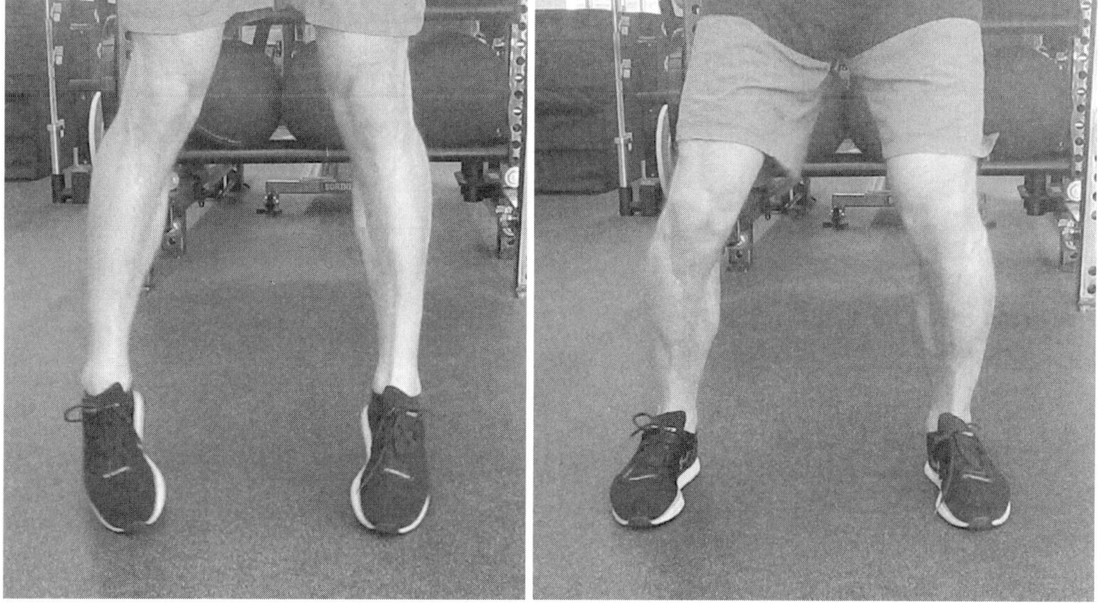

그림 6.13 클린의 '받기' 동작에서 보이는 전형적인 토오프와 이후 발의 모양. 클린에서 발의 동작은 '받기'를 위한 반사적인 방식으로 작용해야 한다. 이런 방식의 풀 동작에서 발은 우리가 일반적으로 알고 있는 스프린트 방식의 발의 내측 아치와 안쪽 가장자리로 지면을 푸시하는 것이 아닌 발의 바깥쪽 발가락에 더 많은 힘을 가하게 만든다.

치를 더 활성화시켜 발목 거골하 관절의 동적 움직임을 강화하며 발목 관절의 토크 생성 기전을 실제 스프린트와 가깝게 만든다. 하이풀의 또 다른 이점은 클린보다 흉골의 수직 중력 중심선을 지킬 수 있어 수직 힘 전달에 용이하다는 것이다.

현장 코치들의 일화를 알아보면, 바벨 속도 모니터링을 기반으로 하이풀을 수행하고 클린 동작을 훈련시키지 않는 방법을 찬성하는 육상 코치들이 지도하는 선수들 중 많은 수의 선수들이 30m 대쉬 및 멀리뛰기와 같은 속도 및 파워 테스트에서 기록적인 향상을 이뤄냈다. 이런 결과를 받아든 코치들은 속도 모니터링 하이풀 훈련 방식을 굳게 믿을 것이다. 앞으로 미래에는 이런 훈련 방법이 더 보편화 될 것이며 나는 이 방식이 이상적이라고 생각한다. 그렇다면 우리는 올림픽리프팅을 하지 말아야 하는 것이 아닐까? 적어도 나는 그렇게 생각하지 않는다. 이 시점에서 우리가 왜 올림픽리프팅을 포기할 수 없는지 몇 가지 고려할 사항에 대해서 알아보자.

> *하이풀 > 파워클린?*
>
> *진보적인 생각을 가진 퍼포먼스 코치(스트렝스 & 컨디셔닝 코치)는 스트렝스 훈련 프로그램의 올림픽리프팅 세션에서 중요한 부분으로 속도 측정 기법을 사용하여 하이풀이 스프린트 및 점프 능력의 발달로 이어진다는 것을 발견하기 시작했다. 하이풀에서 바벨의 속도는 클린보다 0.2~0.3m/s 더 빠르다.*

이런 과학적인 사실에도 불구하고 내가 클린을 지도하는 이유가 있다. 하나는 심리적인 요인이다. 최대 고중량을 클린으로 받고 일어서는 동작은 선수에게 심리적인 성취욕을 자극한다. 나는 이제 올림픽리프팅 방식을 선수들에게 적용할 때 대부분의 경우 바벨 속도 측정을 기반으로 한 하이풀 프로그램으로 디자인한다. 하지만 이따금 훈련을 다변화하고 동기부여를 위해서 클린 받기를 수행시킨다.

올림픽리프팅 방식으로 4주 동안 진행되는 주기화 프로그램에서 1~2주 동안은 하이풀을 중점적으로 수행하고 나머지 3~4주 동안 클린을 진행하며 하이풀과 유사한 리듬과 패턴을 몸에 익힌 상태에서 클린을 수행할 수 있다. 이 방법은 클린에 의한 신전 파워 손실을 최소화할 수 있다. 4세트로 진행되는 올림픽리프팅 훈련의 경우 3세트까지는 하이풀을 수행하고 마지막 세트를 클린으로 마무리하는 것과 비슷한 조합 또한 하이풀의 장점을 지키고 클린의 단점을 줄이는 전략이다. 숙달되는 상황에 따라 2회 하이풀과 2회 클린을 연달아 진행하고 마지막 세트는 4개의 클린으로 종료하는 진행 방식을 채택할 수도 있다.

하이풀의 또 다른 이점은 신경 요구 관점이다. 하이풀은 신경학적으로 클린보다 단순한 형태를 보이며 신경학적 요구가 적다. 10장에서 이와 관련된 내용을 다루겠지만, 선수들의 퍼포먼스가 안정화되어야 하는 시점에 하이풀의 적용은 신경학적 복잡성을 낮추는 결과를 낳는다. 주기화 프로그램에서 퍼포먼스를 지원하는 운동(최대 전력질주와 밀접하게 관련된 특이적 스트렝스 훈련이 아닌 모든 운동)의 복잡성에 따른 신경 요구의 양을 줄이는 방법은 최대 한계치에 도달한 선수에게 매우 중요하다. 프로그램 안의 운동들이 너무 많은 신경 요구를 필요로 하고 복잡한 훈련을 너무 자주 수행하면 선수의 전력질주(스프린트) 능력에 혼돈을 주어 완전한 스프린트 연습을 방해한다.

1RM의 비율(%)을 통한 훈련과 퍼포먼스로의 전이

올림픽리프팅이 스피드와 가속으로 전이되기 위해서는 발바닥의 내측 아치와 뒤꿈치의 회전 그리고 근막 시스템을 이용하여야 한다. 올림픽리프팅을 통한 훈련에서 선수들이 전이를 잃어버리기 시작하는 시점은 다음과 같다.

1. a) 중량이 너무 무겁거나 b) 선수의 리프팅 기술이 좋지 않다.
2. 선수가 최적의 폭발 방식으로 부하를 처리할 수 있는 안정성이 없다.
3. 세컨드 풀에서 발의 내측 아치를 이용하지 않고 뒤꿈치가 회전하지 않는다.
4. 바벨 스피드가 떨어지고 받기 자세가 불안정하면서 자세가 낮다.

스피드 전문가인 데릭 한센Derek Hasen은 높은 수준의 단거리 선수들(스프린터)을 지도하면서 최대 1회 반복 횟수를 증가시키는 훈련 방식이 일부 선수의 스프린트 퍼포먼스를 정체시킬 수 있음을 발견했었다. 실제로 최대 1회 반복 횟수를 줄이자, 선수들의 트랙 스프린트 능력이 지속적으로 향상되었다. 데릭 한센은 다음과 같이 말했다.

> "단거리 달리기 선수들이 약 136kg 이상의 파워클린을 하는 것은 매우 드문 상황이 아니다. 그러나 단거리 선수가 전력질주를 해야 하는 시기(기간)에 여전히 큰 출력의 올림픽리프팅을 수행하는 방식이 중추신경계에서 신경 요구의 경쟁을 일으킨다는 것을 발견하였다. 만약 날씨가 좋지 않아 필드 훈련이 불가능할 경우 올림픽리프팅은 훌륭한 대체 스프린트 운동이 될 수 있다. 하지만 필드에서 전면적인 스프린트 훈련을 시작하게 되면 상당한 볼륨과 강도의 올림픽리프팅 훈련은 제한해야 한다."

표 6.1 운동선수들을 위한 올림픽리프팅(역도) 동작의 다양한 최적의 적용

	풀 캐치 클린	파워클린	하이풀
스트렝스	높음	중간 ⇒ 낮음	낮음
폭발력	중간	높음	매우 높음
가동성	높은	낮음	낮음
어떤 동작에 도움이 되는가?	미식축구의 태클 투포환 수직 점프	미식축구의 가속 폭발적인 수축이 빈번한 스포츠	육상 스프린터(단거리 달리기 선수) 육상 점퍼 농구 배구

단거리 운동선수가 자신의 엘리트 퍼포먼스 잠재력에 가까워질수록(최대 스피드 능력) 올림픽리프팅의 수행 시간을 제한해야 한다. 올림픽리프팅 훈련으로 스피드 전이가 다른 선수들보다 잘 발생되는 선수라도 이러한 제한은 유효하다. 최대 클린 중량을 위해서 훈련하는 선수들을 관찰하면 발목의 신전(저측굴곡)에 미묘한 변화가 일어난다는 것을 알 수 있다. 발을 밀면서 점프를 뛰지 않고 살짝 밀었다가 떼는 방식을 더 선호하게 된다. 이런 변화는 세컨드 풀에서 발의 내측 아치와 뒤꿈치의 회전이라는 원칙만 지키면 크게 걱정할 것이 없다.

딥 스쿼트 자세에서 클린 받기의 중요성

딥 스쿼트 자세 받기(딥 캐치 클린)는 선수의 신전 능력에는 도움이 되지 않지만, 낮은 스쿼트 위치의 가속에 능숙한 운동선수에게 도움을 주거나 최소한 상호 보완적인 역할을 기대할 수 있다. 딥 캐치 클린은 낮은 자세의 가속을 자주 사용하는 운동선수들의 일반적인 충격력과 같은 역학적 기전을 공유하고 반사적인 방식으로 무리하게 과신전하지 않는 능력을 강화시켜준다. 또한 선수가 '공중에서 빠르게' 움직임일 수 있는 기회를 주며 바닥으로 내려가는 하강 동작에서 대퇴사두근이 '켜지지 않은 상태'로 스쿼트 동작으로 갈 수 있는 기회를 준다(더 동적인 방식). 강한 스쿼트 능력을 가진 운동선수들은 바벨을 충분히 끌어올리지 않는 지점에서 딥 캐치(받기)를 하려는 경향이 있다. 딥 캐치 클린은 파워클린보다 폭발적이고 반사적인 프론트 스쿼트와 유사한 이점을 제공한다. 파워클린과 딥 캐치에 의한 반사적인 스쿼트의 차이를 인식하는 것이 중요하다.

6.3 파워클린과 클린 풀 테크닉

다음으로는 풀 동작이 어떤 모양을 하고 있는지 빠르게 살펴보고 그와 관련된 기술에 대해서 종합해 볼 예정이다. 우리는 바닥에서 시작하는 클린과 하이풀 동작에 대해서 중점적으로 살펴볼 것이다. 스내치 변형 동작은 이후에 알아보겠다.

파워클린

앞서 설명한 파워클린 구간의 특징은 다음과 같다. 세컨드 풀의 상향 단계에서 최대의 폭발력이 필요함에도 불구하고 파워클린의 '받기' 동작은 딥 스쿼트가 아닌 1/8, 1/4 스쿼트 무릎 굽힘 자세에서 이루어져야 한다(고중량의 바벨 무게에도 불구하고 바벨을 최대로 들어올려 높은 자세에서 받기를 해야 한다). 엉덩관절의 신전 파워는 1RM의 80% 미만일 때 확실하게 최대하이므로 파워클린을 프로그램으로 사용할 때는 상대적으로 더 무거운 무게를 사용해야 한다. 파워클린에서 1RM의 80%로 보다 낮은 무게를 사용하면 바벨이 과도하게 위로 올라와 얼굴과 부딪힐 수 있는 위험성이 생겨 최대 파워를 감소하려는 경향이 생긴다.

블록에서 시작하는 클린의 퍼스트 풀 리듬에 주의해야 하는데, 무릎 높이 근처나 바로 위에서 시작할 때 바벨의 반사적인 풀 동작이 어려울 수 있다.

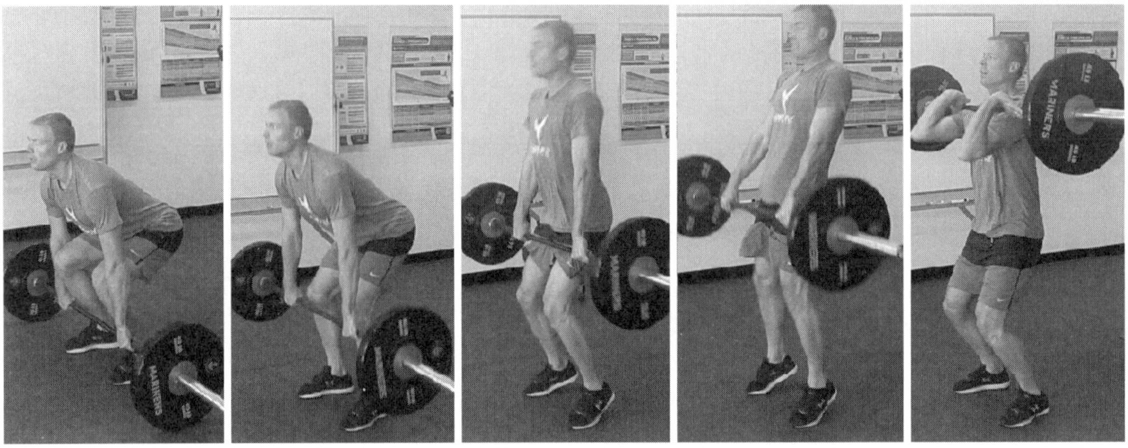

그림 6.14 클린의 연속 순서. 퍼스트 풀에서 세컨드 풀로 전환할 때 대퇴골의 내회전 및 둔근의 연속적인 신장 부하$_{\text{stretch-loading}}$에 주목한다.

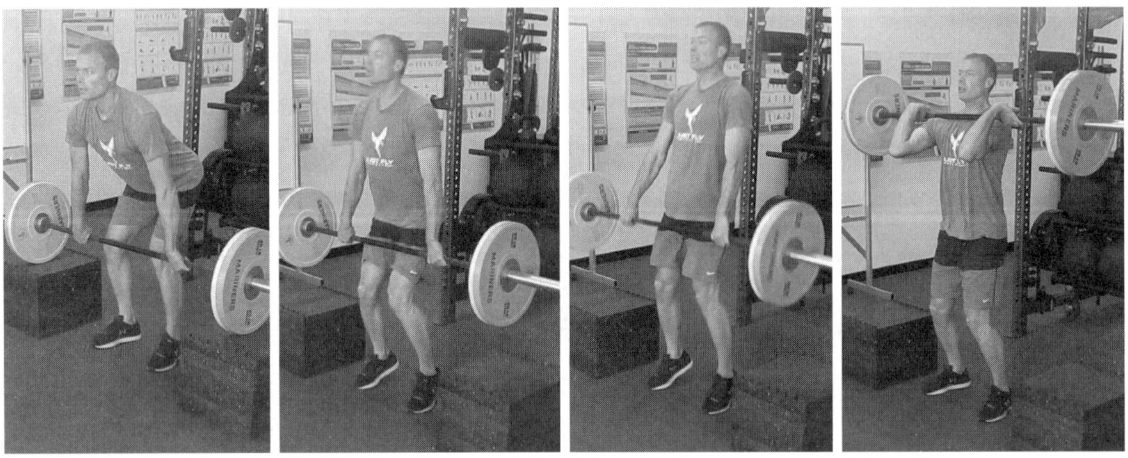

그림 6.15 블록 위에서 시작하는 파워클린. 이 형태의 클린은 일반적으로 더 안전하며, 수행하기 쉽고, 다리 근육에 가해지는 스트레스를 다소 경감시킨다. 블록 파워클린은 출발 자세 스트렝스 조건으로 일반적인 리프팅보다 좀 더 '신경적인'인 형태이다.

블록 위에서 시작하는 올림픽리프팅의 가치

블록 위에서 시작하는 올림픽리프팅은 많은 선수들에게 엄청난 영향을 미치며 세컨드 풀을 연습하는 가장 간단한 방법이다. 시작 자세가 세컨드 풀 자세이기 때문에 엉덩관절의 신전력에 큰 영향을 미친다. 블록을 이용한 방법은 전체적인 올림픽리프팅 과정을 단순화하고 순수하게 신전 특성을 익히도록 유도한다. 스트렝스 코치인 릭 프란츠블라우Rick Franzblau에 따르면, 블록 위에서 시작하는 클린의 파워 출력은 다른 클린의 변형 동작과 비교하여 수직 점프 높이와 가장 높은 연관성을 가지고 있다. 또한 행 클린에서 발견되는 편심성 수축 구성 요소가 감소하고 지면에서부터 시작된 퍼스트 풀과 세컨드 풀 구간 사이에서 무릎과 골반 및 발목 사이의 높은 코디네이션 요소가 감소하여 선수에게 가해지는 신경 복잡성의 부담이 적어진다.

클린 하이풀

클린 하이풀과 그것의 변형 훈련들은 '받기'를 제외한 순수 풀(끌기) 동작으로 연습되어야 하며 다양한 시작 위치에서 변형 훈련들이 구성되어야 한다. 블록 위에서 출발하는 클린 하이풀은 최대 신전 파워가 보존되도록, 1RM의 70% 이하 중량에서 진행되어야 하며 허벅지가 강하게 바벨을 타격하는 '범프' 동작과 반사적 특성은 계속 강조되어야 한다. '받기' 동작을 위한 바벨의 고정이 필요하지 않기 때문에 리드미컬한 풀 동작과 발의 작용과 같은 신전 특성에 더욱 집중할 수 있다. 속도-모니터링 기반 측면에서 생각해보면, 하이풀에 대한 속도 측정이 가능하다는 것은 매우 중요하다. 만약 속도 측정이 가능하지 않다면, 바벨을 턱밑까지 강하게 당기는 것으로 대체할 수 있지만 그 전제 조건이 적절한 타이밍에 이루어지는 반사적인 세컨드 풀의 맥락에 부합해야 한다. 아래의 마지막 사진에서 엉덩관절이 굽힘되어 부하가 제거되는 것은 정상적인 움직임이다.

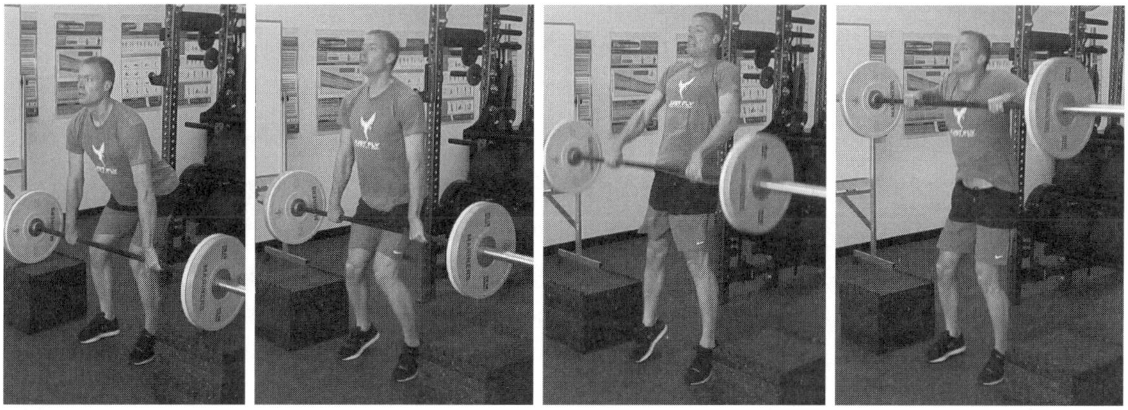

그림 6.16 블록 위에서 시작하는 클린 하이풀. 반사적인 굽힘reflexive flexion 이후 초기 임펄스(물체에 힘을 작용하여 운동 상태를 바꿀 때 가한 충격의 정도)가 가해질 것이다.

6.4 올림픽리프팅 변형: 행 및 스플릿 캐치(받기)

이제 엉덩관절의 신전력을 향상시키고 스피드와 파워를 적절하게 보완할 수 있으며 일반적으로 사용되는 올림픽리프팅 변형에 대해서 알아보겠다.

- **행 파워클린 및 하이풀**
- **하이행 파워클린**
- **행 파워스내치**
- **행 스플릿 스내치**

행 파워클린 및 하이풀

행 자세에서 시작되는 행 파워클린은 올림픽리프팅에서 가장 일반적으로 사용되는 변형 동작이며 존재하는 클린 변형 연습 동작 중 가장 잘못된 패턴으로 훈련될 수 있는 방법이다. 몇몇 선수들은 어깨에 바벨을 걸치는 '받기' 자세가 마치 올림픽리프팅의 목표인 것처럼 생각하며 바벨을 어깨에 견고하게 고정시키는 자세를 위해서 다른 중요한 구간을 포기하는 경우가 많다. 특히 고중량의 행 클린에서 '받기'에 너무 치중하면 허리가 뒤로 젖혀지면서 받는 '림보' 자세나 완벽하게 두 발을 착지하지 못해 앞뒤로 다리가 벌려진 상태로 바벨을 받는 '스플릿' 스탠스가 되어 올림픽리프팅에서 추구하는 신전 패턴의 이점을 전혀 누리지 못한다. 더군다나 몸의 신전과 승모근의 쉬러그 자세를 결합하는 풀 동작을 제대로 하지 않고 마치 이두근으로 바벨을 들어올리는 리버스 암컬 동작으로 어색한 리프팅을 하기도 한다. 웨이트 룸에서 자주 일어나는 무게 들어올리기 경쟁과 스트렝스 코치들의 무지는 시간이 지날수록 선수들의 스피드와 엉덩이 신전 방식에 부정적인 변화를 주고 부상의 위험성이 높은 움직임 패턴으로 몰고 간다. 그렇다면 어떤 방식으로 행 파워클린을 해야 할까?

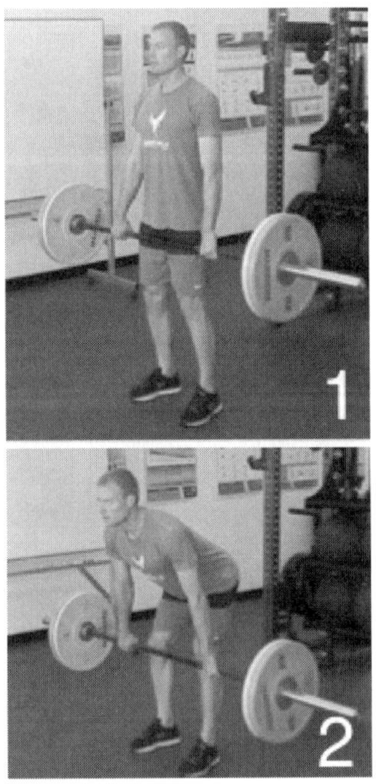

그림 6.17 행 클린 시작 자세

1. 양발을 어깨너비로 벌리고 팔은 완전히 펴고 팔꿈치를 바깥쪽으로 회전시키며 주먹이 바닥을 향하도록 한다. 시작 자세.
2. 행 파워클린 자세에서 시작하면 바벨이 아래로 이동하면서 엉덩이를 빠르게 뒤로 밀기(푸시) 시작한다. 이 부분이 '편심성' 수축이 발생하는 구간이며 정강이와 지면의 각도가 대체로 수직을 유지하게 된다. 이 부분에서 가장 일반적인 실수는 무릎이 앞으로 이동하는 현상이다(이중 무릎에 익숙해져 있어 이런 현상이 나오지만 이중 무릎은 바벨이 무릎을 통과하고 다시 앞으로 나오는 반사적인 동작이다). 바벨의 하강 이동 중 무릎이 앞으로 이동하는 현상은 전방 사슬anterior chain에 부하를 가하는데 이것은 우리가 행 파워클린을 통해 달성하려고 하는 신경학적 부하와 전혀 반대의 효과를 낳게 된다. 바벨의 하강 이동에서는 일반적으로 다리가 길고 몸통이 짧은 선수가 다리

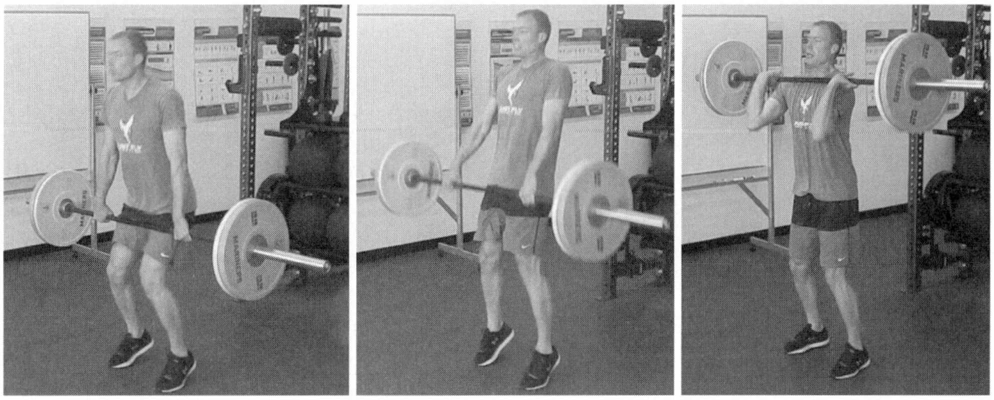

그림 6.18 행 클린 완료 자세

가 짧은 선수보다 어깨를 앞으로 더 많이 숙여야 한다.

3. 무릎 바로 위 또는 무릎 바로 아래까지(여러 변형이 있음) 바벨을 내리고 엉덩관절의 힌지(접힌) 구간까지 허벅지를 따라 바벨을 끌어올린다. 이러한 역전환은 당연히 무릎의 반사적인 전방 움직임을 동반해야 한다. 이 동작에서 흔히 볼 수 있는 동작의 오류는, 점프를 너무 일찍 시작하여 바벨이 몸통에서 멀어져 요추 부분의 회전 모멘트를 증가시키는 것이다.
4. 바벨이 허벅지의 반 이상 위로 끌어올려지면 강력하게 엉덩관절을 '신전$_{\text{extension}}$'하고 점프하여 바벨을 '받기' 위한 위치로 가속시킨다.
5. 행 파워클린는 낮은 스쿼트 위치가 아닌 높은 스쿼트 자세에서 바벨을 받는다.

행 파워클린은 1) 무릎 바로 아래, 2) 무릎 약간 위, 3) 허벅지 위쪽 '하이행' 등의 여러 위치에서 시작될 수 있는 장점을 가지고 있다. 허벅지 위쪽부터 시작되는 하이행 파워클린은 '쿼터 스쿼트(1/4 스쿼트)' 자세에서 폭발적인 출발 스트렝스를 만들 수 있을 뿐만 아니라 몸통을 수직으로 유지하면서 힘 발달 속도를 강화할 수 있는 훌륭한 운동이다.

바벨 속도를 측정할 수 있는 장비가 있다면, 행 위치에서 시작되는 강력한 행 클린 풀을 훨씬 효율적으로 사용할 수 있다. 사실 속도 측정 장비가 없더라도, 행 하이풀 자세는 많은 이점을 가지고 있다. 행 하이풀과 그것에서 파행되는 여러 변형 동작들은 클린에 필요한 신전 형태를 지도하는 훌륭한

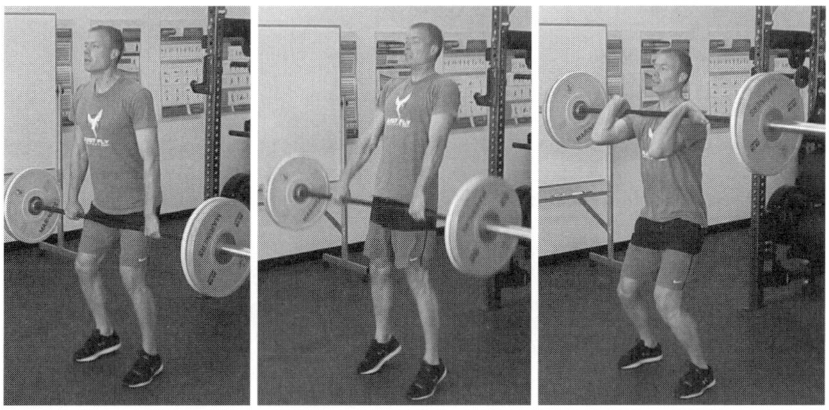

그림 6.19 하이행 클린

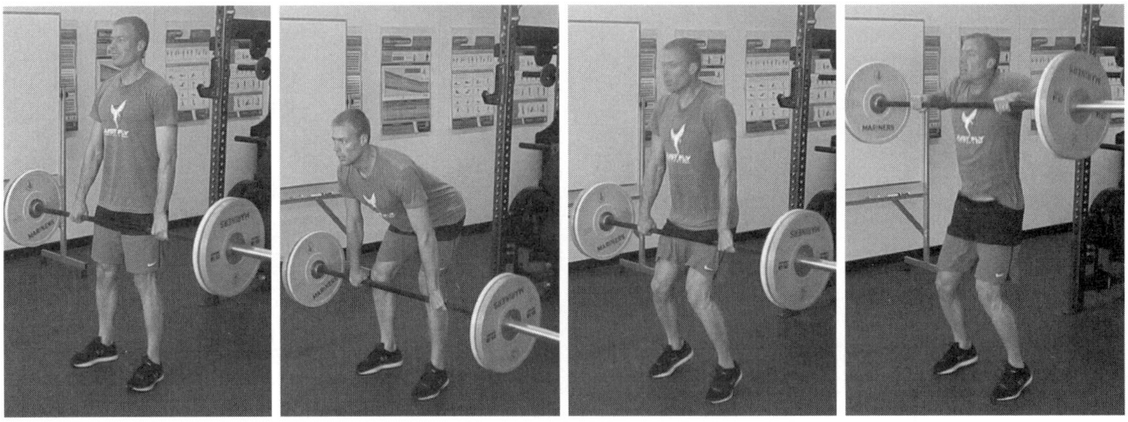

그림 6.20 행 하이풀

'하향식top-down' 방법이다.

행 클린의 보상 요인: 무릎의 전방 이동

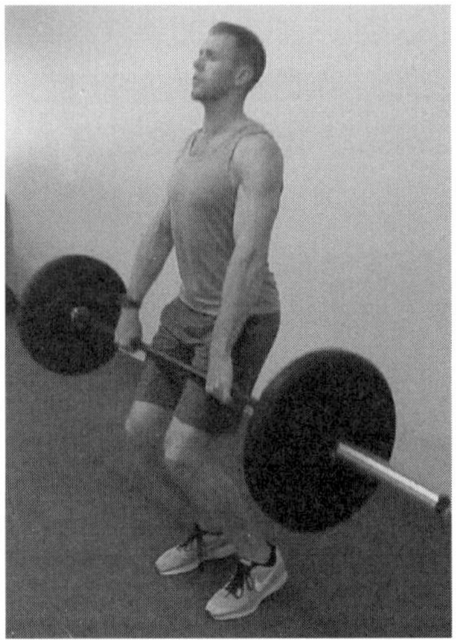

그림 6.21 무릎이 너무 앞으로 이동하는 보상작용을 보이는 클린. 대부분의 경우 발에서 이런 문제가 시작된다.

선수가 특징적으로 보여주는 올림픽리프팅 자세를 움직임을 평가하는 '스크린'으로 투영할 경우, 세컨드 풀 구간에서 무릎이 필요 이상으로 멀리 앞으로 이동하는 패턴에 의존하는 선수들의 파워 출력이 대퇴사두근에 의해 지배되어 있으며 후방 사슬의 신전 타이밍 능력이 좋지 않다는 것을 알 수 있다. 이런 전략을 사용하는 선수는 발의 장력이 좋지 않다. 이 선수의 맨발 움직임을 평가해보자. 발가락 신전근과 전경골근의 낮은 장력을 보이며 평발이 나타나는 경우가 많다. 보통의 스트렝스 코치는 올림픽리프팅의 겉모양에 치중한다. 하지만 스피드와 반사적인 연결에 중점을 두는 코치는 이런 상황에서 부드럽고 보기 좋은 리프팅 동작보다는 발과 둔근의 연결 기능 강화에 우선순위를 둘 것이다. 몸통을 똑바로 세우고 무릎을 높이 들어올리는 자세(똑바른 수직 자세)로 러닝을 하는 방법은 런 톨run-tall이라고 한다. 발과 둔근의 기능적 연결을 생각하지 않고 겉으로 보기 좋은 런 톨 자세만 강조하는 것은 올림픽리프팅의 겉모양에만 초점을 맞추는 것과 다르지 않다. 만약 발목의 회외 강성이 굉장히 약한 선수가 런 톨 자세로 너무 높게 달리면 발과 둔근의 연결은 파괴된다. 이것은 역도 또한 마찬가지이다. 보통의 스트렝스 코치들은 올림픽리프팅이 우리 뇌의 소프트웨어 즉 코디네이션의 문제라고 생각한다. 물론 이 말도 맞지만 이전에 하드웨어 문제를 점검해야 한다.

행 파워스내치

스내치는 클린과 비슷한 종류의 운동으로서 클린의 바벨 이동 거리보다 더 긴 움직임 범위를 가지고 있기 때문에 클린의 바벨 속도보다 더 빠른 신전 속도가 필요하다. 스내치는 넓은 범위의 그립으로 무게가 올라가면서 고도의 기술적 조절이 필요하다. 따라서 역도 선수가 아닌 운동선수는 클로즈 그립으로 스내치를 익히는 것이 훨씬 더 간단하고 효율적일 수 있다. 스내치의 와이드 그립 형태는 어깨를 안정적으로 유지하는 데 필요한 힘이 필수이기 때문에 등 상부와 중부의 근력과 안정성이 중요하다.

전통적인 와이드 그립 행 스내치의 '받기'에서 바벨과 선수의 머리는 30cm 정도 떨어져야 한다. 바벨의 그립 넓이를 결정하는 다른 방법은 어깨를 중심축으로 하여 팔꿈치와 바벨의 각도를 90도로 정하는 것이다. 행 스내치에서 바벨이 무릎 바로 아래까지 내려가기 위해서는 행 클린보다 몸통을 훨씬 더 많이 굽혀야 한다. 이 자세는 햄스트링에 편심성 부하를 주며 근육의 길이를 늘려 근육 형성과 탄력성 측면에서 유리하다. 그림 6.23에서 와이드 그립과 클로즈 그립의 차이를 비교할 수 있다.

바벨이 무릎 아래 또는 무릎 위의 가장 낮은 위치에 도달하면 허벅지를 따라 바벨의 역전환을 시작한다(삼중폄을 너무 일찍 시작하면 바벨이 몸통에서 멀어질 수 있으므로 주의한다). 바벨의 '타격' 지점은

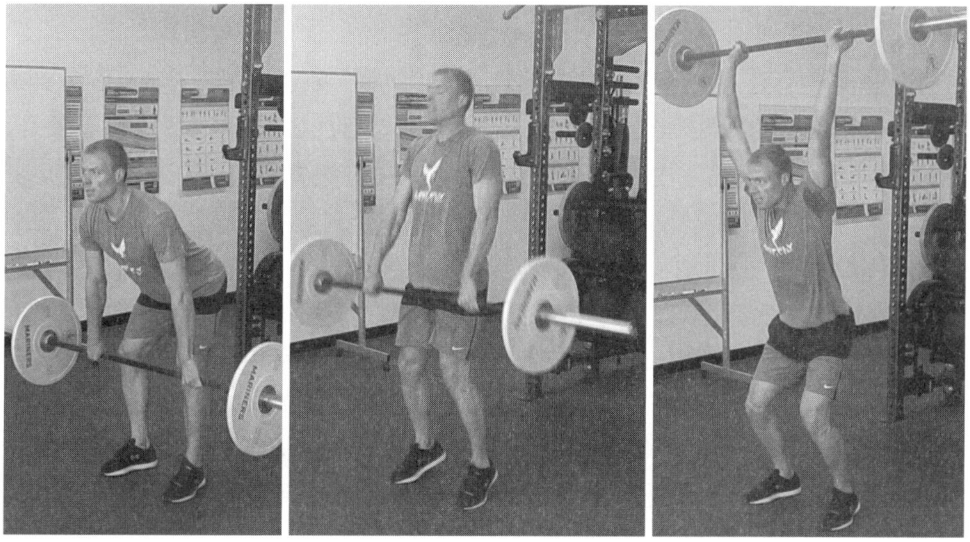

그림 6.22 클로즈 그립 행 스내치는 가장 빠른 속도의 올림픽리프팅이며 매우 안정적이고 익히기 쉽다.

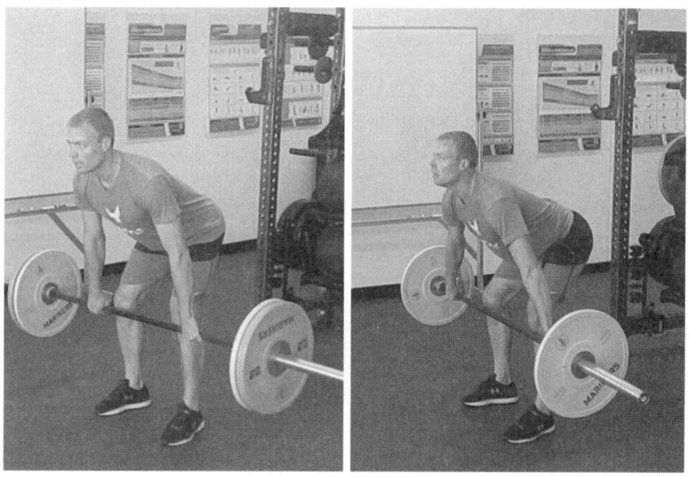

그림 6.23 클로즈 그립 vs 와이드 그립. 행 스내치 출발 자세. 햄스트링에 대한 요구가 다르다.

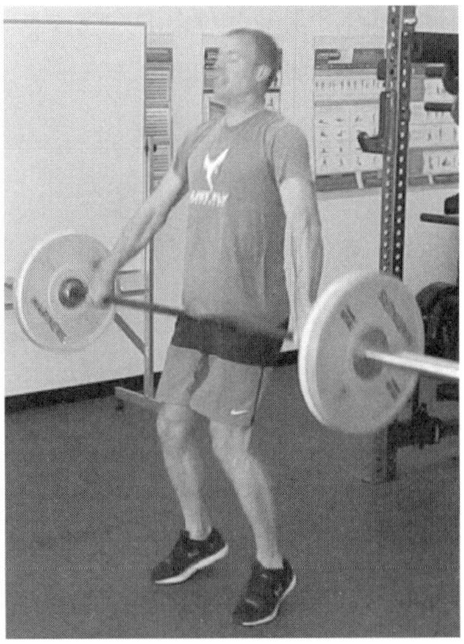

그림 6.24 '타격' 지점 & 행 스내치

허벅지의 최상단 즉 엉덩관절의 드라이브가 시작되는 지점이다. 행 클린과 마찬가지로 바벨이 충분한 높이까지 올라올 때까지 기다리지 못하는 선수는 최적의 힙 드라이브(신전) 타이밍을 맞추는 데 어려움을 겪을 것이다.

스플릿 캐치(받기) 행 스내치

스내치의 동적 변형 중 하나인 스플릿 캐치 행 스내치는 내가 가장 좋아하는 운동 중 하나이다. 이 운동은 스내치 종류이지만 다리의 착지를 스플릿으로 하여 런지 포지션에서 받기 동작을 한다.

스플릿 행 스내치의 '받기' 동작은 많은 자유도를 필요로 한다. 따라서 운동 학습과 전체적인 동적 발달에 좋은 영향을 미친다. 풀 동작 이후 바벨을 안정적으로 받기 위해 발을 넓게 벌리지 않아도 되기 때문에 풀(끌기) 동작에서 활성화된 엄지발가락의 힘을 지속적으로 유지하는 데 도움이 된다. 또한

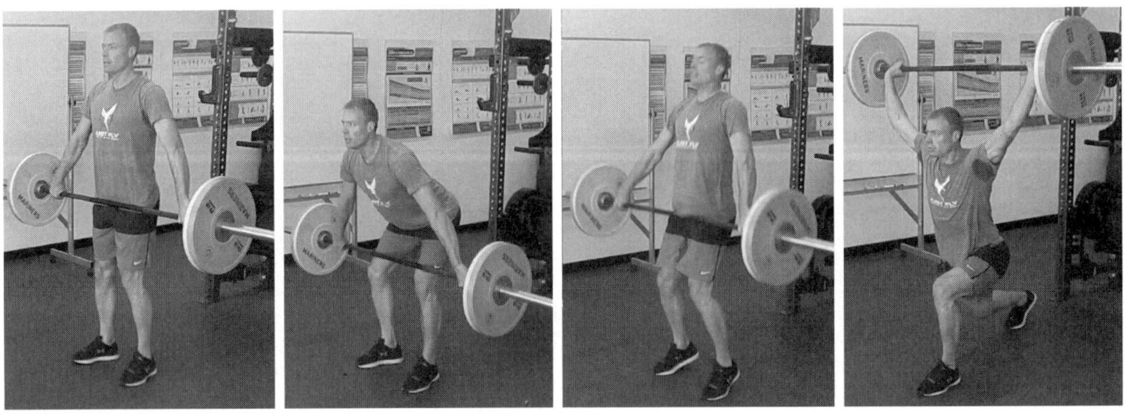

그림 6.25 스플릿 행 스내치는 선수가 극도로 빠르게 움직일 수 있는 매우 동적(운동적$_{athletic}$)인 올림픽리프팅이다. 바벨을 허벅지 윗부분으로 '타격'하는 부분에서 장요근의 탄성을 이용하며 '받기' 부분에서 앞다리를 런지 자세로 유지한다. 이때 엉덩관절의 전면부(장요근) 부분이 경첩처럼 접히게 하여 받기의 안정성을 증가시킨다.

풀 동작에서 흔히 발생하는 과도한 신전을 방지해주는 반사적인 요구를 가지고 있으며, 스플릿 스탠스 '받기'를 위한 특징적인 풀 리듬rhythm of pull은 기초적인 가속과 점프에 좋은 전이성을 가지고 있다. 비시즌 동안 지속되는 전통적인 올림픽리프팅(스내치와 클린) 중심 훈련의 단조로움을 깨고 프리시즌 훈련 기간 동안 스피드 특이성을 높이는 스플릿 행 스내치는 중요한 변형 동작이다. 이 운동은 일반적으로 수행되는 플라이오메트릭 운동의 변형 동작인 수직 점프 후 런지 자세로 착지와 매우 유사하며 한 발로 서 있는 자세에서의 충격 흡수를 훈련하고 평가할 수 있다(외발 안정성). 받기 및 착지 자세인 런지 동작에서 등척성 고정 버티기isometric lunge hold 방법의 적용은 매우 효과적인 전략이 될 수 있다. 바벨의 마지막 '타격' 시점과 런지 동작으로 향하는 드롭다운 사이에 속도가 빠를수록 스피드에 좋다. 이 운동은 강력한 반사적 발화 및 이완율reflexive firing and relaxation rate을 생성하며 신체 근육 전반의 적절한 동기화를 회복하는 데 도움이 된다.

7

스피드 발달을 위한 '특이적 스트렝스 훈련'

'특이적 스트렝스'라는 비밀 병기는 과연 경쟁적인 스포츠로의 적응에 도움이 되는가?

빠르게 달리고 싶은가? 그렇다면 빠른 동작으로 훈련할 필요가 있다. 단순하게 표현하면 최대한 빨리 달리고 점프할 필요가 있고 가능한 자주 그렇게 훈련할 필요가 있다는 의미이다. 스피드 발달의 필수적인 구성 요소인 빠른 스피드 훈련 외에도 스프린트에서 관찰되는 특정 근육의 패턴과 자세를 모델로 한 특이적 형태의 저항 훈련이 존재한다. 물론 아무리 특이적 저항 훈련이라고 해도 실제 스프린트에서 발생하는 모멘텀을 따라 갈 순 없다. 비록 스프린트에서 발생하는 관절 속도를 달성할 수 없다 하더라도(어떤 선수들은 비슷한 수준까지 훈련할 수 있다) 주변 관절과 근육의 비슷한 속도 및 역학적 적응의 이점에 도달할 수 있다. 실제 스프린트와 유사한 역학적 요소와 스프린트 패턴에 기반한 특이적 스트렝스 운동의 효과는 다음과 같다.

- **스피드를 결정하는 가장 중요한 핵심인 '중요 연결' 근육들의 힘 전달력 증가**
- **적절한 길이로 조정되는 중요 근육들의 동원 능력 발달**
- **스프린트에서 핵심적으로 사용되는 관절에 붙어있는 길항근과 주동근 사이의 협동과 코디네이션의 개선**
- **최적의 스프린트 자세에 관한 근육의 역할과 감각 및 학습 인식 환경 조정**

움직임에 중요한 영향을 미치는 근육 그룹(또는 약한)의 스트렝스를 증가시키는 것이 '특이적' 리프팅의 목표이자 가장 중요한 부분일까? 이 방식은 운동 수행력이 낮은 선수들이나 초보 운동선수들에게는 유익한 방법이다(스프린트 선수에게만 국한될 가능성이 있음). 특이적 리프팅에서 얻을 수 있는 다른 요소들 중 특히 특정 근육 동원과 코디네이션의 발달(스프린트 자세에서 근육을 즉시 이완시키는 능력)이 더 중요한 부분이며 또한 올바른 지식과 경험을 갖춘 숙련된 코치가 지도하는 낮은 런지 자세로 스내치 받기(이 장에서 소개한)와 같은 움직임은 실제 스프린트에서 기술을 조종하는 감각 환경을 만드는 도구가 될 수 있다. 일부 육상 선수들은 웨이트 룸에서 '특이적' 움직임 훈련을 하지 않고도 최고 속도 잠재력에 도달할 수 있다. 그러나 어느 정도의 유전적 재능을 갖추고 있다고 하더라도 극소수의 인원만 특이적 운동 없이 최고 속도에 도달하기 때문에 특이적 훈련은 육상 선수에게 상당한 이점을 줄 수 있다. 웨이트 룸에서 수행되는 특이적 리프팅의 궁극적인 목적은 단순히 근육 측면에서의 강화가 아닌 좀 더 높은 측면, 즉 스프린트와 관련된 모든 신경계를 강화하고, 일반적으로 육상에 필요한 스트렝스(근막의 길이와 스트렝스)를 만들거나, 복잡하게 꼬여 있는 움직임 퍼즐을 하나씩 맞추기 위한 수단으로 사용되어야 한다. 스프린트의 움직임에서 중요한 역할을 하는 근육sprint movers 그룹의 동원을 개선하고 패턴화시키는 것은 적절한 특이적 리프팅에 의해서 충분히 달성될 수 있다. 하나 짚고 넘어가야 할 부분은 보통의 스프린트 특이적 훈련들이 움직임의 전면부와 측면부만을 집중적으로 모방하는데 이러한 훈련 방법들은 하체의 후방 푸시 및 팔 동작의 코디네이션과 일치하지 않는다. 이와 같이 적절하지 못한 특이적 훈련 방식은 정신적 물리적으로 에너지의 불일치를 보여 효율적인 전이를 만들어내지 못한다.

다음은 스피드 발달을 목표로 하는 리프팅이 고려해야 할 훈련 요소이다.

- **수직면에서 엉덩관절(고관절) 신전을 위한 특화 운동**
- **수평면 엉덩관절 신전을 위한 특화 운동**
- **편심성 무릎 굽힘 운동**
- **엉덩관절 굽힘을 위한 특화 운동**
- **편심성 및 등척성 발 스트렝스**
- **측면 사슬 스트렝스**
- **체중 등척성**

위에 나열한 움직임 요소들은 스피드 발달에 매우 중요한 요소들이다. 하지만 무조건적으로 나열되어 있는 모든 움직임 요소들을 발달시키는 것이 아니라 선수 개인에 맞추어 어떤 요소들을 집중적으로 발달시켜야 할지 결정해야 한다. 또한 선수의 경력 및 시즌 중 단계에 따라 초점을 맞추어야 할 요소가 다르다. 많은 코치들은 '특화된 또는 특이적' 운동을 선수의 훈련 프로그램에 더 많이 적용시킬수록 효과가 좋으며 모든 선수들에게 이러한 효과가 동일할 것이라고 생각한다. 매우 높은 수준의 스프린트 기술을 보유한 운동선수는 하이풀과 하프 스쿼트와 같이 일반적인 스트렝스의 범주에서 약간 수정된 운동(특이적)을 사용할 필요가 있는 반면에 기술적으로 원숙하지 못한 선수들은 '특이적' 스트렝스를 통해서 기대한 만큼의 효과를 얻지 못할 것이다. 여기서 기억해야 할 것은 뛰어난 스프린트 기술을 보유한 선수들이 그 기술이 구현되는 '특이적' 운동에서도 좋은 움직임을 보인다는 사실이다.

> *기술 = '스트렝스'*
> *좋은 스프린트 기술은 스트렝스와 적절한 운동 제어 기능이다. 특화(특이적)된 리프팅은 '스트렝스'만큼 중요한 근육-발사 능력을 발달시킨다.*

기술 수준이 높은 육상 선수들에게 스프린트 그 자체의 형태로 디자인된 특화 운동은(오버스피드 및 고중량 슬레드 스프린트-시합 시즌으로의 주기화 전환) 매우 효율적이다. 그러나 기술적으로 높은 수준의 선수들조차도 시합 시즌으로 주기화를 전환하기 전 비시즌기에 그들의 약점을 보완해줄 수 있는 몇 가지 특이적(특화) 스트렝스 훈련을 할 수 있다. 특화된 스트렝스 운동은 '스프린트와 동일하지만 다른 접근 방식'을 제공할 수 있는데, 이것은 짧은 시간 동안 집중적으로 진행되며 스프린트 훈련을 하지 못하거나 의도적으로 중단하는 정체기를 이겨내는 데 도움이 된다. 2~3주 동안 스프린트를 하지 못하고 대체 훈련으로 고정식 자전거 프로그램을 진행하거나 올림픽리프팅을 이용하여 인생 최고 기록을 세우게 된 선수의 이야기들은 많다. 이 중 대부분이 정체기에 빠진 스프린트 운동 신경 경로를 쉬게 한 것으로부터 시작된 것이며, 이 기간 동안 특이적 운동을 통해 다른 유사한 자극을 프로그램에 도입한다. 분명하게 이와 같은 개입이 장기적으로 좋은 해결책은 아니지만, 개인 최고 기록을 이끌어 낼 수 있을 만큼 충분히 큰 일시적 자극을 줄 수 있다.

결론적으로 웨이트 룸에서 수행되는 보다 더 '특화된' 움직임조차도 스프린트의 각 보폭이 이어지는 수평 속도 요소의 부족으로 단지 스프린트에서 사용되는 주변 신경 적응만 제공할 수 있다. 스피드 발달을 위한 특이적 스트렝스 운동은 단순한 '마법의 교환권'이 아니라 다음과 같은 맥락에서 훈련 프로그램에 포함되어야 한다.

- 선수가 얼마나 많은 스프린트 기술 훈련을 하고 있는가? 선수들의 신체에 훨씬 더 많은 '특이적 훈련'을 적용하여 적응을 유도할 것인가? 아니면 진행되고 있는 시스템에 과부하를 줄 것인가?
- 스프린트에서 훈련을 지도할 선수에게 부족한 요소는 무엇인가? 특이적(특화) 운동은 신체의 부분 중 스트렝스가 부족한 부위의 발달과 스프린트의 기술적 결합을 개선하기 위해서 사용될 수 있다.
- 지도해야 할 운동선수가 얼마나 고도로 훈련되어 있고 기술적으로 완성되어 있는가? 그리고 그들의 선수 경력 중 지금 시점에서 오직 단순한 일반적인 스트렝스 방법만으로도 충분히 도움을 받을 수 있을까?

7.1 엉덩관절 신전력을 위한 특화 운동: 수직면

나는 싱글레그 리프팅에 국한하여, 과부하의 달성 여부를 중량으로 생각하지 않는다. 싱글레그 방법은 신체의 높이, 자세, 장력, 속도가 과부하와 적응을 달성하는 가장 중요한 요소이다. 파워리프팅의 주요 목적은 스트렝스이며 스피드 발달은 부수적으로 따라오는 결과물일 뿐이다. 따라서 스피드를 주된 목표로 한다면 특이성과 자세 그리고 속도에 집중해야 한다. 내가 소개할 첫 번째 특화(특이적) 운동은 수직면에서의 한쪽 엉덩관절의 신전single leg hip extension에 중점을 두는 것이다.

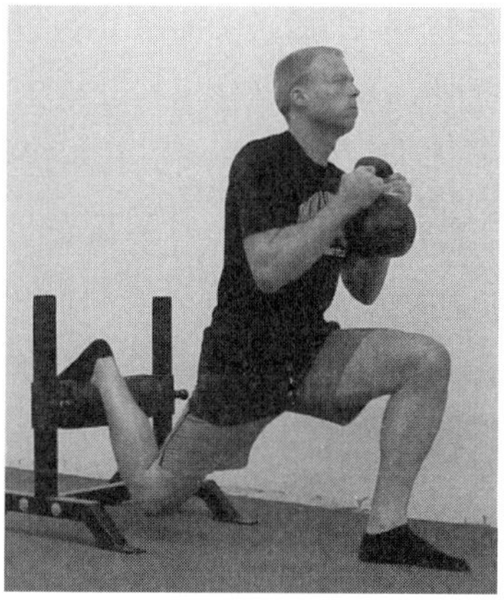

그림 7.1 등척성 스플릿 스쿼트

- **스플릿 데드리프트**
- **등척성 스플릿 스쿼트**
- **진동 기반 등척성 스플릿 스쿼트와 스플릿 스쿼트 점프 사이클**
- **다이내믹 스프린트 런지/자마이칸 런지**

스플릿(킥스탠드) 데드리프트

가속과 스피드에 중점을 둔다면 전통적인 데드리프트보다는 스플릿 데드리프트가 한쪽 다리의 신전

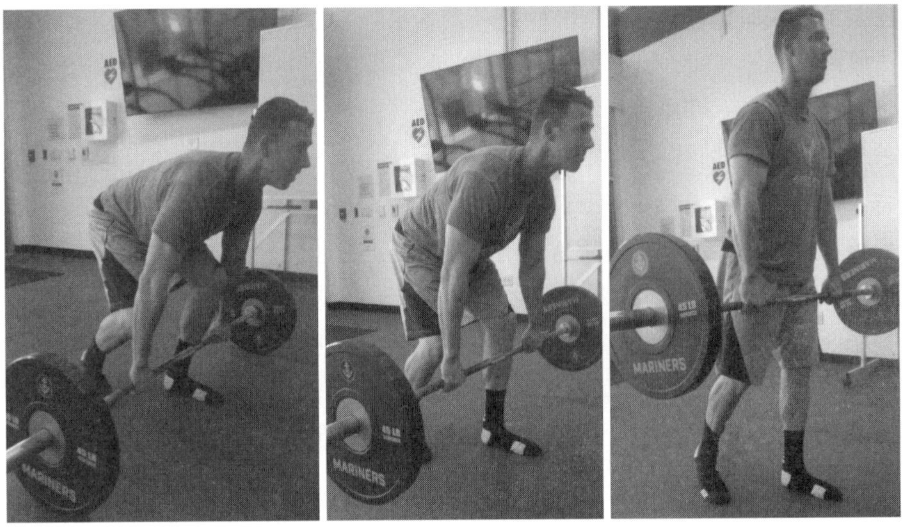

그림 7.2 스플릿 데드리프트는 스프린트와 달리기에 좋은 이점을 가진 전통적인 데드리프트와 싱글레그 데드리프트의 중간 형태이다(단점을 보완하고 장점을 살림).

력 및 전체 둔부 발달에 용이하며 허리와 척추에 가해지는 부담을 줄여 더 뛰어난 스피드 전이 특성을 가지고 있다. 하지만 싱글레그 데드리프트는 운동선수의 퍼포먼스 향상을 추구하는 단체 및 코치들 사이에 자주 사용되지 않는 데드리프트 방법이다. 그 이유는 전통적인 데드리프트에 비해 매우 큰 밸런스 능력이 필요하고 일반적으로 많은 스포츠 퍼포먼스 단체들이 스트렝스 측면에서 싱글레그 방법에 부정적인 입장을 취하고 있기 때문일 것이다. 나는 이런 기류가 매우 안타깝다. 웨이트 룸에서 수행되는 싱글레그 동작은 스피드를 포함한 다양한 동적 움직임에 높은 전이성을 가지고 있고 전통적인 두 발 리프팅에서 자주 발생되는 골반 전방 경사를 방지하고 신체의 균형을 맞추는 추가적인 이점이 있다. 일반적인 싱글레그 동작이 뒷발을 지면에서 띄우는 것과 달리 스플릿 데드리프트는 뒷다리를 지면에 살짝 대고 앞다리에 부하는 주는데, 이런 자세는 균형을 잡는 데 충분한 도움을 주어 싱글레그 데드리프트의 과도한 균형 요구의 단점을 해결해준다.

선수는 바벨 앞에서 서서 앞다리를 바벨 가까이 위치시킨다. 뒷다리는 바벨에서 뒤로 약 30cm 정도 벌리고 앞다리 기준으로 옆으로 약 15cm 정도에 놓는다. 바벨을 두 손으로 꽉 잡고 엉덩관절의 중립 자세를 만들고 둔근과 햄스트링이 주동근으로 작용하도록 준비한다. 스플릿 데드리프트는 스프린트 가속 출발 자세의 관절 각도와 좀 더 '특이적'이기 때문에 바벨 속도 모니터링 장치와 연결되어 측정할 수 있다는 장점이 있다. 60m, 100m 스프린트 종목에서 뛰어난 기량을 보인 선수들과 함께 이 동작을 사용해보았지만, 올림픽리프팅과 같이 정강이를 지면으로 내리꽂는 동작이 없는 단점이 있기 때문에 선수의 가속 퍼포먼스에 미치는 영향을 주의 깊게 관찰해야 한다. 이런 점에서 나는 최근 몇 달 동안 이 운동을 활용하는 것을 다시 생각해보고 있다.

스플릿 데드리프트는 상승 및 하강 구간에 모두 수축을 동원하는 방법과 최대 정점에서 바벨을 바닥으로 떨어뜨리는, 동심성 수축 방식만으로도 수행될 수 있다. 스플릿 데드리프트는 앞발의 뒤꿈치를 지면에서 들어올리는 힐 오프 방식으로 진행할 수도 있는데, 이것은 발의 앞부분과 둔근의 연결성을 증가시킬 수 있다. 특히 발 앞부분의 힘이 부족한 선수들에게 유용하다.

등척성 바벨 스플릿 스쿼트

다른 스프린트 코치들과 마찬가지로, 나는 스플릿 스쿼트 자세의 스트렝스가 다른 일반적인 스쿼트나 데드리프트보다 폭발적인 스프린트 능력과 일치한다는 것을 발견했다(앞다리의 운동 각도가 높다). 무엇보다도 한쪽 엉덩관절(고관절) 신전 근육들의 스트렝스와 엉덩관절 굽힘근들의 가동 각도, 그리고 몸통의 똑바른 자세가 스프린트와 동일하다. 크리스 코르피스트Chris Korfist는 그가 지도하는 선수들의 스프린트 기록이 햄머 스트렝스에서 수행되는 스플릿 스쿼트 능력과 매우 높은 상관관계가 있다는 것을 발견하였다. 표준적인 파워랙에서 등척성 버티기 바벨 스플릿 스쿼트를 수행하려면 뒷다리를 들어서 올릴 수 있는 장비만 준비되면 된다. 선수의 앞쪽 넓적다리가 평행보다 약간 위로 올라가고 앞발과 몸통이 약 10도 정도 굽힘이 되도록 자세를 취하고 바벨을 파워랙 고정받침대(핀) 밑에다 두어 힘을 위로 줄 수 있도록 준비한다. 그다음 바벨을 꽉 쥔 상태에서 폭발적으로 몸을 위로 당긴다. 이 동작은 폭발적인 등척성 버티기 방식을 사용하여 상승작용 요소를 활용하기 위함으로써 짧은 스프린트와 짝을 이루는 훌륭한 훈련이다.

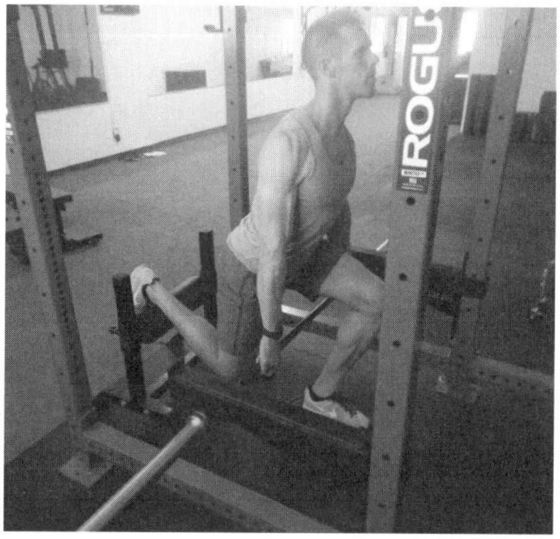

그림 7.3 등척성 바벨 스플릿 스쿼트는 스프린트와 관련성이 깊은 자세에서 강력한 움직임 활성화를 제공한다.

이 훈련법의 문제는 선수가 핀을 최대의 힘으로 당길 '동기부여'가 어렵다는 사실이다. 선수들은 자신이 최대로 당기고 있다고 생각하겠지만, 힘-출력 측정판이 없는 경우에 보통 최대 힘 출력에 약 10% 정도 감소한다. 이런 상태는 코치나 선수들의 응원과 격려로 다소 회복될 수 있다. 그러나 예산의 문제로 측정판을 구할 수 없다면 파워랙 핀 위에 바벨을 놓고 당길 수 있는 최대 한계치에 근접하도록 플레이트를 꽂아 중량을 세팅한 다음 선수가 핀 위에서 1~2cm만 바벨을 들어올리고 등척성으로 버티는 방법을 선택해도 무방하다. 스트렝스를 위해서는 3~5초 동안 버티면서 고정시킨 상태를 유지하고, 근지구력 발달을 위해서는 최대 30초 동안 그 상태를 유지한다. 선수가 최대 힘을 주었을 때만 간신히 바벨을 파워랙 핀으로부터 띄울 수 있는 정도의 중량을 유지해야 하며, 이런 방법은 측정판 없이도 충분한 동기를 유발할 수 있다.

진동 기반 등척성 리어풋 엘리베이티드 스플릿 스쿼트

진동 기반 등척성(OI) 스플릿 스쿼트는 웨이트 룸에서 단거리 육상 선수들을 훈련시킬 때 내가 가장 좋아하는 동작 중 하나이다. 나는 스피드 발달을 위한 '마법의 리프팅'의 존재를 믿지 않는다. 그러나 스피드를 위해서 오직 3개의 운동만 할 수 있다면, 그중 하나로 진동 기반 등척성 스플릿 스쿼트를 할 것이다. 이 운동은 고반복 또는 저반복 방식을 사용할 때 효과적이며, 엉덩관절의 신전근과 굴곡근 그룹의 정적 스프링static-spring과 이완 능력을 훈련시킬 수 있기 때문에 선형 형태로 더 빠른 스프린트를 원하는 선수들에게 항상 즉각적인 훈련 효과를 제공할 수 있는 리프팅이다. 선수가 이 리프팅을 잘 수행할 수 있으려면 전제조건으로 앞서 설명한 등척성 런지뿐만 아니라 일반적인 신체 준비 운동 중 하나인 리어풋 엘리베이티드 스플릿 스쿼트rearfoot elevated split squat를 잘할 수 있어야 한다(그림 7.4).

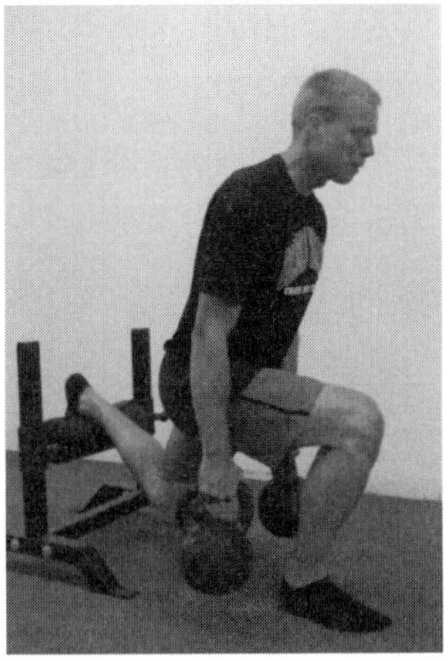

그림 7.4 리어 풋 엘리베이티드 스플릿 스쿼트

진동 기반 등척성 스플릿 스쿼트 동작은, 리어풋 엘리베이티드 스플릿 스쿼트 자세에서 뒷발의 발목을 약간 배측굴곡시키며 허벅지를 지면과 '평행'한 위치보다 조금 높게 위치시킨다. 이 자세가 시작 자세이며 운동선수의 체중만으로 진행되거나 덤벨을 이용해서 부하를 줄 수 있다. 좀 더 많은 부하를 주기 위해서는 바벨을 프론트 랙 자세로 고정하여 수행하고 백 스쿼트처럼 목 뒤에 위치시키는 방법을 선택할 수 있다. 선수는 의식적으로 대퇴사두근과 둔근에 1~2초 동안 장력을 강하게 주고 가능한 빠르게 이완시킨다. 이때 선수의 몸은 아래로 빠르게 떨어지며 결체 조직의 파워와 엉덩관절 및 무릎 신전 근육들의 반사 메커니즘을 통해 가장 낮은 자세에서 위로 튀어 올라오는 무의식적인 '바운스' 동작을 해야 한다. 이 운동은 근육이 빠르게 늘어나고 짧아지는 정적 스프링 효과가 있다. 또한 결체 조직의 장력을 통해 수행되기 때문에 바닥에서 튀어나오려고 하는 의식적인 노력이 거의 없어야 한다. 근육의 반사적인 능력과 결체 조직의 파워로 수행되는 운동으로서 의식적으로 튀어 올라오려고 해서는 안 된다.

나는 이 운동이 최대 스피드를 크게 향상시킬 수 있음을 발견하였다. 유추하자면 이러한 발달은 엉덩관절 굽힘근과 신전근 사이의 향상된 다이내믹 신경 효율성 때문일 것이다. 주요 길항근을 빠르게 이완시킬 수 있는 능력은 그 길항근을 더 빠르고 강력하게 발사시킬 수 있음을 의미한다. 따라서 그렇지 못한 선수들보다 승리할 수 있는 가능성이 훨씬 높아진다. 진동 기반 등척성 스플릿 스쿼트는 또한 매우 다이내믹한(동적) 길이 연장 요소를 가지고 있어 상당히 빠른 속도의 스프린트에서 볼 수 있는 근육의 길이와 유사하게 만들 수 있는 유일한 웨이트 룸 리프팅이다(선수가 충분히 빠르게 몸을 바닥으로 바운스 할 수 있다면). 일부 육상 선수들이 더 향상된 보폭을 달성하기 위해 동적 근육 길이 연장이 필요하다는 주장이 있다(나는 이 주장이 진실이라고 생각한다). 진동 기반 등척성 스플릿 스쿼트는 PNF 스트레칭을 기반으로 한 효과(수축-연장)를 가지고 있으며, 이것이 연장 효과이든, 주요 근육들

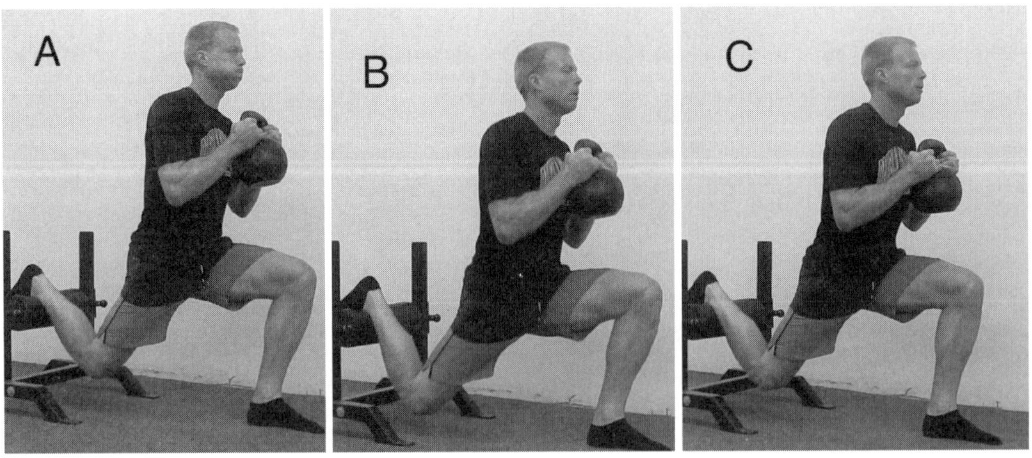

그림 7.5 진동 기반 등척성 스플릿 스쿼트. A 자세는 몸 전체에 장력을 주고 있는데, 특히 앞다리에 최대 장력을 주고 있다. B 자세는 바닥으로 떨어지는 완전한 이완을 보여준다. C 자세는 평행 위치인 처음 자세로 돌아오는 자세를 나타낸다.

의 향상된 이완 능력이든 또는 둘 모두의 조합이든 선수의 보폭에 유익한 영향을 미칠 것이다.

전이성이 높은 웨이트 룸에서의 움직임

진동 기반 등척성 스플릿 스쿼트는 최대 달리기 스피드 향상에 도움을 주는 가장 좋은 웨이트 룸 움직임 중 하나이다. 이 운동의 원형은 등척성 스플릿 스쿼트와 전통적인 리어풋 엘리베이티드 스쿼트이다.

내가 가장 좋아하는 운동 조합 중 하나는 양발을 이용한 전통적인 스쿼트로 리프팅을 시작하고 다음으로 진동 등척성 스플릿 스쿼트를 수행하는 것이다. 많은 코치들이 한쪽 다리를 이용하는(싱글레그) 움직임이 실제 운동 경기와 스피드에 '특이적'일 것이라고 단정짓는 경향이 강하다. 하지만 실제 스피드로 전이되기 위해서는 정적 스프링 동작이 필수적이다. 스플릿 스쿼트 자세의 반사 작용과 에너지 전달 방법은 스프린트 특이적 형태를 갖추어야 한다. 우리는 의식적인 동심성 폭발은 한계가 있고 실제 스프린트 동작에서 관찰되는 힘을 따라가기 위해서는 특이적 반사와 유사한 에너지 전달 기전이 필요함을 반드시 기억해야 한다.

스플릿 스쿼트 점프 사이클

스플릿 스쿼트 점프 사이클은 다이내믹 스플릿 스쿼트의 다른 형태이며, 앞다리를 빠르게 이완시켜 몸이 바닥으로 향하는 드롭 동작 대신 기본 위치(허벅지 평행)에서 시작하여 앞다리로 점프를 뛴다. 기본 위치에서 점프를 시작하면 무릎을 지면에서 더 멀리 띄우기 위해서 엉덩관절을 빠르게 구부린다. 이와 같은 점프 플렉스jump-flex 운동은 엉덩관절 신전 근육의 빠른 수축과 이완을 유발하며 이 동작의 메커니즘은 OI 스플릿 스쿼트와 같은 목표를 달성하지만 다른 움직임 형태를 사용한다. 전통적인 OI 스플릿 스쿼트는 스피드 향상에 뛰어난 효과를 보이는 반면 점프 형태는 싱글레그 점프를 사용하는 운동선수들에게 매우 유익하다. 정강이가 지면과 직각을 이루도록 하며 저강도의 싱글레그 바운스 동작과 유사한 방식(그림 7.6과 같은)으로 '스프린트 사이클' 동작을 수행한다. 앞다리의 정강이를 지면과 직각으로 고정시키면 지면으로부터 힘의 최대 폭발에 초점을 맞출 수 있다. 무릎은 가능한 최대로 높이 띄워 발사 최대 수축과 이완이 발생되도록 한다(각 스프린트 스텝에서 0.18초 미만의 힘을 발생시키는 것으로 생각됨)(그림 9.31 참조).

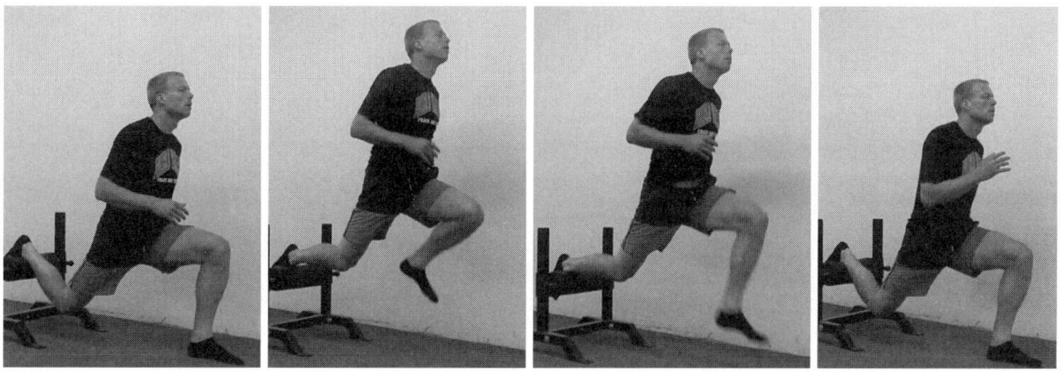

그림 7.6 스플릿 스쿼트 점프 사이클은 OI 스플릿 스쿼트의 훌륭한 대체 운동이다. 일부 선수들에게 이 동작은 더 이해하기 쉽고 OI 스플릿 스쿼트와 비슷한 메커니즘을 가지고 있다.

스플릿 스쿼트 점프 사이클은 체중 또는 바벨 및 덤벨로 부하를 더하여 수행할 수 있다. 선수의 등에 100kg의 중량을 지고 서커스를 하는 것보다 0~20kg 정도의 무게를 사용하면 더 빠르고 좋은 결과를 얻을 수 있으며 가장 좋은 방법은 가볍게 체중을 이용하는 것이다. 이 동작은 매우 강한 반사적 특성을 가지고 있다. 매우 높은 수준의 운동선수들조차도 이러한 특이적 훈련을 통해 스피드와 점프 능력을 빠르게 얻을 수 있음을 발견했으며, 특히 스쿼트 랙에서 고중량으로 많은 시간을 훈련한 수준 높은 운동선수들에게 더욱 효과적이다. 스플릿 스쿼트 점프 사이클은 운동 그 자체로도 훌륭한 방법이며 전통적인 스트렝스 리프팅를 수행한 다음 강력한 반사적인 마무리 운동으로 사용될 수도 있다.

다이내믹 스프린트 런지

다이내믹 런지는 각 횟수마다 가능한 폭발적으로 수행하는 의도적인 움직임이다. 현 시대에서 널리 애용되는 '기능적' 움직임의 가장 큰 문제는 최대 강도 요소가 빠져있는 것이다. 선수들은 다이내믹 런지를 통해 실제 스프린트와 가까운 몇 가지 요소를 느낄 수 있으며 최대 파워에 도달할 수 있다.

> *왜 발이 중요한가?*
> *맨발로 진행되는 다이내믹 및 자메이칸 스프린트 런지는 선수들의 지면과 연계된 감각적인 능력을 기르는 데 도움이 된다.*

지면에서 전달되는 힘의 감각적 피드백을 향상시키기 위해서는 맨발로 다이내믹 스프린트 런지를 하는 것이 좋다. 발바닥으로 지면을 강하게 밀어내는 푸싱 임펄스(밀기 충격)는 발의 안쪽 가장자리로 집중되어야 하며 바깥쪽 가장자리 발가락으로 푸시 오프를 해서는 안 된다. 다이내믹 스프린트 런지는 발을 지면으로 내리꽂는 동작에서 제5 중족골이 지면과 먼저 접촉하고 지면을 강하게 밀어내는 동작, 즉 푸시 오프에서 제1, 2 중족골 볼 부분으로 강하게 충격을 준다. 이때 반대쪽 다리인 유각

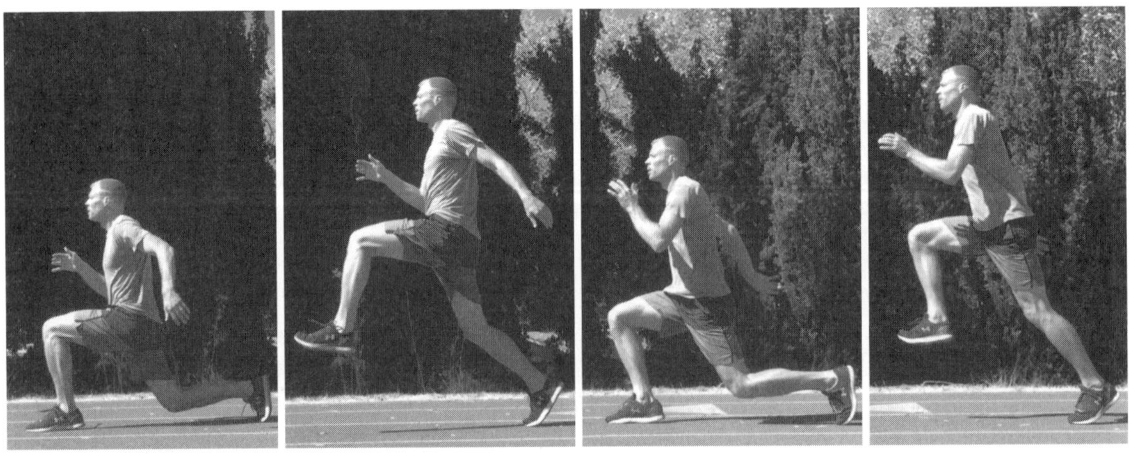

그림 7.7 '하이 기어$_{high-gear}$' 다이내믹 런지 동작에서 발바닥 앞부분의 볼로 지면을 강하게 눌러 반대쪽 다리 무릎을 높게 차올리는 힘을 얻는다. 스프린트 움직임에서 한 다리로 지면을 강하게 밀어내는 불완전한 신전$_{extension}$ 메커니즘을 복제한 동작이다. 스프린트와 유사한 의도적 최대 강도로 수행되기 위해서는 런지 동작의 전방 수평 스피드가 강조되어야 한다.

기 다리는 무릎을 강하게 차올리는 '킥' 움직임을 폭발적으로 수행한다(발 앞부분의 힘에 더 집중하고 싶은 선수들은 뒤꿈치를 1cm 들어올린다). 앞발이 지면과 접촉하면서 힘을 흡수하는 자세와 지면을 강하게 밀어내는 푸시 오프 부분은 선수의 기능적 약점을 알아내는 스크린 역할을 한다. 무릎을 위로 강하게 들어올리는 데 어려움을 겪는 선수들은 발목 및 발의 강성과 동적 리듬에 문제가 있는 것으로, 특히 발이 지면과 접촉할 때 발 앞부분에 힘을 집중시키는 높은 족저굴곡high-plantar flexion 자세와 발바닥볼로 지면을 강하게 밀어내면서 무릎을 높게 올리는 하이 기어 자세에서 큰 어려움을 겪는다. 런지의 상승 구간에서 '엄지발가락'을 이용하여 일어나는 데 어려움을 겪는 현상은 무엇보다 발에 가해지는 부적절한 하중의 문제이다. 발이 3개의 운동면에서 움직이며 발바닥의 근막을 올바르게 이용하고 유각기 다리가 앞으로 나아가면서 적절한 타이밍에 발에 가해지는 부하를 제거하는 일련의 과정은 효과적인 스프린트와 런지 움직임을 만들어낸다.

로우 기어 런지 자세로 수행되는 다이내믹 스프린트에서 앞다리의 발 앞부분이 아닌 뒤꿈치 부분에 힘이 전달되는 현상을 '무거운 뒤꿈치heel heavy'라고 표현한다. 오랜 기간 동안 코치나 선수 트레이너에 의해서 '무거운 뒤꿈치' 방식으로 런지를 훈련한 선수들은 큰 피해를 당하고 있는 것이다. 무거운 뒤꿈치는 너무 낮은 런지 자세에서 발생할 수 있다. 따라서 뒷다리를 구부려 무릎이 바닥에 닿는 것을 상승 구간으로 전환할 신호로 사용할 수 있다. 즉 뒤꿈치가 중심이 되는 런지 깊이가 아닌 발의 앞부분으로 힘을 집중할 수 있는 '경고'로 사용할 수 있다(구부러진 뒷다리의 무릎이 바닥에 닿는 것을 기준으로 수행되는 이 방식은 런지 움직임의 적절한 깊이를 찾는 고민을 해결할 수 있으며 제동력을 감소시켜 좀 더 반사적인 힘을 이용할 확률을 높여준다). 스쿼트에서 박스를 이용하여 깊이를 정해놓고 하강 구간에서 폭발적으로 상승 구간으로 전환시키는 방법과 유사하다.

이러한 유형의 런지는 약간 변형된 위치의 운동면에서 발목을 훈련시킬 뿐만 아니라 허벅지와 종아리 근육 섬유의 더 큰 배열(우상각)을 공략하기 위해서 대각선 및 좌우 움직임 패턴으로, 중심 라인에서 약 15~20cm 정도 밖으로 스텝을 밟는 약간의 '비선형' 방식으로 진행될 수 있다. 레터럴 포워드 무빙 런지는 웜업으로 활용할 수 있지만 양측 시상면의 불균형을 유발하는 양발을 이용한 전통적인

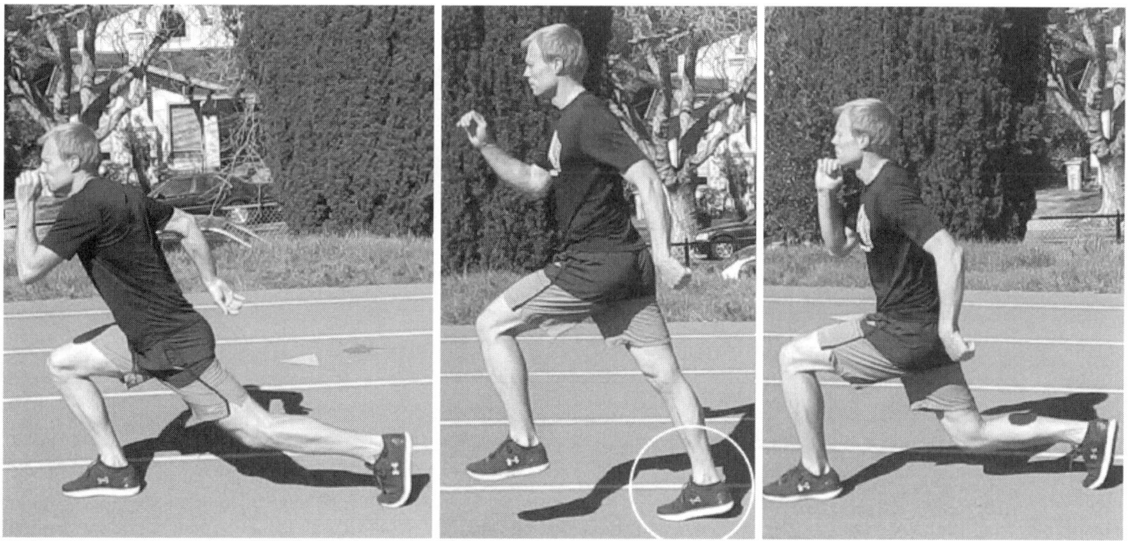

그림 7.8 '로우 기어(낮은 족저굴곡 자세, 뒷다리가 펴짐)' 런지. 신전반사의 힘 출력과 앞으로 향하는(수평 힘) 반대 다리의 무릎 '킥'이 하이 기어 자세와 비교하여 굉장히 약하다. 신전 반사와 수평적 힘 전달이 부족하다.

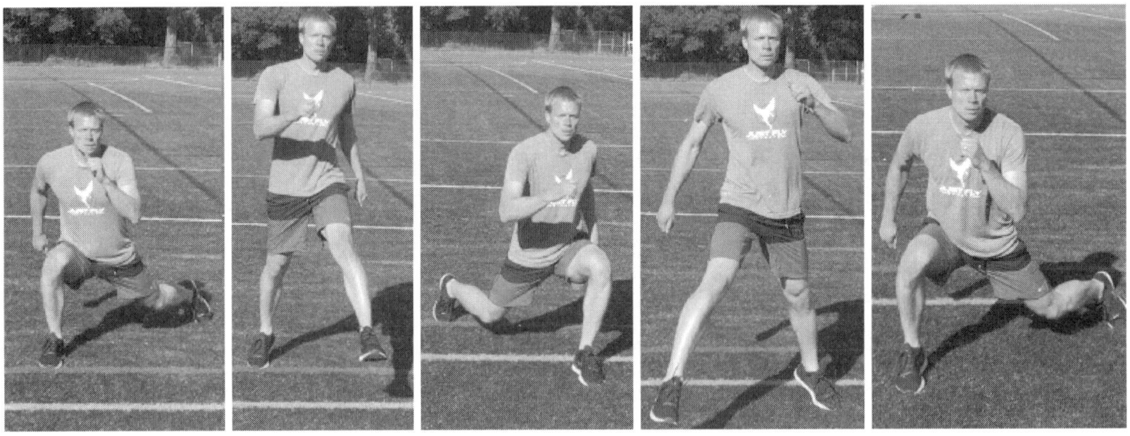

그림 7.9 래터럴 포워드 무빙 런지

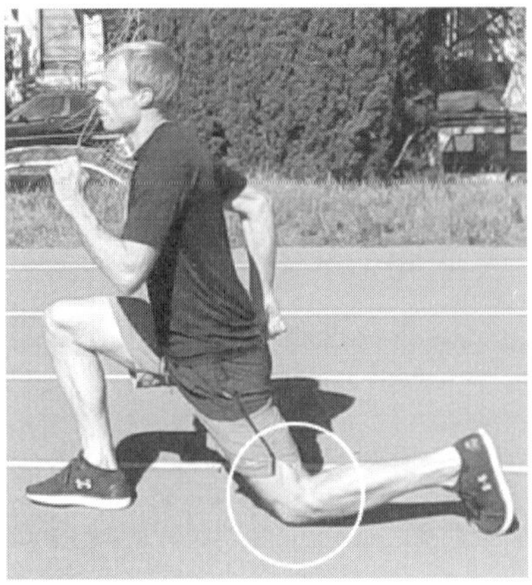

그림 7.10 무릎을 지면에 터치하는 방식의 폭발적인 런지

스쿼트와 같은 스트렝스 훈련 이후 신체의 균형을 회복하기 위한 운동으로서의 기능도 뛰어나다. 둔근과 햄스트링을 추가적으로 강조하기 위해서는 '자메이카 런지' 방식도 고려해볼 만하다. 런지의 최종 아래 자세에서 두 손으로 바닥을 터치하고 폭발적으로 일어선 다음 동적으로 신체를 하강한다. 다시 한 번 강조하지만 지금까지 설명한 여러 가지 다이내믹 런지 방식들의 핵심은 '최대 강도의 퍼포먼스'라는 점이다. 그림 7.11에서 표시된 선수의 움직임 각도는 '앞 방향'을 강조한 것으로서 스프린트 특이적 자세를 더 잘 구현하기 위해서 '하이 포지션(일어서는 자세)'에서 신체를 앞으로 기울인다. 뒷다리가 스프린트와 더 특이적이기 위해서는 완전한 신전(폄)이 이루어지지 않아도 된다(실제 스프린트의 뒷다리의 푸시 오프에서 완벽하게 3관

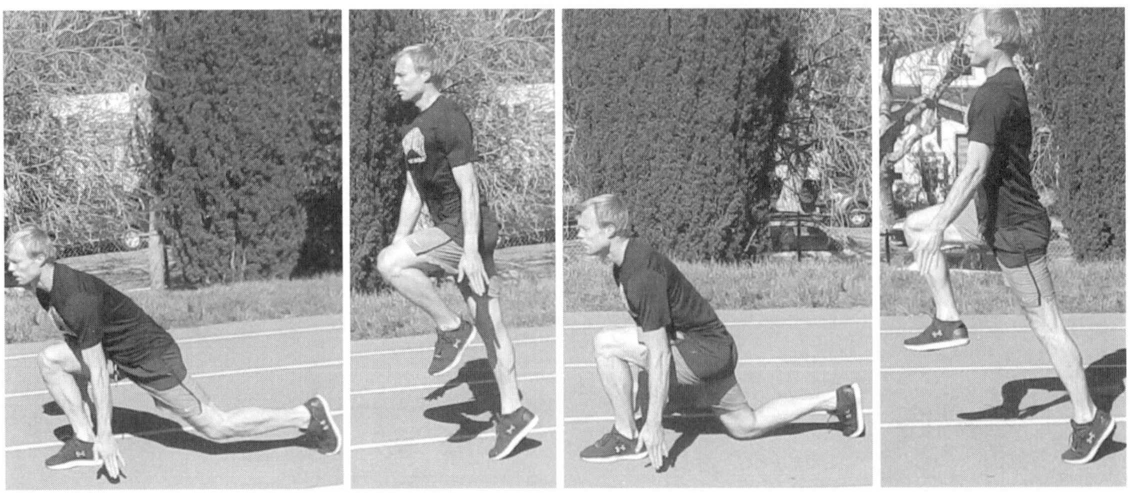

그림 7.11 '자메이카 런지'가 최대로 수행된다면 특징적으로 둔근과 햄스트링에 강력한 편심성 부하를 가할 수 있다. 모든 다이내믹 런지는 반사적으로 수행하기 어렵기 때문에 의도적 최대 강도로 수행되어야 한다. 모든 종류의 다이내믹 런지는 맥락적인 스프린트 자세 전이보다는 스프린트에서 발생하는 근육 조직 길이의 특이적 연장 및 부하에 초점을 맞춘다.

절이 펴지는 각도를 보이지 않는다).

7.2 엉덩관절 신전력을 위한 특화 운동: 수평면

다음 운동은 수평면의 엉덩관절 신전력 발달을 위해 설계된 동작이다. 아래 소개된 운동들은 수직 방향 움직임과 비교하여 둔근과 햄스트링의 활성화를 크게 강조하기 때문에 말초 수준에서 매우 효과적이다. 스프린트는 수직 힘과 수평 힘 모두가 중요한 요소이므로 웨이트 룸에서 오직 수직 파워만 향상시킨다는 신념과 신조에 사로잡혀서는 안 된다. 수평 힘 발달을 위해서 내가 주로 사용하는 수평 구동 특화 운동은 다음과 같다.

- **양발 힙 쓰러스트**
- **한 발 힙 쓰러스트**
- **45도 백 익스텐션**
- **싱글레그 백 익스텐션**
- **다이내믹 스쿼티드 런지**

양발 힙 쓰러스트

더 빠른 운동선수가 되기 위해서는 그들의 발과 둔근이 지면과 강력한 연결성을 확보해야 한다. 둔부를 고립시켜 강한 수축을 유도하는 운동은 동적 발달의 최종 단계의 수준은 아니지만 매우 유익한 방법이다. 바벨 힙 쓰러스트는 둔부의 운동단위 동원력을 높이는 훌륭한 훈련이며 초보자에서 중급 수준의 단계로 넘어가면서 좀 더 스피드에 집중해야 하는 운동선수에게 좋은 방법이다. 브레트 콘트레라스Bret Contreras는 2008년 리프팅이 대중화되었을 때 인체 후면 훈련에 관한 세계적인 혁명을 일으켰으나 그때까지 정설로 받아들여졌던 표준적인 움직임인 수직 힘 벡터 리프팅과 매우 다르기 때문에 논란에 휩싸였다.

바벨 힙 쓰러스트는 표준적인 백 스쿼트 및 데드리프트와 비교하여 둔부 근육 그룹에 훨씬 더 높은 수축을 제공한다. 또한 스쿼트는 동작의 맨 아래 구간에서 둔근의 신축성 측면에서 더 많은 힘을 생성하는 반면 힙 쓰러스트는 높은 신경 구동력에 의해 움직임의 맨 위 지점에서 둔근의 단축을 통한 높은 둔근 활성화를 얻는다. 따라서 두 운동 간의 둔근 수축은 다른 성질을 지닌다.

최대 근육 활성화에 관한 브레트 콘트레라스의 EMG(근전도) 연구에 따르면 바벨 힙 쓰러스트는 스쿼트 및 데드리프트(45~55% MVIC)와 비교하여 최대 둔부 EMG 기록(119% MVICMaximal Voluntary Isometric Contraction)의 2배 이상을 산출했다(최대 수의적 등척성 수축력, MVIC). EMG는 근육 성장 반응이 아니라 근육 활성화 측면만 기록하는 것으로서 중요한 고려 사항이다. 그러나 스피드를 위한 둔근의 발달에 가장 좋은 방법은 전력질주(스프린트)를 자주 하는 것이며 발과 둔근 및 인체 후면 사슬의 연결성을 높이는 좋은 활성화 패턴으로 달리는 것이다. 스프린트와 같은 다이내믹한 활동에서 엉덩이 근육이 집중적으로 사용되면 엉덩이 근육은 그런(동적) 방식으로 성장하게 된다. 이런 사실을 전제로 두고 생각해보면, 둔근의 크기를 위한 힙 쓰러스트 운동이 스프린트에 도움이 된다는 주장은 충분하

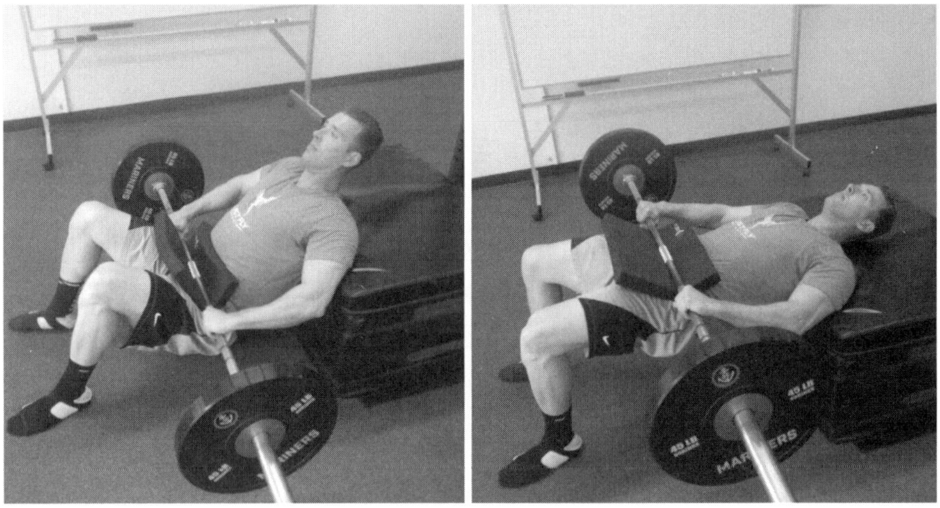

그림 7.12 바벨 힙 쓰러스트

지 않다. 스프린트에서 발생하는 엉덩관절 신전의 도움이 되는 측면이 분명히 존재하나 그것이 둔근의 크기로부터, 그리고 둔근을 크게 만드는 힙 쓰러스트로부터 기인한다고 보기에는 부족한 부분이 많다.

바벨 힙 쓰러스트를 수행하기 위해서 선수는 바닥에 앉아서 발을 지면에 단단하게 고정시킨다. 등 상부를 벤치나 박스 위에 기대 올리고 무릎은 90도로 구부린다. 중량에 의해서 부하된 바벨을 선수의 전상부 장골능anterior-superior iliac spine 바로 아래에 위치시키거나 선수의 골반 앞쪽 V자로 접히는 부분에 놓는다. 바벨에 의한 통증을 이기지 못하는 선수에게는 푹신한 패드를 사용할 수 있다. 선수는 엉덩이 근육을 강하게 수축하여 바벨을 들어올리고 선수의 몸이 무릎에서 어깨까지 일직선이 되거나 아주 약간 신전(폄)될 때까지 엉덩관절을 신전시킨다. 나는 이 동작의 최종 자세이자 엉덩관절이 중립으로 잠겨지는 락아웃에서 둔근의 수축으로 동작을 끝내도록 지도한다. 대퇴사두근과는 다르게 둔근은 짧아진(단축) 자세에서 가장 강한 힘을 보이기 때문에 바벨 쓰러스트의 상단에서 둔근으로 연결되는 매우 강력한 신경 구동력을 얻을 수 있다.

바벨 힙 쓰러스트에서 명심해야 할 점은 무게에 대한 집착을 버리는 것이다. 이 운동에서 핵심은 바벨의 중량이 아니라 둔부에 가해지는 장력이다. 바벨에 225kg의 중량을 걸고 들어올릴 수도 있겠지만, 과도한 중량은 둔근의 활성화를 크게 증가시키지 않고 오히려 다른 움직임 근육들(척추기립근)의 요구로 이어진다. 나는 운동선수에게 주로 1RM에 약 50~70% 정도의 상대적으로 가벼운 중량으로 둔근의 운동단위 동원 전략을 세운다.

바벨 힙 쓰러스트는 둔근의 활성화를 최대화하여 실제 스피드 훈련에서도 같은 효과를 위해 사용되는 수단이 아니라 엉덩관절의 힘을 극대화는 단순한 스트렝스로 간주되기도 한다. 따라서 엘리트 선수들의 경우 그 효과에 대해 논쟁을 벌이기도 한다. 100m를 10초 이내에 달하는 선수들과 36m(40야드)를 4.30초 이내로 주파하는 상위 수준 선수들 대부분이 바벨 힙 쓰러스트를 훈련하지 않고 기록을 달성했지만, 이 사실이 초보 및 중간 실력 범주에 분포하는 많은 선수들에게도 힙 쓰러스트가 필요 없음을 의미하진 않는다. 엘리트 운동(육상) 선수와 초보 운동선수 사이의 가장 큰 차이점은 초보 운동선수들이 자신의 근육을 엘리트 선수들처럼 마음대로 사용하기 위해서 다른 보조 훈련 수단을 필요로 한다는 사실이다. 인체의 근육과 관절들을 연결하는 고리가 약하면 딱 그만큼만 빠르게 움직일 수 있고, 그 약한 연결 고리가 둔근인 사람들에게 바벨 힙 쓰러스트 운동은 둔근의 스피드를 만들어내고 몸의 균형을 개선시켜 더 빠르게 달릴 수 있을 때까지 도와주는 훌륭한 도구이다. 둔근이 연결 고리로서 신체의 균형을 잡을 수 있는 상태까지 활성화가 증가되면, 바벨 힙 쓰러스트를 최대 능력으로 끌어올리는 것은 큰 도움이 되지 못한다. 이 시점이 되면 다른 특화된 운동을 적용해볼 수 있다.[46] 콘트레라스의 연구는(청소년 대상) 바벨 힙 쓰러스트와 스프린트를 혼합하여 퍼포먼스 향상을 측정하였다. 이 연구에서 힙 쓰러스트는 프론트 스쿼트에 비해 스피드 향상에서 우월함을 보여주었으나, 다른 선수들을 대상으로 한(성인) 연구에서는[47] 그와 같은 향상이 발생하지 않았다. 이 연구들은 모두 좋은 연구이지만 사실 바벨 스쿼트와 같은 거의 모든 스트렝스 리프팅이 어떤 연구에서는 효과가 있고 다른 연구에서는 효과가 없음이 반복된다. 여러 연구에서 우리는 연구의 설계(적절한 부하 및 부하 제거 운영 계획, 리프팅 템포와 반복 횟수, 기타 다른 훈련들과 부족한 훈련량)를 면밀하게 관찰해야 한다.

육상 트랙 코치로서의 경험을 뒤돌아보면, 나는 힙 쓰러스트로 최대 속도를 보조하는 데 큰 성공을 거두었다. 진동 기반 등척성 스플릿 스쿼트는 스피드 발달에 도움을 주는 환상적인 운동이지만 반사적인 파워와 코디네이션이 부족한 선수들에게는 조금 어려울 수 있다. 대학 육상 코치로 처음 선수들을 지도할 때, 체계적인 전체 훈련 프로그램과 연계하여 6주 동안의 힙 쓰러스트를 선수들의 훈련 루틴에 포함시켰다. 나와 함께 훈련한 신입생들 중 2명이 200m 종목에서 그들의 인생 최대 기록(PR)을 세웠다. 두 선수는 모두 고등학교 시절에 23.0초를 기록했었고 6주간의 훈련 후 22초 플랫(정확히 22초)을 달성했다. 이들은 모두 뛰면서 둔근에 훨씬 많은 자극을 느꼈다고 말했다. 운동의 질적 측면에서 달리면서 '둔근의 활성화를 느낄 수 있는' 현상은 향후 내가 힙 쓰러스트를 어떻게 활용해야 할지를 결정하는 데 큰 영향을 미쳤다. 두 선수는 최대 중량으로 힙 쓰러스트를 진행하지 않았다. 둔근의 패턴 및 활성화에 중점을 두고 의도에 집중했기 때문에 113kg의 바벨 중량을 사용하지 않았다는 점도 중요하다. 그 후 몇 년 동안 나는 특히 육상 경기를 위한 스트렝스 코치로서 많은 육상 선수들이 다른 스트렝스 운동과 함께 바벨 힙 쓰러스트를 병행한 후 최대 속도가 향상된 수많은 경우를 확인하였다. 육상 트랙 종목에서 남자 선수의 경우 181kg, 여자 선수의 경우 136kg을 초과하는 중량을 사용한 적이 거의 없다.

> *둔근의 속도 향상*
> *바벨 힙 쓰러스트는 스피드 훈련을 준비하기 위해서 엉덩관절의 신전(폄) 패턴을 더 균형 있게 발달시킬 수 있는 훌륭한 방법이다.*

나는 바벨 힙 쓰러스트를 수행할 때 뒤꿈치에 힘을 주고 엉덩관절을 밀어올리는 방식을 선호하지 않는다. 다양한 방식을 통해서 발바닥에 가해지는 압력의 범위를 바꾸려고 한다. 많은 선수들이 힙 쓰러스트에서 더 나은 둔근의 수축을 원하며 바벨을 밀어올리는 구간에서 엄지발가락 주변의 볼을 이용하려고 노력한다. 내 경험상, 뒤꿈치 대신 발의 앞부분을 사용하는 선수들이 스프린트와 점프에서

---

46. Contreras, Bret, et al. "Effects of a Six-Week Hip Thrust vs. Front Squat Resistance Training Program onPerformance in Adolescent Males." *Journal of Strength and Conditioning Research,* vol. 31, no. 4, 2017, pp. 999–1008.

47. Bishop, Chris, et al. "Heavy Barbell Hip Thrusts Do Not Effect Sprint Performance." *Journal of Strength and Conditioning Research*, 2017. Lin, Kun-Han, et al. "Effects of Hip Thrust Training on the Strength and Power Performance in Collegiate Baseball Players." *Journal of Sports Science,* vol. 5, no. 3, 2017.

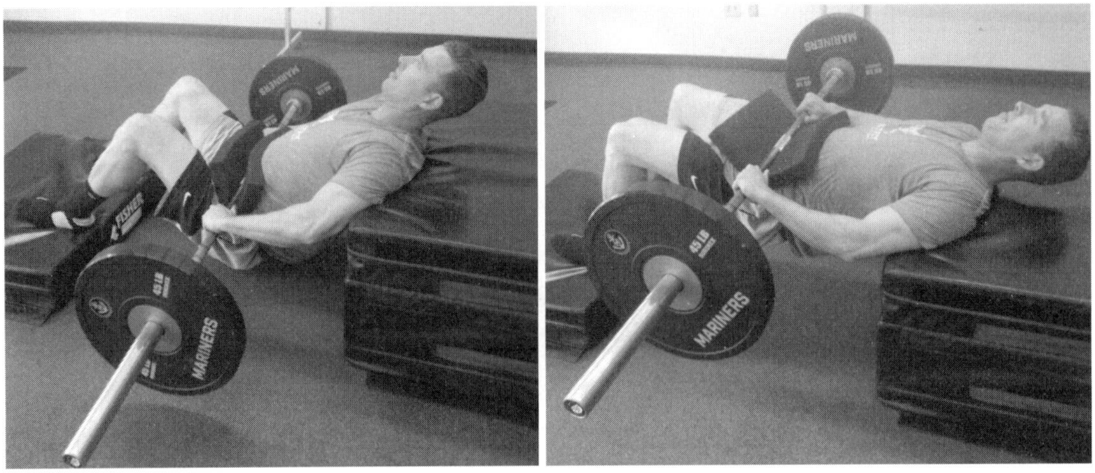

그림 7.13 햄스트링 발달을 위한 핏 엘리베이티드 바벨 힙 쓰러스트

도 같은 패턴을 이용하는 경향이 많다. 우리는 햄스트링이 스프린트에서 중요한 근육이라는 사실을 이미 알고 있다. 하지만 발이 바닥에 닿는 보통의 힙 쓰러스트 동작의 아래 구간에서 햄스트링의 작용은 미미하다. 이런 상황의 잠재적인 해결 방법은 낮은 박스 위에 발을 올려놓는 것이다. 그러나 바벨의 중량이 더해지면 자세를 취하는 것 자체가 매우 어려울 수 있다. 따라서 둔근과 햄스트링의 균형 잡힌 훈련 효과를 얻기 위해선 덤벨을 이용하여 한 발로(싱글레그) 진행하거나 등척성 형태를 유지하는 것이 좋다.

싱글레그 힙 쓰러스트

장비가 부족한 코치와 운동선수들에게 한쪽 다리를 이용한(싱글레그) 힙 쓰러스트는 흔한 선택이며 순전히 선수의 체중만을 이용한 컨디셔닝과 코디네이션 운동 방법으로서 매우 인기 있는 '일반적인 스트렝스 순환 운동'이다. 이미 빠른 스프린트 능력을 가지고 있는 선수들에게는 일반적인 더블레그 힙 쓰러스트 운동보다는 체중을 활용한 싱글레그 힙 쓰러스트가 더 강력한 활성화 자극을 줄 수 있다. 싱글레그 힙 쓰러스트를 수행하는 방법은 다양하며, 그중 가장 쉬운 방법은 등 상부(척추기립근의 참여를 줄이기 위해서 등의 중간 부분까지도 가능하다)를 벤치에 기댄 상태로 한쪽 다리를 바닥에 대고(선수가 원하는 햄스트링 기여도에 따라 박스를 사용하거나 각도를 바꾼다) 90~120도로 무릎을 구부린다. 이 자세에서 엉덩관절을 신전시키고, 최대 둔근 수축을 얻기 위해서 최종 자세에서 약간 멈추고 둔근을 수축시킨다. 양발을 이용한 힙 쓰러스트와 마찬가지로 싱글레그 힙 쓰러스트 또한 다른 벤치나 박스에 발을 올려서 엉덩관절에 더 큰 범위의 움직임을 얻고 햄스트링의 더 많은 활성화를 기대할 수 있다.

싱글레그 힙 쓰러스트는 중량과 관계없이 수행될 수 있지만, 나는 일반적으로 4.5~22kg 사이의 덤벨을 허벅지 윗부분에 올려놓는 것을 추천한다. 싱글레그 힙 쓰러스트는 고중량을 이용하는 운동이 아니다. 한 발로 진행하기 때문에 양발을 이용한 바벨 힙 쓰러스트와는 다르게 '보상작용'이 발생할 가능성이 매우 높다. 둔근의 수축성이 낮고 엉덩이 굽힘근이 뻣뻣한 운동선수들의 경우 엉덩관절을 지면에서 들어올리지 못한다. 자신의 체중을 엉덩이의 힘으로 들어올리지 못해 꿈틀거리면서 척추의 굽힘이 많이 보일 것이다. 이러한 척추기립근의 단축은 보상작용의 하나로서 좀 더 둔근에 집중하

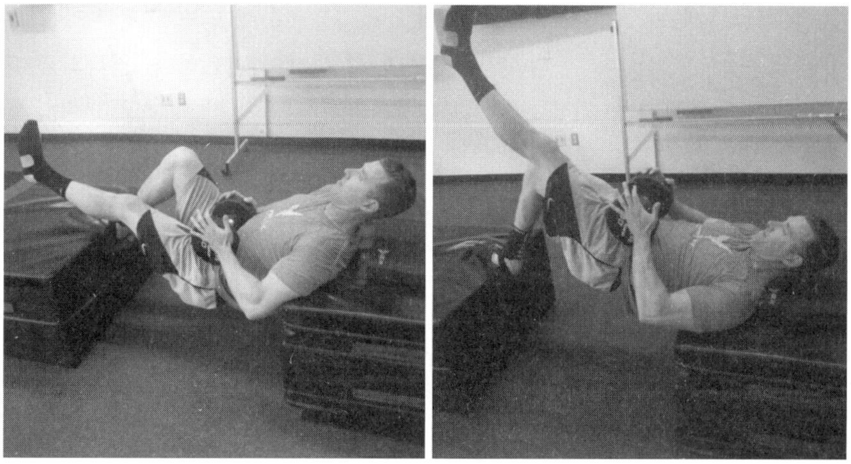

그림 7.14 싱글레그, 핏 엘리베이티드 힙 쓰러스트

고 싶다면 박스나 상자에 등을 중간 부분까지 올리고 어깨를 기댄 상태에서 약간 팔꿈치로 체중을 지지하면서 둔근에 더 집중해야 한다.

싱글레그 힙 쓰러스트 동작 중, 엉덩관절을 바닥에서 들어올리는 신전 움직임이 적절하게 수행되지 않거나 허리가 과도하게 굽힘되는 보상이 일어나는 선수들에게는 운동 진행 과정 중 초기 수준으로의 회기가 필요하다. 다시 말해 중량이나 퍼포먼스에 집중하는 것이 아닌, 순전히 둔근의 활성화만을 집중하는 기초적인 운동으로 돌아가는 것이다. 엉덩관절의 굽힘근을 위한 기본적인 정적 스트레칭부터 시작하여 연이어 싱글레그 글루트 리프트와 같은 한 다리를 이용한 기초적인 둔근 수축 운동을 하는 것이 좋은 선택이 될 수 있다.

특히 근육 수축 형태 측면에서 더 큰 특이성이 요구되는 중급 이상의 선수들에게 과부하를 주기 위해서는 알렉스 나테라가 사용한 최대 등척성 버티기 형태로 힙 쓰러스트를 수행해야 한다. 이 경우, 무릎이 더 펴진(햄스트링이 더 집중됨) 형태와 무릎이 90도 이상 구부러진(둔근에 더 집중한, 그림 없음) 형태는 더 분명하고 강력한 훈련 자극에 효과적이다. 그림 7.16과 같이 약간만 구부러진 무릎의 최대 밀기(푸시. 뒤꿈치 아래 힘 측정판으로 측정)는 다른 모든 리프팅에 비해 육상 트랙 선수의 최대 달리기

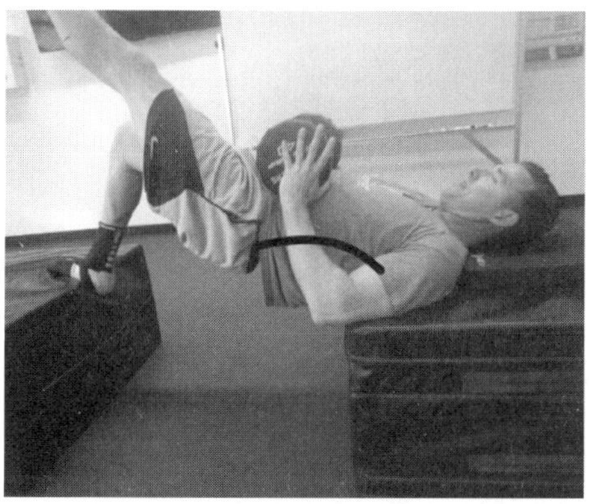

그림 7.15 너무 무거운 중량(저항)으로 인한 척추기립근 단축과 허리의 보상작용

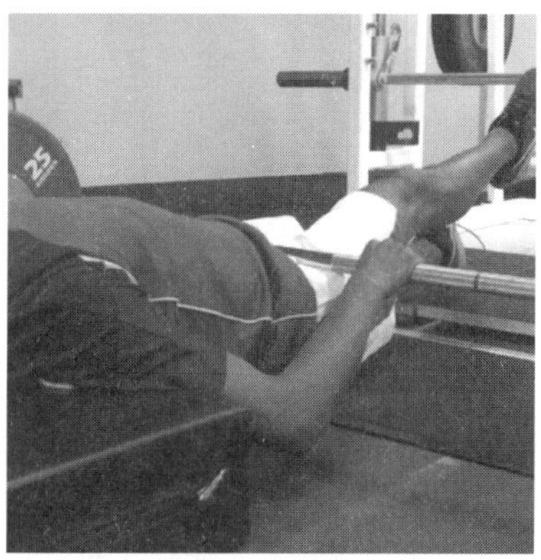

그림 7.16 좀 더 넓은 관절 가동범위를 이용한 최대 등척성 푸시는 햄스트링의 참여도가 높다. 사진 제공: Alex Natera

속도와 가장 높은 상관관계를 갖는다(제이크 슈스터Jake Schuster). 수행 방법은 선수가 최대한의 힘으로 민다는 가정하에 일반적으로 각 다리마다 총 10초 미만의 시간이 필요하다. 최적의 피드백과 압력을 위해서는 힘 측정판이 필요하지만, 대부분은 사용할 수 없기 때문에 각 횟수당 코치의 언어적 동기부여와 선수의 최대 의도를 사용하는 것만으로도 충분하다.

45도 바벨 백 익스텐션

힙 쓰러스트는 엉덩이 근육 발달을 위한 '표준 기준 운동'으로 간주되지만, 45도 바벨 하이퍼 익스텐션 또한 훌륭한 선택지이다. 브레트 콘트레라스는 바벨 하이퍼 익스텐션이 둔근의 122%로까지 MVIC를 유도한다는 사실을 발견하였는데 이것은 힙 쓰러스트보다 몇 퍼센트 포인트 더 큰 수치이다. 수평면에서 끝나는 글루트 햄 머신과는 반대로 45도(또는 이와 유사한 경사) 하이퍼 익스텐션 장비에서 큰 범위의 움직임을 통해 둔근 및 햄스트링이 작용한다.

45도 바벨 백 익스텐션의 수행 자세: 허벅지 중간보다 약간 윗부분이 보호 패드에 걸치도록 엎드린다(허벅지 아래 부분이 패드에 걸치면 무릎 후방에 위치한 구조와 조직에 많은 스트레스가 유발된다). 바벨이나 기타 다른 중량을 어깨 바로 아래에 매고 허리를 크게 구부렸다가 들어올릴 수 있는 자세를 취한다(일반적으로 45도까지 중량을 들어올린다). 선수는 어깨 바로 아래 위치한 바벨(부하된)을 잡고 몸통이 똑바른 대각선을 유지하는 위치에 도달할 때까지 둔근과 햄스트링의 힘으로 바벨을 들어올린다. 이때 무릎을 약간 구부려 햄스트링이 단축되도록 하여 더 잘 수축할 수 있는 자세를 만든다.

이 운동은 이미 좋은 수준의 기본적인 둔근 힘을 갖춘 사람들에게 좋은 선택이 될 수 있으며 바벨 힙 쓰러스트과 비교하여 몇 가지 독특한 장점을 가지고 있다. 그 특징의 첫 번째는 움직임의 최종 신전(폄) 지점에서 무릎이 상대적으로(완전히 신전되어 있진 않다) 곧게 펴진 자세로 유지되는 것이다. 최대 속도로 선수가 달릴 때 발이 지면에 닿는 구간에서 다리는 어느 정도 펴진 상태를 유지하며 이것은 45도 백 익스텐션의 무릎 각도와도 유사하다. 따라서 둔근-햄스트링 복합체에 최대 속도의 지면 접촉 시점과 같은 고유의 자극을 제공할 수 있다. 두 번째 특징은 전정 기관과 신경 입력이 바벨 힙 쓰러스트에 비해 더 수직적이다(힙 쓰러스트는 누워서 수행되지만 45도 백 익스텐션은 좀 더 서 있는 자세에서 신경 자극이 전달됨을 의미한다). 따라서 가속에서 경험할 수 있는 실제 신체 자세와 좀 더 유사한 상황

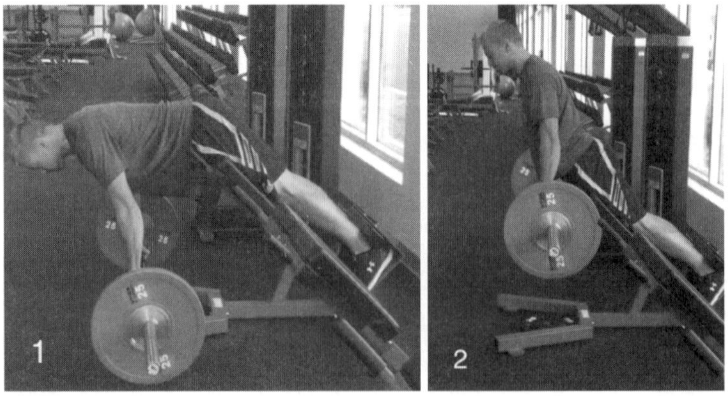

그림 7.17 45도 백 익스텐션. 사진 속의 선수는 요추의 곡선에 더 초점을 맞추어 햄스트링보다는 허리의 활성화를 추구하고 있다.

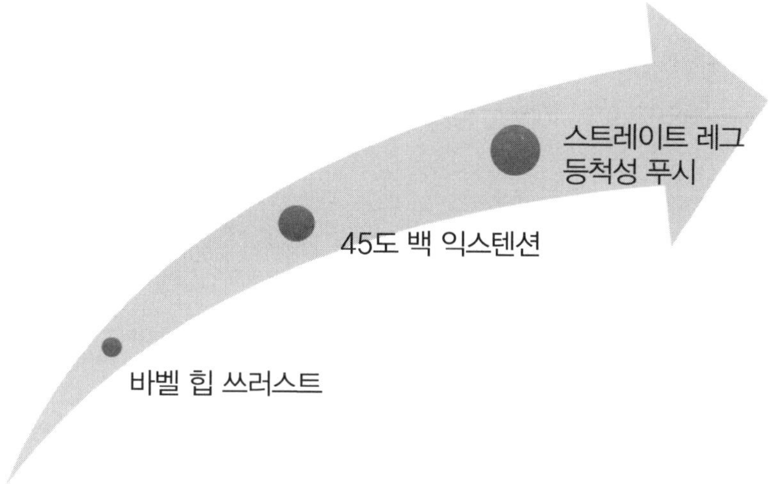

그림 7.18 스프린트를 위한 후방 사슬 운동 진행 과정

을 만들 수 있다. 이 리프팅은 또한 발의 위치와 자세에 따라서 둔근, 햄스트링 및 내전근 등의 다양한 근육에 다른 자극을 줄 수 있다. 45도 하이퍼 익스텐션은 크리스 코피스트Chris Korfist가 가장 선호하는 운동이다. 크리스가 지도하는 선수들 중 100m를 10.5~10.8초 이내로 주파하는 선수들은 모두 엄청난 무게로 45도 하이퍼 익스텐션을 할 수 있다. 개인적으로 내가 좋아하는 운동 진행 과정을 그림 7.18과 같이 표현하였다.

싱글레그 백 익스텐션

앞서 함께 소개된 여러 종류의 엉덩관절 신전 운동의 마지막 동작은 싱글레그 백 익스텐션이며 글루트 햄 머신이나 45도 백 레이즈로 수행될 수 있다. 이 움직임은 양측 다리를 모두 사용한 동작보다 더 많은 근력을 필요로 하며 햄스트링 스트렝스 발달에 큰 영향을 준다. 근육학적으로 둔근은 매우 강한 부분이지만 햄스트링이 약한 선수들에게는 상대적으로 둔근의 부담을 가중시킬 수 있다. 스피드를 중요시 여기는 운동선수들에게 싱글레그 백 익스텐션이 필요한 이유가 여기에 있는데 햄스트링과 둔근 간의 최적의 수축 비율을 연습할 수 있다. 무릎을 완전히 신전(폄)한 상태에서는 햄스트링의 자극이 감소하고(그림 7.19), 무릎을 약간 구부리면 햄스트링이 짧아지고 자극이 증가하여 요추 부분의 부담이 줄어든다.

다이내믹 스쿼티드 런지

다이내믹 스쿼티드 런지는 수평 스피드, 특히 가속 및 '게임 속도' 향상에 도움을 준다. 또한 무게중심이 낮은 상태에서도 몸통을 수직으로 유지하면서 빠르게 움직이는 능력을 기르기 위해서 이용된다. 다이내믹 스쿼티드 런지 스쿼트 자세에서 가능한 폭발적이며 빠르게 런지 자세로 전환한다. 좀 더 자세히 설명하면, 150cm 정도의 천장이 있고 그 아래로 파워풀한 런지 동작을 취하는 것과 같다. 이 동작은 앞발의 강력한 전방 끌기 움직임이 있으며 낮은 자세가 유지됨으로써 뒷다리의 푸시 동작이 실

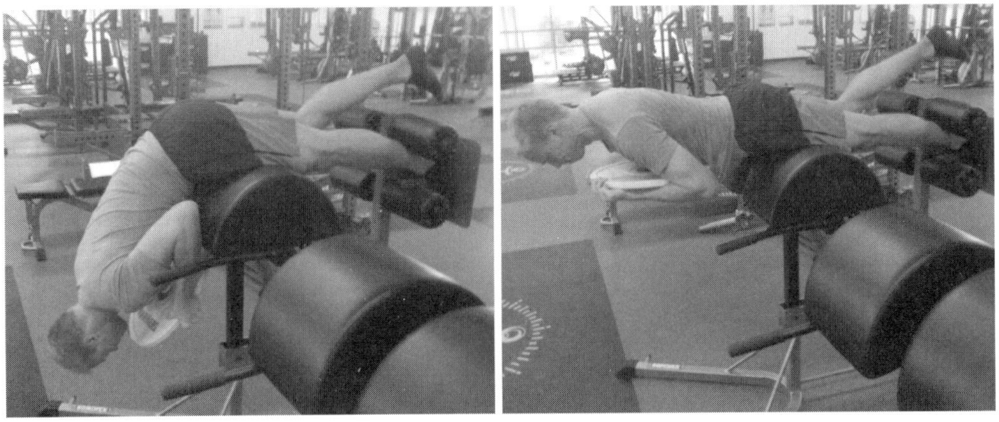

그림 7.19 싱글레그 백 익스텐션. 이 움직임은 한 다리로 수행되기 때문에 엉덩관절 신전 동작이 더 어렵다. 따라서 너무 이른 시기에 중량을 올려 부하를 가중시켜서는 안 된다. 빠른 시기에 가해지는 중량은 엉덩관절의 신전이 아닌 요추 부분의 보상작용 움직임으로 이어진다. 보상으로 인한 척추기립근의 단축 강화 현상은 스피드로의 정전이에 부정적인 영향을 미친다. 싱글레그 백 익스텐션은 수평 백 익스텐션(GHD)에서 수행될 수도 있으며 또한 45도 각도의 장비에서도 진행될 수 있다.

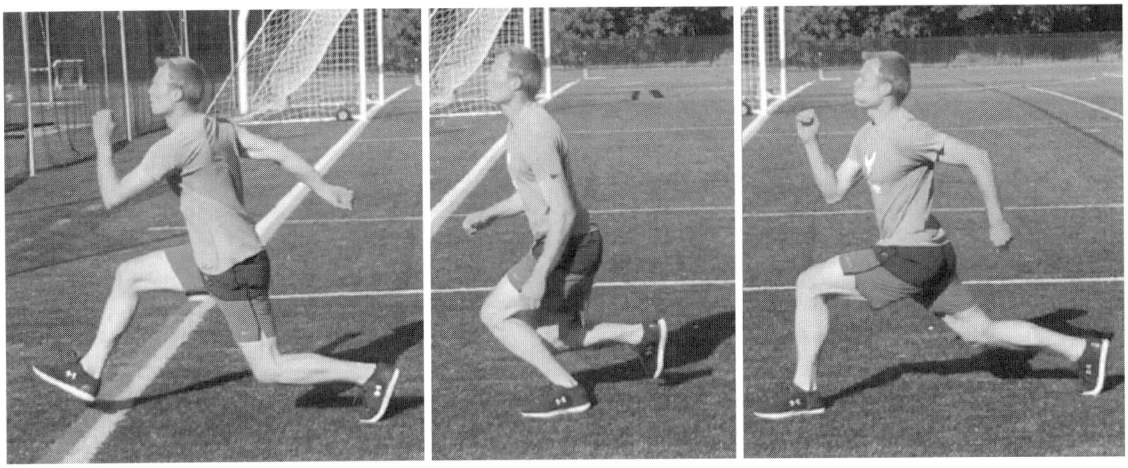

그림 7.20 낮은 스쿼티드 런지는 신체 무게중심이 낮은 상태에서의 스트렝스와 운동 신경 조절에 도움을 주며, 이것은 가속 및 푸시(뒷다리) 능력 개선에 영향을 준다. 이번 장에 소개된 여러 종류의 런지 중 가속과 가장 연관성이 깊은 런지이다.

제 스프린트와 비슷한 각도를 보이는 경향이 있다(그림 7.20 참조. 높은 자세tall lunge 런지와 비교하여 뒷다리의 푸시 각도를 유심히 관찰해보라). 이 운동은 또한 앞발의 회내를 유발하여 실제 운동선수의 가속에서 보이는 발 움직임을 미리 연습할 수 있다는 장점이 있다.

7.3 편심성 무릎 굽힘 훈련

스피드를 위한 햄스트링 훈련은 스프린트와 빠른 스피드 움직임에서 실제 햄스트링이 작용하는 방식에 기반해야 하며 기본적으로 빠른 스피드와 편심성 무릎 굽힘 운동 방식으로 나뉜다. 달리면서 스피드가 더해지고 최대 속도에 가까워질수록 햄스트링에 가해지는 힘이 크게 증가한다. 햄스트링을 가장 스프린트 특이적으로 발달시키는 운동은 스프린트 그 자체이다. 하지만 더 강력한 햄스트링 근육과 근막 복합체를 생성하는 방식으로 과부하를 만들어 부상을 예방하고 스피드를 향상시키는 다른 종류의 특이적 운동을 사용할 수 있으며 그중 대표적으로 스피드 훈련에서 운동선수에게 주로 사용되는 무릎 굽힘 운동은 다음과 같다.

- **노르딕 햄스트링 및 보조 형태**
- **등척성 노르딕 햄스트링**
- **글루트 햄 레이즈**
- **레이저 컬 및 보조 레이저 컬**

위와 같은 운동 중 특히 노르딕 햄스트링은 햄스트링의 부상 예방에 효과가 탁월한 것으로 입증되었지만, 플라이휠 기반 레그컬flywheel-based leg curl과 같은 운동 또한 편심성 과부화를 통해 스프린트 스피드 향상에 도움을 주는 것으로 알려져 있다.[48]

노르딕 햄스트링

스포츠 퍼포먼스를 위한 특이적 햄스트링 훈련의 대표는 '노르딕 햄스트링'이지만 운동 강도가 매우 높기 때문에 대부분의 사람들을 비롯한 초보 운동선수들에게 어려운 동작이다. 이 운동은 높은 강도와 더불어 무릎 뒤쪽 연부 조직 및 결체 조직에 큰 부담을 준다. 완전한 가동범위의 노르딕 햄스트링 컬을 위해서는 초기 단계의 운동과 중급 이상 단계의 동작을 연결해줄 운동 진행 과정이 필요하다. 과정의 첫 번째 운동은 낮은 수준에서 진행되는 '전통적인' 햄스트링 운동으로서 피지오볼 레그컬, 글라이딩 햄스트링, 슬라이딩보드 햄스트링 컬 등이 있다. 선수들이 이런 전통적인 햄스트링 운동에 능숙해지면, 노르딕 햄스트링의 '보조' 형태 훈련을 시작하여 단계적으로 강도를 증가시킨다. 완전한 노르딕 햄스트링은 무릎을 꿇은 자세로 발목을 고정한 다음 신체를 일직선으로 유지하면서 무릎을 신전

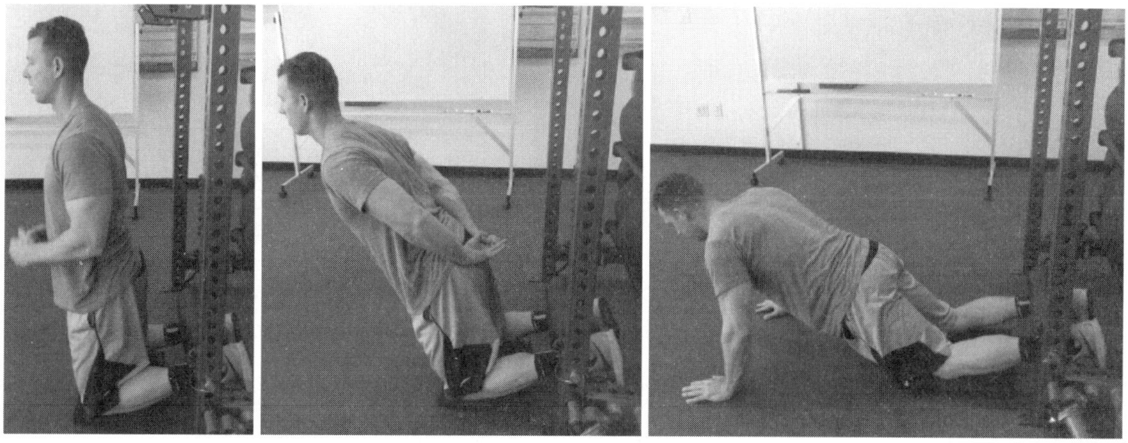

그림 7.21 노르딕 햄스트링 컬의 주의점. 일직선을 유지하지 못하고 앞으로 기울어진 몸통은 햄스트링이 아직 완전하게 단련되지 않았음을 보여주는 지표이며, 요추의 과도한 후만은 허리가 중립을 유지하지 못함을 나타낸다.

48. Tous-Fajardo, Julio, et al. "The Flywheel Leg-Curl Machine: Offering Eccentric Overload for Hamstring Development." *International Journal of Sports Physiology and Performance,* vol. 1, no. 3, 2006, pp. 293–298.

(펌)시키고(레이저 컬처럼 엉덩관절 굴곡 동작이 없다), 몸통을 바닥 쪽으로 낮춘다. 몸통이 제어 가능한 위치까지 내려간 후, 몸을 떨어뜨려 반동적인 팔굽혀펴기를 통해서 다시 처음 자세로 돌아온다. 오직 '편심성' 구간만 존재하도록 조절한다.

노르딕 햄스트링은 햄스트링 부상 방지[49]와 스피드 퍼포먼스[50]에 놀라울 정도로 효과적인 운동이다. 이 움직임에서 관찰되는 관절 토크와 힘(정강이를 통한 햄스트링의 편심성 제어)이 스프린트의 스윙 구간에서 보여지는 메커니즘과 유사하기 때문이다. 실력이 좋은 상위권 기록을 가진 육상 선수들은 바벨 스트렝스 훈련의 능숙도와 상관없이 엄청난 스트렝스와 제어 능력을 통해 노르딕 햄스트링 운동을 천천히 수행할 수 있다. 노르릭 햄스트링에서 필요한 운동 강도(힘)는 실제 최대 스피드 스프린트에서 가해지는 힘과 비슷한 수준이어야 한다. 햄스트링이 이 정도의 힘을 컨트롤할 수 없다면, 뇌는 하체로 가는 파워를 차단하고 선수의 스피드에 제한을 '설정'할 것이다.

편심성 무릎 굽힘을 강력하게 조절할 수 있는 특이적 능력이 없는 상태에서 수행되는 고중량의 스쿼트와 데드리프트는 운동선수의 최대 속도 도달에 충분한 역할을 하지 못하고 부상의 위험을 증가시킨다. 점프를 잘하는 선수들 중 스프린트 스피드가 비례하지 못하는 선수들은 보통 둔근의 스트렝스가 좋지만 햄스트링이 약한 경우가 많다. 이것을 둔근과 척추기립근 우세라고 표현하는데, 웨이트 룸에서 다관절 리프팅을 하는 동안 같은 현상이 나타날 수 있다. 이런 경우 특이적 햄스트링 훈련이 필수적으로 병행되어야만 더 빠른 스프린트를 기대할 수 있다. 많은 운동선수들이 장딴지근과 척추기립근의 과수축을 통해서 상대적으로 약한 햄스트링을 보상한다. 이와 같은 과수축을 보이는 선수들은 대부분 햄스트링이 지속적으로 길어진 상태를 유발하는 골반 전방 경사를 가지고 있다. 따라서 대부분의 동작에서 햄스트링의 운동단위 동원이 이루어지지 않는다. 발가락을 저측굴곡시킨 상태에서 골반을 중립으로 유지하고 수행되는 노르딕 햄스트링은 골반의 위치와 햄스트링을 회복하는 데 큰 도움을 준다(그림 7.22). 종아리가 지나치게 발달한 선수들은 햄스트링 기능이 약할 확률이 높기 때문에 움직임을 보조할 고무 밴드를 필요로 한다.

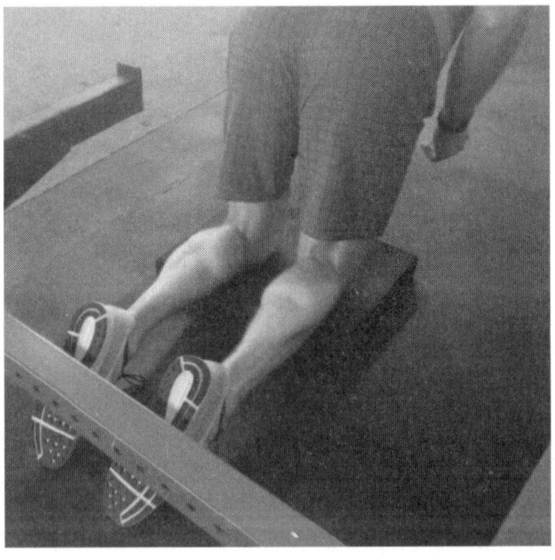

그림 7.22 발가락의 족저굴곡은 햄스트링을 위해서 과보상되는 하부 다리(종아리 및 발목)의 하향 조절에 도움을 주어 햄스트링에 집중할 수 있도록 해준다.

햄스트링을 구성하는 모든 근육들의 스트렝스 출력이 동일하지 않기 때문에 발의 자세를 다르게 하는 것도 중요하다. 특히, 대퇴이두근은 자주 긴장되어 부상을 입을 수 있는 근육이기 때문에 발을 바깥쪽으로 돌리고 노르딕 햄스트링을 진행하는 것이 대퇴이두근 강화에 도움이 될 수 있다. 선수들을 지도할수록 발을 바깥쪽으로 돌리는 방식이 대퇴이두근 강화에 큰 도움이 된다는 사실을 깨닫게 되었다. 비시즌 초기 훈련 기간에는 햄스트링의 내측 근육(반건양근, 반막양근) 강화

49. Al Attar, W.S.A., et al. "Effect of Injury Prevention Programs That Include the Nordic Hamstring Exercise on Hamstring Injury Rates in Soccer Players: A Systematic Review and Meta-Analysis." *Journal of Science and Medicine in Sport,* vol. 20, 2017.

50. Ishøi, Lasse, et al. "Effects of the Nordic Hamstring Exercise on Sprint Capacity in Male Football Players: A Randomized Controlled Trial." *Journal of Sports Sciences,* vol. 36, no. 14, 2017, pp. 1663–1672.

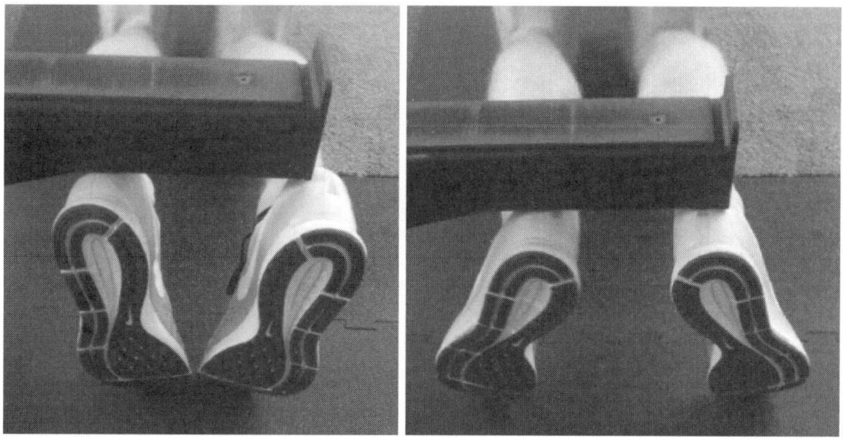

그림 7.23 발의 내회전 및 외회전은 햄스트링 근육군의 각기 다른 부분에 영향을 미치며, 선수의 햄스트링 상태에 따라 적절하게 이용할 수 있다.

에 중점을 두는 편인데, 두 근육의 훈련을 위해서는 발을 안쪽으로 돌려 진행하면 된다. 이렇듯 발의 위치와 자세에 따라 햄스트링의 근육을 달리 자극할 수 있다.

노르딕 햄스트링 변형 동작

노르딕 햄스트링 변형 동작은 전통적인 노르딕 햄스트링을 잘 수행할 만큼 충분한 힘을 갖추지 못한 선수를 위해 고안된 동작이다. 이 동작은 조금 더 쉽게 노르딕 햄스트링을 수행할 수 있도록 만들어졌으며, 햄스트링의 특이적 길이 적응을 연습할 수 있는 굉장히 좋은 움직임이다. 노르딕 햄스트링 변형 동작은 브레트 콘트레라스에게 배운 운동으로서 엉덩관절 앞쪽을 45~60도 정도 굽혀서 아래로 움직인다. 이 굽힘 동작은 노르딕 햄스트링을 좀 더 쉽게 만들어 선수에게 더 넓은 운동 범위를 허용할 뿐만 아니라 글루트 햄 레이즈의 맨 아래 자세처럼 햄스트링 길이를 더 연장할 수 있다. 햄스트링 길이의 연장은 햄스트링 움직임의 편심성 이점을 강화하며 달리기의 초기 스윙 구간과 후기 스탠스 구간에서의 관절 위치에 어느 정도의 특이성을 추가할 수 있다. 햄스트링의 운동단위 동원이 잘 되지 않고 골반이 전방으로 기울어진 상태의 선수는 전형적인 노르딕 햄스트링 동작 중 종아리와 허리를 너무 많이 사용할 수 있기 때문에 변형 동작을 이용하여 충분히 연습하는 것이 좋다.

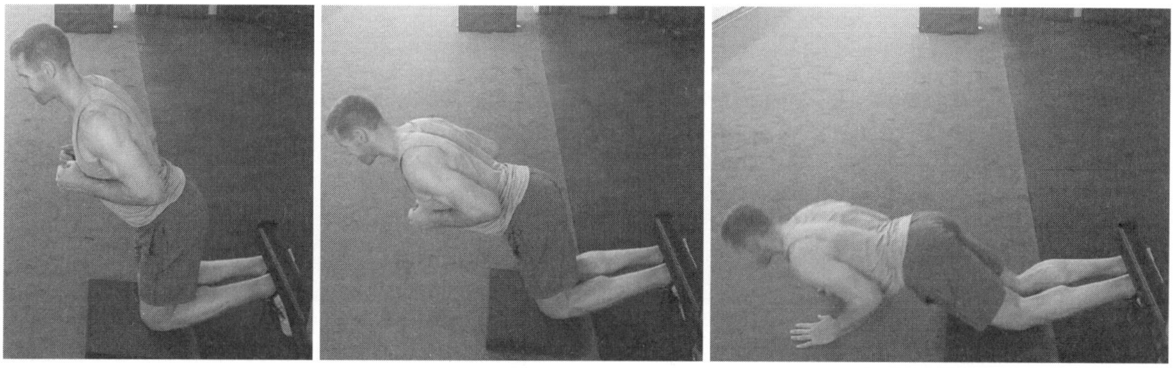

그림 7.24 노르딕 햄스트링 변형 동작(굽힘)

보조 노르딕 햄스트링

보조 햄스트링은 일반적인 노르딕 햄스트링과 동일한 방식으로 움직이지만, 탄성 밴드를 사용하여 선수가 바닥까지 좀 더 쉽게 내려갈 수 있도록 돕는다. 노르릭 햄스트링은 몸통이 바닥과 가까워지면서 무릎이 신전되는 정도에 따라 관절에 가해지는 토크의 양이 달라진다. 무릎을 최대한 신전할 수 있는 능력이 부족한 선수에게 탄성 밴드를 이용한 방법은 보다 넓은 운동 범위를 허용하여 더 높은 수준의 근육 제어를 시도할 수 있도록 도와준다. 무엇보다도 가장 큰 장점은, 운동 초기 신전 운동 범위가 적으며 수행 능력이 부족한 선수들의 햄스트링이 스포츠에서 특이적으로 작용할 수 있는 정도의 스트렝스 수준으로 발달할 때까지 지속적으로 진행할 수 있다는 점이다.

글루트 햄 레이즈

글루트 햄 레이즈, 줄여서 'GHRGlute-Ham Raise'은 스트렝스 & 컨디셔닝 분야에서 매우 중요한 햄스트링 운동이다. 노르딕 햄스트링보다 강도가 낮아 접근하기 좋고 햄스트링 근육이 길어진 상태에서 훈련하기 적합한 운동이며 초보자와 상급자를 아우르는 접근성이 높은 동작이다. GHR을 수행하기 위해서는 글루트 햄 레이즈 머신이 필요하다. 얼굴을 바닥으로 향하고 발목을 둥그런 받침대에 걸고 몸을 똑바로 세운다. 햄스트링에 힘을 준 상태에서 몸통과 지면을 수평으로 유지하고 엉덩관절을 구부

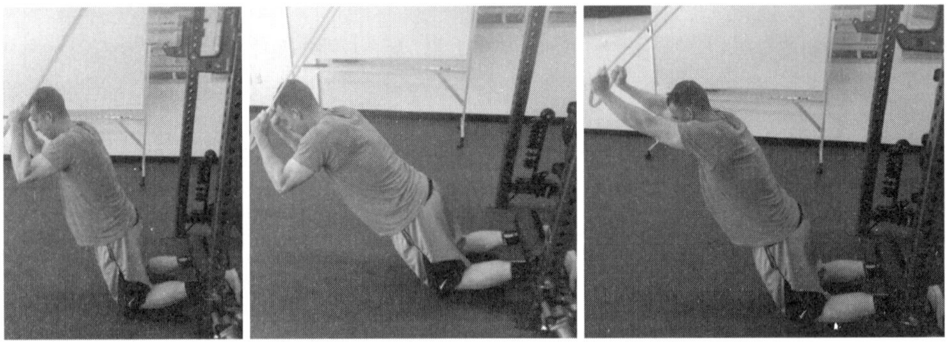

그림 7.25 보조 노르딕 햄스트링 컬은 완전한 운동 범위의 노르딕 햄스트링 컬까지 이어주는 훌륭한 '연결 다리' 운동이다. 일반적인 노르딕 햄스트링 컬을 수행할 때 무릎 각도가 95~100도를 넘지 못하고 감속하게 되면 탄성 밴드를 이용한 보조 노르딕 햄스트링 컬을 사용하는 것이 좋다.

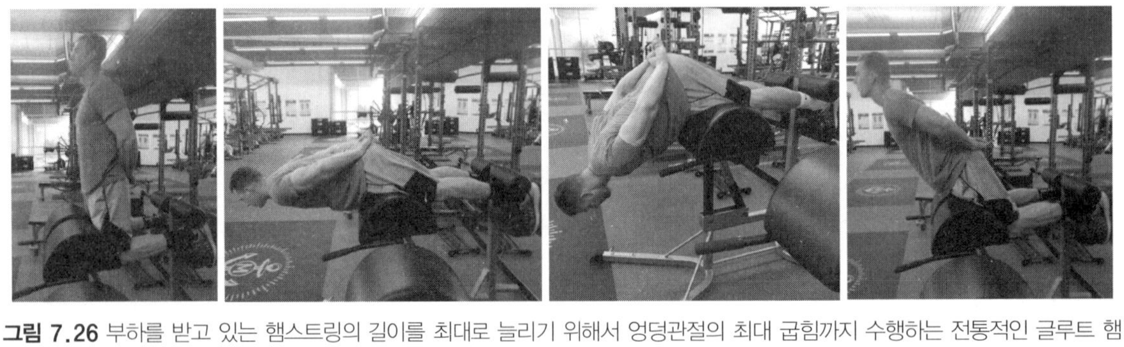

그림 7.26 부하를 받고 있는 햄스트링의 길이를 최대로 늘리기 위해서 엉덩관절의 최대 굽힘까지 수행하는 전통적인 글루트 햄 레이즈.

리면서 몸통과 얼굴이 바닥으로 향한다. 이후 햄스트링에 힘을 준 상태에서 다시 상체를 일직선으로 위로 올리는데 이때 무릎의 굽힘이 필요하다.

레이저 컬

'레이저 컬'로 알려진 '패러럴 글루트 햄 레이즈'는 기존의 글루트 햄 레이즈를 훌륭하게 변형한 형태이다. 레이저 컬은 할 수 있는 한 최대의 햄스트링 근육 운동 범위를 사용하는 동작으로서 무릎과 엉덩관절로 이어지는 두 관절 근육 그룹의 최대 범위와 최대 힘을 발휘할 수 있는 운동이다. 역시나 GHR 머신을 사용하거나 파트너가 발목 부분을 잡아주고 수행된다.

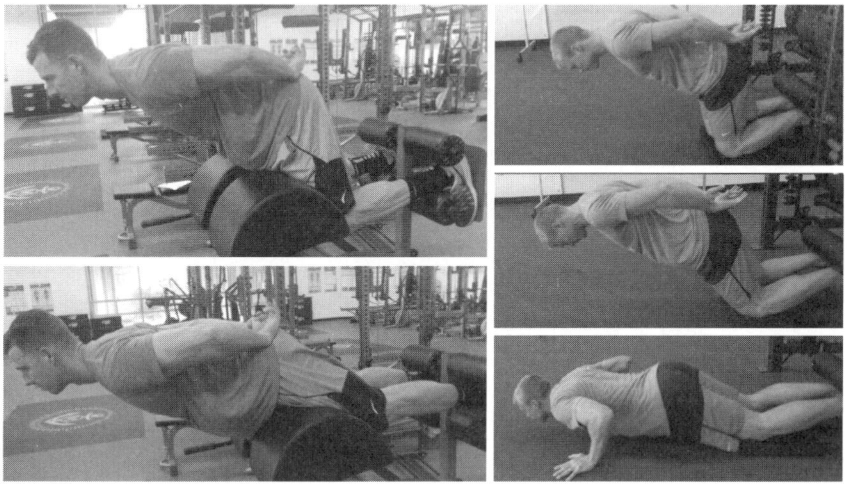

그림 7.27 레이저 컬은 GHR(쉬운)과 노르딕 햄스트링(더 어려운) 상태에서 시작된다.

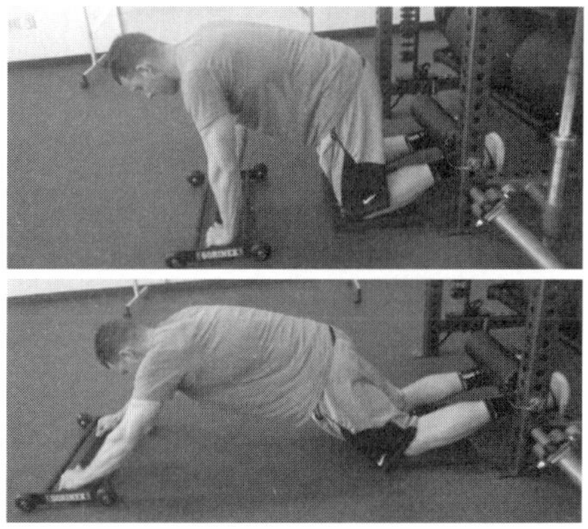

그림 7.28 보조 레이저 컬

선수는 다리가 다 펴질 때까지 몸통을 앞으로 쭉 펴고 몸통과 바닥이 평행으로 유지한다. 이후 노르딕 햄스트링 변형 동작과 비슷한 출발 자세로 돌아온다. 보통 전통적인 글루트 햄 레이즈를 무리 없이 10회 이상 반복할 수 있는 선수들이 이 운동을 시작할 수 있다.

레이저 컬의 보조 형태로 롤러나 슬라이더를 이용할 수 있다. 롤러를 지렛대로 사용하여 다리 각도가 150~160도까지 펴질 때까지 몸통을 앞으로 쭉 뻗고 다시 시작 위치로 되돌아간다. 슬라이더를 잡고 있는 팔은 햄스트링에 부족한 힘을 보충할 것이다. 팔의 버티는 힘에 따라 햄스트링에 가해지는 압력이 달라진다. 이러한 보조 형태의 운동은 골반을 제어하기 위해 햄스트링과 복부 근육이 함께 작용하는 동작으로서 내가 가장 좋아하는 움직임 중 하나이다.

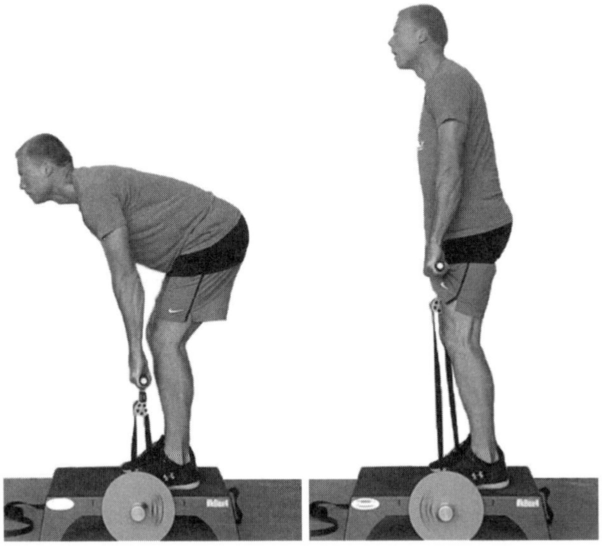

그림 7.29 kBox 루마니안 데드리프트는 후방 사슬과 근위 햄스트링 부착부에 강한 영향을 미친다.

관성 햄스트링 훈련

전통적인 바벨 햄스트링 훈련은 움직임의 동심성 측면을 강조한다. 하지만 관성을 이용한 훈련은 편심성 부하에 대한 수요가 높기 때문에 매우 효과적으로 햄스트링을 단련할 수 있다. 관성 햄스트링 훈련과 플라이 휠 운동은 전통적인 노르딕 햄스트링의 동작을 위한 단계적 운동 진행 과정과 변형 동작으로서 훌륭한 대안이 될 수 있다. 위의 그림은 경량 휠light wheel이 장착된 kBox4 루마니안 데드리프트이다. 이 운동은 이 장에서 소개된 햄스트링 운동들처럼 편심성 무릎 굽힘 운동은 아니지만 후기 유각기 구간으로 전이될 수 있는 강력한 햄스트링 자극을 제공한다. 무릎 굽힘을 강조하기 위한 관성 훈련 방식(사진에 없음)은 특히 더 강력한 자극을 주며, 앞서 언급한 투스 파하드로의 연구에서 강하게 강조된 것처럼 부상에 대한 회복 탄력성을 향상시킬 수 있을 뿐만 아니라 운동선수의 러닝 스피드를 높일 수도 있다.

7.4 고관절 굽힘근 스트렝스와 패턴

마지막으로 다룰 특이적 운동은 엉덩관절 굽힘 운동이다. 나는 솔직히 운동선수에게 스프린트 이외의 엉덩관절 굽힘근 훈련을 할 필요가 없다고 믿었다. 그러나 내가 스트렝스 코치로 근무하고 있던 팀의 육상 트랙 코치로부터 케이블을 기반으로 한 엉덩관절 굽힘근 운동을 중장거리 선수들의 훈련 프로그램에 통합해달라는 요청을 받고 점차 변화를 주기 시작하였다. 몇 달 동안의 엉덩관절 굽힘근 훈련을 적용한 후 나는 아주 만족할 만한 훈련 성과에 대한 피드백을 받았고, 선수들의 기록이 좋아진 것을 발견하게 되었다(엉덩관절 운동의 직접적인 결과). 비록 다양한 요인들이 통합되어 좋은 결과로 이어질 수 있지만, 확실한 건 엉덩관절 굽힘 운동이 퍼포먼스에 악영향을 미치진 않았다는 것이다. 엉덩관절이 과신전되지 않으면서 강력한 가속을 유지하는 선수들(단거리 스프린트)에게는 추가적인 엉덩관

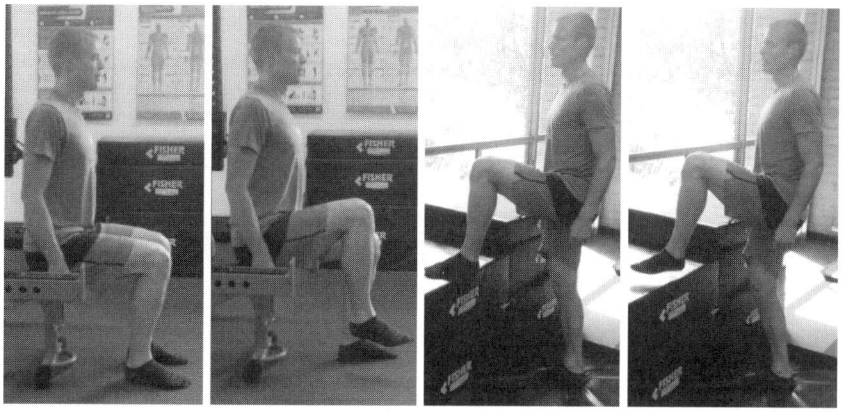

그림 7.30 일반적인 엉덩관절 굽힘근(장골) 운동은 관절구(엉덩관절 소켓Acetabulum)에서 대퇴 골두의 제어 및 '중심화' 향상을 위한 엉덩관절 굽힘 훈련의 좋은 초기 운동이다.

절 굽힘 운동이 필요하지 않다고 생각하며 웨이트 룸에서 수행되는 육상을 위한 갖가지 잘못된 머신을 사용하기 전에 반드시 이 점을 고려해야 한다. 반면 장거리 달리기 선수들의 경우 가속 발달의 질적 요소가 많지 않기 때문에 약간의 기본적인 엉덩관절 굽힘 훈련은 좋은 영향을 미칠 수 있다.

> *관절구Acetabulum 중심화 운동을 통한 둔근의 발사*
> *한 다리를 이용한 엉덩관절 교정 운동은 대퇴골의 관절 중심화를 달성하는 매우 강력한 훈련 방법이다.*

일반적으로 엉덩관절 굽힘근(장골)의 긴장도와 기능은 관절의 중심화를 돕고 더 나은 둔근의 수축을 유도할 수 있다. 좀 더 구체적으로 설명하면, 웨이트 룸에서 훈련으로 달성되는 적절한 엉덩관절 굽힘근의 장력과 기능은 골반의 전방 전위 등과 같은 보상작용을 방지할 수 있다. 엉덩관절의 굽힘근 중 장요근이 주동근으로 사용되어야 하지만 다른 근육들의 보상작용으로 인해 다양한 골반의 역학적 문제들이 발생할 수 있다. 위 그림과 같이 앉거나 서 있는 상태에서 장요근을 올리는 동작은 엉덩관절의 기능적 측면에 도움을 준다.

엉덩관절 굽힘근 구동을 위한 케이블 운동

단순히 발목에 케이블을 연결하고 무릎을 신체의 뒤에서부터 앞으로 회전하듯이 위로 올리는(굽힘) 동작을 반복하는 것은 엉덩관절의 굽힘근을 발달시키는 좋은 방법이 아니다. 데릭 헨슨Dereck Hansen은 어떠한 방식으로 엉덩관절 굽힘근 그룹을 훈련해야 하는지 다음과 같이 설명하고 있다.

> "강하고 더 파워풀한 엉덩관절 굽힘근을 가지고 있으면 더 빠른 스프린트 선수가 될 수 있다는 생각은 어느 정도 일리가 있지만 좀 더 신중하게 생각해볼 필요가 있다. 다리가 지면과 접촉할 때 발생하는 탄성 반응(지면반력)과 스윙 구간에서 뒷발이 빠르게 회수되어 신체의 앞부분에서 무릎이 높아지는 동작 사이에는 상당한 연관성이 있다. 찰리 프란시스Charlie Francis는 러닝 메커니즘 사이클에서 발을 수직으로 지면에 내리꽂는, 하향 수직 힘이 충분히 강하고 적절한 하체의 탄성력을 가지고 있다면 신체의 앞부분에 충분한 무릎의 높이를 확보하는 엉덩관절 굽힘 동작(지면을

딛고 난 후 지면반력을 이용하여 다리가 뒷부분으로 향하고 반동을 이용하여 빠르게 신체의 앞부분으로 회수되는 과정)은 아주 자연적으로 그리고 자동적으로 달성할 수 있다고 단정한다. 독립적인 엉덩관절 굽힘근 그룹 훈련도 좋지만 스프린트 그 자체에 내재되어 있는 움직임 특성을 잘 활용하고 실행하여 더 나은 메커니즘으로 잘 달릴 수 있는 활동을 찾아야 한다."

우리는 중간 입각기에서 발생되는 강력한 탄성 요소가 신체의 뒷부분으로 보내진(유각기) 발뒤꿈치의 빠른 회수에 큰 영향을 미친다는 것을 알고 있다. 스프린트 움직임은 너무 많은 근육과 관절의 움직임 그리고 신경적 요인을 내재하고 있다. 이렇듯 복잡한 과정의 스프린트 발달을 위해서 웨이트 룸부터 바라보는 것은 옳지 못한 태도이다. 스프린트에서 엉덩관절 굽힘 동작은 매우 특이적이다. 단순하게 굽힘 동작을 수행하는 것이 아닌 실제 스프린트에서 발생하는 운동 강도와 하체 위치를 고려해야 한다. 적절한 방법으로 수행된 케이블 엉덩관절 굽힘 무릎 구동 운동은 스프린트의 실적 요인을 충족시킬 수 있다. 케이블 엉덩관절 굽힘 무릎 구동 운동은 스프린트 감각 입력뿐만 아니라 신장 부하를 받는 자세에서 엉덩허리근 복합체(장요근)의 수축력을 향상시켜준다. 스트랩을 사용하여 케이블에 발목을 고정시킨 후 실제 러닝에서 나타나는 동작과 마찬가지로 발을 뒤로 길게 뺀다. 이후 햄스트링을 접듯이 강하게 엉덩관절을 굽힘시켜 무릎을 높게 올린다. 가급적 아무것도 잡지 않은 상태에서 머리와 몸통의 균형을 잡고 수행해야 하지만 다른 선수나 고정되어 있는 기둥을 잡고 진행될 수도 있다.

일반적으로 장거리 달리기 선수들은 장요근과 둔근 복합체가 매우 약하기 때문에 이런 종류의 운동은 크게 도움이 되며 스프린트 자세의 교정이 필요한 선수들에게도 유용하게 사용될 수 있다. 하지만 스프린트 선수에게 엉덩관절 굽힘근 그룹의 강화를 위한 첫 번째는 좋은 달리기 자세이며 지면의 힘을 제대로 이용하는 강한 움직임이다. 엉덩관절 굽힘근 강화를 위한 움직임들의 일반적인 오류는 다음과 같다.

- **너무 무거운 무게를 사용한다.**
- **선수 신체의 뒷부분에서 발의 구동이 시작하는 것이 아니라 바로 지면에서 출발한다.**

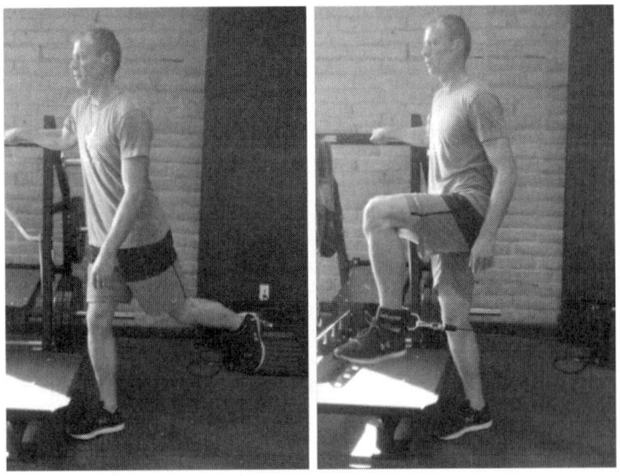

그림 7.31 케이블을 이용한 무릎 구동cable knee-drive

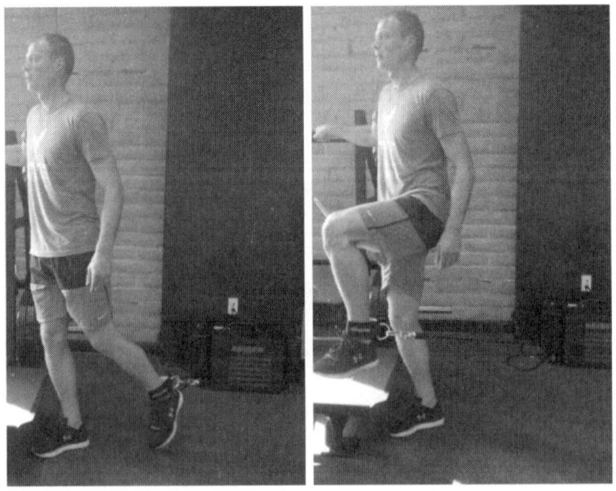

그림 7.32 장요근의 신장 부하 가 발생하지 않는 좋지 않은 시작 자세

- 골반이 과도하게 전방으로 기울어져 있으며 요추의 전만이 심하다.
- 동작의 최종 자세인 서 있는 자세에서 등이 굽는(둥근 등) 흉추 후만 보상이 발생한다.

위의 오류들을 주의하고 제거하면 효과적인 무릎 구동 운동을 할 수 있다. 만약 뒷발을 충분히 뒤로 보내지 않고 지면에서 바로 엉덩관절 굽힘을 시작한다면 장요근의 신장 부하 위치를 확보할 수 없게 된다. 결과적으로 엉덩관절 굽힘의 주동근인 장요근 대신 대퇴사두근, 내전근 및 다른 여러 부수적인 근육들의 보상작용으로 이어져 코치가 원하는 스프린트로의 전이는 발생하지 않는다. 고립적인 굽힘근 훈련 외에 필드 스피드 훈련 영역에서 일반적으로 수행되는 동작으로서 '무릎 높게 들기 러닝 기술'이 사용되며(스프린트 코치들에 의해 훈련 프로그램 말미에 권장된다), 이와 같은 종류의 러닝 행진 연습은 무릎의 높이를 유지하면서 장요근과 엉덩관절 굽힘근을 강화시키는 '특화된 스트렝스' 자극을 준다.

7.5 발의 스트렝스

'회전 토크의 생산'이라는 관점에서 당연히 다이내믹 스프린트 동작과 점프 운동을 통해 발의 스트렝스와 기능의 발달을 유도해야 한다. 하지만 발과 발바닥의 감각적인 측면을 고려한다면 맨발을 이용한 체중부하 운동 및 웨이트 룸 리프팅이 보조적인 역할을 할 수 있다. 특히 기본적인 발의 장력과 감각적인 특성이 부족한 선수들에게 더욱 필요하다. 앞으로 우리가 알아볼 발 기능을 위한 여러 가지 연습들은 기초적인 교정 동작에서 고급 훈련으로 이어진다.

- 발가락 신전-굽힘
- 후경골근 카프 레이즈
- 족저굴곡-등척성 푸시

운동선수의 발에 대한 많은 연구들은 특이적 발가락 굽힘 운동이 수평 점프 기능 발달에 상당한 영향을 미친다는 명백한 증거를 보여준다.[51] 발의 스트렝스 강화는 운동선수들에게 많은 이점을 제공하며, 발가락 강화는 발 전체의 장력을 향상시키는 첫 번째 조건이다. 9장에서 소개하는 홉스와 플라이오메트릭(특히 맨발로 수행하는 경우)과 마찬가지로 다음에 소개되는 '발 스트렝스' 훈련들은 중요한 훈련 방법 중 하나이다.

발가락 신전-굽힘(교정 단계)

발가락의 굽힘력이 제자리 점프에는 도움이 되지만 가속과 회내에서의 역할을 다시 한 번 생각해봐야 한다. 수정된 발가락 신전-굽힘 운동(2장 78쪽 참조)은 간단하며, 2장과 3장에서 설명했듯이 발가

51. Goldmann, Jan-Peter, et al. "The Potential of Toe Flexor Muscles to Enhance Performance." *Journal of Sports Sciences,* vol. 31, no. 4, 2013, pp. 424–433

락의 움직임이 비효율적이고 족저근막선이 적절하지 못한 선수에게는 훌륭한 교정의 출발점이 된다. 기본적으로 하루에 2~3분 정도 시간을 할애하는 것만으로도 발가락의 힘을 이용해 스피드 발달을 원하는 선수들에게 좋은 결과를 가져다줄 수 있다. 수정된 발가락 신전-굽힘 운동을 통해서 달리는 동안 '발가락으로 지면을 과도하게 움켜잡는' 현상을 피하고 뒷발의 기능을 보존할 수 있다(따라서 일반적으로 수건을 과도하게 잡는 발가락 운동은 피한다). 무엇보다도 근막의 예비 장력 능력을 향상시키기 위해서 이 운동을 사용하기 때문에 스프린트와 점프에서 발이 작용하는 미묘한 방식의 차이를 유지하는 것이 매우 중요하다.

후경골근 카프 레이즈(교정 단계에서 고급 단계로 전환)

후경골근 카프 레이즈(77쪽 참조)는 스프린트의 마지막 푸시 오프 동작에 큰 도움을 주며 러닝 동작에서 발 뒷부분의(아킬레스건에서부터 뒤꿈치까지 이어지는) 정렬이 좋지 않는 선수들에게 교정 운동으로 추천되는 정말 좋은 운동이다. 움직임 및 발 전문가인 에밀리 스플리샬Emily Splichal 박사는 "최적의 푸시 오프를 달성하고, '푸시 오프를 제대로 했을 때 보이는 하이기어'를 갖추는 능력은 후경골근의 올바른 쓰임과 연관되어 있다"라고 말했다. 스플리샬은 발 뒷부분을 빠르고 강하게 락아웃(엄지발가락의 위치와 평행하게 발뒤꿈치 부분을 강하게 외회전하여 고정시킴)시킨다면 달리기와 스프린트 움직임에서 발의 파워와 힘을 더 잘 활용할 수 있다고 설명하였다. 후경골근 카프 레이즈 운동은 '하이기어 러닝'을 위한 가장 좋은 방법이며 맨발의 발뒤꿈치에 테니스 공과 같은 작은 공을 끼워놓는 방식으로 수행된다. 중족골두 부분으로 지면을 강하게 누르고 양발의 뒤꿈치로 공을 강하게 쥐어짜주면서 지면에서 들어올린다. 이 동작은 후경골근을 강화시키고 움직임의 정렬을 바르게 한다.

스프린트 족저굴곡 등척성-푸시(고급 단계)

마지막으로 소개할 발 스트렝스 운동은 지금까지 소개한 운동들 중 가장 강렬하고 강력하다. 이 운동은 알렉스 나테라에 의해서 고안되었다. 힘을 측정할 수 있는 힘판을 바닥에 깔고 스프린트에서 가장 약한 연결 고리인 저측굴곡을 담당하는 근육들을 강조하면서 스프린트 구간에서 사용되는 근육들의 최대 운동단위 모집을 위한 자극을 생성한다. 스프린트 족저굴곡 등척성-푸시 동작을 수행하기 위해서는 고정되어 있는 바를 목 아래 부분에 견착시키고 발목이 족저굴곡되어 있는 상태에서 최대한 강력하게 3~10초 동안 밀어내면서 버틴다. 힘 측정판을 사용하기 때문에 힘을 수치화할 수 있으며, 만약 측정할 수 있는 장비가 없다면 파워랙 핀(받침대)에서 1~2cm 정도 위로 들어올리는 '기능적' 스타일로 수행할 수 있다(3~10초). 알렉스 나테라는 이런 종류의 훈련들이 잘 디자인된 스프린트 프로그램과 함께 수행될 때, 수직 스프링 능력이 부족한 선수들에게 최대 스피드

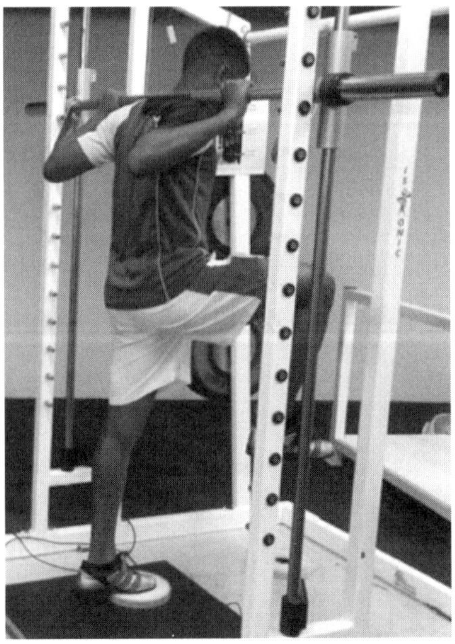

그림 7.33 최대 등척성 족저굴곡. 사진 제공: 알렉스 나테라

의 6%까지 향상시킬 수 있음을 증명하였다.

꼭! 기억해야 한다. 족저굴곡을 담당하는 근육들의 폭발적인 등척성 스트렝스 능력은 엘리트 스프린트 선수와 아마추어 스프린트 선수를 나누는 결정적인 요인이다. 당연히 동작에서 발생하는 파워를 평가할 수 있는 기구와 환경을 찾는 것이 중요하다. 특이적 스프린트 자세에서 등척성의 힘을 극복하는 훈련은 선천적으로 '근육 중심'의 스프린트 전략으로 치우쳐져 있는 선수들과 엉덩관절과 발이 아닌 무릎과 대퇴사두근 우세 보상 패턴으로 달리는 선수들이 지니고 있는 특징적인 달리기 자세(근육 슬랙이 나타나는)를 개선하고 보완하는 데 큰 도움을 준다. 발바닥의 앞쪽 내측 가장자리(엄지발가락 자체가 아님)를 이용한 지면에 대한 압박은 효과적인 회내 동작에 어려움을 겪는 선수들에게 좋은 교정 방법이 될 수 있다. 스프린트의 입각기에서 유각기로 이어지는 푸시 오프(발끝 밀기) 지점에서 무릎이 다 펴지는 것이 아니다. 무릎이 약간 구부러진 상태에서 입각기와 푸시 오프가 이루어진다. 따라서 무릎을 약간 구부린 상태에서 발 압력 훈련을 진행한다.

7.6 측면 사슬 운동

비록 직관적이지 않지만, 스프린트에서 관찰되는 움직임의 대부분은 시상면에서 발생하기 때문에, 달리기의 안정성과 기술 향상은 물론 부상 방지 차원에서 측면 움직임 사슬의 기능과 안정성이 가장 중요하다. 대체로 올바른 스프린트 기술을 찾는 데 어려움을 겪는 운동선수들은 보통 측면 사슬 근육 그룹이 약하거나 기능장애를 가지고 있다. 측면 사슬 역학은 달리기에서 다리가 교차되는 현상인 크로스오버 러닝 게이트crossover running gait와도 관련이 깊다. 측면 사슬 근육은 비골근, 대퇴 근막 장근, 중둔근, 요방형근으로 구성되어 있으며 근막 경선으로 서로 연결되어 있다. 선수에게 운동을 적용하기 전에 측면 사슬의 많은 기능들이 척추의 정렬에 달려 있음을 깨달아야 한다. 갈비뼈가 앞뒤로 압박되어 있어 하부 늑골이 들려 있는 형태의 비정상적인 정렬이 관찰되는 체간을 가지고 있는 선수에게 달리기나 걷기에서 둔근을 더 사용할 수 있도록 골반을 옆과 위로 높게 들어올리는 힙 하이크 동작은 매우 어렵다(척추의 정렬이 좋지 않은 선수들에게 크로스 오버 달리기 동작을 교정할 수 있는 힙 하이크 동작 역시 수행하기 어렵다). 척추가 비정상적으로 압박되어 잠겨 있는 상태에서는 이것을 해결할 수 있는 전문적인 자세 회복 운동이 필요하며, 이러한 노력 없이는 바른 자세로 달릴 수 없다. 균형 잡힌 측면 사슬을 만들기 위해서 선수들에게 사용되는 주요 운동은 다음과 같다.

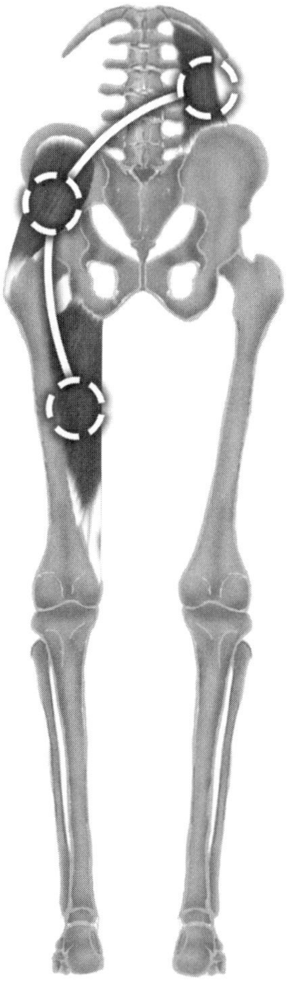

그림 7.34 측면 사슬 슬링 시스템

- **바벨 스텝업**
- **측면 슬라이드보드 런지**

• 엉덩관절 내전 및 외전 운동

바벨 스텝업

바벨 스텝업은 측면 사슬과 연계하여 둔근과 대퇴사두근의 스트렝스와 기능의 최적화가 필요한 선수들을 위한 운동 학습 훈련이다. 싱글레그 점프력도 향상시키지만 강한 햄스트링을 가진 반면 안정성이 약해 부상의 위험이 있는 선수들에게 특히 더 도움이 된다. 스텝업 운동의 본질적인 역할은 엉덩관절의 신전과 측면 사슬의 통합적 결합이며 30~40cm 박스를 밟으면서 덤벨이나 바벨을 사용하여 수행한다. 박스의 높이를 낮추고 바벨이나 덤벨의 무게를 더 올리는 것은 크게 도움이 되지 않고 본래의 목적을 벗어난 것이다. 이 운동의 주목적은 중량을 올리는 것이 아닌, 플라이오메트릭이나 스프린트 특이적인 등척성 관절 각도를 극복하는 것이기 때문이다(낮은 박스는 스프린트 특이적인 앞발의 관절 각도가 생성되지 않는다). 고중량으로 바벨 박스 스텝업을 고집하는 선수 중 균형을 잡지 못해 넘어져 부

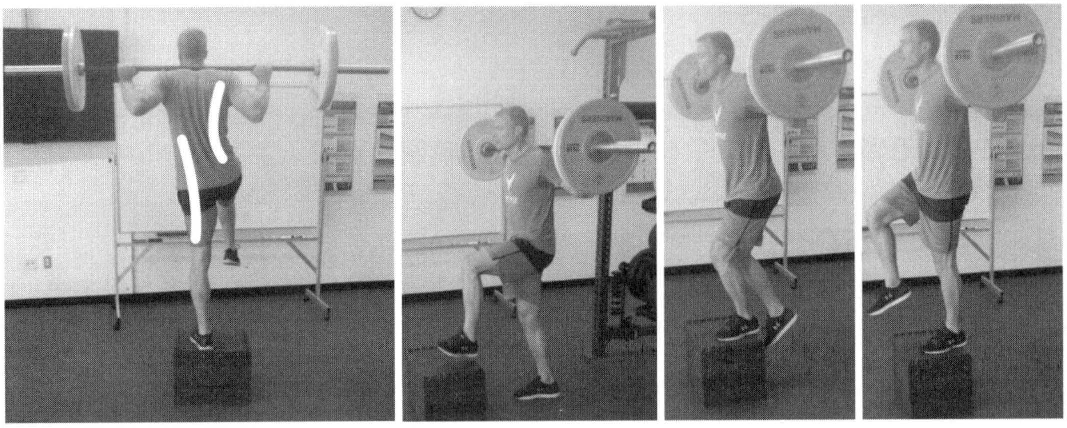

그림 7.35 바벨 스텝업은 측면 스트렝스와 안정성을 요구한다. 머리 아래 일직선 밑으로 발이 위치하고 있음을 주목해야 한다.

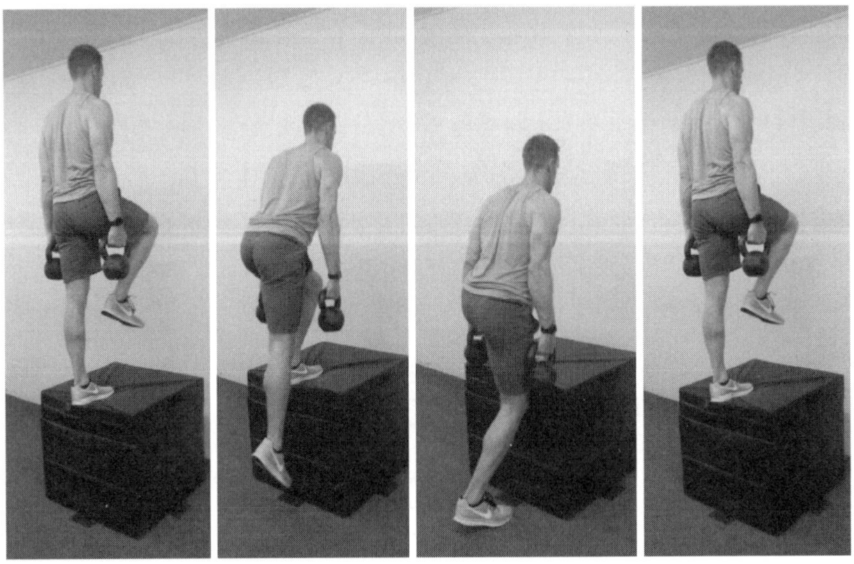

그림 7.36 높은 박스 스프린터 스텝업

상을 당해 시즌 아웃을 당한 선수들도 많다. 따라서 절대적인 한계 무게까지 도전하는 운동과는 거리가 멀다.

'높은 박스' 스텝업 운동을 하기 위해서는 케틀벨이나 덤벨을 양손에 드는 것이 안전하고 효과적이다. 어떤 종류의 스텝업을 수행하든, 올라가는 구간에서 뒷다리의 발뒤꿈치가 지면에 닿지 않도록 하여 발목의 강성을 강화한다. 올라가는 움직임에서 앞다리의 힘과 뒷다리의 발목 강성을 만드는 일거양득의 효과를 노려야 한다. 앞다리에 힘을 주고 올라가는 구간에서는 측면 사슬의 안정성에 집중하고 처음 준비 자세로 돌아오는 하강 구간에는 발목의 강성을 이용한다. '스프린터 스텝업'은 가장 많이 사용되는 스텝업 변형 동작이다. 높은 박스를 사용하면 처음에는 앞다리의 힘으로 올라가고 이후 뒷다리의 폭팔적인 푸시 오프(발끝 밀기)로 동작을 완성함으로서 한 가지 운동으로 두 가지 효과를 유도하는 훈련이다. 스트렝스 코치인 라이언 브라이우스Ryan Bracius는 '스프린트 스텝업'을 정확하게 사용함으로써 측면 사슬에 자극을 주고 요추 부분의 허리를 보호하면서 효과적이고 안전한 하체 발달을 달성할 수 있다고 하였다. 결국 스프린트 스텝업 운동의 이러한 장점은 최소한의 스쿼트 훈련만으로도 최대 스쿼트 PR(최고 기록)을 이끌어낼 수 있는 선수의 신체 상태를 만들어준다.

측면 슬라이드보드 런지

측면 슬라이드 런지(2장에서 간략하게 설명함)는 엉덩관절 신전 근육들과 함께 내전근을 훈련시키는 동작이다. 내전근이 협력근으로 작용하는 엉덩관절 신전 동작은 과도한 중량과 횟수로 수행되는 양발을 이용한 스쿼트와 데드리프트에 의한 동적 스포츠 움직임의 손실을 보완해줄 수 있다. 측면 슬라이드 런지는 상승 구간에서 엉덩관절과 발을 일직선으로 이어주는 정중선에 정렬을 맞추고 안정성이 흔들리지 않도록 균형을 잡은 상태에서 진행한다.

케이블 또는 머신 힙 내전 및 외전

측면 사슬을 구성하고 있는 움직임 근육들의 기본적인 크기와 장력 및 스트렝스가 부족한 운동선수들에게 좋은 스프린트 능력을 기대할 수 없다. 적절한 교정 운동과 달리기 자세와 상호 호환되는 특이적 운동이 이러한 문제를 해결해줄 수 있다. 측면 사슬 발달을 위한(둔근의 측면과 내전근) 가장 기본적

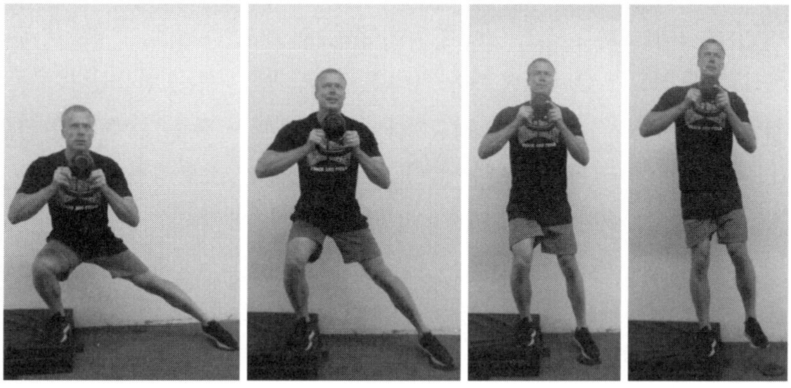

그림 7.37 다리를 높은 곳에 올려놓은 상태에서의 슬라이드보드 런지

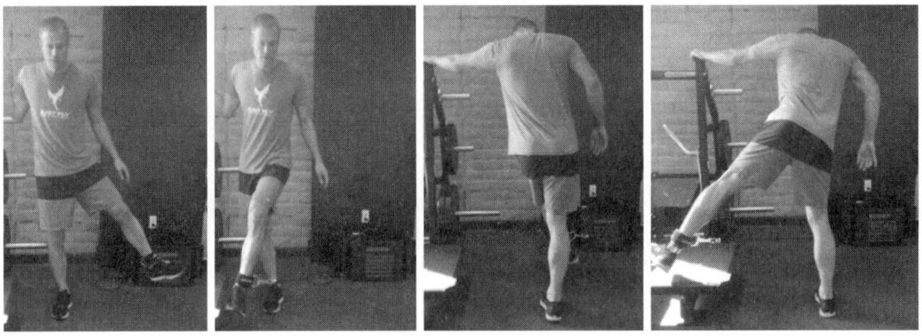

그림 7.38 케이블 내전 및 외전

인 운동 방법은 미니 밴드와 케이블을 이용한 외전 및 내전 동작이다. 둔근의 측면 근육과 내전근의 스트렝스가 부족한 선수들은 10회 반복으로 적은 세트만 진행해도 엄청난 근육의 부담을 느낄 것이다. 어린 선수들과 초보 운동선수들에게 이런 종류의 운동은 매우 중요하다. 좋은 스쿼트 능력을 지니고 있지만 한쪽 다리의 스트렝스가 부족한 선수들은 미니 밴드와 케이블을 이용한 외전과 내전 운동으로 기본적인 외발(싱글레그) 안정성을 발달시킬 수 있다.

7.7 체중을 이용한 등척성 운동

체중을 이용한 등척성 운동은 근육의 발화(켜짐)와 이완(꺼짐)의 동시적 패턴을 발달시킨다. 등척성 운동은 또한 회복과 복원을 위한 탁월한 운동 방법으로서 최적의 근섬유 교차 상태 및 길이를 만들어 이후 이어지는 다른 동작의 기반을 다진다. 체중을 이용한 등척성 훈련은 스트렝스 훈련의 역사만큼 오래되었다. 구조적이고 신경학적인 관점에서 운동선수의 웜업과 기능적 능력 모두에 효과적인 방법을 알고 적용시키는 것은 선수의 능력과 기능에 막대한 영향을 미친다. 등척성 버티기isometric hold는 본질적으로 완전히 근 길이의 변화가 멈춘 정적인 수축의 관점으로 볼 수 없으며, 오히려 최대 15hz까지 근육 그룹 간의 매우 빠른 교대를 필요로 한다(발화와 이완의 교대). 이렇듯 빠른 빈도의 근육 패턴 변화는 동적 발달의 여러 단계 중 특히 회복과 신경 효율성에 도움을 준다.

근육이 길어지는 편심성 동작과 연계되어 높은 강도로 수행되는 등척성 운동을 '편심성 준 등척성(EQIseccentric quasi-isometrics)'이라고 부른다. 또 다른 명칭으로는 중량 가중 스트레칭weighted stretching이라고 부르며 동적인 움직임(스포츠 퍼포먼스) 활동에 큰 도움을 준다(최대하 강도로 동작을 고정시켜 버틴다. 근육의 연장으로 인해 피로한 상태가 될 때까지 기다린 후 등척성 파워를 산출한다. 근육의 길이가 편심성으로 길어진 후 어느 시점에서 등척성으로 고정 버티기를 수행한 후 다시 수축으로 돌아간다). EQIs는 근육이 부하된 상태에서 근육 섬유의 길이를 늘리는 방법으로서 힘줄의 스트렝스와 탄성을 키우는 데 도움을 준다(편심성으로 늘어난 상태에서 등척성 고정 버티기를 하는 방법). 우리는 고무줄과 같이 연장된 근육이 더 강력하게 단축할 수 있는 능력이 있다는 것을 알고 있다(실험실에서 수행되는 등척성[RFD] 조건에서는 더 나빠질 수도 있음). 동물에게 중량 가중 스트레칭 운동을 적용하여 연구한 결과들을 보면, 비현실적인 수준의 근육 성장 수치를 나타내었다. 따라서 인간의 경우에도 실행 가능한 근비대 파급 효과를 기대할 수 있을 것이다. 나는 한동안 EQIs를 선수들에게 적용하였으며 매우 효과적임을 발견했다.

주요 운동의 마지막 부분에 EQIs 스타일의 동작을 1~3분씩 해주면 근육과 힘줄의 회복이 촉진되어 다음 운동에도 긍정적인 영향을 미친다. 스피드를 위한 가장 효과적인 등척성 동작은 등척성 런지이지만, 젊고 발전 가능성이 많은 선수들에게 등척성 다리 뻗어 올리기isometric straight leg raise 동작을 자주 수행하게 한다(EQIs 방식). 어떠한 등척성 동작이든 최대 의도를 가지고 수행하는 것이 무엇보다 중요하다. 최대 의도 등척성은 활성화되는 특정 근육의 힘을 향상시키고 동시에 길항 근육의 작용을 억제한다. 특정 근육의 힘의 향상과 길항 근육의 억제는 선수들이 본래 의도했던 움직임을 수월하게 달성할 수 있게 해주는데, 과도한 스트렝스 훈련은 일시적으로 이러한 짝 패턴을 방해할 수 있다. EQIs를 기반으로 수행하는 움직임들은 매우 효율적이며, 신경 재조정 및 근육 발달에 효과적인 장점이 있다. 그렇기 때문에 다른 스트렝스 운동 및 파워 훈련과 함께 실시할 때 개인 최고기록을 달성하는 것을 발견할 수 있었다.

등척성 런지

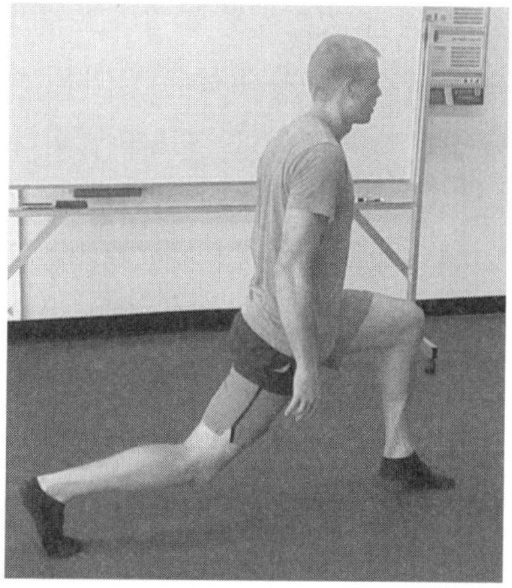

그림 7.39 등척성 런지

등척성 런지는 운동선수들이 접할 수 있는 가장 기본적이고 효과적인 신경 활성화 운동이다. (1) 앞쪽 다리의 무릎의 위치를 조정하여 발목이 약 0~5도 정도 배측굴곡되도록 지면을 누른다. (2) 앞쪽 다리의 발뒤꿈치를 아주 약간 들어올린다. (3) 뒷발의 정강이는 지면과 거의 평행을 유지하고 중앙선 옆으로 정렬하여 옆으로 기울어지지 않는다. (4) 앞발의 햄스트링과 무릎을 굽힌 상태에서 뒷발의 대퇴사두근과 둔근의 최대 자발적 수축을 생성한다. 선수는 자신의 근육이 타는 듯한 강한 자극을 느껴야 한다.

스프린트의 전이를 위한 등척성 런지에서 가장 중요한 동작은 최대 자발적 수축이다. 단순한 런지 동작 또한 멋진 자세 훈련이지만, 최대 자발적 수축이 없는 훈련은 신경 경로 활성화와 웜업의 이점을 극대화하지 못한다. 나는 뇌와 신체를 연결하는 내부 인지 감각의 특성을 향상시키고, 주류인 '바벨 스트렝스 우선주의' 문화에서 드문 순수한 선수의 체중만으로 신경 효율성을 극대화하기 위하여(등척성 런지에서) 중량보다는 오직 체중을 이용하는 것을 선호한다. 최대 자발적 수축을 핵심 동작으로 집중하는 등척성 런지 자세는 바벨 스트렝스 훈련에도 좋은 영향을 미치는데, 바벨 리프팅의 하강 동작에서 햄스트링의 당김을 가르칠 수 있다(내려가는 하강 동작에서도 대퇴사두근이 활성화되는 현상을 방지하고 햄스트링이 편심성으로 연장되는 기전을 유도하여 더 나은 스쿼트 역학을 만든다). 앞다리의 엉덩관절 굽힘근에 더 큰 스트레치 부하를 주기 위해서 뒷다리를 높은 벤치에 올리고 진행할 수 있으며, 이 경우 앞다리와 뒷다리 모두 같은 예비 장력이 생성된다.

직립 자세에서 등척성으로 다리 일직선으로 펴서 들기

'직립 자세에서 등척성으로 다리 일직선으로 펴서 들기'는 엉덩관절 굽힘근의 스트렝스, 자세 유지, 균형 감각 및 발의 스트렝스 발달을 위한 가장 간단한 운동 중 하나이다. 한쪽 다리를 앞으로 들어올린 자세에서 균형을 단단하게 잡는다. 들어올린 다리의 발목과 발가락은 배측굴곡한다(그림 7.40 왼쪽). 균형을 잡고 서 있는 발바닥의 앞부분 내측(엄지 부분), 외측(새끼발가락 부분)의 볼과 종골로 이어지는 '삼각형' 모양의 각 중심점은 전체적으로 균등한 접촉 압력을 유지해야 한다(압력은 선수의 필요에 따라 조절할 수 있다). 이 상태에서 앞다리를 곧게 편 상태에서 위로 들어올린다. '직립 자세에서 등척성으로 다리 일직선으로 펴서 들기'는 신체의 전방선에 분포하고 있는 근육과 근막을 훈련시키고 평가할 수 있는 훌륭한 수단이다. 이 운동의 또 다른 장점은 실제 러닝에서 나타나는 동작을 그대로 따라할 수 있다는 점인데, 무릎을 최대 높이로 빠르게 들어올린 다음 무릎을 신전시키면서 다시 빠르게 끌어당겨 균형을 잡고 있는 다리 옆으로 빠르게 스치듯 내리꽂는 이른바 '번개 푸시' 동작을 수행할 수 있다(그림 없음). '번개 푸시' 동작은 달리기의 유각기 다리에서 나타나는 실제 정강이의 동작을 연습하기 위한 최소한의 연습 방법이다(그림 7.40 가운데와 오른쪽). 아래 사진 속 선수의 모습에서 볼 수 있듯이 엉덩관절은 고정시킨 상태에서 무릎을 고정점으로 움직이는 정강이의 동작을 그대로 연습할 수 있다casting action(엉덩관절을 굽힌 상태에서 무릎의 높이를 유지하면서 다리를 던지듯 앞으로 일자로 펌한다. 다리의 움직임 경로가 크게 앞으로 우회하는 동작으로서 정강이의 캐스팅 움직임으로 표현된다). 스프린트 동작과 기록에서 복잡하고 이상하게 보이는 많은 움직임 문제를 가진 운동선수들의 문제를 해결해줄 수 있는 가장 좋은 방법은 최대의 의도를 가진 단순화된 움직임 훈련 방법이다. 캐스팅 형태의 동작은 엉덩관절을 빠르게 굽힘하고 그 상태에서 무릎을 앞으로 폄 하는 동작이며 엉덩관절을 90도로 구부린 시점에서 1초 동안 정지 후 빠르게 다리를 폄 하고 다시 1초 동안 동작을 정지시킨다. 엉덩관절을 90도 구부린 시점과 무릎을 일직선으로 펴는 사이에 1초 동안의 정지 시간을 두고 최대한 빠르게 움직인다.

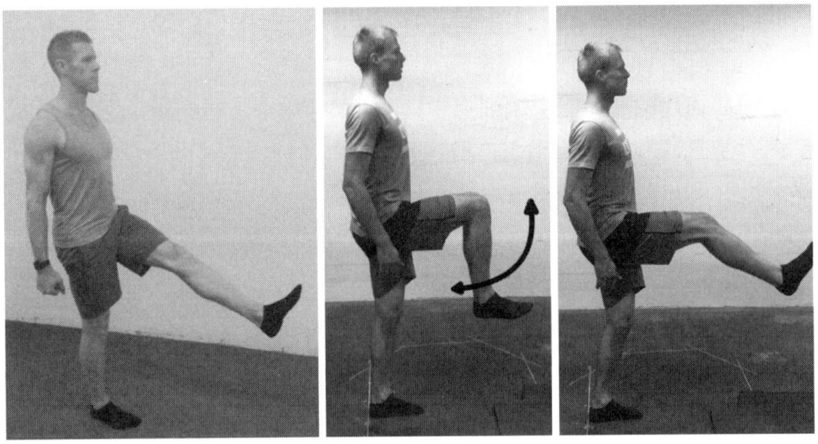

그림 7.40 '직립 자세에서 등척성으로 다리 일직선으로 펴서 들기(왼쪽)'와 엉덩관절을 구부린 상태에서 다리를 앞으로 던지듯이 폄 하는 동작casting leg raise(사진 중간 및 오른쪽).

8

스피드 드릴과 특이적 스트렝스 훈련

장 · 단기적으로 스피드 향상을 위한 직접적인 움직임 전이를 위한 훈련

동적 스피드 중 특히 최대 스피드는 이해하기 쉽지 않다. 많은 트레이너들이 스피드 사다리 및 화려한 리듬 훈련 등의 수많은 저강도 '스피드 연습'을 통해서 동적 스피드를 발달시킬 수 있다고 생각한다. 동적 스피드 발달에 대한 정확한 지식이 없는 사람들은 그들이 지도하는 선수들에게 미디어에서 익숙하게 진행되는 여러 의미 없는 훈련에 참여시킬 것이다. 불행하게도, 우리가 일반적으로 스피드 연습이라고 생각하는 방법들은 실제로 스피드를 향상시키지 못한다. 코치는 무슨 일을 해야 할까? 달리기를 가르치는 스트렝스 코치가 해야 할 일은 무엇일까? 스프린트처럼 보이는 화려한 스텝을 밟게 하는 걸까? 이전에 하지 못했던 사다리 뛰기나 스킵을 잘하게 만드는 걸까? 아니면 웨이트 룸의 문을 열고 불을 켜고 운동이 끝난 후 다시 조명을 끄는 것일까? 물론 이런 일들은 보통의 스트렝스 코치들이 '해야 할 일'에 대한 일반적인 업무일 것이다. 하지만 스트렝스 코치가 궁극적으로 고민해야 할 문제는 "스피드 연습이 실제로 도움이 되는가?"란 질문에 답을 찾는 것이다. 내가 지난 몇 년 동안 전해 들었던 수많은 훈련과 관련된 일화 중 가장 좋아하는 이야기는 조 드프랑코Joe DeFranco 코치의 사례이다. 그는 151평 남짓한 창고 공간에서 바벨을 기반으로 한 스트렝스 훈련과 박스 점프를 여러 선수들에게 지도하여 괄목할 만한 스피드 발달을 이끌어내었다. 이런 사례가 주목받는 이유는 다른 스피드 트레이너들과 다르게 화려한 A 스킵이나 스킵 종류와 관련된 여러 스텝 훈련 등을 하지 않았기 때문이다. 단순한 접근 방식으로 젊은 선수들에게 운동단위 모집 발달 및 스프린트 동작에서 사용되는 가장 중요한 관절 및 근육 그룹의 코디네이션에 집중된 운동 프로그램을 적용하는 것이 스프린트 특이적인 연습인 것처럼 보이는 훈련 방법들보다 더 좋을 결과를 낼 수도 있다.

육상 스트렝스 코치로서 경험적으로 미루어보면, 여러 가지 스프린트 연습(스킵 및 사다리)에서 최고의 모습을 보이는 선수들이 가장 빠른 선수가 되는 것은 아니었다. 육상 트랙 코치로 근무하던 시절, 선수들은 뒤꿈치 들기, 무릎 들기, 발가락 들기(발목의 배측굴곡)와 같은 스프린트 자세 연습에 열광하였고, 이미 정해진 기본적인 폼과 비교하여 자신의 스프린트 폼이 얼마나 좋아졌는지 자랑하곤 했다. 하지만 최대 스피드의 러닝 속도가 부족한 선수들은 이런 폼의 문제가 아닌 지면을 밀어내는 힘의 부족 또는 적절한 타이밍에 몸통을 똑바로 세우지 못하는 문제를 가지고 있었다. 내 경우 여러 정형화된 스프린트 폼을 위한 드릴을 배우기 전인 고등학교 시절에 더 빠르게 달릴 수 있었다. 불행하게도 수많은 스프린트 드릴(스킵, 사다리 등)의 실제 스프린트로의 전이는 다소 부족한 상태이다. 결국 스프린트 드릴은 스프린트 폼을 위한 정형화된 견본 연습으로 실제 선수의 스피드보다는 '좋은 폼의 달리기'라는 프레임에 선수를 가둘 수도 있다.

8.1 수직 방향-스프린트 드릴의 '효과성'에 관한 기본 사항

이 책의 내용을 더 이어가기 전에, 수직 방향 '스피드' 드릴에 대한 간단한 정의를 내려보자. 일반적인 수직 방향 스프린트 드릴인 행진과 리듬 기반 움직임들은 러닝 기전의 앞면 역학을 강조하고 지면에 수직으로 힘을 가하는 동작이다. 무릎 높이 들기 러닝high knee running과 A 스킵 및 다른 모든 유사한 스프린트 드릴들은 모두 여기에 포함된다.

실제 최대 스프린트 및 가속에 대한 맥락적 연관성 측면에서 대부분의 스프린트 연습 방법은 다음과 같은 몇 가지 중요한 문제를 가지고 있다.

- **수직 방향 vs 수평 변위(위치의 변화량)**
- **균형적 특성 vs 스프린트의 불균형적인 특성**
- **기계적인 퍼포먼스 vs 후뇌(소뇌, 뇌교, 연수가 포함되며 신체 균형과 운동 협응 조절 및 호흡을 조절함) 퍼포먼스**

수직 방향 vs 수평 변위(위치의 변화량)

행진(이하 마칭marching으로 표기)과 실제 스프린트 사이의 가장 큰 차이점은 단연코 수평 방향 지상 스피드의 문제이다. 마칭 드릴은 수평 방향 요소가 거의 없어 지면을 밀어내면서 수평 방향으로 이동하는 능력을 극도로 제한한다. A 스킵과 같은 우리가 표준적으로 행하는 스프린트 드릴에서 다리를 지면으로 내리꽂는 각도와 실제 스프린트 경기에서 관찰되는 각도는 매우 다르다. 물론 수직 방향의 힘 자체도 중요하지만 그것의 적용 방식 또한 중요하다(수평력과 공존하는). 훌륭한 스프린트 선수들은 제5 중족골이 지면을 내리꽂는 자세 즉 무릎이 엉덩관절 아래 위치하는 입각기 단계에서 무릎의 굽힘이 140~160도 정도의 각도를 보인다. 그러나 대다수의 스프린트 드릴에서 지도자들은 미드 풋 스트라이크 위치에서 '더 나은 수직 방향의 힘'을 추구하기 위해서 무릎을 좀 더 펴서 스킵을 하려고 한다.

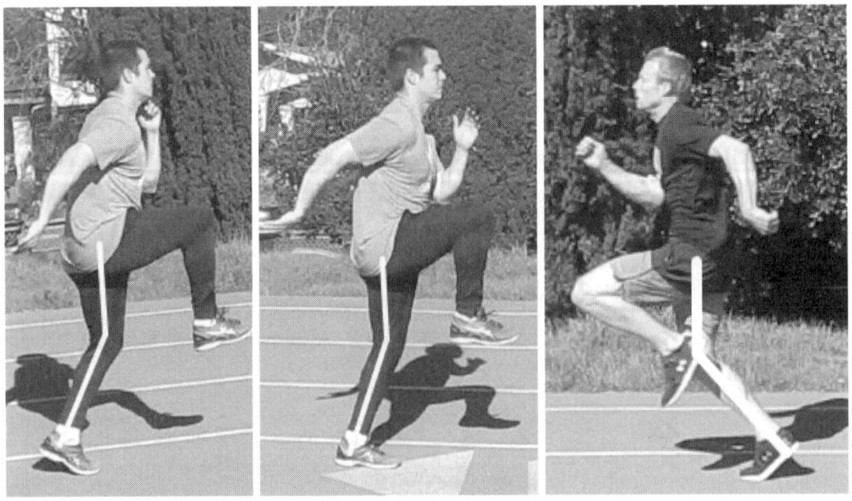

그림 8.1 무릎이 엉덩관절 바로 아래 위치하는 구간에서의 푸시 각도, 왼쪽: A 스킵, 오른쪽: 실제 스프린트 스트라이드.

스프린트 드릴에서의 다리 각도와 실제 스프린트에서 관찰되는 다리 각도의 차이를 보여주는 그림 8.1을 참조하면 좋을 것이다.

그림 8.1의 둘 모두(A 스킵, 실제 스프린트)는 많은 양의 수직 방향 힘을 생성하지만 엄밀히 말하면 다른 속성을 가지고 있다. 이런 방식의 스프린트 드릴에서 발생하는 신경전이는 거의 없으며 기대할 수 있는 '적응'은 엉덩관절과 발목 복합체의 굽힘과 같은 두 관절의 일반적인 코디네이션과 발목과 발에서 일어나는 말초 적응 수준이다. 스프린트 드릴은 일반적인 코디네이션과 주로 쓰이는 근육과 힘줄의 강성 발달에 도움을 줄 수 있다(엉덩관절 굽힘근 및 전경골근). A 스킵은 미드 풋으로 불리는 중립 발을 추구하기 때문에 관상면에서의 잘못된 발 위치를 관찰할 수 있다. 실제 스프린트에서 발은 회외에서 회내로 발을 구르며 이러한 과정이 수평 방향 지상 속도와 수직 방향의 힘을 동기화시켜준다. A 스킵을 수행할 때 볼 수 있는 순수한 수직 발목 강성과 앞으로 나아갈 때의 발목 강성은 미묘하게 다르다.

균형적 특성 vs 불균형적 특성

에이드리안 바에 따르면, 대부분의 스프린트 드릴은 무릎 높게 들고 러닝 및 A 스킵의 형태의 활동과 같은 '균형'적 성격이 강하다. 이런 형태의 드릴들은 엉덩관절이 절대 무릎과 발을 앞서 가지 않고 항상 같은 수직선에 놓이기 때문에 '균형'이 잘 잡힌다. 엉덩관절과 발 사이의 수평적 거리는 수평 방향 힘과 관련이 깊기 때문에 균형만을 추구하는 스프린트 드릴들은 제한적인 수직 방향 힘만을 집중한다. 빠른 푸시 구간에서 무릎이 엉덩관절 뒤로 이동하는 훈련들은 실제 스프린트로의 전이에 도움을 줄 수 있다. 수평 방향 힘의 특성을 선수들이 충분히 느낄 수 있도록 빠른 푸시 이동을 적절히 수행해야 한다.

움직임의 불균형적 특성은 한 다리 밀기와 함께 발생하는 무릎과 발의 후방 이동과 관련되어 있다. 한 다리로 수행되는 이와 같은 움직임은 불균형적이며 횡단면과 관상면으로 치중되어 있는 '캡틴 모르간Captain Morgan' 달리기와 같은 형태를 띤다. 입각기 다리는 리드미컬하게 빠르게 움직이고 반대쪽 다리는 비대칭적으로 들어올리는 일명 '빠른 다리 형태' 훈련은 '불균형'적 특성을 지니고 있으며

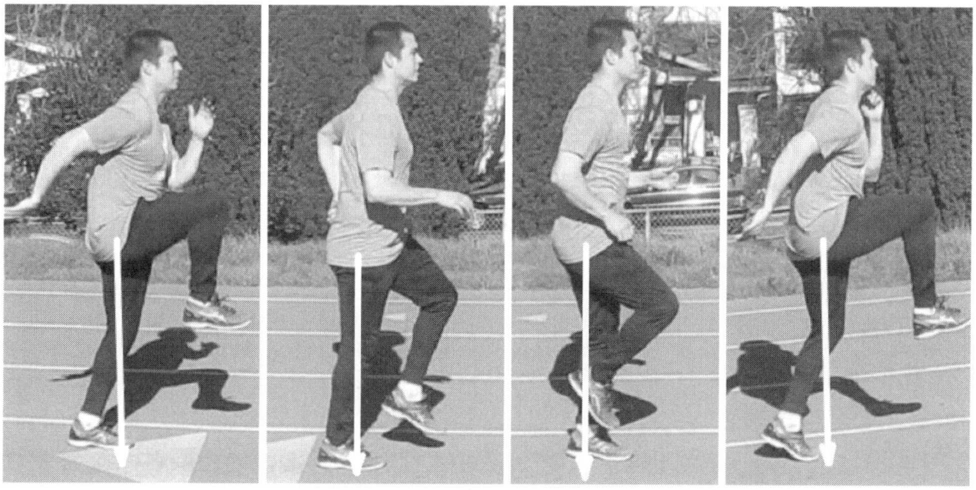

그림 8.2 A-스킵은 발과 무릎 엉덩관절이 거의 같은 수직선에 위치한다. 따라서 '균형'적인 특성이 많은 스프린트 드릴이다.

실제 스프린트로 더 큰 전이를 가져올 수 있다. 입각기 다리 엉덩관절이 무릎과 발 앞에 위치하는 '불균형 상태'의 드릴은 스프린트에서 필요한 요소와 '전이'를 고려하는 방법이다.

기계적이며 로봇과 같은 스프린트 역학 vs 후뇌 지향적

스프린트 드릴은 가능한 자주, 비교적 느린 템포로 그리고 올바른 폼을 의식하면서 수행하도록 권장된다. 결국 모든 전제 조건들을 미리 고정된 역학적 폼에 맞춤으로써 '적절하게 지면을 밟고 무릎을 올릴 수 있도록' 유도하는 데 초점(기계적 특징)을 맞추고 있다. 그러나 실제 러닝에서는 초당 4~5의 주행 다리 주기를 보이지만 A 스킵은 빨라야 2~3의 주기를 완료할 수 있다.

> *스프린트 드릴의 문제*
>
> *실제 스프린트은 무의식적이며(자동 전이) 탄성적으로 수행된다. 하지만 스프린트 드릴은 기계적이며(고정된 폼에 제한됨) 상대적으로 느리고 의식적이다.*

많은 스프린트 드릴은 스프린트에 '특이적'이라는 전제를 가지고 있다. 하지만 단거리 육상 경기뿐만 아니라 실제 스프린트와 비교하여도 너무 느리고 인위적인 로봇의 움직임같이 보인다. 다수의 스프린트 드릴은 '예쁜 달리기 폼'에 비중을 두고 있지만, 우리는 이미 2장의 내용을 접하면서 스프린트가 겉으로 보이는 예쁜 달리기 폼만 중요한 것이 아니라 본질적으로 삼중면과 회전 움직임 특성을 지니고 있음을 알고 있다. 특히 어린 운동선수들에게 인위적이며 정형적인 움직임 및 선형 A 및 B 스킵 드릴은 거의 도움이 되지 않는다. 단순히 신체 전반적인 스트렝스와 더 많은 힘을 생산할 수 있는 능력을 키워야 하는 운동선수 집단(보통 어린 선수들)에게 인위적이며 정형화된 스프린트 드릴은 효용성이 전혀 없다. 스프린트 드릴은 실제로 다음과 같은 두 가지 기본적인 목적으로 인해 적용되며 이것에 대한 근거와 차이점을 이해하는 것이 중요하다.

- 맥락
- 기능적 스트렝스

맥락이란 스피드 드릴이 다음에 이어지는 스프린트 훈련이나 미래의 스피드 능력에 영향을 미칠 것임을 의미한다. 다시 말해 스피드(또는 스프린트) 드릴이 실제 스피드 훈련에서 사용될 수 있는 인지(신체 위치에 대한 인지 능력), 리듬 그리고 특유의 느낌을 형성하기 위해서 사용되는 것이다. 그러나 나는 좋은 맥락을 만들기 위한 마칭(행진) 드릴을 본 적이 없다. 오히려 육상 선수의 무게중심을 낮게 하여 달리거나 여러 개의 미니허들을 사용하는 방법 등이 훨씬 좋은 결과를 보여주었다.

기능적인 스트렝스는 두 번째 목적이다. 스프린트 '드릴'이 운동선수의 근육, 근막, 힘줄을 효과적으로 단련시키기 위해 노력하고 있음을 의미한다. 이 '드릴'은 폴란드에서 처음 발명되었으며 실제 스프린트 기술 향상을 위한 것이 아니라 빠른 스프린트를 위해 필요한 특이적 스트렝스의 생성을 위해 설계되었다. 기능적인 스트렝스의 목적을 가진 스프린트 드릴은 주로 추운 날씨에서 훈련하는 트랙 육상 선수들과 최대 스피드 및 그것과 관련된 지구력에 대한 요구가 많은 스포츠 종목의 선수들에게 잠재적으로 도움이 될 수 있을 뿐만 아니라 장요근과 대퇴사두근의 비율을 개선하는 데도 효과가 있다. 동작의 예시로는 높은 무릎 러닝(한쪽 다리의 약간 구부린 상태에서 반대 무릎을 높게 올림)과 A 스킵 및 B 스킵이 있다. 신체를 높게 세우고 무릎을 높게 들어올리는 유형의 동작을 수행하는 것은 빠른 스프린트에 필요한 타이밍을 제공하지 않지만 엉덩관절 굽힘근, 발바닥 굽힘근 및 복부 근육을 탄성적인 방법으로 잘 훈련시킨다. 한쪽 다리를 빠르게 구부리면서(지지기 다리) 반대쪽 다리를 동시에 앞으로 뻗은 후 빠르게 몸 쪽으로 무릎을 구부려 끌어당기면서 지면에 서 있는 다리를 다시 앞으로 뻗는 동작을 반복하는 다리 교차 기반 스프린트 드릴은 근육 중심의 육상 선수에게 부족한 교차 신전 반사 능력을 발달시키는 데 도움이 될 수 있다. 그러나 코디네이션과 신체 위치 인식이 매우 낮은 선수들의 경우에 이런 종류의 동작을 수행하는 것이 약간의 이점을 제공할 수 있겠지만 스피드 향상을 위한 주요 수단으로 지나치게 의존해서는 안 된다. 물론 스프린트 드릴이 굉장히 딱딱한 자세로 달리는(힘으로만 달리는) 비탄성적인 운동선수에게 좋은 리듬감과 느낌을 줄 수 있다는 주장도 제기될 수 있다.

나는 완벽한 흑백 논리주의자는 아니다. 그래서 경우에 따라 수직 움직임 스프린트 드릴을 사용한다. 그러나 내가 육상 선수이던 10년 전만큼 자주 그리고 많이 사용하진 않는다. 물론 나는 수직 드릴을 사용하는 것을 좋아하지 않는다. 훈련 시간을 줄이면서 효율적인 전이를 위한 높은 가치를 지닌 다른 드릴과 연습 방법들이 많다. 일반적인 수직 방향 움직임의 관점에서 높은 가치를 지니고 있을 가능성 있는 드릴은 빠른 다리/허벅지 팝fast-leg/thigh pop(빠르게 무릎을 접어 올리는 동작의 의미) 움직임이다. 이 동작은 '다리 교차' 마칭 유형의 드릴이다.

빠른 다리

빠른 다리는 간단하지만 효과적인 드릴로서 반사적이며(신경 구동) 불균형적인 방식이다(스프린트로의 전이에 더 좋은 방식이다). 그러나 수행하기에는 조금 어렵다. 50~70% 정도의 스피드로 앞으로 달린 후 신호(또는 본인의 의지)에 따라 빠르게 비대칭적으로 한쪽 다리의 햄스트링을 수직으로 구부리면서 앞쪽으로 당겨 전방 유각 다리 위치로 만든 다음 다시 지면으로 발을 내린다. 빠른 유각기 다리 움직임으로 인해 신체의 균형이 다소 불안정하지만 발목과 발가락 끝으로 밀어내는 푸시 요소와 발과 무릎이 엉덩관절 뒤에 위치하는 수평 이동 역학적 이점을 강화한다. 또한 전방으로 움직인 후 다시 빠르게 지면으로 내려오는 유각기 다리 움직임의 '스피드 한계'를 미세 조정할 수 있는 환상적인 방법

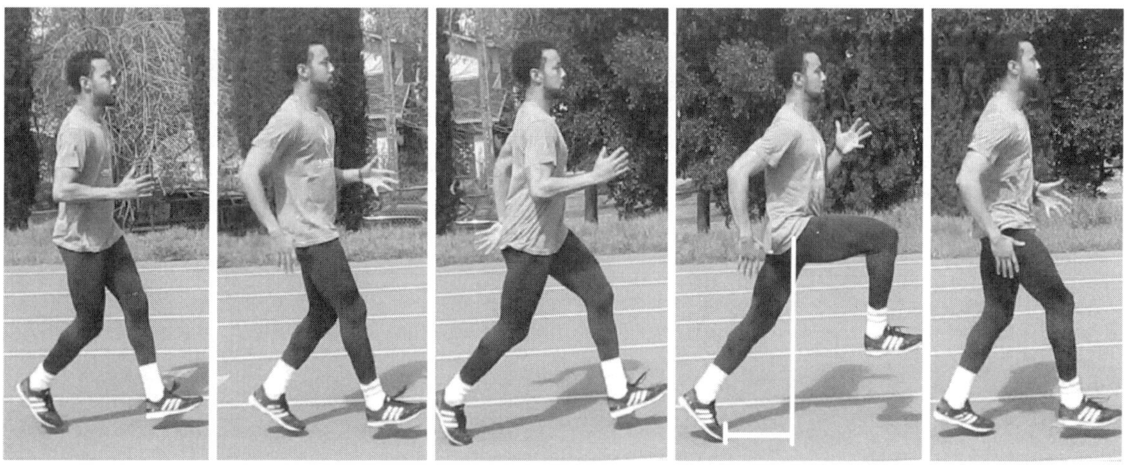

그림 8.3 빠른 다리는 '불균형적인' 자세를 만든다. 밀고 있는 발 앞에 다른 다리의 엉덩관절이 위치하도록 한다(수평 이동 강조).

이다. 전방 유각기 다리 위치는 최대한의 의도를 가지고 수행해야 한다. 빠른 다리 드릴에서의 유각기 다리의 움직임과 위치는 매우 가변적이며 명확하지 않지만, 이러한 가변성이 실제 스프린트에서 발생하는 변화와 가변성을 반영하여 운동 패턴을 익힐 수 있는 역할을 담당한다.

다이내믹 다리 교차

다이내믹 다리 교차 드릴은 지난 몇 년 동안 매우 인기 있는 훈련 방법이었지만 실제로는 1960년대부터 사용되었다. 사실 다이내믹 다리 교차 드릴의 일반적인 이름은 없지만 크리스 코르피스트Chris Kprfist가 만든 이름인 '붐-붐boom-boom'을 개인적으로 좋아한다.

붐-붐 드릴을 수행하기 위해서 선수는 한쪽 다리를 들어올린 후 앞쪽 방향으로 홉핑을 하며, 들어올린 다리는 지면과 평행하게 유지한다. 코칭 신호 또는 미리 정해놓은 리듬으로 빠르게 다리를 교차시킨다. 그다음으로는 빠르게 '1~2' 다리 교차 형식을 수행하는데, 유각기 다리를 지면으로 내리꽂을 때 지면 접촉 시간을 가능한 짧게 한 후 다시 본래 위치로 빠르게 돌아온다. 이 과정에서 선수는 앞쪽으로 전진하면서 홉핑 동작을 반복한다.

크로스 스프린트 다리 교차 동작에서 가장 흔하게 범하는 실수는 지면과 허벅지가 수평을 유지하는 유각기 다리를 지면으로 내리꽂은 후 순차적으로 지지 다리를 유각기로 가져오는 것이다. 이와 같은 순차적인 동작은 신전 반사extensor reflex를 '건너뛰어'버리기 때문에 효과적인 전이를 방해한다. 유각기 다리를 지면으로 내리꽂기 전에 지지 다리를 유각기 다리로 들어올리는 전환 움직임은 달리기와 동적 움직임에서 가장 중요한 패러다임이다.

많은 코치들이 크로스 스프린트 다리 교차 동작에서 몸을 수직으로 바로 세우고 무릎을 최대로 편 상태의 이른바 높은 러닝 자세를 취하기를 원하지만 나의 경우에는 선수들이 무릎과 엉덩관절을 약간 낮게 구부린 준스쿼트 자세(에이드리안 바 형태)에서 신체를 약간 전방으로 기울이기를 요구한다. 이런 자세는 점프 동작에서 가속과 페널티메이트 스텝penultimate steps(스텝을 밟으면서 점프를 뛰기 전 마지막 스텝)으로의 전이를 기대할 수 있다. 스쿼트 및 준스쿼트 자세에서의 붐-붐은 달리기에서 하체

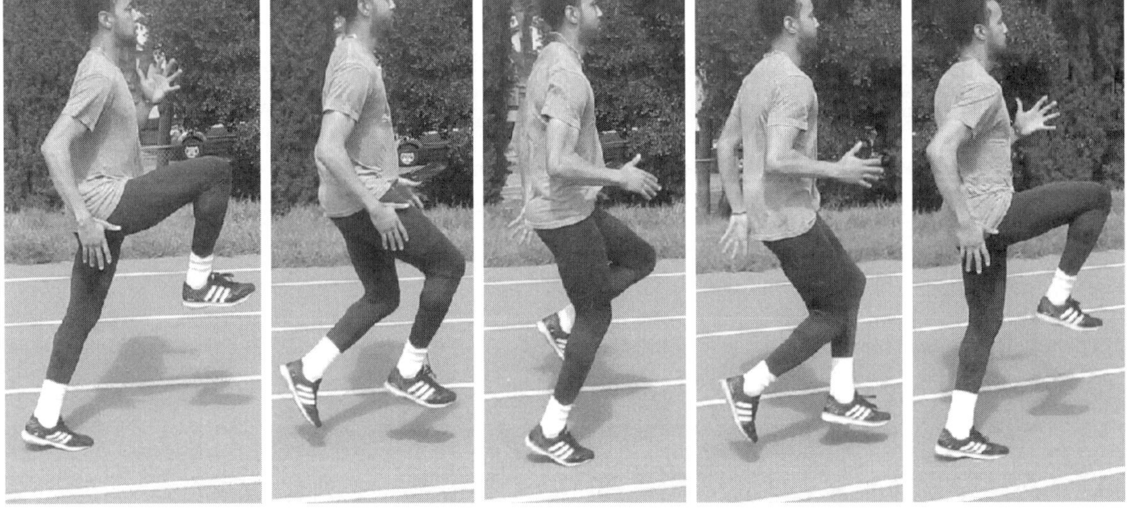

그림 8.4 크로스 스프린트 다리 교차-스위치 또는 '붐-붐'은 수십 년 동안 애용되어온 드릴이다.

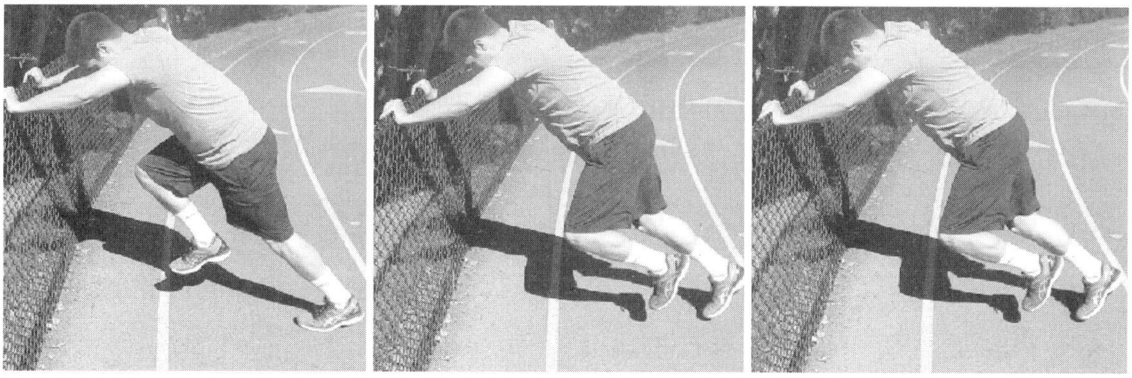

그림 8.5 벽을 이용한 다리 교차 드릴에서 달리기로의 전이는 상체와 하체의 분할된 움직임으로 인해서 제한된다.

의 지렛대 역할과 적절한 푸시 타이밍을 익히는 데 도움을 줄 수 있다. 반면에 신체를 높게 세우고 다리를 편 상태에서 이루어지는 하이퍼 톨 신체 자세는(일반적인 탄성과 교차-신전에 대한 이점을 가지고 있지만) 장요근의 수축과 푸시 전달을 감소시킨다. 따라서 나는 보통 선수들에게 그림 8.4보다 더 낮은 엉덩관절 자세를 수행하게 한다.

이런 종류의 드릴은 벽에 기대어 수행할 수도 있지만 보통 나는 운동선수에게는 사용하지 않는다. 정강이를 지면으로 내리꽂는 동작이 없고 어깨가 고정되어 실제 움직임에서 벗어나기 때문이다. 초보자 수준에서 만약 벽을 이용한 드릴을 사용한다면 신호에 따라 교차 신전 반사를 몸에 익히도록 하는 이점이 있을 것이며 발목의 강성이 낮은 선수들의 경우 벽 드릴에서 발목이 지면의 힘을 버티지 못하고 무너질 것이기 때문에 발목의 강성을 평가하는 수단이 될 수도 있다. 이러한 통제된 환경에서 기본적인 낮은 자세(무릎과 엉덩관절이 구부러진 준스쿼트)를 익히는 것도 좋은 방법이다.

이와 같은 낮은 자세의 크로스 스프린트 다리 교차 드릴은 다음과 같은 자극을 제공하며 수평 힘과 불균형적 특성을 가지고 있다.

- **푸시 기반 드릴**
- **스프린트와 드릴이 통합된 조합**

8.2 맥락적인 푸시 드릴

빠른 스프린트를 위해서는 반드시 강한 푸시가 필요하다. 그러나 모든 운동선수들이 제대로 미는(푸시) 움직임이 어떤 것인지 잘 이해하거나 느끼는 것은 아니다. 일부 운동선수들은 스프린트 드릴을 수행하면서 수직 힘과 높은 위치(충분히 굽힘이 안 된)의 엉덩관절 자세에 오랜 시간 동안 집착하여 적절한 푸시 움직임을 수행하지 못한다. 물론 수직 힘은 스프린트에서 매우 중요한 요소이지만 무릎과 발가락을 위로 들어올리는(발목의 배측굴곡) 동작에 과도하게 초점을 맞추는 것은 수평 푸시 힘을 방해할 수 있다. 운동선수에게 좋은 푸시 움직임이 어떤 느낌인지 이해시키기 위해서는 전략적으로 드릴과 운동을 사용해야 한다. 가장 간단한 수준에서 푸시 느낌을 선수에게 주는 방법은 천천히 달리는 것이다. 낮은 속도로 달리면서 지지 다리가 엉덩관절 뒤쪽으로 움직이는 '느낌'을 받을 때 푸시 동작을 빠르고 강하게 치고 나가는 것이다(자의적으로 지면을 뒤로 밀면 스프린트에 필요한 탄성이 필요한 시점에 근육들이 활성화되고 수축되기 때문에 푸시 움직임은 빠르고 강한 '충격'과 관련되어 있어야 한다). 선수는 이런 동작을 통해서 푸시 움직임의 위치와 타이밍에 대한 '느낌'을 찾는다.

- **스킵핑**Skipping
- **갤로프**Gallops
- **스쿼티 러닝**Squatty Running
- **스트레이트 & 플렉스 레그 바운딩**Straight & Flexed Leg Bounding

스킵핑Skipping

스킵핑은 다른 어떤 드릴보다도 더 기본적인 연습 방법이지만, 코치들은 SNS에서 본 화려하고 모든 동작은 통합한 것처럼 보이는 드릴을 선호하고 당연히 그것을 따라해야 한다고 생각한다. 스킵핑은 리듬과 반사 작용이 최종적으로 조합된 형태이다. 반사 작용의 강도 및 수직 힘 그리고 무릎을 들어올리는 높이는 스킵의 크기(정도)에 따라 결정된다. 느린 스피드에서 수행되는 '높은 무릎 들기 스킵'은 단순히 무릎의 밀기(푸시)와 구동(드라이브) 움직임 측면에서 타이밍이 맞지 않는 불균형 패턴을 연습하는 것이다. A 스킵 동작과 같은 높은 무릎 들기 드릴은 측면에서 보았을 때 앞쪽 부분의 '예쁜' 동작을 위해서(무릎을 높게 드는) 지면을 뒤로 밀어내는 '백사이드 푸시' 동작이 희생된 경우이다. 이런 드릴이 스프린트에 '부적 전이'를 일으키지 않고 점프를 위한 기본적인 코디네이션에 도움을 줄 수 있지만, 사람들이 그토록 원하는 진정한 무릎 들기에는 도움이 되지 않는다(지면반력을 이용한 후 다리가 후방으로 보내진 다음 다시 앞으로 나오면서 무릎이 올라가야 한다). 최대 스피드를 위해서 선수들에게 스킵을 요구하는 것은 실제 허벅지가 지면과 평행한 '높은 무릎 자세'에 도달하는 가장 빠르고 적절한 방법이기 때문이 아니다. 단순히 훌륭한 웜업 드릴 정도로 생각하면 될 것이다. 스킵은 다양한 엉덩관절 높이로 변형될 수 있다. 정상적으로 높은 무릎 위치를 유지하거나 엉덩관절과 무릎을 구부린 스쿼티 러닝(228쪽) 방법과 비슷한 방식으로 신체 위치를 낮출 수도 있다.

> *무릎 높이는 속도의 결과이다*
> *높은 무릎 스킵핑은 스프린트와는 완전히 다른 타이밍 시스템에서 작동한다. 스킵핑에서 무릎의 높이는 선수가 얼마나 빨리 수평으로 움직이는지에 대한 결과이다.*

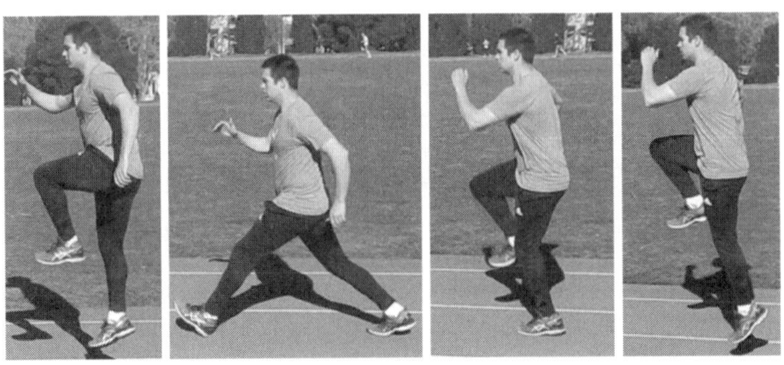

그림 8.6 높은 무릎 스킵 동작은 일반적으로 타이밍이 맞지 않은 불균형 패턴을 연습하는 것이다.

스피드를 목적으로 한 멀리뛰기 형태의 스킵과 스피드 스킵핑 또는 스킵 레이스(줄넘기 경주) 등의 드릴들은 스프린트의 반사적인 작용을 미리 활성화시켜 웜업하거나 훈련 후 빠른 회복의 쿨다운 작용을 위해 활용할 수 있는 연습들이다. 줄넘기를 이용한 스킵핑 경주는 선수에게 맞는 무릎 올리기 높이와 리듬 및 타이밍을 쉽게 찾을 수 있도록 도와준다. 줄넘기를 할 때 무릎을 너무 높게 들려고 하면 주행 스피드가 느려져 선수마다 다른 최적의 무릎 상승 높이가 있다는 것을 지도할 수 있으며 빨리 달리기 위해서는 팔과 다리의 리듬을 잘 맞추어야 한다. 신체의 반사적인 프로세스를 미리 활성화시키는 웜업을 위해서는 저강도의 조깅보다 스킵핑을 하는 것이 더 큰 도움을 준다.

갤로프Gallops

갤로프는 현대 코칭 지도에서 잊혀진 움직임 드릴이다. 갤로프 드릴은 단순하게 한 다리를 다른 다리 앞에 놓고 앞쪽에 위치한 다리는 지속적으로 '끌어당기고(앞다리로 지면을 누르면서 후방으로 끌어당기는 동작)', 뒷다리는 지속적으로 '미는' 방식으로 앞으로 점프하며 나아가는 방식이다. 앞다리는 신체 앞쪽에 위치해 있으며 뒷다리는 신체 뒤쪽으로 떨어져 있다. 앞다리와 뒷다리 모두 신체의 정중선을 넘지 않는다. 이와 같은 형태의 움직임 방식은 운동선수의 일반적인 스프린트 동작에서 볼 수 있는 뒷다리의 푸시 작용과 부합하며 입각기 끝지점terminal stance에서 보여지는 무릎의 내회전(종족골은 회내) 능력을 확인해볼 수 있다. 갤로프는 모든 연령과 능력의 운동선수를 위한 훌륭한 교정 드릴이다.

스쿼티 러닝Squatty Running

'스쿼티 러닝'은 에이드리안 바에게서 배운 드릴로서, 내가 지금까지 경험했던 모든 스프린트 드릴(마칭, A 스킵, 피치)에서 배운 푸시 방법을 다시 이해하고 발전시키는 데 큰 도움을 주었다. 스쿼티 러닝은 동적 자세에서 팔과 다리의 적절한 움직임 타이밍을 사용하여 의도적으로 신체 질량 중심 위치를 낮게 하여 가속하고 스프린트 하는 드릴이다. 이런 유형의 러닝은 수평 푸시 능력을 향상시키고, 신체가 앞으로 나아가도록 싱글레그 푸시 움직임을 회복시켜 폭발적인 전진 움직임을 지도할 때 사용될 수 있다. 키가 크고 마른 스프린트 선수들은 수평 힘을 생산하는 데 어려움을 겪는데 스쿼티 러닝을

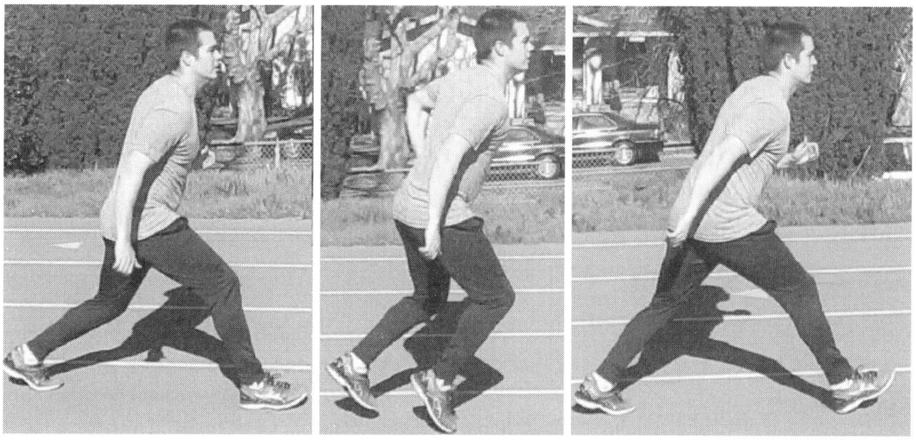

그림 8.7 갤로핑 드릴

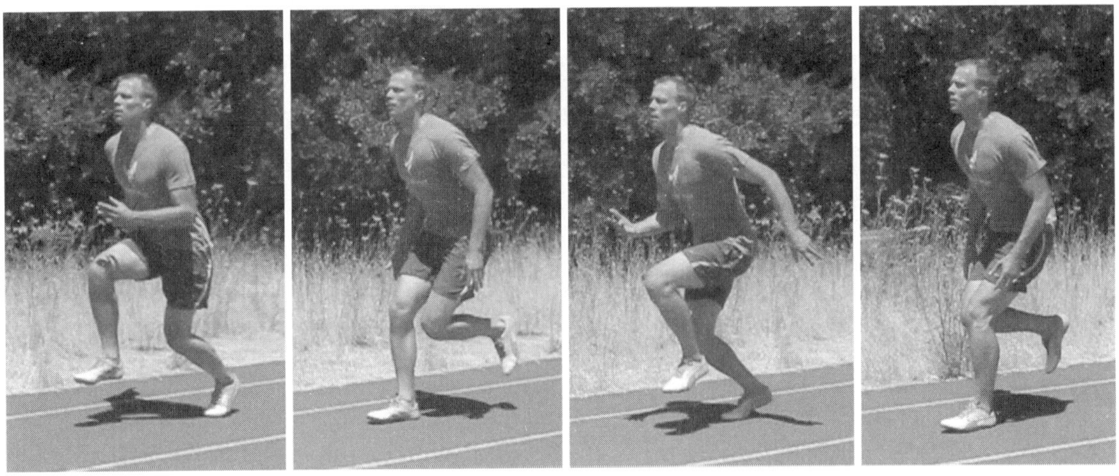

그림 8.8 에이드리안 바가 가르쳐준 '스쿼티 러닝'은 '무릎 들기', '뒤꿈치 들고 끌어당기기', '발가락 들기(배측굴곡)' 등의 예쁜 달리기 폼을 위해서 만들어진 듯한 원칙 아닌 원칙들을 '해체'하고 선수들이 스쿼트 자세와 비슷한 엉덩관절 위치에서 기민함과 파워를 기르는 데 도움을 준다.

통해서 많은 도움을 받을 수 있고, 키가 작고 근육질의 선수는 더 나은 수직 힘을 위해서 일반적인 스프린트 드릴로 도움을 받을 수 있다. 하지만 선수가 유전적으로 지니고 있는 타고난 강점에서 너무 벗어나지 않도록 주의해야 한다. 약점을 보완하는 것은 시즌이 아닌 비시즌에 진행하는 것이 최고의 방법이다. 스쿼티 러닝에서도 유각기 정강이의 '캐스팅(낚시 줄을 던지듯이 무릎을 펴서 다리를 앞으로 펴는 자세)' 동작이 중요한데 팔과 손의 교차 작용을 이용하여 정강이의 캐스팅 움직임 이후 지면으로 다리를 강하게 내리꽂는 동작에 도움을 줄 수 있다.

> *낮은 자세로 달리기?*
>
> *몸을 과도하게 수직으로 세우고 높은 자세로 뛰는 방법은 수평 힘을 지면에 가하는 과정에서 근육을 적절하게 동원하는 능력을 저해한다. '스쿼트 러닝'은 '높은 자세 러닝'에서 발생하는 문제점들을 낮은 신체 질량 중심이라는 환경 제약 조건을 만들어 보완하는 역할을 한다. 스쿼트 자세와 비슷한 엉덩관절 위치에서 뛰는 이 방법은 달리기에 적절한 근육 활성 타이밍과 기민함deterity(신체의 기민함, 반사신경, 균형)에 도움을 주어 수평 힘 잠재력을 향상시킨다.*

스트레이트 & 플렉스 레그 바운딩

스트레이트 레그 바운딩straight leg bound은 엉덩관절의 스트렝스와 러닝 동작 리듬 및 발 작용의 연결에 중점을 두고 있기 때문에 스프린트의 훈련 디자인에서 필수적인 요소이다. 선수는 다리를 쭉 펌(신전)한 상태에서 가능한 빠르게(또는 각 보폭에서 멀리) '스프린트 드릴' 동작을 수행한다. 스트레이트 레그 바운딩은 강제적으로 앞쪽면의 다리 회복(달리는 동안 신체의 앞부분 방향으로 다리가 구동하는 움직임) 동작에 집중하는 자기제한 드릴이다. 따라서 반사적인 앞쪽면 동작을 얻기 위해서 과도한 푸시를 무리하게 시도 하는 선수들에게 큰 도움을 줄 수 있는 환상적인 연습 방법이다.

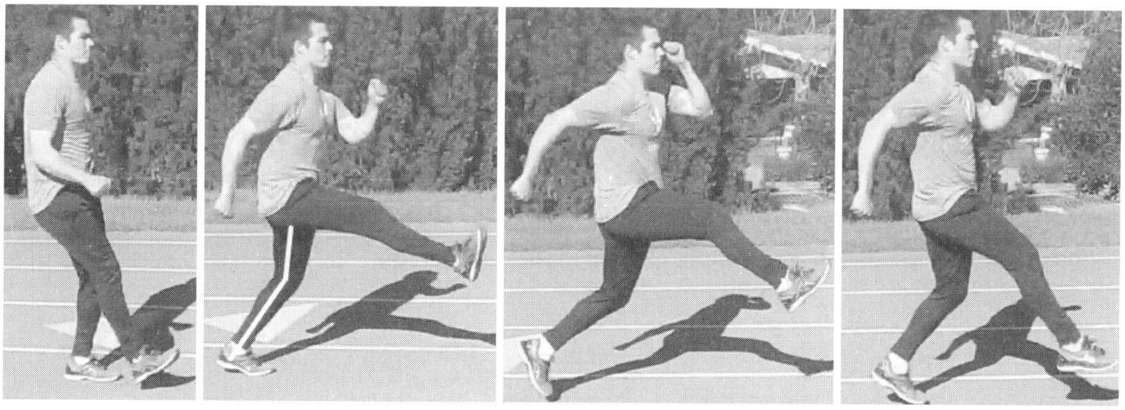

그림 8.9 스트레이트 레그 바운딩은 전방 반사 역학을 강화함과 동시에 엉덩관절의 작용을 고립시켜 발이 더 다이내믹한 방식으로 작동하도록 하는 기본 드릴이다.

> *자기제한 = 생각을 줄인다 = 더 좋은 전이*
>
> *스트레이트 레그 바운딩 및 플렉스 레그 바운딩은 자기제한 드릴이다. 즉, 운동선수는 미는 다리(이하 푸시 레그)가 전방으로 능동 회복되는 동안에만 전진할 수 있다. 지지 다리가 지면을 밟은 후 전방으로 빠르게 이동하는 반사적인 가위 움직임 능력을 키워준다.*

발의 앞부분에 좋은 강성을 지니고 있는 선수는 일반적으로 이 동작을 잘한다. 스트레이트 레그 바운딩은 수직 푸시 능력의 향상에는 좋지만 수평 푸시가 약한 선수에게는 좋은 드릴이 아니다. 수평 푸시의 향상을 위해서는 플렉스 레그 바운딩이 큰 도움이 된다. 플렉스 레그 바운드는 스트레이트 레그 바운딩과 같은 원리로 작동하지만 무릎은 20~30도 정도 굽힘한 상태에서 수행되며 강력한 수평 푸시 작용을 하는 드릴이다. 발로 지면을 강하게 밟고 다시 공중으로 튀어 오르는 그라운드 스크로크 순간에 무릎의 각도는 선수가 실제 러닝에서 밀어내는(푸시) 각도를 결정한다. 때문에 이 훈련의 정확성을 위해서 다리 각도를 조절할 수 있다. 이 드릴은 어떤 면에서 스트레이트 레그 바운딩과 스쿼티 러닝의 혼합이다.

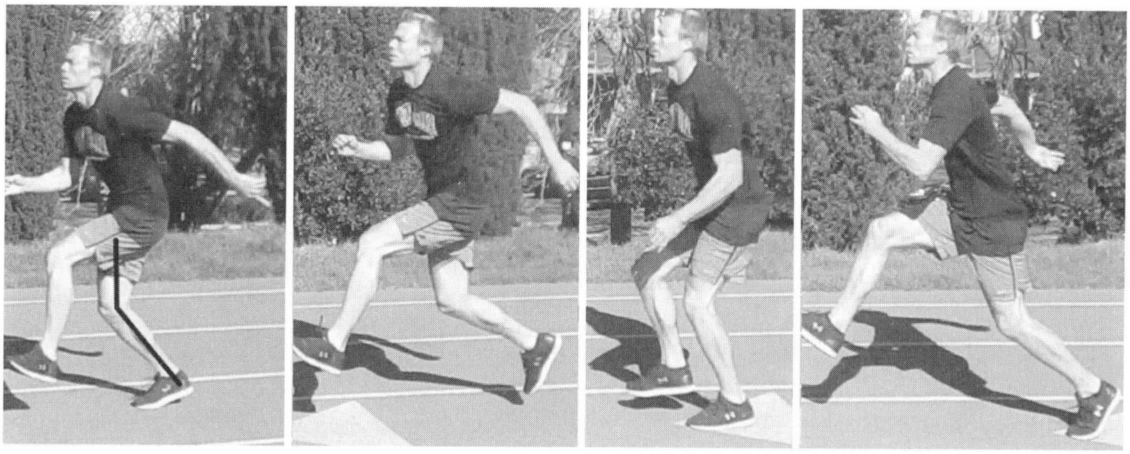

그림 8.10 플렉스 레그 바운딩은 고정된 캐스팅(정강이를 전방으로 던지듯이 뻗는 움직임) 동작이다.

8.3 스피드 콤보 드릴

스피드 훈련에서 사용할 수 있는 다음과 같은 드릴 연속 동작은 스프린트 드릴과 폭발적인 운동을 모두 포함하는 움직임으로서 스프린트 드릴에 이어서 연속적으로 실제 가속 또는 스프린트(전력질주)로 전환하는 '콤보' 훈련이다. 이런 형태의 콤보 훈련들은 스프린트 드릴과 가속 및 스프린트를 즉시 통합할 수 있으며 맥락적인 상황을 즉각적으로 구성할 수 있다. 통합된 강력한 동작을 만들어내는 것은 기계적인 움직임이 아닌 리듬과 감각적인 측면이다. '스프린트 드릴'과 실제 스프린트를 결합할 때 지도자가 느낄 수 있는 묘한 감정과 느낌은 수많은 드릴들이 달리기에 어떠한 영향을 미치는 바로 알 수 있다는 점이다. 육상 선수의 A 스킵 자세를 본 후 실제 스프린트 자세를 관찰해보면 믿을 수 없을 정도로 일치하지 않는 타이밍을 볼 수 있으며 굉장히 어색하다. 과도한 A 스킵 훈련은 잘못된 스프린트를 초래할 수 있다. 반면에 플렉스 레그 바운드와 낮은 자세 러닝의 수행은 훨씬 더 강력한 밀기 동작을 전이시킬 수 있고, 좋은 달리기 역학적 자세와 함께 더 강한 힘을 느낄 수 있다. 통합 훈련의 예시는 다음과 같다.

- 메디신 볼 출발 연속 동작
- 스트레이트 레그 바운드 투 스프린트
- 플렉스 레그 바운드 투 스프린트
- 토 드리블 투 스프린트

메디신 볼 출발 연속 동작

메디신 볼 출발 연속 동작은 올바른 가속 역학에 필요한 1) 적절한 정강이 각도, 2) 엉덩관절을 포함한 각 관절의 구동(추진), 3) 불균형적(한 다리) 특성을 학습시키는 훌륭한 연속체 드릴이다. 메디신 볼 출발 연속 동작은 선수 본인의 종목에서 가속하는 자세에서 관찰되는 관절 각도와 유사한 위치에서의 파워 생성에 도움을 줄 수 있다. 육상 트랙 선수들은 메디신 볼 드릴을 적용하기 위해서 매우 낮은 자세로 웅크리고(크라우치crouch 자세) 싶어한다. 하지만 미식축구나 축구 선수들의 경우 일반적으로 더 높은 엉덩관절 위치와 더 큰 정강이 각도에서 가속 출발을 원할 것이다. 하프 스쿼트 크라우치 half squat crouch 자세에서 두 손으로 메디신 볼을 잡고 고정된 상태에서 시작하여 몸을 숙여 전방으로

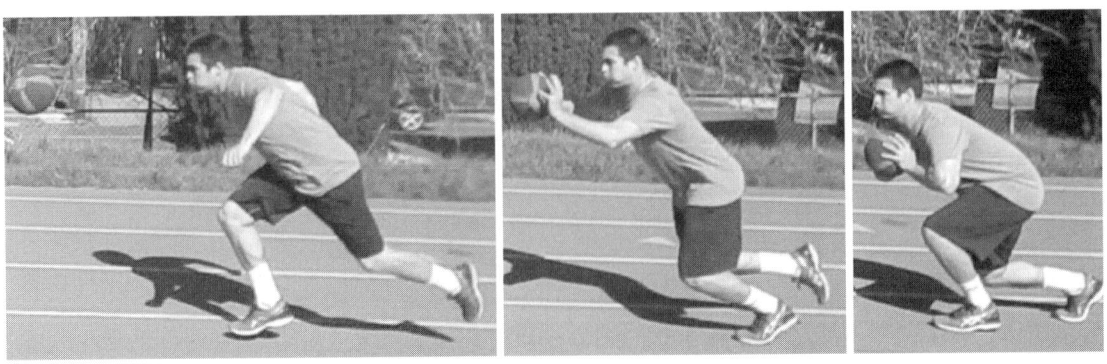

그림 8.11 메디신 볼 스프린트 출발 자세

점프한 뒤 메디신 볼을 강하게 던진 후 가속한다.

스트레이트 레그 바운드 투 스프린트(곧은 다리 바운드 후 연속되어 이어지는 스프린트)

스트레이트 레그 바운드는 스프린트에서 사용되는 반사 작용의 양을 증가시키는 훌륭한 드릴이며 탄성적인 달리기 움직임을 촉진한다. 근막 중심의 선수들은 본능적으로 강한 후방 사슬 구성 요소를 가지고 달린다. 따라서 근육 중심의 운동선수들과 비교하여 이 훈련에서 얻을 수 있는 것이 적을 것이다. 반대로 근육 중심의 선수에게는 반사작용과 근막 중심 측면에서 큰 도움을 줄 수 있다.

플렉스 레그 바운드 투 스프린트(굽힘 다리 바운드 후 연속적으로 이어지는 스프린트)

푸시 능력이 좋지 않은 선수(마칭 스프린트 드릴에서 푸시 능력이 좋지 않아 가능한 좀 더 높이 뛰라는 지적을 반복적으로 듣는 선수)는 플렉스 레그 바운 이후 바로 스프린트로 전환함으로써 강한 푸시 움직임을 기르는 데 많은 도움을 받을 수 있다. 이 훈련 방법은 움직임의 다양성 범위가 훨씬 크고 더 큰 가변성

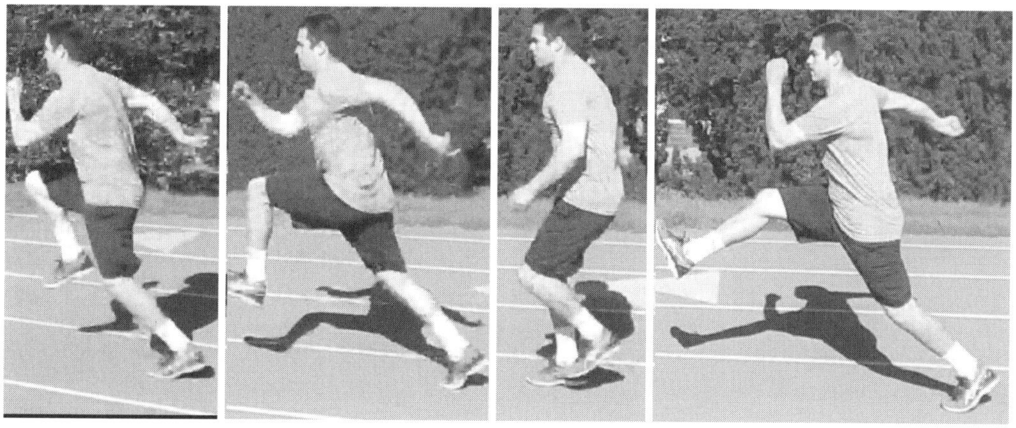

그림 8.12 스트레이트 레그 바운드 투 스프린트(곧은 다리 바운드 후 연속되어 이어지는 스프린트)는 선수가 반사적인 느낌을 잘 전달받을 수 있도록 도움을 준다.

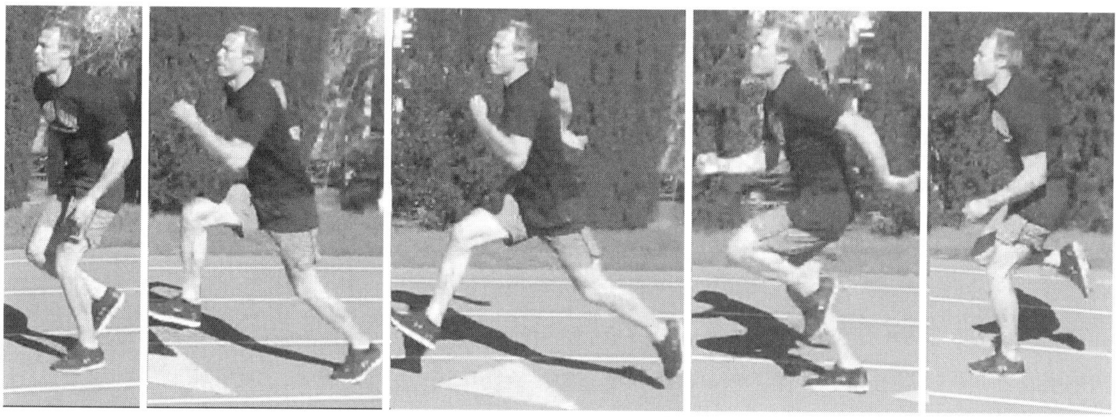

그림 8.13 플렉스 레그 바운딩 투 스프린트(굽힘 다리 바운드 후 연속적으로 이어지는 스프린트)는 스프린트 푸시의 파워를 느낄 수 있는 환상적인 훈련이다.

이 필요한 팀 스포츠 선수들에게 유용하다. 같은 맥락에서, 스쿼티 자세로 스프린트를 수행하는 방법은 운동선수에게 푸시 능력의 향상을 가져온다. 뿐만 아니라 강한 가속과 관련된 신체 자세와 타이밍(관절의 구동. 다리의 회복 등) 및 빠른 속도(최대 속도)의 직립 달리기에서 필요한 적절한 푸시에 대한 이해를 높이는 데 도움을 준다.

토 드리블 투 스프린트(발가락으로 짧게 드리블한 후 이어지는 스프린트)

콤보 훈련 그룹의 마지막 드릴은 육상 트랙 선수를 비롯한 모든 선수들에게 도움을 준다. 토 드리블 투 스프린트에서 중요한 동작은 선수는 짧고 빠르게 엄지발가락을 이용하여 작게 발을 구르는 것이다. 엄지발가락으로 지면을 누르면서 발을 구르면 윈들라스 기전windlass mechanism이 만들어진다. 이때 후기 입각기 지점에서 발바닥 건막에서 긴장을 형성하고 발의 강성이 만들어진다. 토오프 또는 푸시오프 지점에서 발바닥에 형성된 긴장이 탄성 이완되면서 효율적인 레버와 추진력을 제공한다(발내재근의 긴장력). 발을 아주 약간 바깥쪽으로 돌린 상태에서 수행되는 토 드리블 투 스프린트는 가속에서 사용되는 회내와 유사한 접촉 기전을 반영할 수 있으며 이와 관련된 탐색적인 경험을 제공할 수 있다. 5~10m 정도 발가락을 이용하여 작은 발 구르기로 전진한 후 이어서 가속이나 스프린트로 전환한다. 가장 중요한 점은 작은 발 구르기(토 드리블)에서 수행된 푸시 메커니즘(감아올리기 기전 및 회내)을 유지하면서 가속이나 스프린트로 이어지는 것이다.

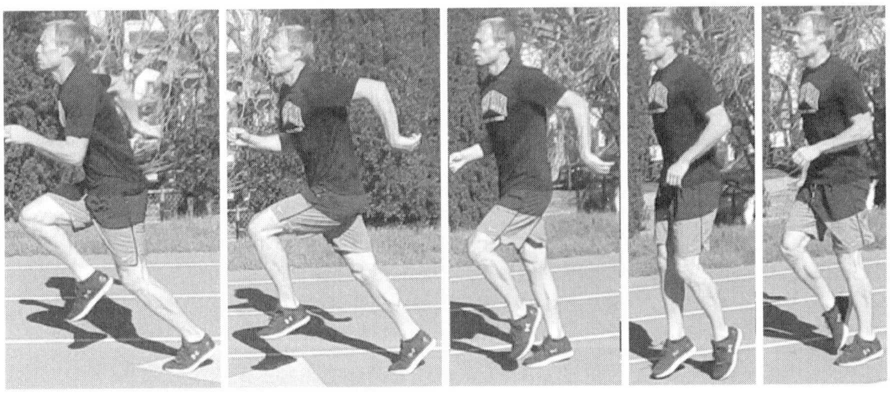

그림 8.14 토 드리블 투 스프린트(발가락으로 짧게 드리블한 후 이어지는 스프린트)

8.4 가속의 발달을 위한 특화(특이적) 스트렝스

스피드 훈련이라는 넓은 범주에서 봤을 때 스프린트 드릴은 그 범주에 속한 훈련 중 한 가지이며 특화 스트렝스는 완전히 다른 범주의 훈련 방법이다. 스프린트 드릴은 운동선수의 스프린트 '기술'과 연결되어야 하며, 특화 스트렝스 훈련은 스프린트 동작에 작동하는 신경근 경로에 작용하는 특이적 스트렝스 능력을 강화하는 것이다. 이 책에서 제공하는 일반적인 운동들(파워리프팅과 기능적 움직임)은 높은 수준의 스피드 퍼포먼스로의 전이에는 한계점이 있다. 우리가 흔히 스피드 파워에 관련되어 있다고 생각되는 올림픽리프팅조차도 특정한 속도 수준에서 제한점이 있다(속도의 한계가 있다). 요세프

존슨Yosef Johnson 코치에 따르면 일반적인 운동은 퍼포먼스로의 제한적인 전이를 보인다. 하지만 특화 움직임에는 그런 제한이 존재하지 않는다. 스쿼트, 벤치프레스를 훈련하면 특정 시점에 필요 이상으로 강해진다(고중량을 감당할 수 있는). 이렇게 강해진다고 해서 운동선수에게 무조건 도움이 되는 것이 아니다. 이 책의 목적은, 운동선수에게 가장 높은 전이를 발생시키는 것으로서 무엇보다도 스프린트에 매우 특이적인 움직임에 도움이 되는 특화 스트렝스에 집중한다. 가속에 특이적인 특화 운동은 다음과 같다.

- **중량 저항 슬레드 스프린트(끌기Pulling)**
- **오르막 달리기**
- **환경 수정 가속 러닝**

고중량 저항 슬레드 끌기

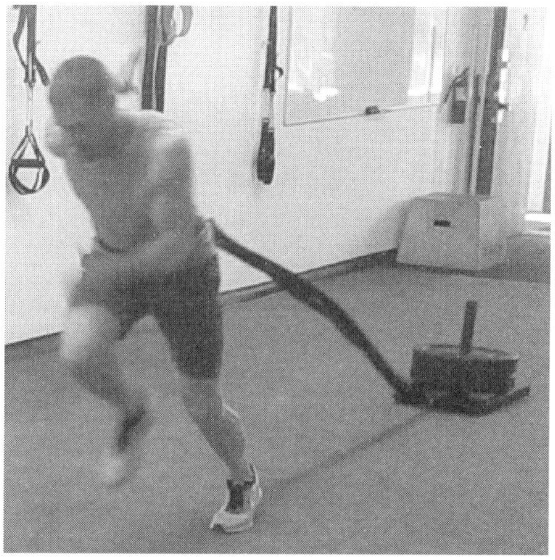

그림 8.15 중량 슬레드 스프린트

중량 슬레드 스프린트는 수년 동안 많은 연구자들에 의해서 면밀하게 조사한 훈련 방법이지만 요즘 들어서야 그 가치를 검증받고 있다. 표준적으로(전통적으로) 속도를 10% 정도 저하시키는 부하를 이용하여 이점을 얻는다. 달리기(러닝)에 특이적인 중량 슬레이드 훈련은 선수의 힘 출력을 향상시킨다. 정말 오랫동안 실제 훈련 방식으로 사용되어왔지만 과학적으로 연구한 과정은 매우 짧다. 엘리트 수준의 자메이카 스프린트(단거리) 육상 선수들이 고중량의 백 스쿼트를 즐겨 사용하지 않는다. 하지만 그들은 저항 슬레드 스프린트를 광범위하게 사용한다(중량 런지와 같은 스트렝스 움직임과 함께). 이들에게는 중량의 슬레드 훈련으로 향상된 힘 생산 능력이 다른 기본적인 스트렝스 훈련과 함께 적절하게 코칭된 스쿼트, 클린 등의 전형적인 힘 생산 역할을 대체했다고 가정하는 것이 타당하다. 이미 높은 수준의 일반적인 스트렝스 능력을 가진 선수들, 특히 유전적으로 강하고 빠른 재능을 가진 선수들에게 바벨 스쿼트는 확실히 최고의 능력을 발휘하기 위한 필수 요건이 아니다. 모든 스트렝스 훈련 수단은 수많은 훈련 방법 중 선택하는 하나의 방법일 뿐이다.

매튜 크로스Matt Cross[52]의 연구에 따르면 트랙 표면에서 슬레드를 끄는 최적의 하중(부하)은 체질량의 69~96% 사이였으며 운동선수의 스피드를 최대 50%까지 감소시켰다. 이 하중은 운동선수가 가속하는 동안 더 오랜 시간 더 많은 수평 힘을 지면에 전달할 수 있는 능력인 특이적 힘-속도 양상을 향상시킨다. 매튜 크로스의 연구는 저항 스프린트 훈련에서 10% 이상 속도를 늦춰서는 안 된다는 오랜된 믿음을 지킬 필요가 없다는 것을 알려준다. 슬레드 훈련은 힘의 방향력에 역학적으로 큰 영향을

52. Cross, Matt R., et al. "Optimal Loading for Maximizing Power During Sled-Resisted Sprinting." *International Journal of Sports Physiology and Performance,* 2017, vol. 12, no. 8, pp. 1069–1077.

표 8.1 중량 슬레드 통합에 중점을 둔 스프린트 훈련 예시

운동	처방
1. 스프린트(저항 없음)	4×9.1m
2. 저항 스프린트(50% 속도 감소)	4×22.8m
3. 저항 스프린트(10% 속도 감소)	4×27m

미치고 향상시킨다. 크로닌Cronin 등의 연구에 의하면 중량 슬레드 끌기는 몸통의 전방 기울기를 크게 증가시켰을 뿐만 아니라 중량이 없이 맨몸으로 수행되는 가속 자세보다 정강이의 각도를 감소시켰다.[53] 이런 두 가지 이유는 더 나은 푸시를 가능하게 한다.

스콧 살워스Scott Salwasser와 카메룬 조시Cameron Josse 코치의 경우를 살펴보면, 이들은 스피드 & 퍼포먼스 코치로서 단기간의 훈련 시간 동안 중량 슬레드 훈련(체질량의 69~96% 부하)을 사용하여 40야드 대쉬(36.576m)에서 0.3초 정도의 기록을 단축시켰다. 훈련에 참여한 선수들 중 대다수는 뛰어난 올림픽 역도 수행력을 가지고 있지만 힘을 방향력(수평)으로 전이시키는 능력은 부족했다. 사실 중량 슬레드 운동은 훈련 기간의 초기에 사용하는 것이 가장 좋지만, 그것이 지니고 있는 역학적 수평 힘과 가속의 기술적 요인 때문에 수평 방향 힘이 부족한 선수들에게 기본적인 바벨 훈련처럼 1년 내내 적절하게 사용될 수 있다. 가속의 발달만을 생각한다면, 중량 슬레드 끌기에서 적용되는 힘의 전달 양상으로 인하여 중량 슬레드 끌기가 사실상 전형적인 바벨 훈련을 대체할 수도 있다는 주장도 할 수 있다.

가속도의 속도 감소를 미세하게 확인하여 스프린트 기술의 문제를 분석하는 첨단 장비를 이용한 시스템 또한 힘의 비율을 결정하는 데 큰 도움을 줄 수 있지만, 선수가 사용하는 중량 슬레드의 최적 하중(부하)은 훌륭한 코치의 눈으로도 확인할 수 있다. 중량 슬레드 운동은 무거운 슬레드에 지속적으로 최대 힘을 가해야 한다. 따라서 가속에서 필요한 스쿼티 자세(낮은 굽힘 자세)를 유지해야 하며 이를 위한 선수의 감각 및 스트렝스 자극 모두를 필요로 한다. 몸을 과도하게 신전시킨 상태에서 슬레드를 끌면 힘의 방향력이 다른 곳을 향하게 된다. 어떤 형태의 저항 스프린트이건 가속 힘의 방향을 정확하게 설정하는 것이 중요하다.

오르막 스프린트(이하 힐 스프린트)

힐 스프린트는 중량 슬레드 스프린트를 제외하고 낮은 신체 위치-중립 엉덩관절 자세 및 초기 및 중간 가속 단계의 신체 위치를 모방한 동작에서 힘을 향상시키는 가장 좋은 방법 중 하나이다. 힐 스프린트는 계단 뛰기와 비교하여 큰 이점을 가지고 있다. 계단 뛰기는 스프린트 역학과 큰 차이점을 보인다(스텝 각도와 뒷다리를 신체 앞쪽으로 가져오는 회복 또는 회수 동작이 크게 다르다). 또한 계단 뛰기는 햄스트링의 참여도가 매우 높은 반면 힐 스프린트는 엉덩관절의 작용이 더 크다. 힐 스프린트는 굉장히

53. Cronin, John, et al. "Effects of Weighted Vests and Sled Towing on Sprint Kinematics." *Sports Biomechanics,* 2008, vol. 7, no. 2, pp. 160–172.

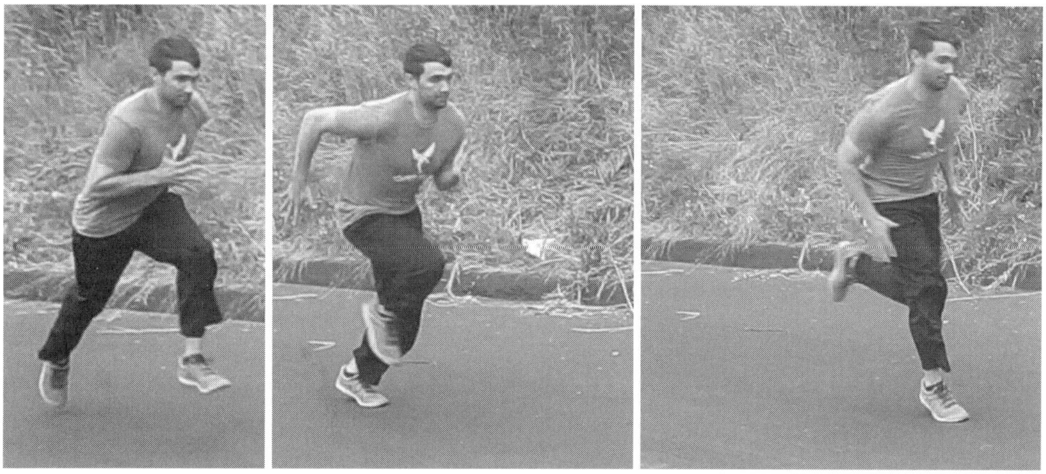

그림 8.16 힐 스프린트는 스프린트에서 사용되는 근육 그룹을 다수 포함하고 있으며, 가속을 위한 신체 각도를 보다 폭 넓게 사용할 수 있는 자연스럽고 효과적인 훈련 방법이다.

오랜 시간 동안 다양한 종목의 선수들을 훈련시키는 필수적인 운동 방법이었으며, 하체의 동심성 힘의 사용을 증가시키고 햄스트링의 스트레스 감소키는 효과를 가지고 있다. 훈련 초기 단계에서 부상 없이 최대 속도를 경험할 수 있는 가장 좋은 방법 중 하나이다. 힐 스프린트에서 선수의 신체는 자연스럽게 전방으로 기울기 때문에 자동적으로 가속 속도에 필요한 신체 각도를 복제한다. 출발하여 처음 몇 스텝 동안 좁은 정강이 각도로 인하여 낮은 자세에서 빠른 뒤꿈치의 회수(회복)를 기대할 수 있다(좁은 정강이 각도는 지면반력의 이용을 더 용이하게 한다. 최대 속도에서는 캐스팅 동작을 통해 좁은 각도를 만든다).

계단 뛰기는 스프린트 스피드 발달을 위한 좋은 훈련은 아니다. 하지만 발목과 발 복합체 및 엉덩관절 굽힘근에 몇 가지 기본적인 말초 훈련 효과를 줄 수 있으며 기본적인 에너지 시스템 개발 방식

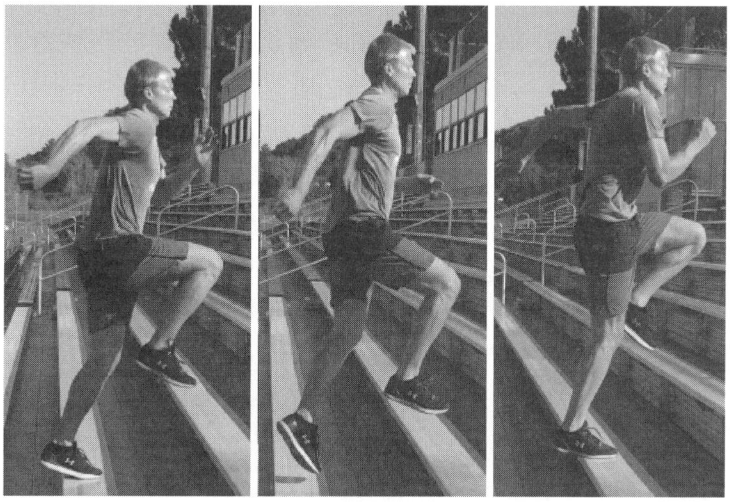

그림 8.17 실제 러닝과 계단 뛰기는 생체역학적으로 다른 특성을 지니고 있기 때문에 계단을 이용한 훈련은 스피드를 위한 최적의 훈련 방법이 아니다. 그러나 일반적으로 러닝에서 통용되는 높은 무릎 위치, 유각기 다리-앞쪽에서의 강한 지면 접촉 및 반대 다리의 교차 신전 반사를 훈련할 수 있다. 또한 다리와 팔의 교차 동작을 훈련하는 도구도 될 수 있다.

으로 사용할 수 있다. 그러나 햄스트링의 역할은 크지 않기 때문에 스피드 훈련으로 볼 수 없으며 스텝의 특성상 유각기 다리를 높게 들면서 타원형의 팔로우스로우(마무리 동작)를 강조하지만 우리가 기대하는 가속 자세와는 다르다. 가속을 위해서는 유각기 다리의 팔로우스로우가 더 낮은 자세에서 수행되어야 한다. 계단 뛰기 훈련은 평평한 지면에서 달릴 때에도 계단식의 블록 위에서 달리는 것과 유사한 방식의 '발 내리꽂기 각도'를 유발한다. 이런 식의 러닝을 수행하면서 발의 지면 접촉 시간을 줄이고, 유각기 무릎 들기를 최대로 하며, 좋은 몸통 자세를 유지하는 최대 의도를 가진다면 몇 가지 질적 요소가 좋은 말초 전이가 발생할 수 있다. 선수들이 견고한 스피드로 계단 뛰기를 수행하는 한 실제 러닝에 긍정적인 영향을 미칠 수 있다.

환경 수정 가속 러닝

가속 기반 훈련은 더 빠른 스피드와 파워를 얻고 좋지 않은 운동 습관을 고치며 뇌에 추가적인 감각 입력 층을 제공해주는 유용한 방법이다. 이러한 특성을 염두에 두고, 발이나 지면에서 가속의 환경적 측면에 변화를 줌으로써 상승 변화(발과 지면의 환경 변화로 무릎, 둔근, 엉덩이 회전근육)도 영향을 받는다는 점을 인식하는 것이 중요하다. 발의 회외 상태가 지속되어 내측 아치로 지면을 밟는 데 어려움이 운동선수들은 발의 뒷부분과 내측 아치 주변부의 감각을 상승시켜 발의 기능을 향상시킬 수 있다면 상승 변화에서 더 좋은 메커니즘(둔근 활성화 및 파워 향상)을 찾을 수 있다.

스프린트의 환경에 변화를 주는 첫 번째 방법은 지면의 상태를 바꾸는 것이다. 러닝 스파이크를 착용하지 않고 플랫 슈즈를 사용하면 선수는 횡단면에서 더 많은 자유도를 갖게 된다. 트랙 필드 대신 흙, 모래를 밟으면서 달리는 운동선수는 두 발의 더 빠른 교차 속도, 즉 더 빠른 보율을 필요로 한다. 이것은 환경의 제약에 변화를 주고 선수의 움직임이 자연스럽게 반응하도록 유도하는 훈련 양식이다. 결과적으로 불필요하게 과도한 코칭 신호와 드릴의 반복 없이 훈련의 목적을 이루고 올바른 달리기 메커니즘으로 선수의 움직임이 적응하도록 한다(일반적인 표면에서 달리는 선수들에게 코칭 신호와 드릴 연습 없이 환경의 변화만으로 움직임의 변화를 유도한다). 발의 환경적 특성에 변화를 주는 간단하고도 믿을 수 없을 정도로 효과적인 방법은 신발의 간섭도를 조절하는 것이다. 가장 명확한 방법은 맨발로 달리는 것이다. 이 방법은 효과적이지만 스프린트를 위한 훈련을 위해서는 몇 가지 지켜야 할 원칙이 있다. 맨발 달리기는 가장 자연스럽고 효과적인 훈련이며 신발 착용은 현대 육상 경기에서 수많은 문제를 발생시키는 원인이 된다. 몸은 본질적으로 충격을 직접적으로 받는 것을 원하지 않는다. 따라서 맨발 달리기 동작에서 인체는 본능적으로 발뒤꿈치를 지면에 접촉하지 않으려고 하고 발의 전면부의 볼 부분에 감각 하중이 증가하기 때문에 발의 볼이 지면에 닿는 즉시 더 나은 발의 강성을 얻을 수 있다. 신발을 착용하면 발뒤꿈치의 충격을 걱정하지 않고 편안하게 지면에 딛을 수 있기 때문에 가속과 최대 속도에서의 발의 작용을 방해할 수 있다.

맨발 스프린트 훈련의 단점은 발의 특정 부위에 집중적으로 가해지는 지면 접촉량으로 인해 선수의 발목 강성이 견디지 못하는 것이다. 또한 발의 뼈와 연부조직에 가해지는 충격량이 신발을 착용한 상태보다 더 크고 발바닥의 지면 그립력이 부족하기 때문에 맨발 상태에서 달리기 훈련을 할 경우 강하고 빠르게 지면을 밟지 못하는 경향이 있다. 맨발로 잔디에서 걷는 것은 너무 좋다. 하지만 만약 가속을 해야 한다면 잔디의 표면의 미끄러움 때문에 신발 착용 없이는 매우 어렵다. 에이드리안 바와 같이 뛰어난 창의성을 발휘하는 코치는 운동선수의 신발을 바꾸거나 발의 감각 습득 환경 변화를 위해

플럽플롭flip-flops(엄지발가락과 검지발가락 사이가 구분되어 있는 형태의 슬리퍼로서 얇은 끈 형태로 뒤꿈치까지 고정되어 있다)을 사용한다. 이런 형태의 환경 변화 훈련은 발에 덜 해롭고 빠른 달리기를 가능하게 한다.

8.5 최대 속도를 위한 특화 스트렝스

최고 속도(또는 최대 속도) 스프린트를 위한 특이적 운동의 범위는 좁다. 최고 속도 스프린트의 근육 길이-긴장 관계는 매우 특이적이다. 하지만 이러한 특성을 이용하여 특이적 운동을 만드는 것은 초속 8~12m의 속도로 달리는 것 말고는 거의 없다. 이런 의미에서 최대 속도를 훈련할 수 있는 대부분의 방법은 환경적(환경 변화)이며 달리기에 더 필요한 메커닉적인 습관을 기르거나 잘못된 운동 패턴을 고치기 위해서 일반적인 스프린트를 미세하게 변경한다. 내가 최고 속도를 위해서 사용하는 특이적 근력 운동은 다음과 같다.

- **미니허들 스프린트**
- **미니허들 '플라이' 스프린트**
- **오버스피드 스프린트**
- **A-런**
- **'캡틴 모르간' 스프린트 홉스**

미니허들 스프린트

미니허들 또는 '위켓' 달리기는 선수들이 적절한 보속과 보폭의 스프린트 자세를 익힐 수 있는 가장 효과적인 수단 중 하나로서 훌륭한 스프린트 기술을 유지하기 위해서 사용된다. 고속 카메라를 통하여 유소년 선수들의 스프린트를 관찰하면 몇 가지 기술적인 오류를 발견할 수 있다. 이후 일정한 간격으로 설치된 미니허들(5~8개)을 넘은 직후 이어서 10m 스프린트(전력질주)를 하도록 한다. 처음 2~3개의 미니허들을 넘는 선수들을 고속 카메라도 다시 확인해보면 이전의 자세와 완전히 달라져 있음

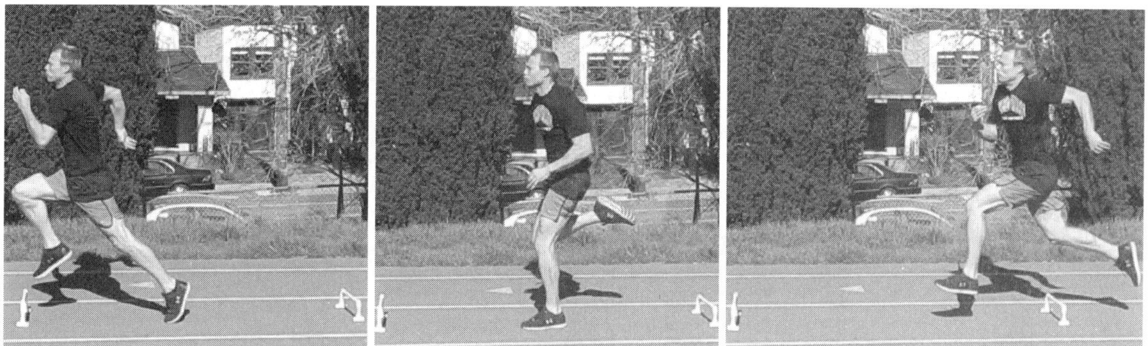

그림 8.18 미니허들 스프린트. 뒤쪽에 위치한 다리가 전면으로 재배치되는(회복) 속도와 동작의 효율성을 향상시키는 최대 속도를 위한 훌륭한 훈련 방법이다.

을 알 수 있다. 마치 완전히 다른 스프린트 선수처럼 바뀐다. 무엇보다도 특징적인 변화는 뒤꿈치를 지면에 내리꽂는(힐 스트라이크) 동작이 사라지고(미드풋을 더 사용한다), 측면에서 바라본 선수의 전면 러닝 동작의 역학적 균형이 즉시 좋아진다.

미니허들을 다 넘은 후에도 '런 오프run off' 형태로 지속적으로 스프린트를 이어간다. 다시 말해 미니허들이 없는 상태에서도 미니허들을 뛰어넘었던 동작을 계속 이어 스프린트를 지속한다. 선수들은 미니허들에서 익힌 스프린트 기술을 자신의 기술로 잘 내재시킬 수 있다(개인차가 있다). 아직 조정력이 부족한 초보 선수들의 경우에는 허들을 넘을 때마다 스텝이 꼬이고 몸이 뒤틀리게 된다. 반면 조정력이 뛰어난 선수들은 10~20m 동안 효율적인 자세를 유지할 수 있다. 우리가 스프린트 훈련을 진행하면서 반드시 기억해야 할 것은 '스프린트가 주기적인(같은 동작이 원을 그리며 반복되는) 활동'이라는 점이다. 각 주기의 단계는 다음 주기에 영향을 미친다. 여러분은 코치로서 운동선수가 좀 더 효율적인 스프린트 역학을 자기 조직화할 수 있도록 미니허들을 적절하게 적용할 수 있으며, 허들을 전부 넘은 후에도 '허들 없이' 이미 연습된 효과적인 스프린트 자세를 유지하도록 한다.

> *미니허들 훈련 방법의 잘못된 믿음*
> *미니허들 훈련 방법은 흔히 우리가 생각하듯 '무릎 높이 들기'를 위한 훈련 방법이 아니다. 미니허들은 빠른 유각기 다리 회복을 위한 것이다.*

미니허들은 10~15cm 높이의 플라스틱 허들을 사용하는 것이 좋다. 미니허들의 실제 역할을 '무릎을 위로 올리는' 것이 아니기 때문에 이보다 높을 경우 유각기 다리의 빠른 회복(회수)를 방해하는 과도한 무릎 올리기를 유발할 수 있다. 미니허들 스프린트의 궁극적인 목적은 유각기 다리의 빠른 회복에 있다. 이런 의미에서 나는 허들을 넘어, 지면을 밟는다는 개념보다는 단순하게 허들을 넘어 허벅지를 앞으로 빠르게 밀고가라는 에이드리안 바의 조언을 따른다. 무릎이 너무 높은 위치에 도달하도록 과도하게 허벅지를 밀면 스프린트의 타이밍이 망가지고 앞으로 밀고 나가는 허벅지에 감속이 발생할 수 있다는 점을 기억해야 한다. 나 스스로도 몇 년 동안 이런 식으로 스프린트를 수행했지만, 에이드리안 바의 지시로 유각기 다리의 빠른 회복 밀기에 중점을 둔 후 10m 플라이 스프린트(스피드와 가속의 향상을 위한 스프린트 역학 훈련)에서 5% 정도의 속도 증가를 달성했다.

미니허들 훈련 코스를 설치하기 위해서는 6~10개 정도의 허들을 일직선으로 놓고 선수의 보폭 길이의 거의 최대치를 허들과 허들 사이의 거리로 정한다. 초보 선수의 경우 보통 1.5~1.8m, 중급 수준의 선수는 1.8~2.1m, 최상위 수준의 선수는 2.1m 이상의 간격이 적당한다. 여성 운동선수는 일반적으로 남자 선수보다 15~30cm 정도 가깝게 간격을 둔다. 미니허들을 설치하기 위한 최적의 보폭 간격을 찾을 때 선수의 최대 속도와 관련된 표 8.2를 참고한다.

표 8.2 최대 달리기 속도에서의 평균 보폭

최대 속도(m/s)	평균 보폭
8.50	1.81 ± .10m
9.0	1.91 ± .10m
9.5	2.02 ± .12m
10.0	2.13 ± .13m
10.5	2.24 ± .14m
11.0	2.34 ± .14m
11.5	2.45 ± .15m

표 8.2는 최대 스피드로 달리는 선수들의 속도별 평균 보폭을 나타내고 있다. 이것을

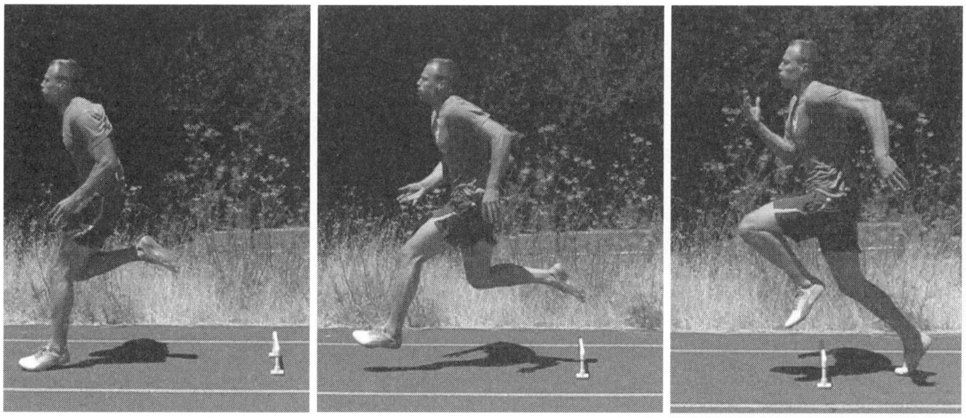

그림 8.19 키가 큰 선수가 무릎을 높게 들고 달리는 미니허들 러닝은 실제 경기에서의 스프린트(전력 질주) 역학과 가깝지 않을 확률이 높다. 키가 큰 선수가 질량 중심을 약간 낮춘(자세를 낮추고) 상태에서 수행되는 미니허들 스프린트 훈련이 실제 경기에서의 스프린트 자세와 더 가까울 확률이 높다.

최적의 보폭으로 본다면, 이 수치 이상의, 극단적으로 넓은 보폭을 가지고 있는 선수는 자신의 보폭과 평균 보폭 사이의 중간 지점을 찾아야 한다. 일반적으로 보폭은 보속보다 변경하기 더 어렵지만 표 8.2를 참조하여 다음 단계의 속도 구간에 도달하기 위해서 보폭의 길이를 얼마나 늘려야 하는지 알 수 있다. 현재 선수가 가지고 있는 보폭에서 허들의 간격을 조금 더 늘려나가는 방식으로 다음 구간의 속도를 위한 보폭을 설정한다. 보속(빈도)을 높여야 하는 선수가 점프를 잘 뛰는 탄력적인 선수라면 신체 질량 중심을 약간 낮춰 허들을 넘도록 한다. 이런 방식은 스프린트에서 푸시 타이밍을 감각을 높여준다.

일반적으로 미니허들 훈련에서 코치들은 선수에게 가능한 높은 자세 러닝을 요구하는데, 이것은 결국 '보기에 예쁜 스프린트 자세'를 만들기 위한 것이다. 지면에 닿는 지점에서 유각기 다리 무릎이 지지 다리 바로 옆에 나란히 유지되거나 발이 지면을 수직으로 밀어내는 구간에서 지지기 다리보다 유각기 다리 무릎이 전방으로 앞서는 것과 같은 '아주 멋져 보이는' 허벅지 들기 역학을 원하는 것이다. 이와 같은 '예쁜 러닝 자세'의 문제는 팔다리가 공중에 떠 있는 시간이 늘어나고, 그림 8.20에서 강조한 것과 같이 지나치게 발가락을 이용한 지면 밟기가 발생한다는 점이다. 미니허들 러닝에서 관행

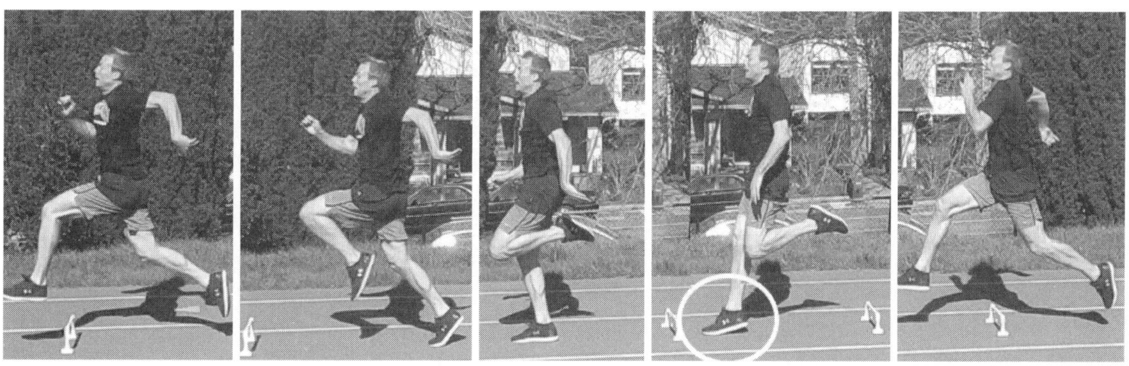

그림 8.20 과도한 '높은 자세 러닝'을 요구하는 코치의 신호로 진행되는 미니허들 스프린트는 실제 경기 스프린트에서 선수가 마주하는 역학적 자세나 힘을 반영하지 않는다. '높은 자세 러닝'은 가능한 머리를 위로 높게 들고 달리는 것에 지나치게 집중함으로써 칼돌기의 수평 전방 이동을 방해한다.

적으로 행해지는 높은 자세 러닝 역학은 발목의 저측 굴근과 엉덩관절을 이루고 있는 근육에 '특화된 스트렝스'로서 강성을 더해줄 수 있지만 실제 경주 기술로서 장려되어서는 안 된다.

미니허들 스프린트 훈련은 장점과 단점을 모두 지닌 양날의 검처럼 느껴진다. 무엇보다도 달리기의 뒷다리 움직임 역학에 도움을 준다는 점에서 매우 유용하다. 하지만 스프린트 경기에서 선수의 보폭을 고정시키면서 이용 가능한 움직임의 자유도를 줄인다는 단점이면서 장점인 넓은 스펙트럼의 의미를 지니는 요소도 있다. 운동선수의 훈련에서 운동 학습의 한계를 규정하지 않기 위해서 신경계의 경로를 '폭넓게' 유지하는 것이 중요하다. 1년 내내 너무 많은 양의 같은 형태의 훈련에 의존해서는 안 된다. 미니허들 스프린트는 초당 10m 이상과 같은 매우 빠른 스프린트에서 나타나는 특이적 관절 위치를 만드는 데는 좋은 역할을 하지만 초당 8~9m의 다소 느린 달리기에서 코치들이 미니허들을 이용하여 특이적 관절 위치를 만드는 것(발이 지면에 닿고 수직으로 누르는 구간에서 지지 다리 무릎 앞에 유각기 다리의 무릎이 위치하는)은 문제가 될 수 있다. 선수들이 더 빠르게 이동할수록 관절 움직임 타이밍이 변화하기 때문에 초중급 선수들에게 최정상급 스프린터와 같은 뒷다리 무릎 회복 타이밍을 요구해서는 안 된다. 허들을 넘는 선수의 기술적 자세가 얼마나 좋은지가 아니라 허들을 넘는 자세와 선수의 스프린트 속도가 맞아야 한다.

미니허들 스프린트 훈련의 다른 환경적 제약 요소 변화는 선수 앞에 팔을 고정시키거나 머리 위로 팔을 드는 자세를 유지한 채 달리는 것이다. 팔을 앞으로 고정시키고 달리다가 머리 위로 들어올리는, 또는 머리 위로 팔을 고정시키고 달리다가 앞으로 옮겨오는 율동적인 교환 자세를 추가할 수도 있다. 가벼운 메디신 볼을 가슴 앞에 들고 고정시킨 상태에서 진행하는 미니허들 스프린트는 몸통의 앞쪽 근육에 매우 강한 자극을 주며, 달리면서 복부를 잘 동원하지 못하는 선수들에게 도움을 준다. 가벼운 메디신 볼을 신체 몸통 앞쪽에 들고 있으면 밸런스 웨이트(양쪽의 무게 추를 맞추기 위한 현상)가 만들어져 다리를 뒤로 밀어내면서 신체를 전진시키는 동작인 푸시백 능력이 좋아진다. 이것과 똑같은 현상은 장대높이뛰기 선수들이 뛰는 모습을 보면 알 수 있다. 장대높이뛰기 선수들의 다리 푸시 능력은 항상 좋고 지면을 딛고 후방으로 이동하는 다리의 회복 타이밍과 자세도 적절하다. 15피트의 장대를 들고 초당 8m 이상의 가속을 위해서는 두 요소 모두 잘 작동해야 한다. 가벼운 메디신 볼 전면 고정 미니허들 스프린트는 무릎을 높게 들고 스텝을 다음으로 넘기는 것에 집중하는 것이 아니라 트랙에서 가속하면서 후방으로 이동한 허벅지를 강하고 빠르게 전방으로 밀고(푸시) 나오는 것에 중점을 두는 훈련이며 이런 자세는 장대높이뛰기 선수들 달리기와 같다.

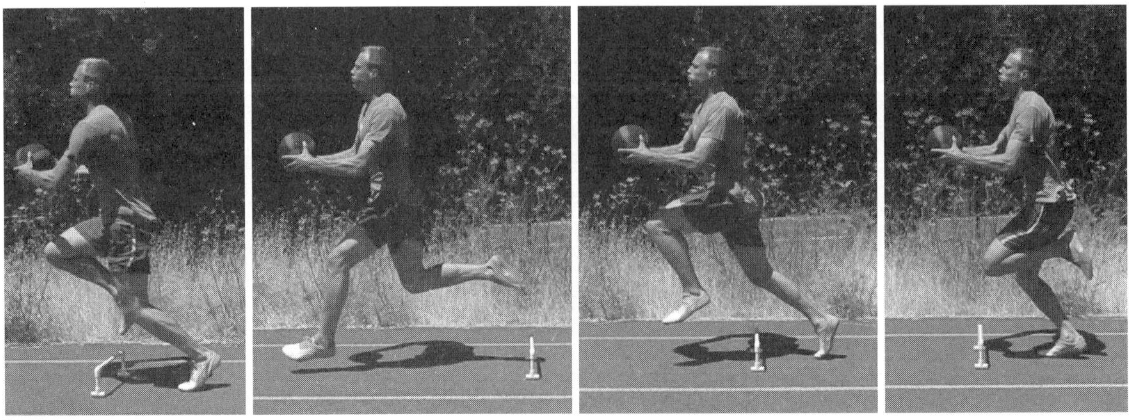

그림 8.21 미니허들 달리기 훈련에 가벼운 메디신 볼을 추가하면 전방 코어의 수요가 증가하여 수평 푸시 피드백이 증가한다.

미니허들 '플라이' 스프린트

스프린트에 미니허들을 통합하여 사용하는 훈련 방법은 스피드 퍼포먼스 향상을 위해서 선수들이 가장 좋아하는 훈련 방법 중 하나이다. 통합 스프린트 드릴(스프린트 드릴과 실제 스프린트를 이어서 수행하는 훈련)과 유사한 방법으로 미니허들을 사용하면 선수들의 실제 스프린트 경기력에 큰 영향을 준다. 나는 유소년 육상 트랙 선수들과 함께 통합 훈련 방법을 사용하기 시작했는데 타이밍 시스템(초를 측정하는 방식)과 미니허들 모두의 장점을 어떻게 혼합하여 사용할 것인지 고민을 많이 했다. 이전처럼 개별적으로 사용하는 것도 좋지만 통합하는 것이 더 좋다고 생각했었다. 내가 고안한 두 가지 종류의 통합 플라이 스프린트 훈련 방법은 포스트 위켓 플라이post-wicket fly와 통합 위켓 플라이integrated wicket fly였다. 포스트 위켓 플라이 방식은 단순히 일자로 설치되어 있는 미니허들에서 달린 후 바로 뒤에 타이밍 게이트(기록을 측정하는 관문)를 배치하는 것이다. 이같이 세팅된 환경에서 많은 선수들은 미니허들이나 타이밍 게이트 없는 상태에서보다 10m 플라이 스프린트 기록을 더 단축시켰다.

모든 결과들이 말해주고 있듯이, 나는 이런 연습 방법이 기본 스프린트 기술을 배우는 초급 및 중급 운동선수들에게 더 효과적이라고 생각한다. 반면, 완벽한 스프린트 기술이 요구되는 최상위 수준의 운동선수들에게는 효과가 더 적을 것이라고 생각한다. 그림 8.22의 선수는 마지막 미니허들을 뛰

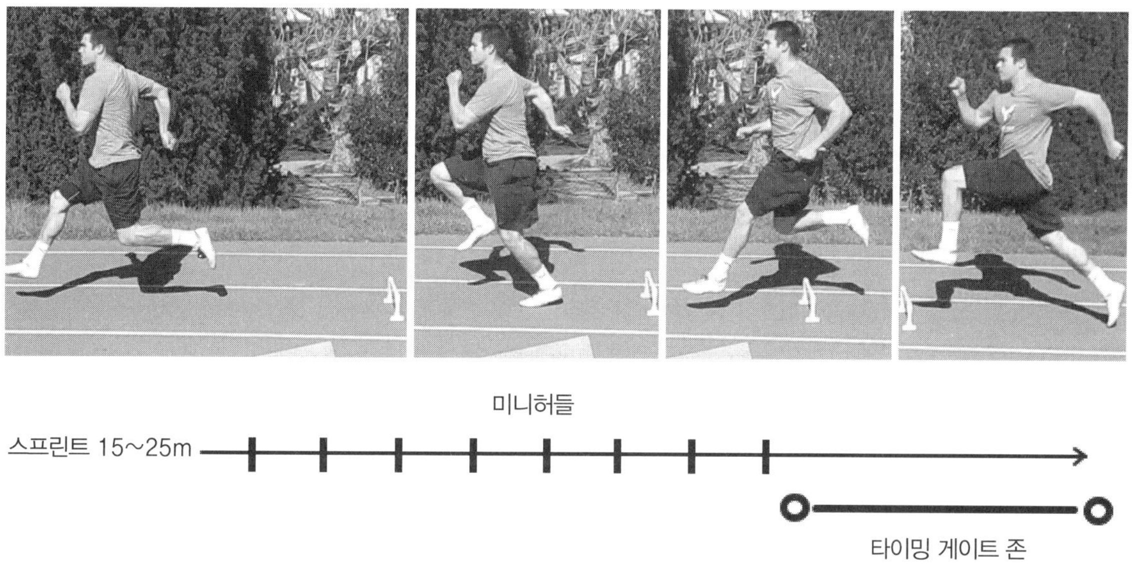

그림 8.22 미니허들 플라이 스프린트는 기록을 측정 및 최대 속도 노력 설정 환경에서 스프린트 기술의 변화를 유도하는 좋은 방법이다.

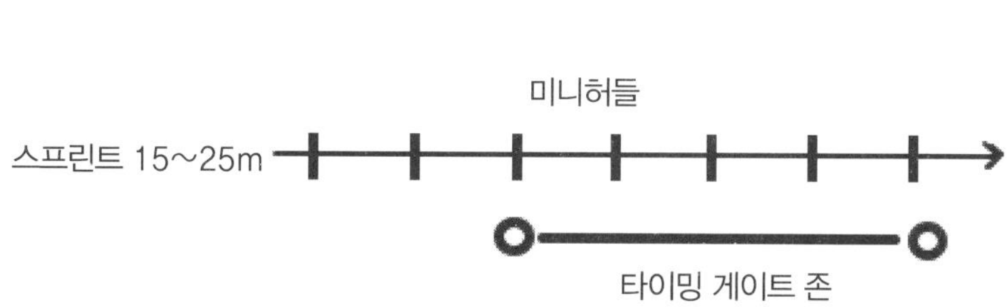

그림 8.23 통합 위켓 플라이 스프린트는 또 다른 환경 제약 접근법이다. 전통적인 10m 플라이 스프린트 훈련에 도전적 요소를 추가하는 훌륭한 대체 훈련이다.

어넘어 타이밍 게이트로 전력질주하는 모습을 보여준다. 낮은 높이의 미니허들을 사용하는 것은 선수가 허들을 넘는 것보다(무릎을 들어) 허들 위로 허벅지를 빠르게 밀어 회복시키는 데(전방으로 빠르게 이동) 집중할 수 있게 도와줘 스피드가 느려지는 리듬을 방지해준다.

통합 위켓 플라이 스프린트는 이 운동의 두 번째 형태로서, 내 개인 훈련 중 고안되었으며(후에 성공적으로 선수들에게 적용하였다), 미니허들 중간에 타이밍 게이트 배치하는 방법이다.

통합 위켓 플라이 스프린트는 최대 스피드 운동에 선수 맞춤형 보폭 길이 요소를 추가하는 훌륭한 훈련 방법이다. 위켓 즉 미니허들 스프린트 훈련의 경험이 많은 선수들은 플라이-10 스프린트에서 미니허들이 없는 상태에서 수백 분의 1초 정도 더 느린 기록을 보인다. 미니허들이 배치된 상태와 없는 상태의 차이를 줄이는 것이 훈련의 목적이 될 수 있다. 이 훈련을 통해 무릎을 과도하게 높게 들어 허들 위를 달리는 자세가 가장 빠르게 달리는 방법이 아니라는 것을 선수 자신이 깨닫게 될 것이다. 이번 훈련의 주된 목표는 선수가 자신에게 맞는 최적의 스프린트 기술을 미니허들을 통해 탐색하는 것으로서 최대 스피드로 달리면서 이어지는 미니허들 타이밍 게이트 구간에서 최적의 보폭을 찾는다.

통합 미니허들의 다이내믹 대응성(전이 가능성)
통합 미니허들 달리기 훈련은 숙련된 코치의 손에 있는 훌륭한 스피드 연습 도구이다.

오버스피드 스프린트

중급 수준의 선수들을 상위권 수준의 선수로 탈바꿈시키는 가장 효과적이고 빠른 방법 중 하나가 오버스피드 스프린트 훈련(선수의 앞쪽에 탄성 있는 줄cord을 매달아놓고 스프린트를 하게 하거나 자신보다 더 빠른 선수와 줄로 연결하여 스프린트를 진행함, 또는 내리막 달리기와 같이 선수 자신이 가지고 있는 최대 달리기 능력보다 더 빨리 달리기 위해 보조 수단을 사용하는 스프린트 훈련)이다. 오버스피드 스프린트라는 용어를 들었을 때 사람들이 흔히 생각하는 모습이 탄성 있는 줄에 묶인 선수를 떠올리지만 단순히 바람을 등에 지고 달리는 모습 또한 이 훈련법의 한 형태이다. 탄성적인 줄을 선수의 진행 방향 앞에 두고 끌어당기는 훈련을 견인 스프린트라고 한다. 선수의 최대 스피드보다 1~3% 정도 더 빠른 스피드로 진행되는 견인 스프린트는 엄청난 상승작용과 신체의 신경 속도 한계를 돌파할 수 있는 수단을 제공한다. 이러한 훈련 드릴에 가장 잘 반응하는 운동선수는 도파민 중심 선수이다. 세로토닌 기질(안정)이 더 강한 선수들은 견인 스프린트 드릴에 의해서 받는 스트레스에 과민하게 반응을 할 가능성이 높으며 대부분의 경우 세로토닌 기질을 가지고 있는 선수들은 스프린트 선수가 될 수 없다. 오버스피드 훈련을 잘하는 선수들은 강한 신경 속도 연결성과 폭발력을 가진 운동선수이다. 이런 종류의 훈련은 근신경 수요가 극도로 요구되기 때문에 훈련 볼륨을 줄여야 하는데 20m 2~3회 정도가 적당하다.

많은 코치들이 오버스피드 훈련의 부산물로 발생하는 제동력의 증가를 문제점으로 지적한다. 갑작스런 최대 속도의 증가는 그에 대응하는 제동력의 증가로 이어질 것이라는 우려이며 충분한 제동력이 형성되지 않은 상태에서 갑작스런 스피드의 증가가 신체에 부정적인 영향을 미칠 것을 걱정하는 것이다. 일반적인 스프린트 역학에서 1~3%의 최고 속도 상승과 같은 작은 이탈은 문제를 일으킬 가능성이 적으며 최고 속도를 3% 이상 초과할 때만 제동력의 증가 문제가 발생할 수 있다. 오버스피드 방식이 포함된 훈련 주기는 1년 내내 적절하게 사용되어야 하며 최대 운동단위 동원 주기maximal motor recruitmnet-based cycles 기간에 훈련 이점이 극대화되는 경향이 있다.

A-런

A-런은 스프린트를 연상시킬 수 있는 가장 간단한 운동 중 하나이며, 스프린트 기술이 아니라 몸통, 엉덩이, 그리고 저측 굴근의 스트렝스와 특이적 지구력에 도움이 될 수 있다. A-런은 간단하다. 단순하게 무릎을 높게 들면서 뛰며, 1초에 1~3m 속도로 전진하는 것이 전부이다. 이와 같은 유형의 운동은 스피드 또는 스트렝스 훈련 세션이 끝날 때 마무리 훈련으로 적당하며 우리가 흔히 사용하는 준비운동 과정에서 웜업 드릴로 활용하기에는 좋은 움직임이 아니다. A-런은 보통 30m 4~6회 반복으로 수행되며 중간 볼륨에서 높은 볼륨 순서로 진행된다. 앞서 지속적으로 강조했듯이 '너무 높은 자세를 유지하는 러닝'은 필요하지 않다(그리고 장요근의 기여도를 줄여라). 신체를 약간 전방으로 기울인 상태에서 A-런을 진행하는 것도 좋은 방법이다.

A-런에서 발은 선수를 전방으로 푸시하는 강한 지렛대 역할을 하지 않는다. 따라서 '균형'(전진하는 스프린트의 특징은 외발 불균형이다)적 특성에 가깝지만, 그림 8.24에서 볼 수 있듯이, 신체의 동적 위치와 자세 유지라는 측면에서는 여전히 좋은 운동이 될 수 있다. 양쪽 다리가 공중에서 비행 중에 빠르게 교차하는 능력이 중요한 움직임 패턴이다. A-런은 또한 다리의 움직임과 연계되는 손의 회내와 회외를 연습할 수 있는 간단한 방법이다.

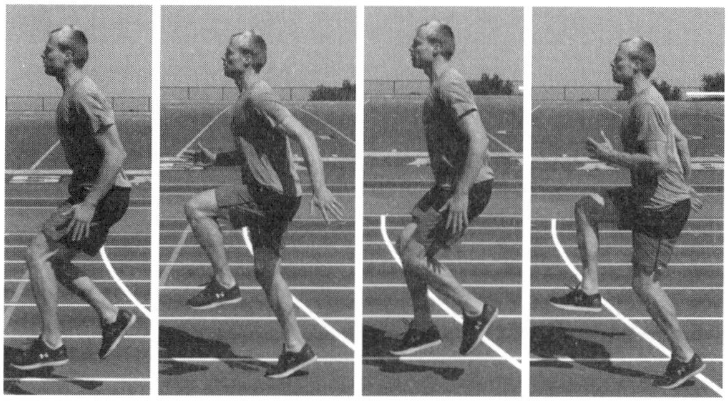

그림 8.24 A-런은 기술적 드릴이라기보다는 장요근 이용(강화) 드릴이다.

'캡틴 모르간' 스프린트 홉스"Captain Morgan" Sprint Hops

크리스 코피스트에게 배운 '캡틴 모르간' 스프린트 홉스는 발바닥의 내측 아치와 엉덩관절 사이에 존재하는 3평면의 움직임 연결과 관상면에서의 발 제어법을 익히도록 해준다. 캡틴 모르간 드릴은 선수가 한쪽 다리로 외발 서기를 한 다음, 캡틴 모르간 포즈를 취하고 그들의 유각기 다리를 외전시키면 준비 자세가 끝난다. 선수는 지지 다리 점프(홉스)를 하며 수평 방향으로 전진한다. 캡틴 모르간 훈련에서 최고의 훈련 이점을 얻기 위해서는 최대한 폭발적으로 그라운드를 푸시하는 것이 중요하다.

골반의 적절한 정렬과 방향성을 유지하기 위해서는 손을 엉덩이 위에 올려놓도록 한다. 많은 수의 운동선수들이 다리를 제대로 들지 못해 떨어뜨리거나 내전 동작을 하게 될 것이다. 다리를 들고 외전한 상태를 유지하는 것이 이 운동의 핵심이다. 스프린트는 3개의 운동면 모두의 움직임이 통합된 회전 동작이다. 특히 대퇴골의 외회전, 발의 회외와 회내 능력을 훈련하여 둔부에 유리한 위치를 두는 통제된 방식으로 발바닥의 내측 아치로 힘을 전달한다. 캡틴 모르간 홉스의 제약 조건은 발이 지면에

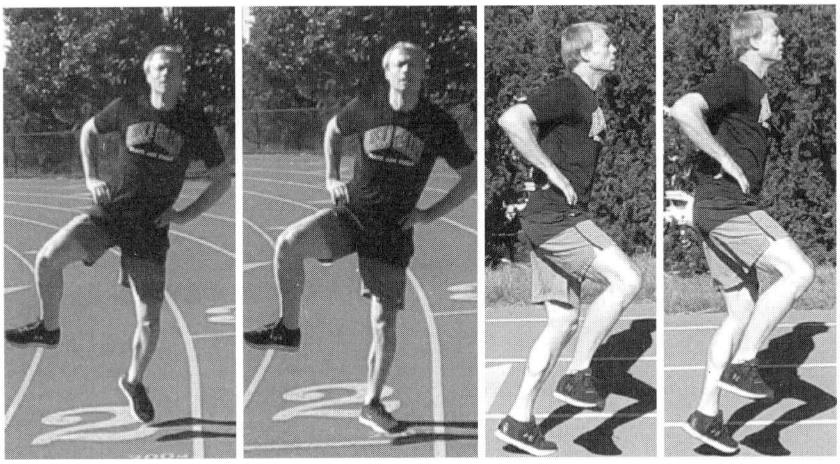

그림 8.25 '캡틴 모르간' 홉스는 발의 회외와 회내를 분리하는 훌륭한 동작이다.

닿고 지면과 발이 수직으로 힘을 받기 전에 발의 외측 회전을 포함한 회외 동작으로서 실제 스프린트에서 발생하는 움직임 기전과 유사점이 있다. 캡틴 모르간 홉스의 발목에 대한 특성은 경골의 후방을 들어올려 발의 전면부와 내측 아치 및 발목에 강성을 유도하고 발목 회전 제어에 중점을 두는 것이다.

수직 움직임을 강조하는 캡틴 모르간 홉스는 수직 회외 강성을 발달시키기 위해 발목의 관상면 움직임 전체를 특이적으로 수행하는 플라이오메트릭 훈련법이다. 빠른 수평 이동 움직임을 강조하는 캡틴 모르간 홉스는 움직임의 회내 측면을 강조하여 훈련된다. 수직 움직임에 중점을 두는 드릴을 수직 강성을 높이는 데 주력하며 특히 무엇보다도, 직립 러닝의 입각기 전반부에 중요한 강성을 구축하는 것이 목표이다. 1장에서 JB 모린의 조언을 다시 살펴보면, 비교적 많은 훈련량을 소화했을 때 이 동작의 가치를 깨달을 것이다.

크리스 코르피스트의 경험을 이야기해보자. 훈련 프로그램 안에 캡틴 모르간 홉스가 배치되어 있으면 항상 선수의 스피드 향상을 기대할 수 있었다. 우리가 시상면에만 집중하여 스프린트 훈련을 설계하면(물론 퍼포먼스는 향상되지만) 달리는 선수의 회전 파워를 등한시하게 된다(달리기 동작 정면의 특성도 무시한다). 캡틴 모르간 홉스는 이러한 문제를 보완하기 위하여 스프린트 웜업 마지막 부분에 사용하거나 메인 스프린트 훈련 후 마무리 운동으로 사용하면 선수의 회전에 대한 감각을 잃지 않도록 도와준다. 또한 둔부와 발의 연결성을 높여주는 특이적 훈련을 진행할 수 있는 공간이 부족한 곳에서 독립적으로 활용할 수 있는 동작이 될 수 있다. 캡틴 모르간 홉스는 근본적으로 발과 신체의 수직 힘 강성 요소를 강조해야 하기 때문에 모든 웨이트 룸 훈련 환경에서 WeckMethod 45™의 방식과 결합될 수 있다.

9

스피드를 위한 플라이오메트릭 파워 발달

폭발력을 위한 신전-단축 주기의 최대화

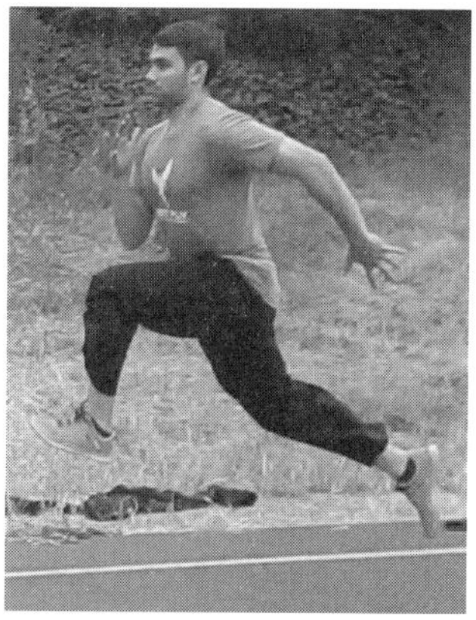

그림 9.1 바운딩은 스프린트 선수들이 주로 사용하는 일반적인 운동이다.

플라이오메트릭 운동의 지능적인 사용은 잘 발달되고 균형 잡힌 스피드 발달을 위해서 중요하다. 일부의 선수들에게는 플라이오메트릭 훈련을 제외한 다른 어떤 훈련 양식도 스피드와 동적 파워 측면에서 깊은 영향을 미치지 않는다. 스피드 발달을 위한 플라이오메트릭 훈련 적용을 스프린트 맥락적 측면에서 설계하기 위해서는 플라이오메트릭의 정의를 이해하는 것이 중요하다. 플라이오메트릭 운동은 스프린트의 각 스텝에서 탄성 에너지를 활용하는 근육의 능력을 향상시키고 또한 운동 에너지의 파워를 사용하여 보다 강력한 근육 수축을 생성하는 것이다. 플라이오메트릭 운동의 주요 목적은 점프 능력의 향상이지만 동적 스피드도 발달시킬 수 있다.

신장-단축 주기 훈련의 개념은 근육이 '편심성 수축'으로 부하되고(선수가 수직 점프 동작에서 힘을 모으기 위해서 몸을 빠르게 낮추는 구간. 대퇴사두근이 길어지는 상태) 다음으로 근육과 결합조직의 저장된 탄성 파워를 이용하여 반대 방향인 위로 신체가 뛰도록 근육이 다시 짧아지는 '동심성 수축'을 하는 것으로 근육과 결합조직 및 움직임의 반사적 특성을 이용한 반전 움직임이다(선수가 위로 점프할 때 대퇴사두근이 짧아지는 것).

앞서 언급했듯이, 스피드에 관련된 선수의 탄력성이 얼마나 좋은지 알기 위해서는 바운딩 동작을 보면 알 수 있다. 신장-단축 주기의 핵심은 힘줄과 근육 조직 자체에 탄성 동작을 추가하여 강력한 수축을 생성하는 것이다. 이는 정적인 상태에서 점프 동작(등척성 상태에서의 점프)이나 느린 속도(4초 동안의 하강 동작. 편심성 수축 훈련의 방법)로 수행되는 움직임보다 훨씬 더 강한 수축을 할 수 있다는 개념이다. 신장-단축 주기 방식에서 결합조직의 활용은 중요하다. 반복적으로 오랜 시간 동안 연습되는 많은 볼륨의 플라이오메트릭 운동은 매우 강한 근막과 힘줄을 만들 것이다. 이 두 요소는 점프 동작이 필요한 모든 운동선수에게 유익하다.

> *플라이오메트릭: 장기적인 관점에서의 근막 발달*
>
> *플라이오메트릭 운동은 키네틱 에너지(움직임을 통해 생성된 에너지)를 사용하여 예비 장력과 신장-단축 주기의 효율성을 훈련하고 힘줄과 근막의 스트렝스에 장기적으로 변화를 주는 훈련이다.*

플라이오메트릭 훈련의 미스테리는 고강도의 볼륨이 높은 뎁스 점프 종류의 운동을 수행한 후 '2일2-day' 동안 신체의 기능이 저하되는 '슬럼프'를 겪는다는 사실이다. 가장 합리적인 설명은 격렬한 플라이오메트릭 훈련 후 1~2일 지난 후에도 근막이 여전히 '리모델링' 중이고 훈련 후 48시간 동안이 '신체 능력의 저하'가 가장 높은 기간이기 때문이다. 운동 유형에 따라서도 근막의 손상 선이 미묘하게 달라지는데 수평면과 수직면에서의 운동에 따른 차이가 존재한다는 것도 이해해야 한다. 수평면에서의 운동은 스피드를 강조하는 것이며, 수직면에서의 운동은 플라이오메트릭 훈련이 강조된다. 이 두 가지 운동 요소 사이의 적절한 배치 및 교대 방식을 사용하여 근막의 스트레스 부하를 분산하여 정기적으로 신경 출력을 높게 유지할 수 있다.

플라이오메트릭은 단순한 '신장-단축' 운동이 아니라 선수가 스포츠 상황에서 예비 장력을 만들어낼 수 있는 능력을 훈련하는 운동이다. 운동선수의 예비 장력은 주로 발의 구조와 기능에서 시작되지만 발에서 시작되는 운동 사슬을 포함한 복잡한 근신경 상호 작용도 포함한다. 탄성 및 신경 중심 운동선수는 스피드를 추구하는 플라이오메트릭 훈련에서 가장 많은 이점을 얻을 수 있다. 근육을 많이 사용하는 근육 중심 운동선수들은 플라이오메트릭 훈련에서 어려움을 겪는 경우가 많으며 이를 무시하고 적절한 조치를 취하지 않고 지속적으로 플라이오메트릭 운동을 하게 되면 관절과 근육의 과사용으로 인하여 부상의 위험이 커진다. 물론 근육 중심 운동선수들도 플라이오메트릭을 훈련해야 하는 상황이 존재하는데 한 발을 이용한 고난이도의 바운딩 움직임보다는 허들 도약과 같은 간단한 두 발을 모두 착지 동작으로 사용하는 플라이오메트릭이 적합하다.

지면 접촉 시간이 긴 플라이오메트릭 vs 지면 접촉 시간이 짧은 플라이오메트릭

플라이오메트릭 운동을 시작하기 전에 '긴' 지면 접촉 시간 플라이오메트릭 운동과 '짧은' 지면 접촉 플라이오메트릭 운동을 구분하여 둘의 신경역학적 차이점을 이해하는 것이 중요하다. '긴' 지면 접촉 플라이오메트릭의 접촉 유지 시간은 보통 0.20초 이상이고 '짧은' 지면 접촉은 0.20초 미만이다. 이러한 플라이오메트릭은 싱글레그 점프와 가속의 초기 단계(0.12~0.18초)를 개선하기 위해서 사용되지만 스프린트로의 최대 전이를 위해서는 가능한 0.10초에 가까워야 한다. 수평 플라이오메트릭은 대부분 '짧은' 지면 접촉 훈련의 형태이며 수직 플라이오메트릭의 지면 접촉 시간은 보통 0.20초에 가깝다. 수평과 수직 플라이오메트릭의 지면 접촉 시간 차이는 유각기 다리의 에너지(유각기 다리가 지면을 향해 아래로 향하고 빠른 속도로 지면을 타격하는 에너지)의 사용과 짧은 지면 접촉을 위한 노력에서 생성되는 수평 속도의 증가이다. 세상의 어떤 운동선수도 0.15초 미만으로 양측 다리 지면 접촉 시간(두 발 착지 플라이오메트릭)을 달성하기는 매우 어렵다. 스피드에 관한 플라이오메트릭의 기본 그룹은 다음 5가지로 구분할 수 있다.

- 홉스
- 바운딩
- 양발 수직 플라이오메트릭
- 한 발 수직 플라이오메트릭
- 런지 자세 플라이오메트릭

9.1 홉스와 예비 장력 운동

스피드를 위한 모든 플라이오메트릭의 기본은 발과 발목의 지면과의 상호 작용이다. 플라이오메트릭의 핵심이라고 할 수 있다. 만약 이 기능이 없다면, 착지와 그에 따른 반작용 메커니즘으로 발생된 힘이 발과 근막 시스템을 통해 효율적으로 흡수되지 않고 골격근으로 바로 이동하여 충격을 주거나 힘의 효율적인 발생을 저해한다. 발과 발목 복합체의 예비 장력을 준비하지 못하는 선수들은 플라이오메트릭 훈련에서 원하는 결과를 얻지 못할 확률이 매우 높다. 스피드는 탄성적인 요소가 크기 때문에 착지하면서 발에서 발생된 탄성적 반작용의 힘은 실제 스피드 발달에 큰 도움을 준다. 실제 스포츠 움직임에서 탄력적인 움직임의 질적 요소는 0.18초 미만의 지면 접촉 시간에 달려 있다. 하지만 많은 스포츠 상황에서 0.18초보다 훨씬 적다. 발이 지면을 타격하는 순간, 탄성 에너지가 다시 되돌아올 수 있는 발의 위치를 찾을 때까지 발과 발목의 모양과 자세가 변형된다. 결국 플라이오메트릭에 접근하는 가장 좋은 방법은 발과 발목을 시작점으로 삼는 것이고 이를 위한 가장 간단하면서 효율적인 방법은 홉핑(깡충깡충 뛰기)을 시작하는 것이다.

> *플라이오메트릭으로 가는 관문: 발*
>
> *모든 플라이오메트릭의 기본은 발과 발목이 지면과 상호 작용하는 방식이다. 발과 발목의 강성 또는 경직성과 느슨함은 플라이오메트릭 운동 중 신체 나머지 부분인 무릎, 엉덩관절 등의 생체역학 움직임을 결정할 수 있다.*

포고 홉스Pogo Hops

포고 홉스는 강력하면서 복잡한 역학적 과정을 가진 지면 접촉 기반 움직임의 기초를 형성하는 간단한 운동으로서 그 효과에 비하여 과소평가된 제자리 드릴이다. 이 운동은(그리고 그것의 변형 동작들) 특히 근막 중심의 운동선수들에게 도움을 주는 웜업 드릴로서 리듬과 반사적인 능력을 개발한 후 더 강력한 훈련 방식으로 이동하기 위한 기초 준비 운동이다. 다수의 훌륭한 코치들이 포고 홉스를 주저 없이 추천한다. 포고 홉스의 수행 방법은 단순하다. 제자리에 서서 무릎 굽힘을 최소한으로 제한하고 지면 접촉 시간을 최대로 짧게 줄이는 것을 기본 원칙으로 삼고 두 다리를 사용하여 위아래로 점프(홉스)를 하는 것이다. 이 드릴은 전방, 옆과 옆, 대각선 방향의 움직임으로 변형될 수 있으며 선수의 발이 공중에 떠 있을 때 발목의 배측굴곡과 함께 발가락을 몸 쪽으로(위로) 굴곡시켜 장력을 생성시킨다. 착지 동작으로 발이 지면과 다시 접촉할 때 발목은 족저굴곡 상태로 움직이며 엄지발가락 밑의 동그란 볼 부분이 우선적으로 지면과 접촉하도록 해야 한다. 물론 포고 홉스의 이러한 동작이 스프린트에서 보이는

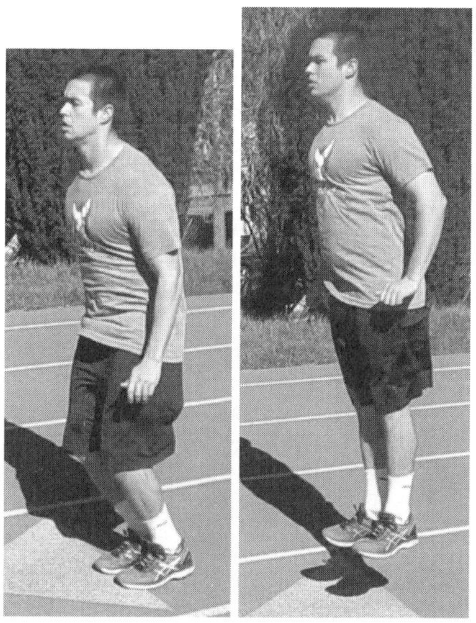

그림 9.2 포고 홉스

발과 지면 접촉의 관계를 정확하게 모방하지는 못하지만, 발의 동그란 볼 부분이 지면과 강력하게 접촉하면서 발생하는 발바닥 근막 체계의 장력을 최대화하는 데 도움을 줄 수 있다. 최대한의 효과를 얻기 위해서는 맨발이나 양말을 신어야 하며, 발목의 배측굴곡 상태로 점프를 뛴 상황에서 새끼발가락을 위로 들어올리는 동작은 공중에서 발바닥 근막의 장력을 형성시키며 발목의 관상면에서의 움직임 교정에 도움을 준다.

홉스 동작이 진행되는 동안 발목이 족저굴곡에서 배측굴곡으로 전환되는 기능을 지속적으로 강화해야 한다. 지면에 착지 후 공중으로 뛰어오를 때 사용되는 배측굴곡은 지면과 접촉할 때 활성화되는 발바닥의 예비 장력으로 인한 반사 동작이어야 한다. 적절한 발의 역학적 기전을 찾는 데 어려움을 겪는 운동선수들은 연속되는 작은 홉스 동작에서도 발과 발목을 제대로 사용하지 못한다. 발의 구조는 복잡하지만 발의 훈련까지 복잡할 필요는 없다. 제자리 홉스를 수행하면서 지면과 발의 접촉 중에 적절한 발목의 움직임을 만들어낸다는 생각과 동작이 능숙해지면, 앞으로 나아가는 전진 홉스와 다방향 홉스(초당 약 1~3피트의 속도) 움직임으로 확장될 수 있다. 나는 제자리 홉스에서 관상면의 제어가 부족하고 착지할 때 두 발이 너무 가까운 선수들을 위해서 전진 홉스를 사용하는데, 일직선으로 이동하는 선형 맥락을 위해서도 필요한 드릴이다. 관상면에서의 움직임이 좋은 스프린트 선수는 발목과 엉덩관절의 수직 정렬을 이루며 홉스 드릴을 통해 이것을 달성할 수 있다. 지면 접촉 시 양발은 15~20cm 이상 벌리고 발목과 엉덩관절의 정렬에 주의한다. 두 발의 발목이 닿을 만큼 가까워진 상태로 홉스의 착지를 수행하는 선수는 스프린트 보행을 효과적으로 지탱하는 측면 사슬 스트렝스가 부족하여 대개 스프린트에서 발이 교차해버리는 크로스오버 러닝 역학에 빠지게 된다.

제자리 포고 홉스의 고급 버전은 내전근을 포함하는 것이다(그림 9.4). 방법은 간단한데, 홉스를 수행하는 동안 발 사이에 가벼운 메디신 볼을 끼워 단단하게 고정시키는 것이다. 거의 모든 스트렝스 기반 움직임에서 간과하는 내전근의 동원 외에도 발목의 역 고정(뒤꿈치 고정) 메커니즘이 메디신 볼을 꽉 잡는 데 관여하여 보행시 지면의 흡수를 강화할 수 있다. 선형 이동 홉스 외에도 무릎을 약간 구부린 자세에서 수행되는 대각선 지그재그 패턴 홉스를 통해서 발과 둔부 및 근막 시스템을 더 많이 사용할 수 있다. 높은 볼륨의 제자리 메디신 볼 고정 홉스는 근막 중심 운동선수에게 훌륭한 웜업 도구가 될 수 있다. 인체의 근막 시스템을 확립하려면 높은 볼륨과 시간이 소요된다. 탄성 운동선수의 경우 높은 볼륨을 통한 훈련은 매우 중요하다. 소수의 운동선수들은 적은 볼륨의 운동을 하는 것만으로도 근막 체계를 얻을 수 있지만 육상 트랙 선수는 1년 내내 근막 체계를 확립하기 위해서 더 많은

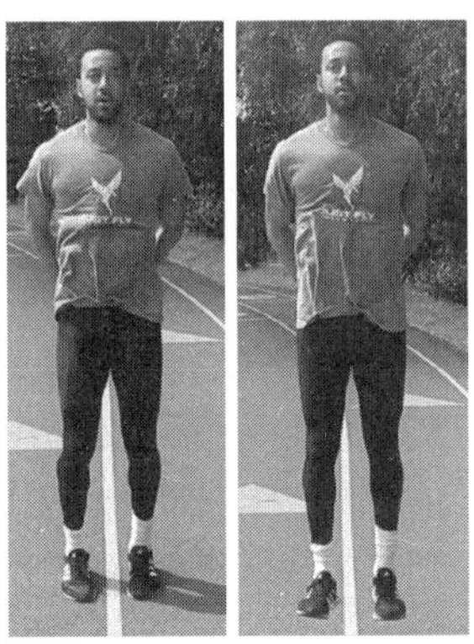

그림 9.3 일직선 라인에서의 홉스

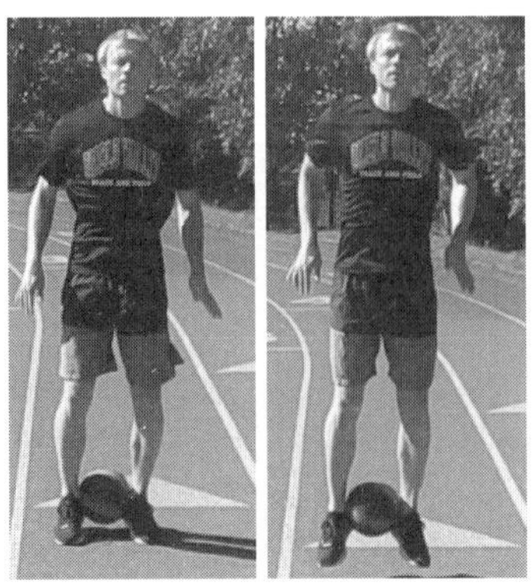

그림 9.4 내전근 활성 홉스

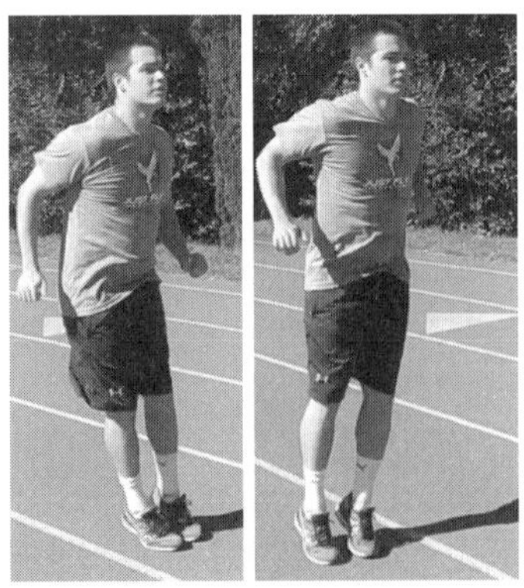

그림 9.5 지그재그 홉스

볼륨을 얻는 데 신경을 써야 할 수도 있다.

싱글레그 홉스

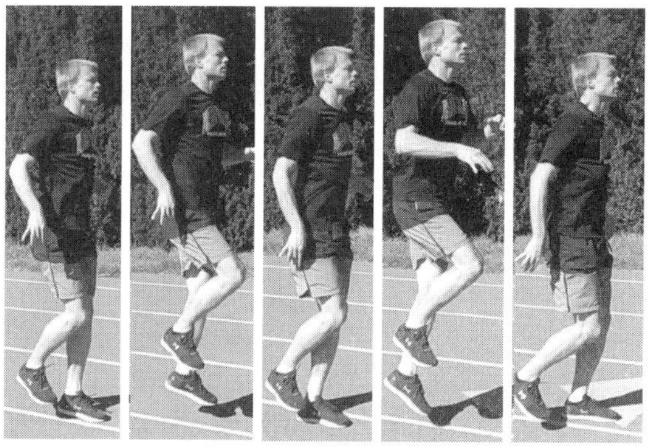

그림 9.6 싱글레그 라인 홉스

싱글레그 홉스는 더블레그(두 발 착지) 홉스의 강화-변형 형태이다. 운동선수가 사용할 수 있는 수많은 싱글레그 홉스가 존재하지만 대부분의 경우 단순한 운동 방법이 최고의 결과를 만들 수 있다. 짧은 줄이나 막대기를 땅에 놓고 그 위를 좌우로 빠르게 움직이는 싱글레그 홉스는 가장 쉽고 효율적인 훈련 단계이며 선수는 짧은 시간 안에 최대한 많은 좌우 홉스를 수행하려고 할 것이다. 이러한 동작은 발과 둔부의 연결성을 높일 뿐만 아니라 발목이 여러 방향의 외력에 적응할 수 있도록 도움을 준다. 스피드를 연구하는 JB 모린은 고속달리기에서 필요한 힘을 준비하기 위해서 높은 볼륨으로 싱글레그 홉스(및 다방향 홉스)가 필요하다고 주장한다. 3장에서 언급했듯이, 한쪽 다리의 강성(또는 경직성)이 부족하여 최대 스피드 스프린트에서 제대로 된 힘의 전달을 형성할 수 없는 선수에게 싱글레그 홉스는 아주 유용한 훈련 도구가 될 수 있다. 싱글레그 홉스는 탄성 운동선수가 강한 탄성 기반 훈련을 진행하기 전에 근막 시스템을 웜업하여 훈련을 준비하는 훌륭한 동작이다. 최대 속도 스프린트에서 발생하는 시간 프레임과의 유사성을 위해서 가능한 최대 속도와 강도로 수행하는 것이 중요하다. 무엇보다도 최대 스프린트를 가장 기본적인 전이 목표 모델로 생각한다면, 최대 스프린트에서 발생하는 발의 지면 접촉 시간이 가장 짧기 때문에 홉스의 스프린트 특이적 형태는 짧은 지면 접촉과 최대 강도를 고려해야 한다.

포고 런지 점프

포고 런지 점프는 강도가 다소 낮지만 폭발적 파워와 반사적 움직임 그리고 코디네이션(조정력, 협응

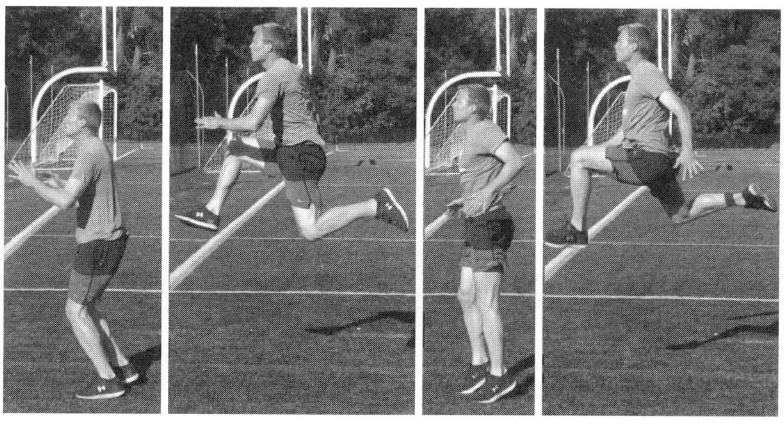

그림 9.7 포고 런지 홉스는 파워풀한 코디네이션 및 반사 움직임 특성을 가지고 있다.

력) 등이 필요한 훌륭한 플라이오메트릭 운동이다. 육상 삼단뛰기 선수는 점프 준비 운동으로 이것을 사용한다. 포고 런지 점프는 제자리에서 포고 홉스를 탄성적으로 발을 구르듯 빠르게 움직이고 발바닥 아치의 충분한 반사적 탄성이 형성되면 '스플릿 런지' 자세로 공중으로 점프하여 올라간다. 착지한 다음에는 바로 포고 점프를 시작한다.

9.2 바운딩

바운딩은 폭발적인 스피드를 향상시키는 중요 운동이다. 바운딩 훈련과 관련되어 필요한 질문은 다음과 같다.

- **어떤 선수들이 바운딩에 최적으로 반응하는가?**
- **바운딩과 스프린트 사이의 특이성과 차이점은 무엇인가?**
- **어떤 유형의 바운딩이 가장 좋고, 언제 수행되어야 하는가?**

바운딩의 동적 반응

코치들은 3~10번 정도의 바운딩 점프 거리가 길수록 100m 기록을 단축시킨다고 믿는다. 코치들이 이것을 하나의 등식으로 생각할 만큼 바운딩과 스프린트 스피드의 관계는 매우 밀접하다고 생각한다. 매우 흥미로운 관점이지만, 짧은 거리의 바운딩이 스피드로 전이될 것이라는 견해는 완벽하지 않다. 어떤 선수들은 빠른 스프린트보다 바운딩을 잘하고 또 다른 선수들은 바운드를 잘하지 못하지만 스프린트는 빠르다. 바운딩을 분석하면, 점프는 가속과 일치하고 긴 바운드나 스피드 바운드는 최대 속도 달리기와 더 일치한다.

2010년 여자 55m NCAA 전국 챔피언인 선수를 지도하면서 지난 1년 동안 0.15초의 기록 향상을 달성하였다. 이 과정에서 가장 큰 역할을 한 훈련은 스탠딩 트리플 점프로서 이 선수의 점프 거리를 기존 6.7m에서 7.3m로 향상시켰다. 이 선수에게 스탠딩 트리플 점프 훈련이 적중했던 이유는 스타팅 블록에서 출발하는 구간에서 보폭이 매우 짧았기 때문이었다. 스탠딩 트리플 점프를 통해서 더 탄력적인 출발 가속 힘을 얻을 수 있었기 때문에 맥락적으로 충분한 도움을 줄 수 있었다(비록 기술적으로 보았을 때 고중량의 슬레드를 통한 출발 가속 훈련만큼 동작의 유사성이 가깝지 않지만). 훈련하는 1년 동안 실내에서 훈련할 공간이 충분하지 않았기 때문에 스탠딩 트리플 점프의 기록 향상은 우리가 달성하려고 했던 중요 요소들에 큰 도움을 주었다.

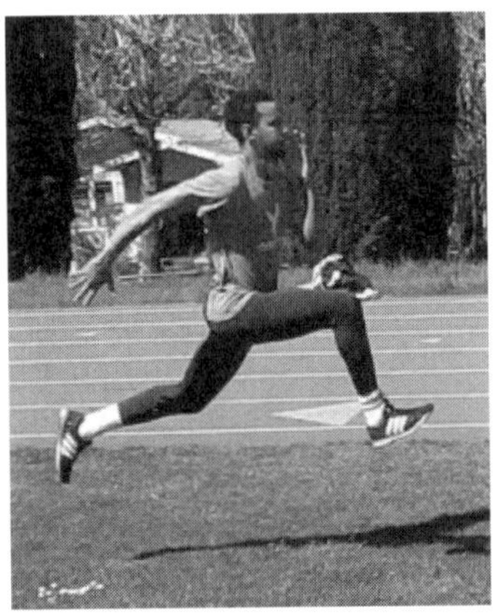

그림 9.8 바운딩

이와 반대로 조정력이 매우 뛰어난 탄성 기반 운동선수들은 빠르게 달리는 것보다 바운딩을 더 잘한다. 바운딩의 자세와 능력이 좋은데 빠르게 달리지 못하는 선수들에게는 플라이오메트릭보다 그 외의 것을 더 집중적으로 훈련해야 한다. 플라이오메트릭은 그것이 가진 역동성과 탄력적인 직관성으로 인해 매우 매력적이지만 바운딩이 좋은 선수에게는 그 필요성이 크지 않다. 따라서 동료들보다 빠르게 달리지 못하는 선수가(바운딩이 좋으면서) 스프린트의 생체역학적 작동을 최적화시키고 그와 관련된 훈련을 하기 위해서 플라이오메트릭 과부하의 함정에 빠져서는 안 된다.

탄성 기반 운동선수들은 근육 중심의 운동선수들보다 바운딩에 더 잘 반응한다. 따라서 근막 스트렝스를 발달시킬 수 있을 뿐만 아니라 스프린트의 상승작용에도 사용될 수 있다. 대부분의 근육 중심 운동선수들은 '짧은 바운딩'과 같은 낮은 볼륨의 바운딩 훈련을 진행하지만, 경우에 따라 선택적으로 부드러운 지면에서 더 긴 바운딩 훈련을 할 수도 있다. 근육 중심의 운동선수가 탄성 능력이 부족하다고 해서 많은 볼륨의 플라이오메트릭을 즉각적으로 적용해서는 안 된다. 궁극적이고 장기적인 관점에서 선수의 탄성을 개발하기 위해서는 플라이오메트릭의 볼륨과 종류를 잘 조절하여야 한다. 플라이오메트릭의 핵심 개념은 근육 중심이 아니라 탄성 우세이며 이러한 변화를 위해서는 시간이 필요하다.

바운딩과 스프린트의 기술적 유사점과 차이점

바운딩은 어떤 의미에서는 '과장된 달리기'이지만 몇 가지 이유로 인해 스프린트와는 기술적으로 다르다. 바운딩의 주요 원칙은 다음과 같다.

- 햄스트링의 회복(회수)이 낮은 위치에서 이루어짐. 다리가 지면을 쓸듯이 지나감
- 엉덩관절과 발의 과장된 회전
- 지면 접촉 지점의 수직 힘 강조

바운딩의 높이와 속도의 균형이 이루어지면 각 바운딩 스텝에서 최대 거리를 달성할 수 있다.

유각기 다리 회복-유각기가 된 뒷다리가 다시 앞으로 나오는 동작

유각기 다리 회복의 관점에서 바운딩을 살펴보자. 바운딩의 거리를 늘리기 위해서 매우 낮은 유각기 다리 회복(지면과 수평인 유각기 다리)을 구동하는데, 이런 동작은 지면을 강하게 타격하는 다운 스트로크의 타이밍과 힘 생산을 돕기 위한 방식으로 사용된다.

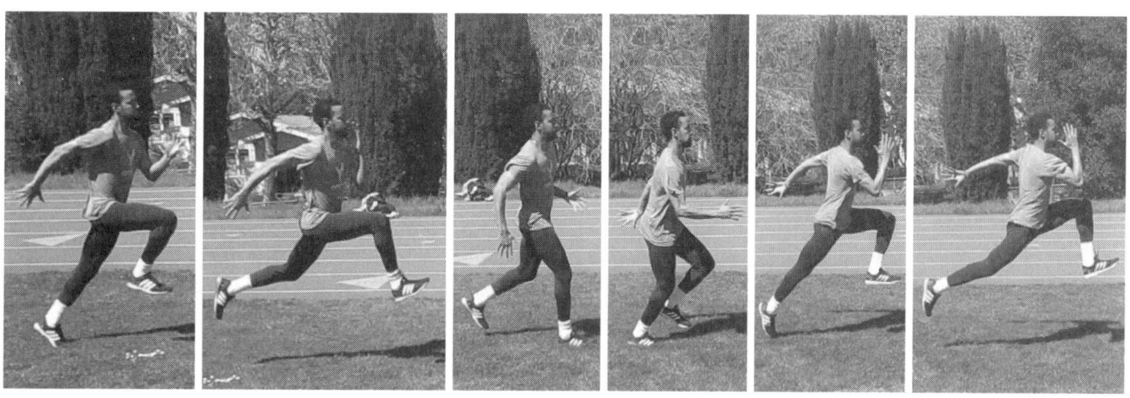

그림 9.9 바운딩 순서

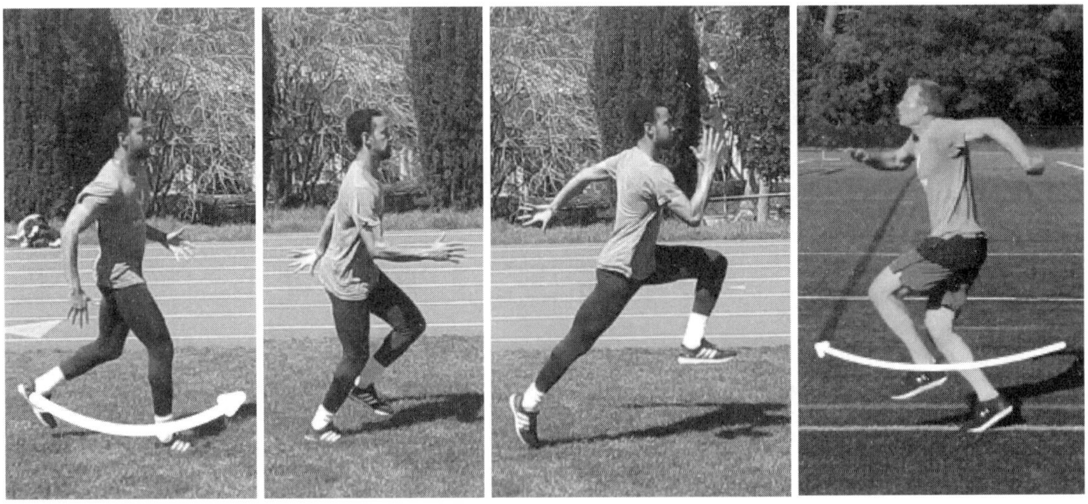

그림 9.10 뒤꿈치 회복(왼쪽) vs 스프린트 중점의 바운딩. 뒤꿈치 회복(오른쪽). 최대 스피드로의 더 나은 전이를 위해서, 바운딩에서의 뒤꿈치 회복은 가능한 높게 이루어지는 것이 좋다(구소련의 연구의 의해서).

바운딩에서 매우 낮은 유각기 다리 회복은 실제 스프린트에 전이될까? 구소련의 연구를 통해 우리가 알 수 있는 것은 바운딩의 거리에 집착하는 것보다 직립 점프에 집중하는 것이 스프린트로의 전이에 더 효과적이라는 사실이다. 당연하게도 낮은 위치의 발뒤꿈치 회복은 스프린트로의 전이 효과를 감소시킬 수 있으며, 정강이가 무릎 수준의 높이에 가깝게 회복되는 것이 좋다.[54] 세단뛰기의 전설 마이크 콘리Mike Conley와 비슷한 수준의 육상 선수들은 실제로 자연스럽게 이와 같은(뒤꿈치의 회복 위치가 높다) 방식으로 뛰었다. 30m 이상 이어지는 긴 바운딩은 낮은 수준에서 중간 수준 정도에 위치하는 육상 선수들의 최대 속도에 크게 전이되는 것으로 나타났다. 하지만 긴 바운딩이라고 해서 거리에 집중하기보단 앞서 설명한 생체역학적 규칙을 염두에 두어야 한다.

바운딩에서는 지면 접촉 시간을 최소한으로 유지하는 것도 중요하다. 스탠딩 5 바운딩(제자리에서 진행되는 세단뛰기 연습 방법)과 같이 제자리에 정적으로 서 있는 상태에서 수행되는 짧은 바운딩 연습에서, 운동선수는 더 큰 수직 충격력을 얻기 위해서 정강이를 앞쪽 방향의 양의각(시계 방향의 회전)으로 던지듯이 치고 나가는 반면 가속에서는 정강이가 음의각(시계 반대 방향 회전)으로 지면에 접촉하기 위해 아래로 내리꽂는다는 역학적 기전을 인식하는 것이 중요하다(1장에서 설명). 바운딩의 주요 목적이 더 빠른 가속을 위한 특이적 스트렝스 운동이라고 할지라도 육상 단거리 경주의 초기 가속에서 정강이의 역학적 동작을 채택하지 않았음을 고려해야 한다. 여기서 초반 가속에서 보여지는 정강이의 역학적 움직임을 훈련할 수 있는 슬레드의 가속 특화 훈련의 우수성이 입증될 수 있다(슬레드 훈련시 고중량이기 때문에 6~7스텝 이후 정강이 동작에 신경 써도 무방하다). 254쪽에서 언급한 것과 같이 긴 직립 바운딩long upright bounding에서 나타나는 정강이의 역학적 움직임은 최대 속도를 보조할 수 있는 좋은 수단이다.

54. Verkhoshansky, U.V. and Chernousov, G. "Jumps in the Training of a Sprinter" *Track and Field,* vol. 9, 1974, pp. 16–17.

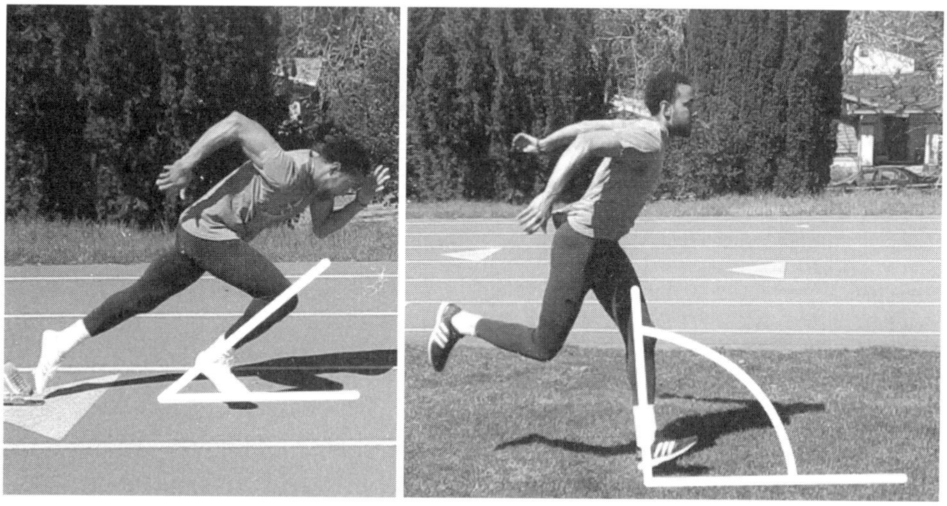

그림 9.11 스탠딩 트리블 점프(제자리 세단뛰기) vs 블록을 이용한 출발. 정강이 각도의 차이 비교 가속에서 힘 전달율이 스피드에 중요한 요소임을 감안한다면, 코치는 스탠딩 트리블 점프를 통해서 가속으로의 자동적인 전이를 바라기보다는 가속을 향상시키기 위한 올바른 역학적 자세를 강조해야 한다.

과장된 회전

항상 그런 것은 아니지만 바운딩을 수행하는 대부분의 운동선수의 발목 관절은 발이 지면을 떠나면서(토오프) 외번 및 외회전되거나 중립을 유지한다. 반면에 실제 스프린트의 최대 속도에서 지면을 떠나는 발은 내번 및 내회전된다. 바운딩의 종류만으로 발목의 동작을 관찰하면, 짧은 스탠딩 트리블 점프에서는 발목의 외회전으로 도약하는 반면, 러닝 출발이 포함된 50m 길이의 '스피드 바운딩'에서는 발목의 내회전 스프린트 스타일로 도약한다. 이것은 신체를 직립시키고 수행되는 스피드 바운딩에서도 마찬가지로 발생한다.

바운딩에 능한 선수(스프린트 스피드보다)들은 보통 선형 속도가 좋은 선수들보다 더 나은 회전 능력을 가지고 있다. 바운딩은 횡단면을 사용하여 '지면을 더 강하게 비틀어 움켜잡기 위해' 스프린트(전력질주)보다 어깨와 엉덩관절의 더 많은 횡단면 회전을 필요로 한다. 측면에서 바라보는 시상면에

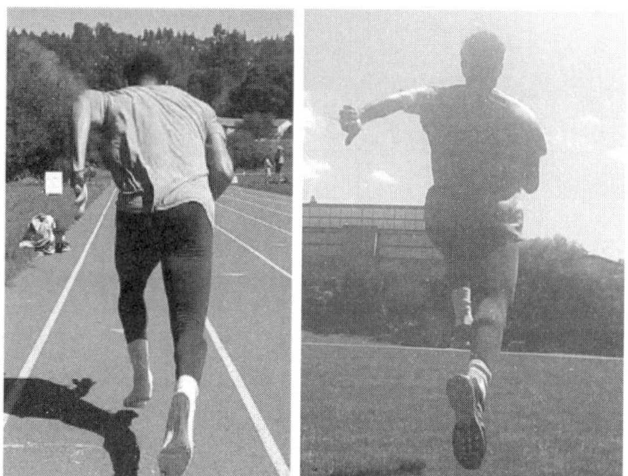

그림 9.12 스프린트(왼쪽) vs 바운딩(오른쪽). 바운딩은 일반적으로 외회전 토오프를 선호하는 반면, 스프린트는 내회전을 선호하는 경향이 있다.

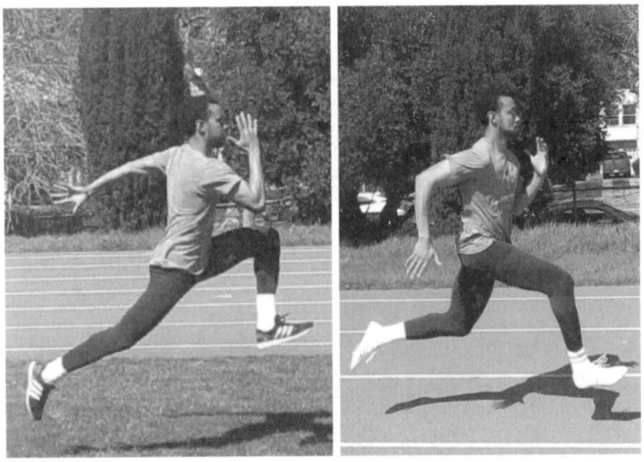

그림 9.13 바운딩 vs 스프린트의 회전 차이. 특히 어깨와 엉덩관절의 회전에 주목.

서의 움직임 모양에만 집중하는 바운딩에 횡단면의 움직임을 더하여 더 많은 운동 범위를 염두에 두는 것은 좋은 생각이지만 삼면체 전체를 과도하게 이용하려고 해서는 안 된다. 시상면의 움직임이라는 강박관념에 사로잡힌 선수나 코치들이 더 빠르게 달리고 더 많은 힘을 얻기 위해서 몸을 앞으로 기울이는 것(바운딩에서)은 좀 더 강력한 가속을 기대할 수 있겠지만 바운딩의 본래 목적을 달성하는 것은 아니다.

캐스팅 스트라이크를 통한 반사적 수직 힘*

바운딩 훈련에서 우리가 주목해야 할 점은 스프린트와의 유사점과 차이점이다. 바운딩은 더 많은 수직 힘을 생성하기 위해 스프린트보다 더 긴 지면 접촉 시간을 사용한다. 이것을 위해서는 스프린트처럼 미드풋 지면 접촉이 아닌 리어풋(발 뒷부분) 지면 접촉으로 움직임을 시작해야 한다. 유각기 다리의 뒤꿈치가 낮은 위치에서 회복되면서 유각기 다리는 앞면에서 위로 올라갔다가 지면으로 강하게 내리꽂는다. 이때 발의 뒤꿈치 부분(리어풋)이 강하게 지면을 타격하면서 이 동작에 대한 균형을 유지하게 된다. 뒤꿈치 부분으로 지면을 밟고 발바닥의 반사적인 압력 이동 후 낮은 뒤꿈치 회복 동작을 통해 유각기 다리의 반사적 움직임과 발바닥의 지면 움켜잡기 능력을 발달시키는 바운딩 동작에서 반사작용과 후방 사슬 제어가 어려운 선수들은 전형적인 바운딩 동작 자체를 어색해할 것이다. 리어풋이 먼저 지면과 접촉되는 역학이 아닌 발의 앞부분 즉 엄지발가락 볼 부분의 밀기(푸시) 동작을 선호할 것이다. 선수들의 스프린트 스피드 발달이라는 확실한 목표를 두고 바운딩을 할 때 더 높은 뒤꿈치 회복 위치를 지도하는 것처럼 실제 스프린트로의 전이라는 측면에선 미드풋을 이용한 지면 스트라이크(지면 내리꽂기)로 조종될 수도 있다.

리어풋이 먼저 지면에 접촉하는 전형적인 바운딩과 스프린트의 발 역학 차이점에도 불구하고 구소련의 바운딩 훈련에 대한 연구는 스프린트 단거리 선수가 짧은 거리의 바운딩(즉, 제자리 세단뛰기)과 긴 바운딩(적절한 생체역학과 지면 접촉 시간을 가진 30~100m)을 적절하게 조합하여 단독적인 중재로 사용하면 선수들의 100m 기록을 크게 향상시킬 수 있음을 보여주었다. 짧은 거리의 바운딩은 짧은 스프린트에, 긴 거리의 바운딩은 긴 거리의 스프린트에 잘 전이되지만 그런식으로 나누어 훈련하는 것은 효과적이지 않다. 짧은 거리와 긴 거리의 바운딩을 조합하여 사용하는 것이 훨씬 효과적이다. 물론 이와 같은 방식은 중급에서 고급 수준으로 넘어가는 스프린트 단거리 선수들에게 매우 효과적이지만(특히 탄성 스트렝스가 필요한 선수에게) 엘리트 스프린트 선수에게는 그 효과가 반감될 수 있다.

---

* 유각기 다리가 달리는 인체의 전면에서 낚시줄을 던지듯 앞으로 폄 되었다가 반사적으로 구부러지면서 지면을 수직으로 밟은 역학적 과정을 캐스팅 스트라이크라고 표현함. 프란스 보쉬의 유각기 다리 당기기와 비슷한 개념으로 설명됨.

그 이유는 바운딩에서 기대할 수 있는 역학적 이점과 파워 출력의 생성을 이미 전문적으로 갖추고 있기 때문이다. 바운딩이 스프린트와의 생체역학적인 불일치에도 불구하고 긴 바운딩이 최대 스피드 달리기로 잘 전이되는 이유는 제1장 41쪽에서 논의한 지면 접촉에 앞서 정강이를 엉덩이 앞쪽으로 던지듯이 뻗고 지면에 닿기 전 다시 당기는 캐스팅 동작의 유사성 때문일 것이다.

바운딩 적용을 위한 최고의 연습 방법

종합적인 수준의 관점에서 스프린트 훈련의 볼륨을 줄이고 바운딩 연습을 중점적으로 수행하는 훈련 시즌을 시작하는 것은 긴 거리의 스프린트와 템포 연습 중점의 훈련 방식보다 많은 이점을 가지고 있다. 무엇보다도 파워의 기반을 다지고 결합조직의 내구성을 준비할 수 있는 장점이 있다. 또한 일반적인 스프린트 훈련과는 다른 운동 및 근육 신경 경로를 자극하여 신체 전반의 퍼포먼스 성장과 새로운 자극에 대한 조정적 도전 과제를 제시할 수 있다. 마지막으로 바운딩은 '같지만 다른' 맥락에서 정기적으로 훈련하는 짧은 시간의 스프린트 훈련의 심리적인 대안 운동으로 사용된다.

일일 및 주간 운동의 루틴으로 바운딩 연습을 설계할 때 스프린트와의 통합을 위한 몇 가지 유용한 팁은 다음과 같다.

- **스프린트 가속 훈련 이전에 짧은 바운딩 연습을 사용하거나 스프린트 가속 훈련과 짧은 거리 바운딩을 복합적으로 사용한다.**
- **더 긴 거리의 바운딩(30~100m), 발가락을 이용한(스프린트의 발역학) 바운딩, 스프링과 같은 탄성적인 바운딩과 같은 방식을 사용하여 스프린트 세션을 끝낸다.**
- **짧은 거리 바운딩 훈련에는 바벨 스트렝스 훈련 수단을 사용한다.**
- **육상 단거리 선수에게 최고의 효과를 주기 위해서는 짧은 거리 바운딩과 긴 거리 바운딩을 결합해야 한다.**
- **단체 스포츠 선수(축구, 럭비, 미식축구 등)들의 훈련 시기와 스포츠 특성에 따라 짧은 거리 바운딩 또는 긴 거리 바운딩을 선택적으로 사용한다.**

특히 단체 스포츠에 바운딩을 적용하기 위해서는 세심한 주의가 필요하다. 비시즌 동안 탄성과 탄력이 좋은 선수들은 짧은 거리 바운딩을 많이 사용하고 근육이 많은 근육 중심의 선수들에게는 긴

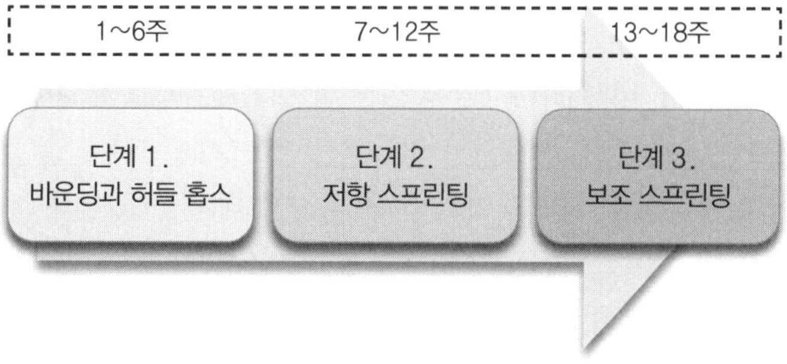

그림 9.14 샘플 주기화 모델. 플라이오메트릭이 지면에 적용되는 방법을 향상시키는 단계적 방법. 다음 단계의 훈련 수단으로 이동할 때 무엇이 기초가 되어야 하는지 보여주는 샘플 모델로서 신경 및 결합 조직 관점에서의 적응을 고려했다.

거리 바운딩을 적게나마 적용할 수 있다(단체 스포츠의 시즌이 시작하면 선수가 가지고 있는 특성을 바꿀 수 있는 시간이 없다. 따라서 비시즌기 동안 적은 시간이라도 탄성 특이성을 훈련하는 게 좋은 방법일 수 있다).

9.3 '긴 거리 바운딩' 변형 훈련

'긴 거리' 바운딩은 초보자와 중급자, 그리고 일부 상위 수준의 선수들에게 지면 접촉 강성 및 보속(1분 동안 각 발이 지면에 접촉하는 총 횟수. 달리기 속도=보폭×보속)과 관련된 반응력을 향상시키는 유용한 훈련이다. 긴 거리 바운딩은 또한 신체의 근막 경선 중 특히 발과 다리의 연결성을 강화한다(근막 경선에 따른 신체의 탄성 강화는 18세 이전에 최대 용량으로 발달시킬 수 있다. 즉 18세 이전에 근막 탄성에 대한 능력을 최대치 발달이 필요하다).

- 얼터네이트 레그 스프린트 바운딩
- 싱글레그 바운딩
- 파트너 싱글레그 바운딩

얼터네이트 레그 스프린트 바운딩

가장 기본적이며 많이 적용되는 바운딩은 다리를 교차하는 전통적인 얼터네이트 바운딩이다. 표준적인 형태이지만 정형화되지 않고 많은 변형 훈련 기법을 가지고 있다. 일반적인 변형의 종류는 1) 거리를 조정하는 바운딩, 2) 스피드를 조정하는 바운딩, 3) 동작의 거리를 줄이면서 짧은 지면 접촉에 집중하는 미니 바운딩, 4) 가속에서의 다리의 교차와 상체 기울기 및 무릎의 불완전한 폄을 사용하는 짧은 다리 교대 바운딩 등이 있지만 또 다른 변형도 적용될 수 있다. 구소련의 연구에 의하면, '긴 거리' 바운딩(30m 이상)은 최대 속도를 향상시키며 보폭 속도를 증가시킴으로써 스프린트 스피드 개선에 도움을 준다. 최대 속도와 보폭 속도의 향상을 위해서는 발의 짧은 지면 접촉 시간을 통해 만들어진 발 복합체의 강성이 매우 중요하다. 일정 거리의 바운딩에 시간 제약(제한)을 두거나 발의 지면 접촉 시간을 측정하는 방식으로 발의 강성을 향상시킬 수 있다. 시간 제약을 통해 수행되는 50m 바운딩 테스트(최대 보폭 횟수의 제한, 20스텝)는 30m, 60m, 100m의 스프린트 달리기 수행력과 상당히 높은 상관관계가 있어 효과적이고 흥미로운 훈련 도구가 된다.

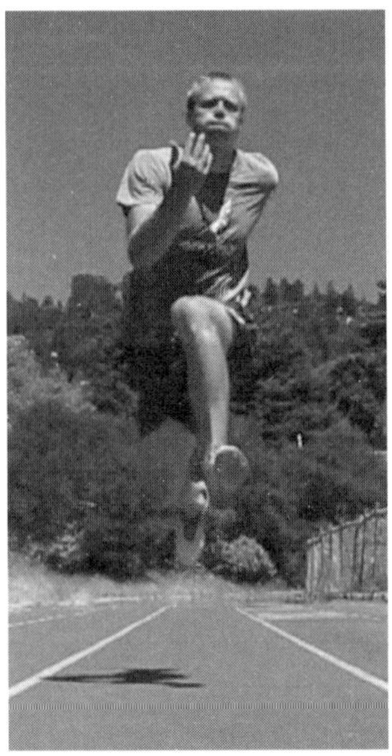

그림 9.15 바운딩

시간 제약 바운딩에서 30m 이상 최대 스프린트를 할 수 있는 공간이 없을 때는 '실내복도 형식'의 훈련 양식을 선택할 수 있다. 크리스 코르피스트 코치는 눈이 많이 내리는 일리노이의 훈련 환경에 대처하기 위하여 실내 복도에서 짧은 스피드 바운딩short speed-bounding(2.2~2.3m 정도의 보폭으로 빠르게 바운딩하는 방법으로 정적 출발에서는 수평 힘을, 또 다른 방식에서는 짧은 보폭에 수직 힘을 집중하는 변형 방식으로 훈련된다)을 사용하였다. 이 훈련 방식은 날씨가 좋아져 그가 선수들을 트랙으로 데리고 나갔을 때 긴 거리의 스프린트 능력에 좋은 영향을 미쳐 최대 속도 향상에 도움을 주었다.

얼터네이트 레그 바운딩의 변형의 마지막 훈련은 우사인 볼트가 웜업으로 자주 사용하는 방법으로서 주로 출발 자세에서 사용된다. 출발과 가속에서 관찰되는 무릎의 불완전한 신전(폄)과 짧은 다리 교대 동작을 모방한 '짧은 다리 교대 바운딩short shift bounding'은 빠르고 강력한 발의 하향 스트라이크(지면으로 내리꽂는)에 초점을 맞추며 가능한 짧은 지면 접촉 시간을 목표로 한다(나는 미니 바운딩이라고 부른다). 긴 거리 바운딩의 출발로서 좋은 자세이며 빠른 스피드와 스프린트로의 전이에 큰 도움을 준다. 짧은 다리 교대를 중심으로 수행되는 이와 같은 바운딩에서 각 스텝의 거리는 중요하지 않다(하향 스트라이크와 짧은 지면 접촉이 더 중요하다). 하지만 좀 더 긴 거리의 미니 바운딩으로 훈련을 진행하는 것이 수평 힘 감각과 심리적인 동기부여에 좋은 영향을 줄 수 있다. 일반적으로 모든 플라이오메트릭 운동은 더 빠른 지면 접촉에 집중해야 하며 순수한 파워 생산(그리고 긴 지면 접촉 시간)에는 약간의 노력만을 기울여야 한다.

운동선수 발의 아치 모양과 아킬레스건의 구조가 그들의 지면 접촉 시간에 영향을 미친다. 높은 아치형(요족) 및 아킬레스건의 길이가 짧은 선수들은 매우 짧은 시간의 지면 접촉을 달성하지만 평발에 아킬레스건의 길이가 긴 선수들은 발과 힘줄의 구조적 특징 때문에 많은 부하를 조직에 가하기 위해서 지면에서 더 오랜 시간 머물러야 한다. 그러나 둘 중 어느 경우라도 최대 속도의 스프린트와 반사적 반응성을 개발해야 한다는 전제하에 무조건 더 빠르고 짧은 지면 접촉 시간을 달성하는 것이 목표이다. 유각기 다리의 움직임 측면에서 바운딩을 분석하면 엉덩이 굽힙근의 뻣뻣함으로 인해 뒷다리(트레일 레그Trailing leg)와 관련된 골반의 시상면에서 과도한 회전이 발생할 수 있다. 이것은 대퇴골의 외회전으로 해결될 수 있는데 엉덩이 굽힙근과 연결되는 근막 경선의 탄성을 생성하고 유각기 다리의 탄성-무부하 과정을 통해 슬랙(느슨해짐)을 제거한다(엉덩이 굽힘근 즉 장요근과 이어지는 근막 라인은 시상면에서 골반의 과도한 회전에 의해서 근막 탄성을 잃고 슬랙을 발생시킬 수 있다. 바운딩에서 뒷다리 대퇴골의 외회전은 이러한 골반의 시상면 회전을 막고 엉덩이 굽힙근과 이어지는 근막 탄성을 유지한다). 이 과정은 근육과 근막이 슬랙을 제거하기 위해서 관절의 회전 범위를 사용하는 방법으로서 가속에서 신체

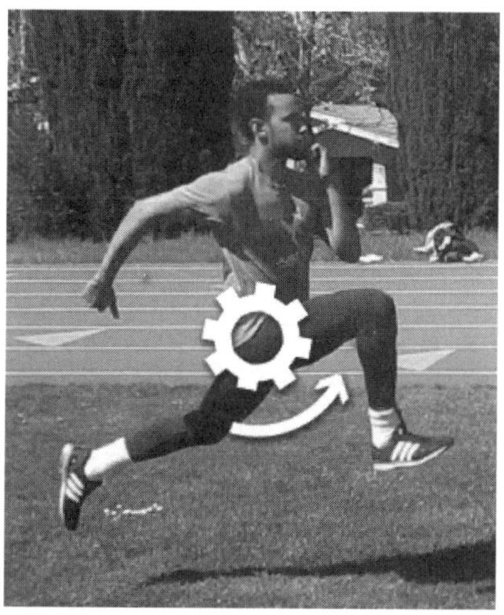

그림 9.16 바운딩 동작에서 엉덩관절은 3평면 모두에서 넓은 범위의 동작을 통해 움직이는 자동차 기어와 같은 역할을 한다.

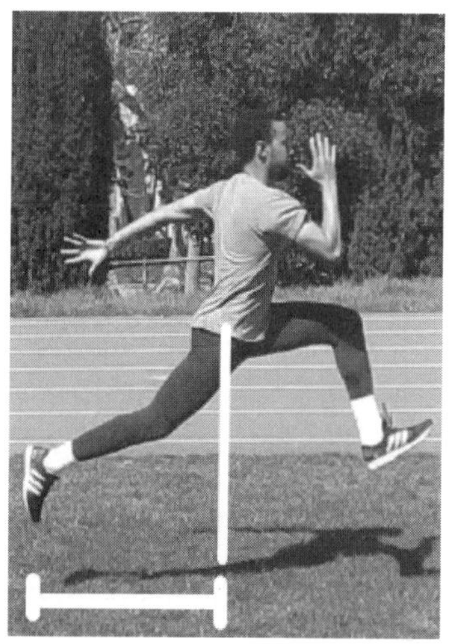

그림 9.17 추진력을 발생시키고 뒤쪽으로 이동하는 트레일 레그과 골반의 거리는 바운딩에서 균형을 이루어야 한다.

가 작동하는 방식과 유사하다.

바운딩 동작이 스프린트 및 운동 능력과 직접적으로 연관되는 또 다른 측면은 골반의 회전이다. 싱글레그 점프, 크리켓의 볼러(투수), 스프린트, 던지기는 모두 폭발적인 유각기 구간에서 골반을 이용할 수 있는 능력이 중요하며 유각기 구간이 끝난 후 지면에 발이 접촉하기 전에 골반을 들어올린 상태에서 무릎을 앞으로 펼 수 있어야 한다. 이런 의미에서 바운딩 동작은 선수가 가지고 있는 움직임의 잠재력을 큰 동작으로 표현한 것이다. 척추가 경직되어 있어 회전이 없는 굳은 움직임을 가지고 있어 관상면의 움직임이 좋지 않으면 좋은 바운딩을 할 수 없고, 스프린트에서 좌우 움직임이 부족한 앞과 뒤의 움직임만을 강조하는 반쪽짜리 달리기 동작을 할 수밖에 없다. 유각기 구간에서 골반의 전-상방 회전forward and upward rotation은 많은 육상 코치들에 의해서 '래칭업ratcheting up'이란 용어로 불려왔다. 이 동작은 전방으로 기울어진 운동선수의 시상면을 보상해야 하기 때문에 골반 중립 및 중립 척추로 표현된다. 육상 단거리 선수들은 다소 명확하게 골반 전위가 관찰되지만 회전과 다방향 움직임이 필요한 단체 스포츠에서의 골반의 전방 전위는 점프 동작을 어렵게 하고 허리 및 햄스트링과 같이 골반과 연결된 부위의 부상을 야기할 수 있다.

일부 선수들은 바운딩을 과장된 다리의 움직임을 통해 전진하는(수평으로) 스프린트로 여기는 경향이 있다. 코치들이 보았을 때 이런 생각은 그런대로 괜찮아 보일 수도 있겠지만 운동선수의 발과 발목이 강한 경직성을 가지고 지면으로 내려와 접촉하고 신체의 질량 중심 위치로 균형을 잡은 상태에서 수직으로 힘을 전달하지 않는다면 발과 발목의 최적 부하를 생성할 수 없다. 수직으로 튀어 오르는 탄성 중심이 아닌 시상면에서 앞으로만 전진하는 근육 중심의 운동선수들은 이런 역학적 동작에 굉장한 어려움을 느낄 것이며, 대부분의 경우 발과 발목의 부정렬적 상태를 보여줄 것이다. 따라서 발과 발목의 교정 및 등척성 런지 훈련 그리고 자세 회복 운동이 필요하다. 구조가 기능을 좌우하기 때문에 많은 시간이 필요한 교정 운동은 근육 중심의 선수의 달리기 문제를 바꾸는 빠른 해결책은 아니다.

바운딩 동작에서 다리는 지면을 향해 아래로 구동되어야 하지만 올바른 하향 구동을 위해서는 충족 조건이 필요하며 과한 코칭 신호나 너무 강한 하향 구동을 해서는 안 된다. 충족 조건 중 하나는 트레일 레그의 충분한 후방 거리이다. 트레일 레그가 지면을 박차고 뒤로 이동하는 거리는 앞면에 강한 발차기와 상호 반응하여 유각기 다리가 가위 움직임으로 교차하여 앞쪽으로 이동할 수 있을 만큼 충분히 뒤로 이동해야 한다. 트레일 레그가 충분한 후방 거리를 확보하지 못하면 균형을 잡지 못하고 바운딩 동작이 어색해질 수 있다. 바운딩에서 "무릎을 위로 들어라"라는 코칭 신호를 보내는 것은 움직임의 불균형을 일으킬 수 있다(트레일 레그와 앞다리의 충분한 거리를 바탕으로 한 탄성 근막 움직임으로 충분한 무릎의 위치를 확보할 수 있다). 바운딩 운동은 또한 표준적으로 진행되는 웨이트 훈련에서 신경 반사성을 상기시켜줄 훌륭한 마무리 운동이다. 고중량의 바벨 운동은 신경적 결여를 가져올 수 있는데 웨이트 훈련 이후 신경계의 탄력성과 신경 효율성을 재프로그램하는 데 도움을 줄 수 있다.

> *바벨 훈련의 위대한 '마무리' 운동*
> *바운딩 움직임은 정적 스프링을 유지하기 위한 전통적인 웨이트 룸의 운동을 마무리하는 훌륭한 방법이다.*

바운딩 동작을 가르치는 그 자체가 스프린트에서 관찰되는 다양한 기계적 및 역학적 코칭 신호를 제공하는 것과 다르지 않다. 바운딩에서의 특정 동작에 대한 코칭 신호는 다른 연계 동작의 보상작용으로 나타난다. 긴 거리 바운딩을 수행할 때는 초기 단계에서 작은 스텝을 사용하여 강하면서 짧은 지면 접촉에 집중한다. 이런 방식은 나는 미니 바운딩이라고 부르는데 절대적인 최소 지면 접촉 시간을 목표로 하며, 신체의 수직 탄성 이동에 초점을 맞추고 적당한 수평 스피드를 유지한다. 미니 바운딩은 다리의 교차 움직임과 지면을 향하는 다리의 탄성 펀치 동작에 집중한다.

싱글레그 바운딩

운동선수의 순수한 탄성 잠재력을 확인하고 평가하기 위한 최적의 연습 방법은 무엇일까? 생체역학적 관점뿐만 아니라 훈련량을 중요시하는 정량적 관점(스피드를 위한 싱글레그 홉핑)에서도 싱글레그 바운딩을 능가하는 훈련은 없을 것이다. 적절한 싱글레그 바운딩은 도약 후 무릎이 지면과 평행한(또는 그와 가까운 위치) 위치까지 들어올려야 한다. 입각기에서 햄스트링의 두 관절 구조는 탄성 에너지를 저장하고 재사용할 수 있는 능력을 결정하는 효과적인 요인이다. 상체를 똑바로 펴고 수행되는 싱글레그 바운딩은 3평면의 회전을 훌륭하게 조절한다는 표시이다. 시상면에만 고정되어 다른 평면의 회전을 인지하지 못하는 선수들은 입각기 다리 주변의 골반과 몸통의 회전에 어려움을 느끼기에 적절한 싱글레그 바운딩을 할 수 없다. 탄성을 이용하지 못하는 근육 중심의 운동선수들은 상체를 똑바로 펴지 못하고 발의 접촉을 통해 반사적인 수직 힘을 생성하지 못하며 신체가 앞으로 숙여진다.

싱글레그 바운딩의 입문 과정에서는 일반적으로 앞으로 나아가는 전진 수평 힘에 집중하지 않고(느린 전진을 한다) 발의 수직 피스톤 동작에 중점을 둔다. 주로 발목의 스트렝스 및 고관절 굴곡근-폄근(신전근)과 두 관절 근육 사이의 탄성적 코디네이션의 발달을 목표로 한다. 시간이 지나고 동작이 익숙해짐에 따라 선수의 수직 에너지(대부분의 선수들에게 가장 어려운 기술)를 능숙하게 제어할 수 있게 되면 싱글레그 바운딩의 수평 버전으로 나아갈 수 있다. 예를 들면 한 다리를 이용한 긴 거리 5회 점프 또는 특정 거리를 빠르게 도착하는 싱글레그 바운딩 등이 있다. 수직 에너지 제어 후 수평 밀기(푸시) 능력을 기른다. 수평 힘을 위한 적절한 푸시 각도(그림 9.19)를 만들기 위한 싱글레그 바운딩(또는 홉핑)은 실제 스피드 발달을 위한 훌륭한 훈련이며 선수의 실제 스피드 능력을 가늠할 수 있는 잣대이다. 빠른 스피드를 목표로 하는 30m 싱글레그 바운딩은 선수가 가지고 있는 스프린트에 대한 재

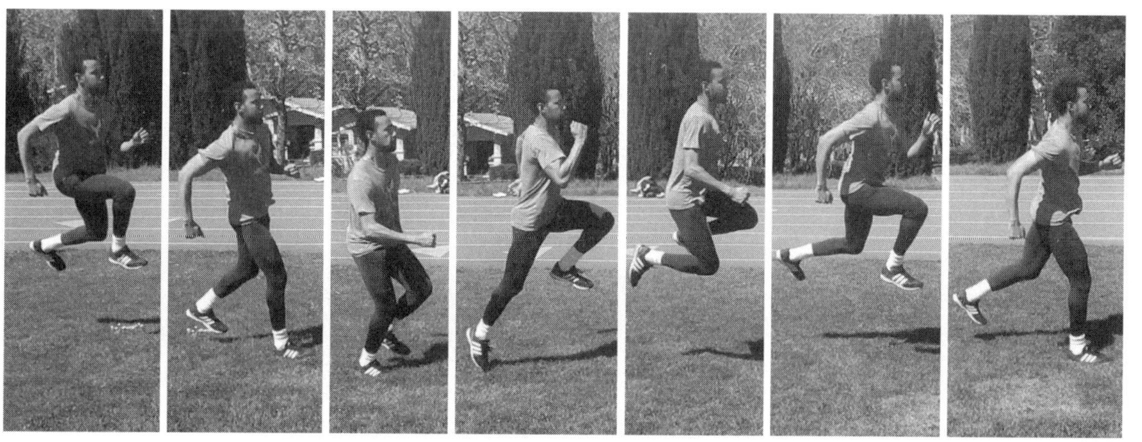

그림 9.18 싱글레그 바운딩은 동작 발달에 많은 도움을 주며 스피드 발달 학습에 좋은 훈련이다.

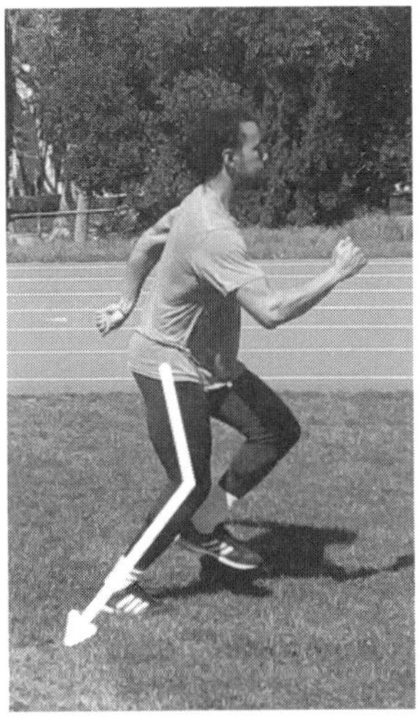

그림 9.19 푸시 각도

능을 식별하는 데 사용된다. 수직 중점에서 수평 중점으로의 변환 과정이 진행되면서 싱글레그 바운딩의 푸시 방향은 수직 중점에서 수평 힘 방향으로 변환되어 스프린트 및 던지기와 같은 여러 다른 스포츠 동작에 훨씬 더 적합한 역학으로 변화한다. 우리가 흔히 착각하는 것이 삼중 폄의 끝 부분에서(푸시 이후) 무릎과 엉덩관절이 과신전된다고 생각하는 것인데 실제 싱글레그 바운딩에서 무릎과 엉덩관절의 과신전은 일어나지 않는다. 이러한 불완전한 신전 과정은 근막의 탄성과 신경 반사에 의한 유각기 다리의 앞쪽 구동을 만든다. 따라서 당연하게도 싱글레그 바운딩은 자기조절 운동self-regulating exercise이다. 1장에서 다리 앞면의 회복 능력이 가속도의 결정 요인이고, 왜 스피드 싱글레그 바운딩이 스프린트 기록의 지표로 사용되는지 더 명확하게 알 수 있다. 하지만 이런 종류의 싱글레그 점프 훈련은 육상 선수들 중 수직 점프를 기반으로 하는 선수들 외에는 상당히 낮은 볼륨을 유지해야 한다.

파트너 싱글레그 바운딩

파트너 싱글레그 바운딩은 파트너가 선수의 뒷다리를 위로 들어올려 잡아 고정시킴으로서 운동의 초점을 앞다리로 향하도록 하며 바운딩의 강도는 다소 낮아질 수 있다. 이 운동을 수행하려면 파트너가 뒷발을 잡은 상태에서 앞다리의 바운딩을 반복한다. 파트너는 선수가 '바운딩'할 때마다 한두 걸음씩 앞으로 나아가야 한다. 이런 방식이 가장 흔하게 쓰이지만 파트너 싱글레그 바운딩을 처음 시작하는 선수들에게는 제자리에서 바운딩하도록 지도하여 프로그레션으로 사용한다. 제자리 파트너 싱글레그 바운딩은 3평면에서 발생하는 신체 회전을 조절하는 능력이 부족한 선수에게 매우 적합하다. 이 운동은 또한 뒷다리의 엉덩관절 굽힘근의 기계적인 길이와 장력 긴장에 더 치중하여 수행하는 운동선수가 더 느리고 통제된 움직임 환경에서 자신의 자세에 집중할 수 있도록 도와준다. 비록 지면에서 얻을 수 있는 지면반력이 일반적인 싱글레그 바운딩에 비해 제한적일지라도, 파트너 싱글레그 바운딩은 여러 다른 면에서 스프린트에 도움을 줄 수 있다.

파트너 싱글레그 바운드는 다음과 같은 이점을 제공한다.

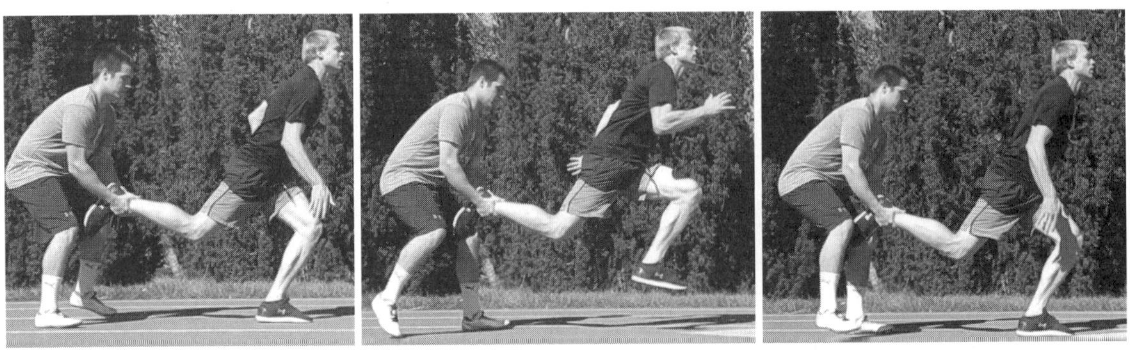

그림 9.20 파트너 싱글레그 바운딩은 앞다리의 반사적 수축 및 이완 사이클과 가속할 때의 '앞다리 유지' 능력을 훈련할 수 있으며 웨이트 룸에서 저항 운동이 끝난 후 신경 근육을 탄성적으로 조정하기 위한 '마무리' 운동이 될 수 있다.

- 앞다리의 고관절 굽힘 및 폄(신전)의 움직임 속도 증가
- 앞다리의 더 빠른 진동
- 일반적인 싱글레그 바운딩과 비교하여 더 적은 강도로 인한 더 많은 반복 횟수 및 세트의 확장으로 인한 이점(내부 피로, 탄력, 젖산 및 코디네이션)
- 운동선수의 지면 접촉에 대한 본질적인 인식 습득

9.4 '짧은' 바운딩 변형

'짧은' 바운딩은 보폭의 길이뿐만 아니라 가속 능력 발달과도 관련이 있다. 짧은 거리의 구간 동안 단순하게 여러 차례 번갈아 점프하는 요소만 존재하기 때문이다. 참고로 '짧은' 바운딩 또는 멀티 점프는 일반적으로 각 구간의 거리가 20m 안쪽임을 의미한다.

제자리 세단뛰기와 5회 점프

육상 트랙 분야에서 제자리 세단뛰기와 5회 점프는 선수의 파워와 탄성적인 능력을 평가하는 주요 움직임이다. 제자리 세단뛰기와 5회 점프는 선수의 가속 능력과 크게 연관되어 있지만, 30m 이상 거리의 가속력에서는 큰 도움이 되지 못한다. 가을 시즌에 나는 육상 선수들에게 제자리 세단뛰기를 수행시켰지만 스프린트 운동에서 100m, 200m 달리기는 예년보다 느리게 뛰도록 한 적이 있다. 이런 방법은 가속과 최대 속도의 균형을 잡기 위한 결합 프로그램이다.

제자리 세단뛰기 연습(또는 테스트)은 비교적 단순하다. 두 발로 출발선에 서서 한 발 착지로 긴 점프를 뛴 다음 반대쪽 유각기 다리가 전진하여 다시 착지한 후 두 발로 긴 점프를 뛴다(한 발 착지-반대 발 착지-두 발 착지). 스탠딩 5회 점프는 이런 동작에 두 개의 바운딩 동작을 추가하면 된다. 일반적으로 세단뛰기에서 성인 남자 선수는 9.1m, 여자 선수는 7m이상 기록하는 선수는 좋은 퍼포먼스를 지니고 있는 것이다. 내가 들어본 기록 중 가장 멀리 뛴 제자리 세단뛰기 선수는 블라드 야시첸코 Vlad Yashcehnko로서 12.04m를 뛰었다고 한다(블라드 야시첸코 선수의 제자리멀리뛰기 기록은 4.06m, 16파운드 투포환 공을 머리 뒤로 던지는 기록은 19m이다). 물론 이와 같은 기록들이 초인적으로 보여 우리와 동떨어진 것처럼 보일지 모르지만, 운동선수라면 한번쯤 도전해볼 만한 기록들이다. 표 9.1의 표는 성인(대학 이상) 선수들의 성별에 따른 제자리 세단뛰기의 기록 분포도를 보여준다.

수평 점프는 조깅이나 수직 점프와 비교하여 최대 외부 중족골 관절의 과신전 힘의 3배를 생성할

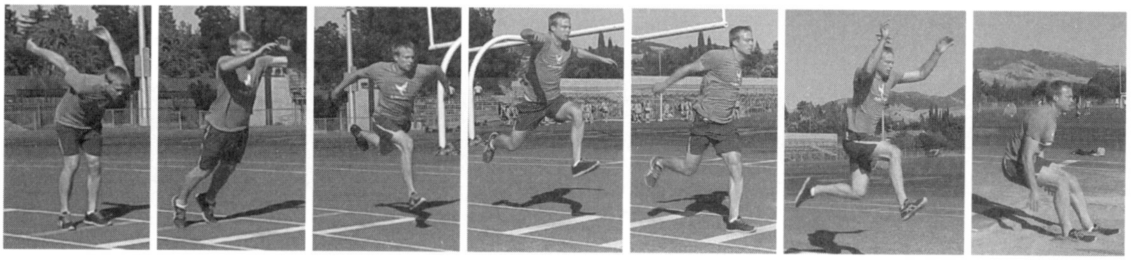

그림 9.21 제자리 세단뛰기

표 9.1 제자리 세단뛰기 표준 기록

STJ	남성	여성
낮음	24'/7.30m	17'/5.30m
평균	26'/8.00m	20'/6.00m
좋음	29'/8.80m	23'/7.00m
훌륭함	32'/9.60m	26'/8.00m

수 있다. 수직 점프는 무게중심이 발가락보다 약간 뒤에 머무르는 경향이 있지만 수평 점프는 도약할 때 선수 신체의 질량 중심이 발가락을 지나쳐 움직여야 한다. 조금 복잡해지고 헷갈릴 수 있지만, 수평 점프의 푸시 동작은 스프린트의 움직임과 비슷하다. 다시 말해, 조깅이나 수직 점프에 비해 수평 점프(스프린팅도) 동작은 발가락이 구부러짐에 따라 더 많은 수직 힘이 손실된다. 짧은 거리 바운딩을 지도할 때 어린 선수들은 별 생각 없이 단순하게 A 지점에서 B 지점까지 있는 힘을 다해 바운딩할 것이다. 이런 형태의 훈련은 이따금 코치가 세세하게 지도한 바운딩 동작보다 훨씬 더 나은 바운딩 역학을 만들어낼 수 있다. 제1장에서 논의했듯이, 대부분의 코칭 신호 및 움직임 지침들은 선수들의 속도를 느리게 만드는 타이밍의 변화를 가져온다. 특히, 짧은 바운딩은 과도한 코칭 없이 가능한 적은 스텝으로 지정된 거리에 도전하는 것만으로도 충분하다.

미세 조정 및 가변성

전에 없던 새로운 바운딩 훈련 방식을 '가변적' 지면 접촉 바운딩이라고 한다. 바운딩의 거리나 속도는 과부하로서 역할을 담당할 수 있다. 보폭과 보속의 개선점을 찾아 적절한 과부하를 주는 것을 가변적 과부하로 할 수 있으나 무조건적으로 이점을 가진 것은 아니다. 과부하로 인한 성장과 부상의 위험 경계는 매우 모호하고 미묘하다. 최대 과부하 이하의 길이나 속도를 찾는 것이 관건이다. '가변적인' 바운딩 훈련은 선수의 보폭 능력에 따라 1.5~4m 사이에서 최대 바로 이하의 거리를 찾아 콘이나 마커 등을 일렬로 설치한다. 가변적 바운딩 훈련의 목표는 마커(미끄럼 방지인 경우)를 밟거나 콘인 경우 그 뒤를 바로 밟는 형식으로 바운딩을 하는 것이다.

> *가변적 바운딩의 이용*
>
> *가변적 바운딩은 본인이 원하는 거리나 속도가 아닌 훈련하고자 하는 마커의 거리를 정해두기 때문에 기존에 뇌에서 인식하고 있는 거리와 다르게 처리된다. 따라서 신경계 준비가 낮은 상태에서 좋은 훈련 방법이다.*

이 방식은 반복적인 바운딩을 하면서 자연스럽게 신경 움직임 패턴을 자극할 뿐만 아니라 더 강력하고 적응력이 뛰어난 운동 신경 패턴을 만들 수 있다. 선수 본인이 '가변적' 훈련 전까지 유지했던 보폭이나 속도는 마커와 콘에 의해서 변화를 가져오고 이러한 변화는 중추 신경계에 다른 자극을 전달한다. 신호 전달 시 노랑 전도에 영향을 주는 미엘린 수초에 가해지는 가변적인 바운딩은 새로운 성장을 할 수 있도록 도와준다. 설정된 마커의 위치를 지키기 위한 노력은 시각 영역을 감각적인 영역으로 통합시킴으로써 루틴적이고 매너리즘에 빠질 수 있는 훈련에 활기를 불어넣고 더 역동적인 중추 신경계 출력을 얻을 수 있도록 한다. 가변적 바운딩과 같이 신경적 자극을 유지하기 위해서는 반복적이지 않은 특성을 지녀야 한다. 선수들은 새로운 자극을 경험할 때 성장이라는 느낌을 받을 수 있다. 일상적인 바운딩으로 인해 신경적 자극이 무뎌질 때쯤 적용되는 가변적 바운딩은 성장을 지속하기 위한 좋은 대안이 될 수 있다.

9.5 양발을 이용한 플라이오메트릭 훈련

수직 점프 훈련에서 가장 중요한 위치를 차지하고 있는 방식은 양발(두 발) 점프이다. 이런 형태의 플라이오메트릭 운동은 발목의 경직성(강성)과 엉덩관절의 파워와 관련된 동적 속도 발달에 도움을 준다. 두 발 플라이오메트릭은 한 발 플라이오메트릭과 비교하여 유각기 운동량이 부족하기 때문에 '높은' 지면 접촉 시간을 가지기 쉽다. 그러므로 접촉 시간은 0.15초부터 0.25~0.30초 범위에서 연습된다. 두 발 플라이오메트릭에서 기대할 수 있는 스프린트 적응은 수직 힘 생산과 관련된 관절의 조직과 반사 작용에 조금 더 말초적이며 특이적이다. 수직 플라이오메트릭은 달리기에서 수직적인 힘을 좀 더 쉽게 생성하기 위한 엉덩관절과 발목의 능력을 발달시키지만, 스프린트의 수평적 밀기(푸시) 능력을 개선하는 데는 도움을 주지 못한다. 따라서 스프린트에 직접적인 도움을 주는 것이 수직 힘인지 수평 힘인지에 대한 논쟁의 여지는 없다.

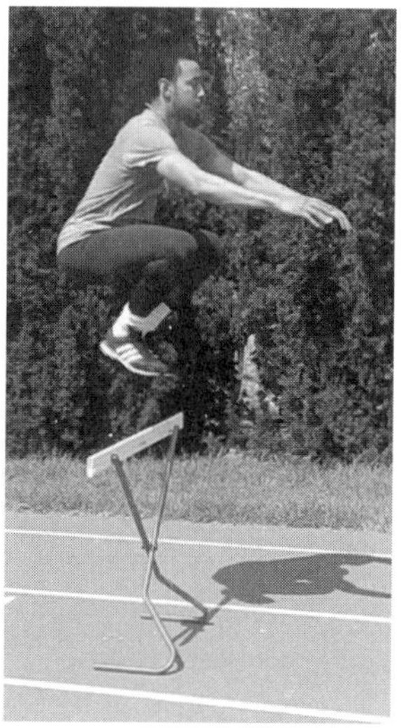

그림 9.22 허들 홉스

착지 지도하기

수직 플라이오메트릭의 착지 자세는 언제나 논쟁이 많다. 많은 육상 트랙 코치들이 육상의 점프 종목과의 유사성 때문에 롤링 힐rolling heel(뒤꿈치가 먼저 지면에 닿고 발가락까지 발을 구르듯이 착지하는 방법) 방식을 선호한다. 다른 퍼포먼스 코치들은 롤링 힐 방식으로 높은 박스에서 착지하면 발뒤꿈치가 너무 강하게 지면과 부딪쳐 신체에 강한 충격을 줄 수 있다고 생각한다. 이들은 착지에서 엄지발가락 주위의 볼의 기능에 중점을 준다. 나는 착지에 있어서 선수가 어떤 기능에 집중하는지를 더 중요하게 생각한다. 단순히 힘을 흡수하기 위해서는 전족forefoot이 먼저 착지되어야 하며 착지 후 다시 튀어 오르기 위해서는 발 전체로 착지하거나 후족의 외측이 먼저 지면과 접촉해야 한다. 전족의 스트렝스가 약한 선수

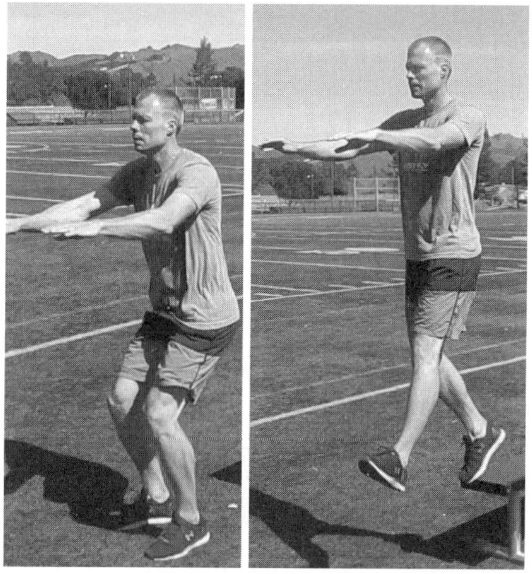

그림 9.23 적절할 깊이로의 착지는 선수가 착지에 의한 충격을 최적으로 제어할 수 있는 자세로서 정강이와 몸통의 각도가 거의 일치한다.

들은 롤링 힐 방식으로 착지하여(소리 나지 않고 가볍게 충격을 최소화한다) 발과 코어의 근막 연결을 최대한 활용하도록 유도한다. 맨발을 이용한 착지도 좋다. 맨발은 발에 대한 다양한 감각 환경의 발달에 도움을 준다. 이번 장에서는 본격적인 플라이오메트릭을 수행하기 전에 일반적인 높이에서 진행되어야 하는 효과적인 착지(부드러운 착지. 무릎을 150도 미만으로 구부린 상태)에 대해서 알아보겠다.

> *스피드 발달을 위한 수직 플라이오메트릭*
>
> *수직 플라이오메트릭은 발목과 엉덩관절의 경직성(강성)에 좋은 영향을 줄 수 있지만 앞으로 전진하는 밀기 능력에는 큰 도움을 주지 못한다. 이런 이유에도 불구하고 수직 플라이오메트릭 운동을 하는 이유는 뎁스 점프 종류의 운동이 최대 달리기 속도와 상관관계를 가지기 때문이다.*

다음 운동은 모든 훈련 주기화 시스템의 요구 사항에 맞게 적용하고 조절할 수 있는 수직 힘 플라이오메트릭의 핵심 세 가지 운동이다. 각각의 운동은 자체가 지니고 있는 특이적 용도가 있으며 창의적인 코치들은 이 운동들이 가지고 있는 고유의 특이적 용도가 맥락에 맞춰 실행될 수 있는 다양한 방법을 찾을 수 있다.

- **드롭 & 뎁스 점프**
- **허들 홉스**
- **래더럴 베어리얼 홉스**(측면 장애물 홉스)
- **메디신 볼 스로우**(던지기)

드롭 점프

드롭 점프는 30~60cm 박스 위에서 떨어져 착지하는 운동으로서 착지 후 절대적인 지면 접촉 최소 시간을 시도하여 수직으로 다시 리바운딩(다시 튀어 오르는)하는 동작에 초점을 맞춘다. 전통적인 운동 수행력 관점에서 수직 플라이오메트릭의 착지는 아킬레스건의 가장 빠른 무부하를 위해 발 전체로 착지한다. 충격을 흡수하여 부드럽게 착지하는 기술은 일반적인 플라이오메트릭에서 선호하는 방식이지만 드롭 점프와 함께 사용해서는 안 된다. 충격을 흡수하는 소프트 착지는 편심성-등척성-동심성 수축의 시간을 길게 늘어뜨리는 역할을 하기 때문이다(지면 접촉 시간을 늘림).

드롭 점프의 맥락적인 목표는 '최대 높이+최소 지면 접촉 시간=힘 생산'이다. 여러 측면에서 보면 점프보다는 바운딩 스타일에 가깝다. 예를 들어 76cm를 높이로 점프한 선수의 지면 접촉 시간이 0.5초라면 60cm의 도약 높이에 0.2초의 지면 접촉 시간을 보낸 선수의 반사적 스트렝스 영역이 더 높다. 드롭 점프에서 지면 접촉 시간은 0.22초 이하여야 하며, 만약 0.17초 이하라면 최적의 퍼포먼스를 기대할 수 있다.

드롭 점프에서 좋은 퍼포먼스란 무엇일까? 탄성 에너지를 흡수하고 방출하는 반사적인 스트렝스 능력이 좋은 상태를 의미한다. 네덜란드의 스프린트 코치이자 컨설턴트인 헨크 크라이젠호프Henk Kraaijenhof에 따르면, 매우 짧은 지면 접촉 시간으로 드롭 점프를 수행하고 다시 높이 점프하는 능력은 선수의 최대 속도 능력과 높은 상관관계를 보인다. 또한 케일Kale의 최대 러닝 속도에 국한된 연구에 따르면, 드롭 점프의 효과가 다른 많은 테스트(예: 제자리 세단뛰기 및 제자리 수직 점프)보다 좋은 결과

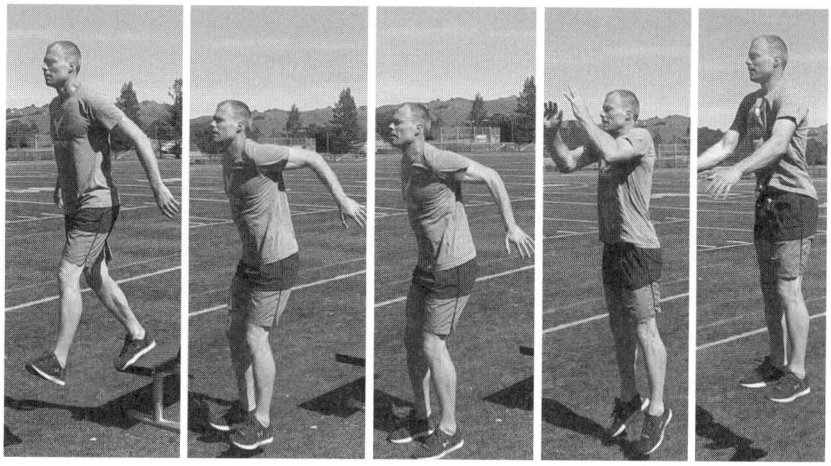

그림 9.24 드롭 점프

를 보여주었다.[55] 이런 결과는 드롭 점프가 스탠딩 점프 종류의 운동들보다 최대 달리기 속도에 더 큰 연관성이 있음을 나타낸다. 드롭 점프는 바운딩과 비슷한 시간 제약으로 작용할 수 있으며 지면의 수평 속도와 점프 높이를 결합한 형태의 훈련을 하는 것보다 더 효과적이다. 내가 가지고 있는 수많은 훈련 방법 중 가장 위대한 '코칭 히든 카드' 중에 하나가 드롭 점프이며 수많은 세계 최고의 스프린트 코치들이 애용하고 있다. 선수가 0.18초 내의 지면 접촉 시간을 목표로 잡고 그 기준에 맞춰 측정하면서 훈련을 진행하면 원하는 지면 접촉 시간에 맞춰 점프 높이를 향상시킬 수 있다.

우리는 훈련 주기에서 어떤 강박관념에 사로잡혀 있다. 우선은 스트렝스 측면에서 완전하게 강해지고 그다음에 빠르게 움직이고 뛰는 것에 집착한다(스쿼트에서 충분한 무게를 확보한 후 플라이오메트릭으로 진행한다). 그러나 이러한 관념은 짧은 시간 안에 많은 힘을 생성해야 하는 신경 근육과 근막 채널을 구축하는 데는 도움이 되지 않는다. 그 이유는 명확하게도 SSC(신장 단축 주기)는 고중량 스트렝스 훈련과 근본적으로 다른 기술이기 때문이다. 이런 맥락에서 시즌 초반에 빠르게 움직이는 훈련에 참여하는 방법은 선수의 성공을 위해 매우 중요한 요소이다. 특히 육상 트랙의 점프 종목에서 더 중요하다. 스피드를 위한 신체적 기반을 만드는 것은 좋은 습관이 뒷받침되어야 한다. 드롭 점프에서 착지를 한 후 허들을 뛰어넘도록 하면 지면 접촉 시간을 훨씬 더 줄일 수 있다는 것을 알게 되었으며, 이런 사실은 나의 석사 논문에서 밝혔다.[56]

뎁스 점프

드롭 점프의 목표는 절대적인 최소 지면 접촉 시간이다(뎁스 점프보다 낮은 박스에서 수행. 15~60cm, 착지에서 무릎 굽힘의 작은 각도, 어깨-골반-발목의 정렬 유지). 뎁스 점프의 목표는 착지 후 최대 높이의 점프이다. 따라서 최대 높이로 뛰어오르기 위한 착지에서 무릎 및 발목(20~30도)의 더 큰 굽힘 각도와

55. Kale, M, et al. "Relationships Among Jumping Performances and Sprint Parameters During Maximum Speed Phase in Sprinters." *Journal of Strength and Conditioning Research,* vol. 23, no. 8, 2009, pp. 2272–2279.

56. Smith, Joel P, et al. "Kinematic and Kinetic Variations Among Three Depth Jump Conditions in Male NCAA Division III Athletes." *Journal of Strength and Conditioning Research,* vol. 25, no. 1, 2011, pp. 94–102.

같이 적절한 착지 자세를 필요로 한다. 뎁스 점프는 드롭 점프와 비교하여 더 높은 박스에서 수행되고, 더 긴 지면 접촉 시간을 보이며, 더 높은 파워 출력을 생성한다.

뎁스 점프는 선수가 가장 높은 반응 점프$_{\text{reaction jump}}$를 할 수 있는 박스 높이를 이용한다. 박스의 높이는 결국 선수들의 특이적인 '가장 높은 반응'에 의해 결정되는데, 일부 선수들은 45~121cm의 박스 높이에서 떨어져 착지해도 동일한 반응 점프를 보이는 반면, 어떤 선수들은 60cm 이상의 높이부터 반응성이 떨어지기 시작한다. 결국 반응성과 박스의 높이는 완전히 개별화되어 있다. 그렇다면 무조건 가장 높은 위치의 박스에서 떨어져 다시 뛰어오르는 리바운드 점프를 해야 할까? 그리고 그것을 달성했다고 해서 선수의 스프린트에 좋은 영향을 미칠까? 뎁스 점프를 하는 이유는 궁극적으로 높은 점프를 뛰기 위함이지만 과도하게 길어진 지면 접촉 시간을 원하진 않는다. 합리적인 수준에서 지면 접촉 시간을 유지해야 한다. 훈련 초기 시즌에는 낮은 상자에서 시작하여 서서히 더 높은 상자로 올라가는 점진적인 강도 추가 방법을 사용하는 것도 좋다. 0.40초의 지면 접촉 시간을 통해 힘을 생성하는 축구, 미식축구, 농구와 같은 팀 스포츠에서의 역동적인 움직임에는 높이만을 추구하는 너무 긴 지면 접촉 시간이 효과적이지 않다. 간단하게 생각하자! 뎁스 점프의 과정은 상당히 단순하다. 엉덩관절과 무릎 굽힘의 큰 각도를 허용하는 약간의 생체역학적 변화와 편심성(부하)에서 동심성(무부하)로의 매끄러운 전환에 초점을 맞춘다.

드롭 점프에서는 착지 후 즉각적인 점프가 이루어져야 한다. 마치 '지면에서 튀어 오르는 골프공'과 같으며 뎁스 점프는 응축된 스프링이 폭발적으로 풀리는 것과 같다. 당연하게도, 뎁스 점프는 높이 뛰는 능력에 중점을 두는 선수들에게 큰 도움이 되며 더 빠른 달리기 능력에 도움을 주는 가속과 운동단위 모집에도 유용하다. 뎁스 점프는 연부 조직(근육)의 등척성 수축 및 결체 조직(힘줄)의 탄성 수축을 사용하는 가장 강력한 운동단위 모집 운동이다. 점프에서 선수 자신이 지니고 있는 잠재력을 잘 발휘하기 위해서는 전체적인 움직임이 부드럽고 조용해야 한다. 점프 훈련을 하면서 바닥과 부딪히는 소리가 많이 난다는 것은 반사적인 힘이 아닌 '자신의 힘으로만 점프를 뛰는 수동적인 힘'을 사용한다는 의미이다. 수동적 힘이란 너무 강한 발뒤꿈치가 착지(스트라이크)를 통해 신체의 골격에 힘을 전달하여 근육-힘줄 복합체의 장력이 제거된 상태, 즉 에너지의 누수가 일어나는 현상을 말한다.

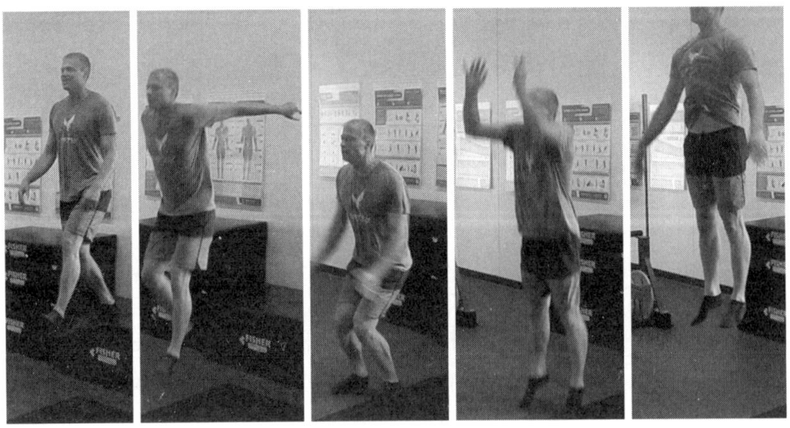

그림 9.25 긴 지면 접촉 시간의 뎁스 점프. 드롭 점프의 파워 버전이다.

허들 홉스

뎁스 점프가 '한 번만 진행되는' 운동이라면 허들 홉스는 여러 점프를 한 세트로 묶어 진행하는 다이내믹 변형 동작이다. 뎁스 점프 기반 허들 홉스는 달리기와 마찬가지로 각각의 점프가 다음 점프에 영향을 미친다. 처음 점프의 보폭이 다음 점프의 보폭을 결정한다. 허들 홉스는 뎁스 점프와 비교하여 더 많은 수평 운동량(모멘텀)을 사용하며 점프를 반복할수록 엉덩관절과 무릎 굽힘 단계에서의 신전 반사가 더 강력하게 나타난다. 이런 방식으로 허들을 뛰어넘으면서 선수의 신체는 동적 제어를 통해 충격을 최소화하고 점프 파워를 극대화시킨다. 반복적인 장애물 점프는 선수의 시각적 조절 능력을 동원하여 뇌를 자극한다. 또한 허들 홉스의 반복적인 점프 동작은 운동선수의 근막 시스템과 힘줄 탄성에 대한 유익한 반응을 촉진할 수 있다.

허들 홉스를 수행하려면 2~10개의 높은 허들을 121~213cm(능력에 따라 달라질 수 있음) 간격으로 줄지어 나열한다. 허들을 121cm보다 더 가까운 간격으로 설정하는 것은 선수들에게 문제를 야기할 수 있는데, 엉덩관절의 굽힘보다 무릎의 굽힘에 더 초점을 맞출 위험이 있기 때문이다. 한쪽 다리가 약간 앞으로 내밀어진 상태에서의 착지는 비대칭적이지만 다이내믹한 스포츠 상황과 유사하여(실제 스포츠에서 대칭적인 착지와 점프는 잘 일어나지 않는다) 큰 문제가 되지 않는다.

대부분의 허들 홉스는 드롭 점프와 동일한 방식으로 지면 접촉 시간을 최소화해야 한다. 허들과 허들 사이 지면에 태블릿 기반 소프트웨어나 접촉 시간을 측정하는 매트를 설치하는 방법은 선수들이 착지하고 점프할 때마다의 힘 생산 속도를 계속 모니터링 할 수 있는 좋은 선택이 될 수 있다. 또 다른 훈련 방식으로서 다른 선수와 속도 경쟁을 하면서 허들 홉스가 진행되면 자동적으로 최소 지면 접촉 시간이 달성될 수 있다. 일반적으로 우리가 흔히 접할 수 있는 인터넷 유튜브나 교육용 비디오의 허들 홉스는 지면 접촉 시간이 너무 길어서 짧은 SSC와 근막의 파워 전달이 제대로 훈련되지 않는다.

> *지면 접촉과 허들 홉스*
> *허들 홉스는 지면 접촉 시간의 관점에서 드롭 점프와 비교적 동일하게 접근해야 한다.*

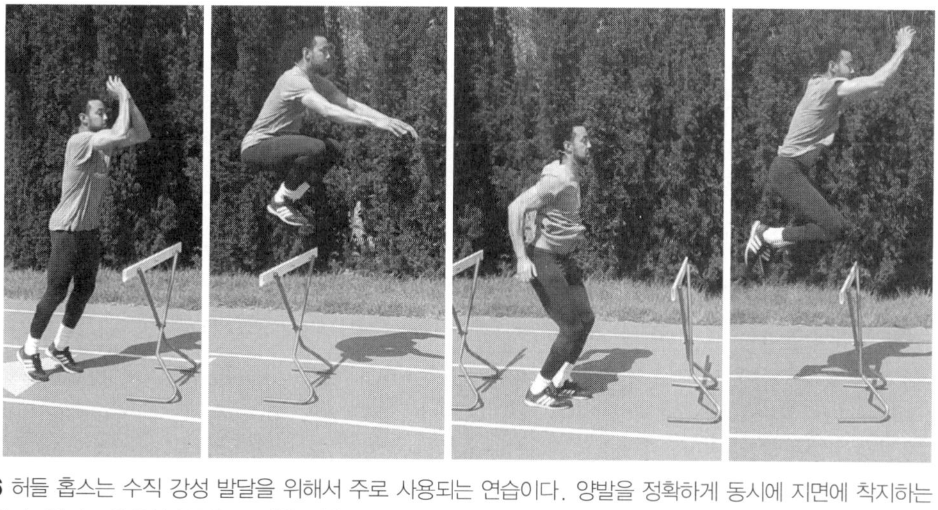

그림 9.26 허들 홉스는 수직 강성 발달을 위해서 주로 사용되는 연습이다. 양발을 정확하게 동시에 지면에 착지하는 것은 크게 중요하지 않다. 엘리트 운동선수들은 두 발을 정확하게 동시에 착지하지 않는 경우가 많다.

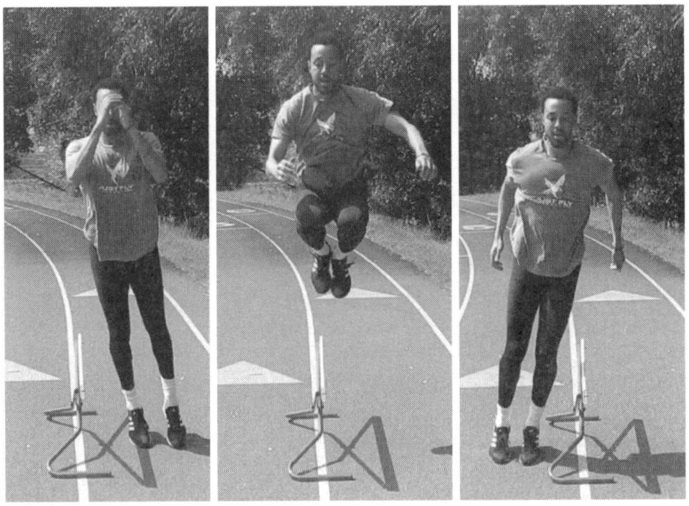

그림 9.27 측면 장애물 홉스(래터럴 베어리얼 홉스)

측면 장애물 홉스는 허들 홉스와 비슷한 움직임이지만, 신체의 측면 사슬에 더 부담을 준다. 발목은 시상면에서의 점프뿐만 아니라 관상면에서 움직이는 힘을 가지고 있으며 스프린트의 모든 구간에서 토크 생성에 크게 기여한다. 허들을 뛰어넘기 위해 발이 무릎 뒤로 빠르게 접혀지면서 무릎을 들어올리는 턱tuck 점프를 하기 때문에 대퇴사두근과 햄스트링의 수축 및 이완 주기에 도움을 준다. 마지막으로 측면 장애물 홉스는 신체가 더 많은 힘을 생성할 수 있는 '스쿼트' 자세를 보상하기 위해서 무릎을 높게 들어올리는 턱 점프 자세를 취한다. 턱 점프는 장요근이 하체를 강하게 당기는 능력을 발달시킨다. 나는 측면 장애물 홉스에서 엄격하게 몇번 반복을 요구하기보다 정해진 시간 안에 몇 개의 해야 하는 방식을 선호한다. 수축/완화 주기 및 지면 접촉 시간은 이 연습에서 매우 중요한 요소이기 때문에 시간적 제약은 특정 횟수를 반복하는 것과 다르게 우리가 기대한 성과를 만들 수 있다.

9.6 메디신 볼 던지기

스피드와 파워를 위한 메디슨 볼 훈련은 이번 장에서는 용어 그대로 스피드와 관련된 메디신 볼 던지기 훈련을 소개하겠다. 동적 운동성 발달 영역에서 메디신 볼의 용도는 수십 가지이지만 스피드와 관계된 가장 간단한 메디신 볼 움직임은 수직 메디신 볼 던지기와 메디신 볼 앞으로 던지기이다. 이 두 가지 움직임은 본질적으로 역도 하이풀의 고속 버전이다. 메디신 볼은 바벨보다 낮은 중량이기 때문에 육상의 출발 블록에서 가속 능력에 관여하는 더 빠른 속도의 근육 협응력(또는 조정력) 발달에 용이하다. 특히 엉덩관절 우세 전략을 잘 사용하는 선수에게서 이런 현상이 두드러진다.

수직 메디신 볼 던지기 자세는 간단하다. 무릎을 약간 구부린 자세에서 전진-힙 힌지hinging forward 자세를 취하고 수직으로 점프하면서 메디신 볼을 최대한 높게 던진다. 메디신 볼을 높게 던지기 위해서는 발의 내측 아치에 압력(부하)을 주어야 한다. 이러한 발의 압력 적용은 오랜 역사를 가진 올림픽 리프팅 즉 역도에서 발이 어떤 방식으로 사용되는지에 대한 이해와 발과 지면에서 시작된 힘의 전달 방식에 대한 인지적 능력을 돕는다. 발의 내측 아치에 의한 힘의 전달은 그 위로 이어지는 여러 관절

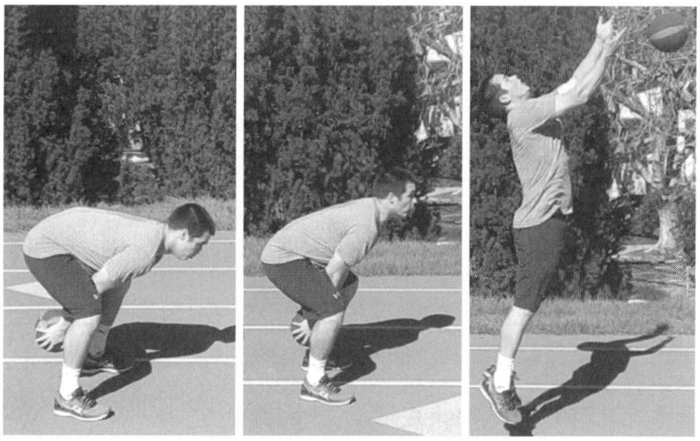

그림 9.28 수직 메디신 볼 던지기

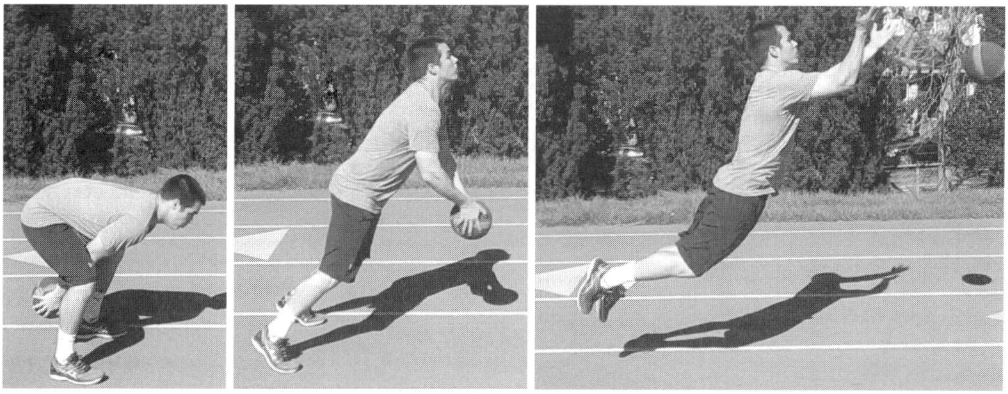

그림 9.29 전방 메디신 볼 던지기

들(무릎, 골반, 그리고 후방 사슬로 이어지는 관절 및 근육)의 힘과 속도에 큰 영향을 준다.

메디신 볼은 수평 움직임 요소를 더 강화할 수도 있다. 다리 사이에 볼을 집어넣고 엉덩관절을 힙 힌지(경첩)시킨 다음 앞쪽으로 강하게 밀어내면서(쓰러스팅) 볼을 전방으로 던지는 것이다. 이런 수평 메디신 볼 던지기는 이 동작을 통해 스프린트 스타트에 도움을 얻기 위해서는 스타트에서의 정강이 각도와 쓰러스팅에서 관찰되는 정강이 각도를 유사하게 유지해야 한다.

9.7 런지 자세(두 발 지면 접촉-스플릿 다리) 플라이오메트릭

스프린트에서 보이는 스텝과의 직접적인 유사성과 상관관계는 없지만 일반적인 반사적 능력 관점에서 굉장히 유용한 플라이오메트릭은 런지 기반 플라이오메트릭이다. 어쨌든 두 다리가 지면에 접촉하여 훈련되기 때문에 '스플릿 두 발 지면 접촉'으로 표현할 수 있다.

런지 스위치

런지 스위치(또는 러시안 런지)는 런지 기반 플라이오메트릭 훈련 중 가장 기본적이며 모든 스포츠 종목에서 운동선수의 파워에 매우 효과적이다. 거의 모든 스포츠에서 스플릿 자세를 취하며 비대칭적인 다리의 앞뒤 스탠스에서(스태거 스탠스라고도 함)의 신체 자세 및 움직임 패턴이 파워로 전환되는 반사적 발달에 큰 도움을 준다. 사실 널리 사용되는 기본적인 훈련인 만큼 많은 오류들도 많다. 가장 흔하며 잘못 이해되고 있는 동작의 오류는 동적인 파워를 생산할 수 있는 몸통 자세를 벗어나거나 시상면에서 두 발의 지면 지지 간격이 너무 넓은 상태 즉, 앞다리와 뒷다리 사이가 너무 먼 거리에 두고 훈련을 진행한다는 것이다. 이런 주의점을 염두에 두고 적절한 운동 기술을 선수에게 적용하면 선수가 제어할 수 있는 안정적인 훈련 동작을 취할 수 있다.

런지 스위치의 기본 준비 자세는 등척성 런지 자세이다. 1) 등척성 런지 자세에서 위로 점프하여 공중에서 다리를 교대하여 착지한다. 착지 때 이전의 다리 위치를 지키려고 노력한다. 2) 런지 스위치 동작이 숙달되지 않았을 때는 다리를 교대하여 점프한 후 몇 초 동안 자세를 안정화시키고 숙달된 후에는 착지 즉시 본래 자세로 돌아가는 방식을 채택하여 반사적 능력을 높인다. 3) 처음에는 착지 후 5초 정도 안정화 시간을 갖고 자세가 숙달됨에 따라 서서히 착지한 후 안정화 시간을 줄여간다. 우리가 원하는 반사적 능력의 발달이라는 측면에서는 착지한 후 가능한 빠르게 다시 점프하고 다리를 교대하여 원래 자세로 돌아가야 한다.

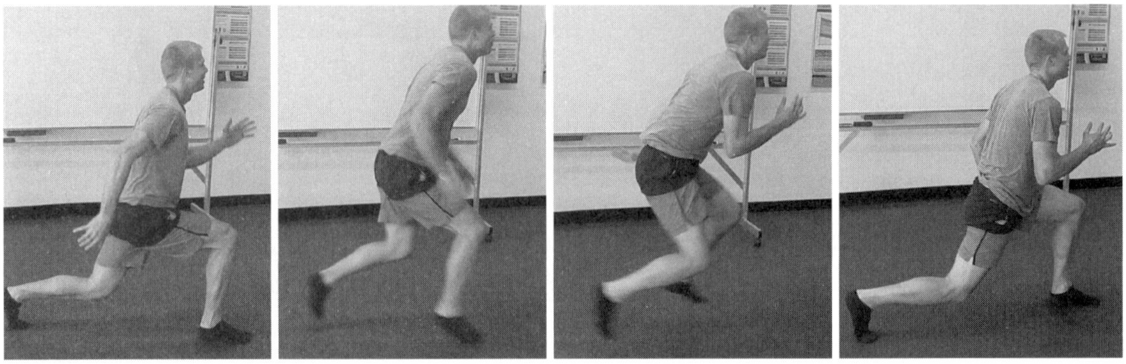

그림 9.30 러시안 런지 점프. 최소한의 수직 이동을 하며 다리가 교대되어 앞뒤 다리 위치가 착지하기 전에 전환이 완료되어야 한다.

한 발 런지 점프(앞발의 점프에 집중하는 런지 점프)

한 발 런지 점프는 런지 스위치와 출발 자세가 같다. 하지만 다리를 교대하여 위치를 바꾸는 대신 단순히 가능한 빠르게 앞다리를 이용하여 수직으로 뛰어오르는 동작으로서 앞다리의 무릎을 강하게 끌어올린다. 또한 뒷다리(리어풋)로 지면을 밀고 무릎을 신전(폄)하면서 점프를 같이 뛰고 최대 높이 지점에서 햄스트링을 반사적으로 구부린다(지면을 밀로 무릎을 펴는 일련의 움직임 과정에서 발생하는 반사적 힘으로 무릎을 구부린다. 뒤꿈치를 위로 끌어당긴다). 착지는 가능한 강력하게 진행하고 런지 스위치와 마찬가지로 동작이 안정화되는 시간을 갖고 다시 뛰어오르거나, 착지 자세가 안정적이라면 즉시 다시 뛰어오른다. 이 운동은 진동 기반 등척성 스플릿 스쿼트의 대안으로 사용될 수 있다.

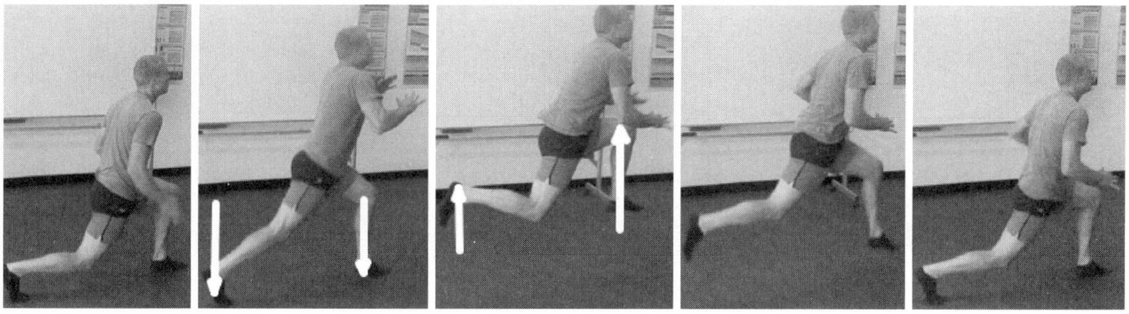

그림 9.31 한 발 런지 점프. 공중에서 다리를 교대하지 않는다. 두 다리로 지면을 밀어 뛰어오르면서(앞다리가 중점이지만) 다리를 위로 당기는 동작을 빠르고 반사적으로 진행해야 한다.

러시안 점프와 한 발 점프 런지는 다양한 방법을 통해 수행되어야 한다. 빠른 지면 접촉 시간을 바탕으로 연속적인 점프를 진행하는 방법도 도전적인 과제 수행 중 하나이며, 덤벨, 중량 조끼, 안전 스쿼트바를 이용하여 수행될 수도 있다. 어떤 방식으로 런지 점프를 수행하든 선수의 최대 의도(최대 강도와 최소 지면 접촉 또는 최대 높이 등)가 확보되어야 최적의 결과와 전이를 기대할 수 있다. 런지를 포함한 어떤 훈련을 하든지 근육의 길어짐과 단축으로 상징되는 다양한 훈련을 최대 의도로 훈련하고 연습하는 과정은, 실제 스포츠 움직임과 스프린트 동작에서 신경 점화 자극(이미 수행한 훈련으로 인해 전이의 신경적 활용성이 증가하는 것)을 더 잘 활용할 수 있도록 도와준다. 신경 점화란 특정 수준의 자극을 우선적으로 신체에 노출시켜 실제 스포츠 동작에서 이미 뇌와 신체에 내재되어 있는 특정 수준의 자극 정보에 대한 접근성이 증가하는 현상을 말한다. 나는 이 두 가지 동작이 스피드의 정체기를 돌파할 수 있는 신경 과부하를 만들어낸다고 믿는다. 비록 실제 스프린트가 아닌 대체 운동이지만 달리기와 유사한 패턴을 사용하고 육상 트랙에서 스프린트와 스피드의 특이적 기술로 쉽게 전이되는 동작이다.

제3부

프로그램 및 적용

10

운동선수 퍼포먼스를 위한 스피드와 스트렝스 프로그램 원리

적용 가능하고 효율적인 훈련 방법의 통합

지금까지 여러분들은 무수한 운동 및 훈련 방법을 자신의 것으로 만들었다. 이제 이러한 무기들을 가지고 우리가 '훈련법'이라고 부를 수 있는 기념비적인 작업을 시작할 것이다. 비록 이 과정이 믿을 수 없을 정도로 복잡할 수 있지만, 누구나 이해하고 적용할 수 있도록 최대한 간결하고 명확해야 할 것이다. 매일 일상적이고 규칙적인 운동들을 고도의 집중력을 가지고 수행하는 것이, 집중력 없이 무심코 참여하는 흔히 과학적이며 복잡한 프로그램보다 더 나은 경우가 많다. 이 장에서는 선수의 퍼포먼스를 위한 통합적인 스트렝스와 간단하고 효과적인 스피드 훈련의 구성에 도움이 되는 다양한 정보를 제공한다. 통합적인 훈련 계획을 위한 요소들은 다음과 같다.

- **스트레스, 운동량, 적응의 기본 사항**
- **효과적인 스피드 프로그램 설계를 위한 핵심 요소**
- **스피드를 위한 스트렝스 프로그램 구성**
- **스트렝스와 스피드 훈련의 최적의 프로그램 순서**

더 깊은 이야기를 하기 전에, 모든 훈련 프로그램의 성공은 선수가 어떻게 훈련을 이해하고 반응하는가에 달려 있다.

10.1 스트레스, 운동량, 적응의 기본 사항

시중에 출판된 모든 책은 훈련을 통해 선수에게 자극을 주는 방법에 대한 개념과 선수들이 시즌 동안 가장 중요한 시기에 최상의 컨디션을 유지하기 위해 어떻게 적응해야 하는지에 관한 내용을 소개하고 있다. 코치들은 선수들을 위한 최적의 훈련 도구들을 가지고 있을 수 있지만, 이러한 도구들을 적절하게 통합하고 필요한 시점에 사용하지 않는다면 최적의 퍼포먼스에 도달하는 데에는 한계가 있다.

스트레스의 특이성

훈련에 적응하기 위해서는 프로그램에 사용되는 운동의 우선순위 목록이 필요하다. 코치들은 종종 선수들이 '더 빠르게', '더 강하게', '더 민첩하게', '더 나은 컨디션을 유지하게'와 같은 결과물을 원하지만, 이러한 적응이 발생되는 순서와 우선순위가 있어야 한다. 육상의 10종 경기 선수들은 마지막 종목인 1,500m 달리기를 위해 많은 시간을 훈련할 여유가 없다. 왜냐하면 단거리 스피드와 파워가 요구되는 다른 모든 종목들에 더 집중하여 훈련을 해야 하기 때문이다(상대적으로 말하자면, 400m 또는 그보다 짧은 거리 중심의 훈련을 함에도 불구하고 1,500m 경주를 매우 잘해온 것은 놀라운 사실이다).

> *규칙 #1 : 훈련 자극의 우선순위*
> *개선하고자 하는 기술을 중심으로 교육을 진행하라. 주어진 훈련일마다 세부적인 목표 및 방향성이 있어야하며, 그 다음으로 가능한 보조적인 목표가 있어야 한다.*

주어진 훈련 프로그램에서 당신이 개선하고자 하는 정확한 기술을 인지하고, 그 기술을 중심으로 전체 프로그램을 구성하는 것이 중요하다. 더 빠르게 뛰기를 원하는 선수들은 종종 경기별 스프린트 또는 관련된 다른 종류의 운동(저항성, 보조 및 특이적 스트렝스)을 가장 중심 목표로 하여 프로그램을 구성해야 한다. 선수들이 이미 전속력으로 뛰면서 훈련을 진행하고 있는 경우에는, 웨이트 훈련실에서의 훈련이 1차적인 방향성이 될 수 있지만, 각 훈련 세션마다 특별하게 강조해야 하는 요소들이 있을 것이다. 각 세션은 수많은 '좋은 운동'들로 구성될 것이지만, 최대 파워/의도, 최대 근섬유 동원 또는 파워 용량과 같은 공통의 주제를 가지고 있지 않다면, 선수들이 더 나은 경기력을 달성하도록 돕는데 덜 효과적일 것이다. 2차적인 또는 보조적인 주제는 각 훈련 교육 세션에서 제공될 수 있다. 예를 들어, 속도 향상 훈련 세션에서 최대 신경 동원을 위한 강도를 설정한 러닝 프로그램과 함께 결합조직 및 호르몬 시스템의 효과 증대를 위한 젖산 기반의 장거리 스프린트 또는 고반복의 플라이오메트릭 '마무리' 훈련으로 짝을 지어 구성할 수 있다. 표 10.1은 1차적 훈련과 2차적 훈련이 짝을 이룬 몇 가지 아이디어를 보여준다.

훈련량

우리는 3장에서 선수들마다 동일한 훈련에 대해 반응이 어떻게 다른지 논의를 했다. 여러분들이 훈련의 부하를 조절하여 선수들에게 적용할 때, 결과가 전혀 나타나지 않는 선수, 훈련의 결과가 미비한

표 10.1 1차 훈련 자극과 2차 훈련 자극의 상호 보완

1차 훈련 자극	2차 훈련 자극
스프린팅: 4×10m 플라이 @ 97%	지구력 바운딩 2×100m
스프린팅: 8×30m @ 97%	스프린팅 1×150m @ 95%
뎁스 점프: 4×8	달리기 및 점프 드릴×2분
하프 스쿼트: 4×5 @ 80%	포고 홉스×60초

선수, 그리고 믿을 수 없을 정도로 좋은 결과를 보여주는 선수들을 만날 수 있을 것이다. 코치로서, 우리는 누가 특정 훈련에 잘 반응하지 않는지, 그 이유는 무엇인지 정확하게 이해하는 것이 중요하다. 내 경험상, 스피드 훈련에 잘 반응하지 않는 경우는 대부분 운동량이 과도하게 많거나(옛날 방식의 목적 없는 달리기), 부하가 과도하게 강한(젊은 코치들의 과도한 중추신경계 기반의 훈련) 경우이다. 훈련에 반응이 없는 선수들에게 스피드 또는 파워 훈련의 양을 조금 줄여주면 놀라운 효과가 있을 수 있다.

> *결과가 없다고? 운동량을 확인해볼 것(특히 신경계의 운동량)*
> *스피드 향상 기반 훈련에 대해 '반응이 없는' 선수들의 대부분은 훈련이 부족한 것이 아니라 과도한 훈련을 하는 경우가 많다. 특히, 너무 많은 양의 중추신경계가 요구되는 훈련은 '신경의 연결이 부족한' 선수들의 신경계를 '망칠' 수 있다.*

선수마다 운동 종류에 따라 개인에게 잘 맞는 '최소 운동량'이 있다. 특히 외배엽형 또는 중배엽형 선수들의 경우, 탄성 및 스피드 훈련에 대한 내성이 훨씬 높은 반면 파워리프팅에 대한 내성은 상대적으로 낮은 편이다. 근육량이 매우 높은 선수들은 탄력 있는 선수들보다 전통적인 역도 훈련에 대한 내성이 높은 경우가 많다. 이와 같은 선수들이 최고 퍼포먼스에 도달하는 데 도움이 되는 최적의 훈련을 찾기 위한 관점에서, 다양한 요소들을 고려해야 한다. 신경계 중심의 선수들은(종종 유전적으로 더 탄력적이고 폭발력 있는) 무거운 웨이트 훈련, 스프린팅, 플라이오메트릭 훈련을 잘 소화해 낼 수 있다.

훈련의 시기, 방법 및 강도가 훈련량을 조절하는 데 있어서 중요하다. 비록 훈련의 초기 단계에서 훈련량 및 강도를 높이는 것이 매우 간단한 것처럼 보일 수 있지만, 4장에서 논의했듯이 이러한 접근은 신경계를 '경직'시킬 수 있는 단점이 있다. 이 '경직'은 두 단계로서, 선수의 운동 학습 자원을 먼저 사용하게 하고, 그 이후에 복잡한 기술 훈련을 하기 어렵게 만들 수 있는 것이다. 테니스 선수 및 높이뛰기 선수와 같이 고도의 기술을 수행하고 훈련해야 하는 경우 과도한 양의 강도 높은 웨이트 훈련은 기술의 습득 및 수행을 어렵게 만들 수 있다. 이러한 이유로 구소련 기반의 훈련 방법에 노출된 선수들은, 훈련의 초기 단계에서 바벨 훈련을 하지 않는 것을 볼 수 있다. 만약 여러분이 '기본 기술'을 성장시키고 싶다면 스트렝스를 성장시키기 위한 여러 방법 중 하나인 무거운 웨이트 훈련을 배제한다 하더라도 원하는 목표를 달성할 수 있을 것이다.

두 번째 요인으로는, 일단 선수가 매우 강한 자극에 적응하게 되면 선수는 동일한 수준의 자극을 받더라도 더 이상 훈련의 효과가 발생되지 않을 가능성이 있으며, 또한 저강도 훈련으로 돌아가는 것은 효과적이지 않을 수 있게 된다는 것이다. 나탈리아 베르코샨스키 박사는 "죽을 정도로 강한 자극은 우리를 강하게 만드는 것이 아니라 덜 민감하게 만든다"라고 하였다. 이와 같은 개념은 장기적인 훈련 계획에서 많은 양의 근력 훈련을 너무 앞쪽에 위치시키는 것보다 뒤쪽으로 미루는 것이 유용한 방법이라는 생각을 뒷받침한다. 전통적인 주기화 개념과 방법에 대한 반대 의견을 가지고 있는 사람들이 많지만, 훌륭한 코치들은 훈련 기간 동안 전략적으로 선수들이 원하는 것이 어떤 것인지 파악하고, 어떤 훈련 요소를 점진적으로 적용하면서 강력한 '펀치'를 만들어낼 수 있는지 알고 있다.

1년차	2년차	3년차	4년차
싱글 세트 리프팅	싱글 세트 리프팅 75%	싱글 세트 리프팅 50%	싱글 세트 리프팅 25%
	멀티 세트 리프팅 25%	멀티 세트 리프팅 50%	멀티 세트 리프팅 75%

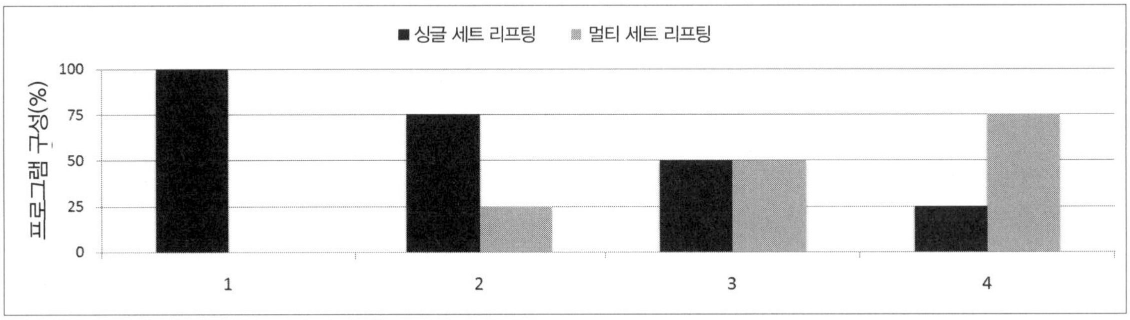

그림 10.1 훈련 프로토콜의 연도별 분포 예시

과부하와 적응

선수 개개인에게 운동에 대한 스트레스(부하)를 제공하려고 할 때, 선수의 회복 시간, 근육 및 신경의 피로 요소 등 다음 훈련에 영향을 주는 것들이 무엇인지 인지하는 것이 중요하다. 피로에 대한 내용의 이해를 위한 몇 가지 접근 방법이 있는데, 단일 요인 이론 및 '피로 vs 피트니스' 모델 이론이 대표적이다. 이 모델들은 매우 훌륭하다. 비록 나는 신경적 및 구조적 피로 수준에서 발생되는 현상을 바라보는 편이지만, 실제로 선수들에게 피로를 제공하는 요인은 총 7가지가 있다. 격렬한 운동 후 36시간이 지난 시점에 콜라겐의 분해가 최대로 발생되기 때문에 결합조직 체계가 재구성되는 데 시간이 필요하다는 것을 추론할 수 있다. 훈련은 신체의 결합조직에 매우 특정한 자극 방향을 전달하기 때문에, 비록 신체가(불가리안 역도 선수들에게서 볼 수 있듯) 근육 또는 신경 관점에서 동일한 동작을 계속 처리할 수 있을지라도, 이것은 단거리 스프린트가 요구하는 더 탄력적인 움직임 및 점프 동작에서는 동일하지 않을 수 있다(그리고 이것은 탄력적인 선수와 근육 중심의 선수를 비교했을 때 사실로 확인할 수 있다). 단순하게, 우리는 근육과 연결 조직을 포함하여 '구조적' 요구와 피로라고 지칭할 수 있다.

> *훈련 계획의 두 가지 요소*
> *훈련 계획에 있어서 중요한 요소는 선수가 회복되는 데 필요한 시간과 선수가 경험하고 있는 피로의 종류를 파악하는 것이다.*

선수들이 훈련을 할 때, 뇌의 도파민에 의하여 신경 피로를 경험하게 된다. 이것은 뇌가 근육에 전달할 수 있는 전기신호의 '총량'을 반영하며 근육 수축의 잠재적 스피드에 영향을 미치게 된다. 신경 피로는 긴 지면 접촉 시간, 움직임의 협응력 및 공격력 상실과 관련이 있다. 근육 피로는 신체의 연결 조직에 대한 스트레스뿐 아니라 통증과도 관련이 있다. 템포 러닝과 같은 운동은 신경계를 거의 사용하지 않지만, 점프와 경직된 지면 접촉이 포함된 달리기에 매우 중요한 요소인 근육, 힘줄, 근막에 큰 부담을 준다. 월요일, 수요일, 금요일에 중추신경계 중심의 훈련을 하고, 화요일, 목요일, 토요일에 구조물 기반의 훈련을 할 때 신경 및 구조적 피로의 흐름이 어떻게 변하는지 그림 10.2를 보고 참조하라.

각 훈련은 일반적으로 시스템에 부하를 더하는 방법과 시스템의 회복 시간에 대해 서로 다른 결과물을 제공할 것이며, 이에 대한 예시는 표 10.3에 제시되어 있다.

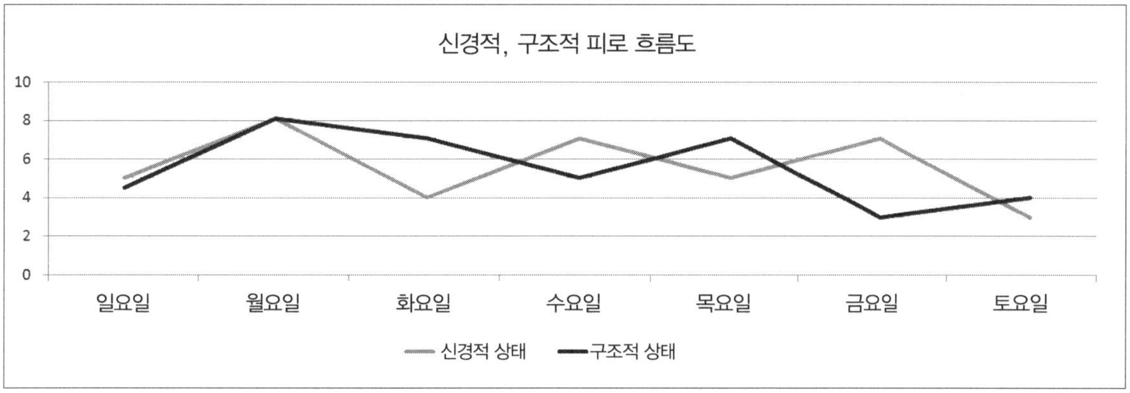

그림 10.2 스피드, 플라이오메트릭, 강한 스트렝스 훈련을 월요일, 수요일, 금요일에 수행하고, 높은 반복 횟수와 보디빌딩 스타일의 훈련을 화요일, 목요일, 토요일에 수행할 때 피로의 흐름에 대한 예시이다.

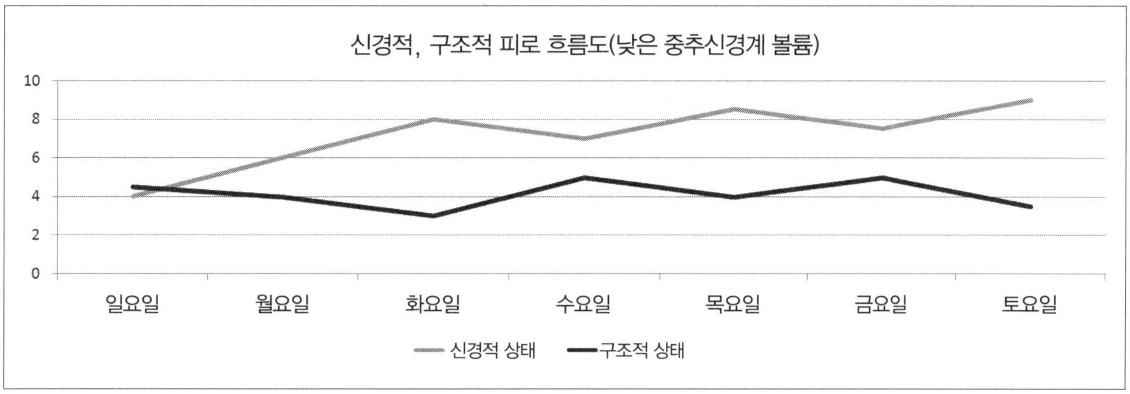

그림 10.3 월요일, 수요일, 금요일에 스피드와 플라이오메트릭 훈련을 낮은 반복 횟수 및 적은 양으로 수행하였을 때 중추신경계의 자극이 억제되지 않고 활성화된다. 그래서 결과적으로 훈련의 결과가 올라간다. 이러한 세팅은 선수가 이미 잘 준비되어 있고 최고의 퍼포먼스를 발휘하기를 원할 때, 중추신경계의 자극이 감소하는 이점을 보여준다.

표 10.2 일반적인 훈련 테크닉에 따른 신경적 및 구조적 요구량

대부분 구조적(<24h)	신경 및 구조적(24~48h)	대부분 신경적(24~72+h)
고강도 템포 스프린트	고반복의 플라이오메트릭	최대 스프린트
보디빌딩	긴 시간을 사용한 등척성	뎁스 점프
12회 이상의 반복 수 웨이트 훈련	1RM의 85% 이하의 웨이트 훈련	1RM의 85% 이상의 웨이트 훈련
메이신 볼 서키트 훈련	4~12회 반복 수 웨이트 훈련	1~3회 반복 수 웨이트 훈련
보디웨이트 컨디셔닝 서키트	지구력 바운딩	올림픽 웨이트리프팅
1RM의 60% 이하의 웨이트 훈련	80m 이상 거리 스프린트	다양한 점프
장거리 달리기	폭발적인 메디신 볼 서키트 훈련	다양한 던지기

일반적으로 구조적 기반 훈련은 24시간 이내에 회복이 가능하지만, 강도가 높다면 다소 긴 회복 시간이 필요할 수 있다. 좋은 스피드 프로그램은 구조적 기반 훈련으로 인해 발생되는 피로가 절대 48시간을 초과해서는 안 되며, 일반적으로 신경에 부정적인 영향을 미치지 않도록 24시간 이내에 회복되어야 한다. 운동량이 적당한 수준으로 유지된다면 강한 신경계를 가진 선수들은 매우 빠르게 회복될 수 있다. 신경적 기반 훈련의 양이 너무 과도할 때, 요구되는 회복 시간이 급증할 수 있다. 이러한 이유로 스피드 중심의 훈련은 40분 이내로 구성되어야 한다.

코치는 훈련 세션에 대한 첫 번째 목표가 무엇인지 정확하게 확립해야 한다. 그 목표가 신경 또는 근육 측면에 부하를 제공하는 것인지 또는 신체 구조물이 스트레스에 적응해야 하는 것인지에 따라 적용 방향 및 계획이 변경될 수 있다. 일반적으로 훈련 초기, 즉 움직임의 패턴은 좋지만 근육량이 많지 않은 초보 운동선수의 경우 과부하에 따른 적응 훈련이 가장 중요하다. 이보다 더 높은 수준의 선수들은 일반적으로 신경 적응 측면의 훈련에 집중하는 것이 중요하다.

10.2 시간에 따른 훈련 부하 조절 및 계획을 위한 핵심 요소

어떤 종류의 훈련을 계획하든지, 1년 동안 선수의 성장을 이루어내기 위해서는 하루하루의 훈련 계획을 철저하게 준비해야 한다. 선수들이 일일 및 주간 훈련 세션을 통해 얻는 결과물은 그들의 연간 훈련의 방향성을 결정한다. 선수가 장기적으로 스피드의 향상 기회를 갖기 위해서는 단기적인 주기에 잘 적응해야 하기 때문에, '연 단위 계획'에 앞서서 '일 단위 또는 주 단위 계획'과 같은 단기 주기에 초점을 맞추는 것이 중요하다. 다음의 원칙은 지속적인 훈련 프로그레션을 구축하는 데 도움이 될 것이다.

- **선수들이 더 원하도록 내버려둬라.**
- **연간 훈련 동안 '방향성'을 확립하라.**
- **수직 통합 기반 훈련 모델에 중점을 둬라.**
- **초기의 훈련 주기를 바탕으로 향후 훈련 및 목표를 결정하라.**
- **참신함, 배움, 도전의 필요성을 이해하라.**

선수들이 더 원하도록 내버려둬라

스피드 향상 훈련의 첫 번째 전략으로 선수들이 더 많은 훈련을 원하도록 만들고 다양한 스프린트 및 플라이오메트릭 훈련에 참여하고 싶어 하도록 하는 것이다. 동시에 '다음 훈련을 위해 남겨놔야 할' 신체적 한계를 정확하게 인지하도록 만들어야 한다. 신경 기반의 선수들은 스피드 훈련을 최대로 수행하는 것이 좋지만, 만약 과도한 훈련 때문에 도파민 수치가 감소하게 되면 감정의 변화 및 움직임 속도의 저하 등으로 인해 정상 궤도에 오르는 데 시간이 더 많이 걸릴 수 있다. 운동선수들이 더 많은 것을 원하도록 내버려두는 것은 도파민 수치를 증가시키고 높게 유지할 수 있으며, 선수들이 신경적으로 충전되어 다음 세션을 준비할 수 있도록 한다. 이것은 코치들이 종종 사용하는 "마지막 세트! 마지막 스프린트!"와 같은 전략을 사용하지 않는 것을 의미한다.

신경 측면 > 근육 측면

신경 훈련량이 과도할 때, 요구되는 회복 시간이 급증한다.

연간 훈련 동안 '방향성'을 확립하라

훈련은 선수가 적응할 정도로 충분히 구체적이어야 한다. 그러나 과도하게 구체적이거나 강렬한 훈련은 장기적인 측면에서 '방향성' 확립을 위해 남겨놓는 것을 추천한다. 스프린트 세션 전에 빠른 속도 기반의 훈련이나 무거운 웨이트 훈련과 같은 가장 고강도의 훈련을 남겨놓음으로서, 선수들은 장기적으로 연간 훈련 계획 안에 자신들의 퍼포먼스 향상을 위해 '남아있는 것이 많다'고 인지할 것이다. 이와 같은 환경은 코치로서 '히든카드'를 갖는 것이라고 할 수 있다. '특별한' 훈련을 당신의 뒷주머니에 숨겨놓고 보관하는 것은 적절한 타이밍에 최고의 성과를 내기 위한 중요한 전략이 될 수 있다.

수직 통합 기반 훈련 모델에 중점을 둬라

선수들을 훈련시키는 방법은 다양하지만 일반적으로 코치들이 스피드 향상을 위해 사용하는 수직 통합 기반 훈련 모델의 적용은 실패할 가능성이 적은 옵션 중 하나이다. 수직 통합 기반 훈련 모델은 스피드 향상에 사용되는 각각의 훈련 조각들이 전체 주기화의 적절한 위치에 포함되는 것이다. 각 훈련 사이클에서, 하나 또는 두 개의 주요 특성(가속도 및 최대 근력, 또는 플라이오메트릭과 특이적 근력 등)에 집중할 수 있으며, 다른 특성들의 운동량 감소를 통해 전체 운동의 균형을 맞출 수 있다. 좋은 프로그램에는 다음과 같은 요소가 항상 존재한다.

- **가속 및 최고 속도 훈련**
- **바벨 및 저항 훈련(선수가 과도하게 근육질인 경우 제외)**
- **플라이오메트릭과 점프 훈련**
- **'일반 스트렝스'(저강도의 다양한 운동 종류 및 서키트 훈련)**

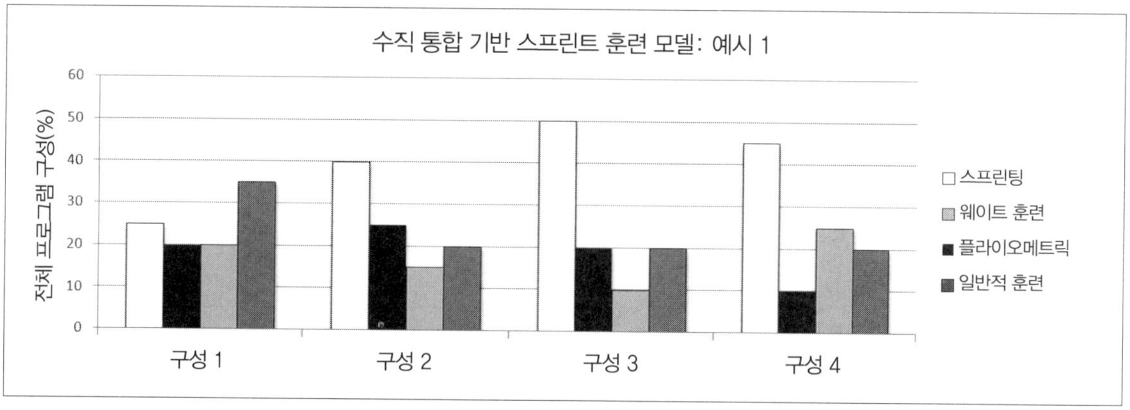

그림 10.4 비교적 일반적인 수직 통합 기반 훈련 모델. 이 모델에는 다양한 훈련 방법들을 적용하고 있지만, 스프린트 훈련이 가장 강조되는 전형적인 모델이다. '일반 스트렝스'는 예방을 위해 계속 적용된다. 과도한 '근육질'인 선수들은 2번째 블록에서 웨이트 훈련량을 감소할 수 있고, 아마도 3~4 블록에서는 웨이트 훈련을 하지 않고 더 많은 플라이오메트릭 훈련과 단거리 스프린트를 수행할 수 있다.

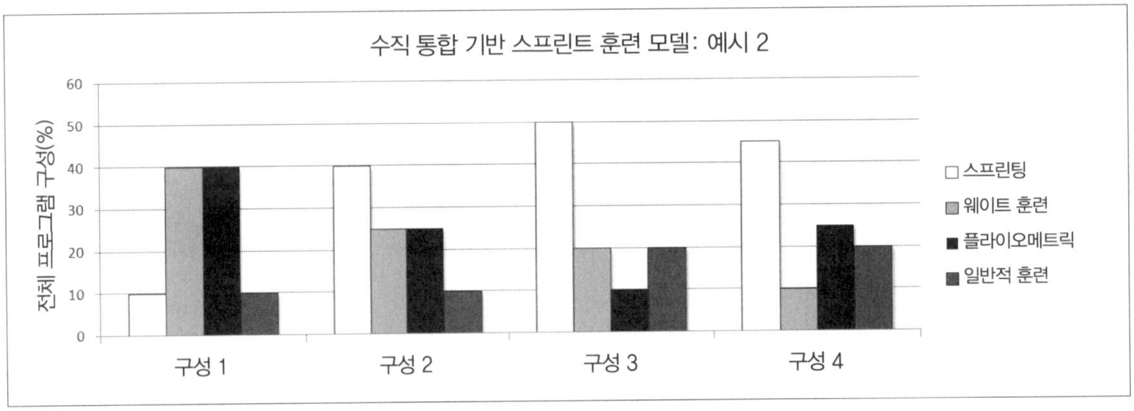

그림 10.5 수직 통합 기반 훈련 샘플로서 연간 서로 다른 지점에서 다양한 훈련을 적용하고 있다. 초반에는 플라이오메트릭 훈련과 스트렝스에 집중한다(스프린트와는 다른 방식의 근육 동원 방법). 이것은 수준급 스프린터에게 적합한 모델이다.

해를 거듭할수록 각 훈련 요소에 대한 강조점 또한 달라질 것이다. 그림 10.4는 16주의 전지훈련 기간 동안 훈련의 강조점이 어떻게 바뀔 수 있는지 보여주는 몇 가지 예시이다.

초기의 훈련 주기를 바탕으로 향후 훈련 및 목표를 결정하라

초기 단계의 훈련 주기의 핵심 역할은 선수가 훈련에 적응하는 방식을 이해하기 위해 활용하는 것이다. 이와 같은 맥락에서, 선수가 감독 및 코치가 원하는 속도로 향상되고 있는지, 만약 발전 속도가 더디다면 어떠한 개별 훈련 및 생활 습관 요인이 발전에 저해 요인이 되고 있는지를 확인할 수 있는 성과 지표와 관련된 테스트가 필요하다. '결과를 내기 위한 훈련 계획'을 장기간의 훈련 주기 마지막까지 기다리는 것은 스프린트와 신경 기반 활동에 적합하지 않다. 선수의 성장을 테스트하지 않는다면 실제로 많은 부분 형편없는 훈련을 했을 가능성이 있으며, 선수에게 더 빨리 달리고 있다는 환상만 심어주었을 수 있다. 내가 훈련을 하면서 항상 염두에 두는 것은 신경계를 '최대로' 또는 '최저로' 조정할 수 없다는 것이다. 오히려, 많은 체계들이 구조적 및 신경계에 과부하를 받는 선수에게 '독약'이 될 수 있고, 결국 선수들은 그들의 '최고' 퍼포먼스를 달성하는 것이 늦어진다.

참신함, 배움, 도전의 필요성을 이해하라

훈련에서 중요한 점은 매년 적용하는 프로그램이 조금씩 달라야 한다는 것이다. 선수들은 매 시즌마다 일련의 훈련 주기에 정확히 같은 방식으로 반응하지 않을 것이다. 선수들이 발전함에 따라 훈련에서도 참신함이 필요하고, 때에 따라서는 큰 변화가 필요하다. 한 코치에서 다른 코치로 바뀌었을 때 육상 선수들이 종종 환상적인 초기 결과를 경험하는 것은 당연하다. 훌륭한 코치는 필요할 때 기어를 전환하는 방법을 잘 알고 있으며, 자신이 활용하고 익숙한 한 가지 유형의 훈련만을 가지고 있는 것이 아니다. 과거에 효과가 있었던 훈련을 고수하는 것은 좋은 방법이 아니다.

선수들은 또한 퍼포먼스 향상을 위해 새로운 이득을 얻어내고, 동기부여를 높게 유지하며, 새로운 학습으로부터 얻게 되는 도파민 생성을 자극하기 위해 매년 새로운 기술을 배울 필요가 있다. 이것은 선수들이 올림픽리프팅의 모든 부분을 알아야 한다는 것이 아니다. 선수들에게 새로운 운동과 방법, 특히 특별한 스트렝스의 영역에 있는 방법들을 배울 수 있는 기회를 충분히 제시할 수 있어야 한다.

10.3 효과적인 스피드 훈련 프로그램 디자인

선수의 스피드 향상이라는 맥락에서 스트렝스 훈련과 특이적 스트렝스 훈련에 대한 내용이 이 책의 주요 주제이지만, 훈련을 통해 실제로 선수가 얼마만큼의 스피드 향상을 경험하는지에 대한 결과가 중요하다. 선수의 스피드를 증가시키기 위한 훈련 프로그램의 궁극적인 성공은 선수의 기술적 능력을 최대화하는 스피드 훈련 프로그램에 달려 있다. 이와 같은 결과를 얻기 위해서는 스피드 프로그램의 구성이 매우 중요한데, 각 선수가 속해 있는 종목에서 스프린트 및 스피드의 훈련 없이 스트렝스 훈련만으로는 충분한 성과를 얻기 어렵다. 우리가 이 책의 전반에 걸쳐 언급한 것처럼, 최대 가속, 최대 속도 스프린트 및 이와 관련된 폭발적 힘의 방출은 선수의 체력 형성의 핵심 요소이다.

스피드의 종류

모든 스피드가 동일하게 만들어지는 것은 아니다. 그렇게 때문에 훈련의 접근법 또한 동일하지 않다. 스피드 훈련은 가속, 최대 속도, 스피드 지구력 및 효소 볼륨 훈련의 네 가지 영역으로 구성될 수 있다. 앞서 언급한 네 가지 훈련 영역은 최대 또는 상대적으로 최대화된 구성 요소를 가지고 있다. 각각의 스프린트 또는 훈련은 최대 스프린트 속도를 향상시키기 위한 의도에 입각하여 매우 빠르게 수행된다. 반면에 템포 훈련은 본래 '진정한' 스피드 훈련은 아니지만, '스피드' 훈련의 일반적인 형태이다.

> *얼마나 멀리 스프린트 해야 하나?*
> *지근 섬유를 많이 가지고 있는 선수들은 신경계의 동원 능력이 상대적으로 약하고 일반적으로 장거리 러닝에 유리하다. 반면에 속근 섬유를 많이 가진 선수들은 신경계적으로 '연결'되어 있어서 단거리 훈련 및 러닝에 유리하다.*

스피드 훈련과 관련하여, 일반적으로 육상(그리고 팀 스포츠)에서 선수의 훈련 거리는 경기장에서 달릴 거리를 기준으로 150%를 초과할 필요가 없다는 법칙이 있다. 일부 선수의 경우, 최대 거리는 150% 미만일 수 있으며, 또 다른 경우에는 실제 경주 거리의 100%를 뛰지 않는 것이 최선이다. 지근 섬유를 주로 가지고 있고 신경의 연결성이 적은 선수들은 긴 거리의 훈련 및 경주를 잘 수행하며, 속근 섬유를 주로 가지고 있고 신경의 연결성이 많은 선수들은 실제 스포츠에서 뛰어야 하는 거리보다 더 짧게 훈련을 할 수 있다.

가속

가속 훈련은 '정지 상태에서 최고 속도까지'의 스피드 향상 과정을 의미한다. 선수마다 스프린트에서 더 이상 가속하지 않는 지점은 다르게 나타난다. 어떤 선수들은 출발 후 20m 이후로는 가속하지 않는 반면, 다른 선수들은 50m 이상까지 가속할 수 있다. 기억해야 할 것은, 가속은 지면에 수평 힘이 더 이상 전달되지 않을 때 끝나게 된다는 것이며, 이것은 스프린트에서 지면을 밀어내는 힘의 중요성을 다시 한 번 보여준다. 일반적으로 20~50m는 선수들이 가속 훈련을 하는 거리를 나타내는데, 초보 및 느린 선수들은 이보다도 더 짧은 거리를 사용하고, 빠른 선수들은 더 긴 거리를 사용할 수 있다. 팀 스포츠 선수이든 육상 선수이든 상관없이, 이와 같은 훈련은 정기적으로 수행해야 하는 중요한 기술이다.

플라잉 스프린트

플라잉 스프린트는 선수들의 최대 속도를 향상시키도록 지도할 수 있는 좋은 도구이다. 그러나 달리는 과정에서 즉각적인 피드백을 통하여 훈련의 이점을 얻을 수 있기 때문에 특정 타이밍을 설정 한 후 수행하는 타이밍 게이트Timing gates 방식의 훈련을 진행할 때에만 유용할 수 있다. 10m 플라잉은 선수의 문제 해결을 위한 시나리오로 사용될 수 있다. 왜냐하면 선수들은 보통 더 좋은 결과를 얻기 위해 각기 다른 문제 해결 방법을 시도하기 때문이다. 이와 같은 접근 방법은 단순하게 스프린트 하는 방법을 '코칭'받는 것보다 더 효과적인 학습 고리를 만들어낸다. 최고 속도는 기술과 협응력을 기본으로 향상되기 때문에, 많은 경우 가속이나 스피드 지구력보다 플라잉 스프린트에서 더 큰 편차를 보여줄 수 있다. 플라잉 스프린트는 일반적으로 10~30m 사이의 거리에서 수행되며, 10m가 보다 선호되는 거리일 뿐 아니라, 향후 더 긴 스프린트를 설정할 수 있는 기본 세팅 거리이기도 하다.

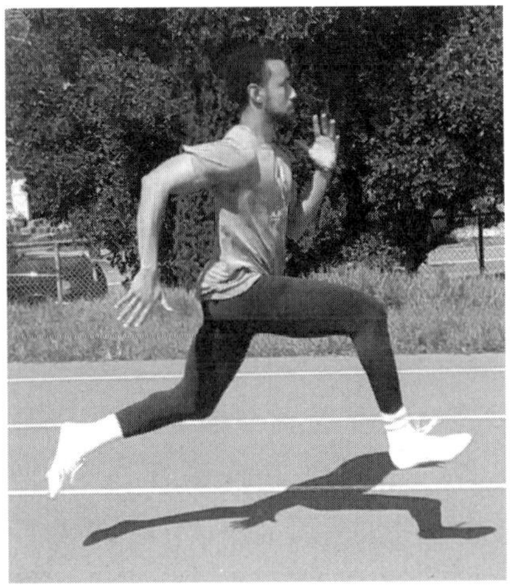

그림 10.6 시간 기반 플라잉 스프린트는 스프린트 전략에 대한 즉각적인 피드백을 제공하며 선수 스스로 학습할 수 있는 훌륭한 도구이다.

스피드 지구력

스피드 지구력 훈련은 일반적으로 선수의 속도 감속이 시작되는 지점에서부터 스프린트의 마지막까지 최대 속도를 유지할 수 있도록 훈련하는 것을 말한다. 대부분의 선수들은 자신의 최대 속도를 몇 초 동안만 유지할 수 있기 때문에, 선수는 속도가 감속되기 전 수행하는 최대 속도를 약 1~4초 동안 유지할 수 있어야 한다. 스피드 지구력은 또한 젖산의 축적이 중요해지기 시작하기 전인 스프린트 시작부터 40초까지 최대로 스프린트 하는 것을 의미할 수도 있다. 최대 스프린트 시간이 40초 이상 넘어가면 젖산 축적은 다음의 스프린트 및 스포츠로의 회복에 상당한 영향을 미칠 가능성이 있으며, 특히 폭발적인 힘을 발휘하는 강한 긴장을 요구하는 선수들은 이와 같은 생리학적 요소를 고려해야 할 것이다. 스피드 지구력 훈련을 적정 수준으로 수행할 때, 긴 거리의 스프린트 시 사용 가능한 모든 근육을 통해 협응 및 사이클링 관점의 장점을 가지기 때문에, 스피드 지구력의 장점은 단순한 '지구력'의 개념을 넘어선다. 주요 근육들이 피로해짐에 따라, 그 움직임에 계속 힘을 실어줄 새로운 근육들이 필요할 것이다.

스피드 지구력 훈련은 또한 지속적인 탄성 작용으로 힘줄 발달의 관점에서 이득을 얻을 수 있고, 무거운 웨이트 훈련으로 힘줄의 힘을 얻는 것보다 단거리 달리기에 더 적합한 방식으로 힘줄 및 결합 조직을 구출할 수 있다. 젖산은 힘줄 발달의 주체로 언급되어져왔으나, 이와 관련된 연구의 주제는 상처 치유에 관한 내용이며, 건강한 힘줄에 대한 내용은 아니다. 운동이 힘줄에 미치는 영향을 볼 때에는, 힘에 적응하는 상식적인 접근 방법을 선택하는 것이 좋다. 그렇기 때문에 고중량 스트렝스 훈련, 반동 움직임 및 반동 지구력(스피드 지구력)과 같은 훈련 방법은 훌륭한 효과를 낼 수 있다. 힘줄은 혈액 공급이 상대적으로 적기 때문에 지구력 훈련을 통해 힘줄에 더 많은 혈액 공급, 영양분 전달과 같은 장점을 제공할 수 있다.

반복 효소 볼륨 스프린트

좋은 코치들은 매우 긴 스프린트(200m보다 긴 거리) 훈련을 할 때 훈련에 영향을 주는 젖산 수준을 감소하기 위해 작은 '단위'로 '분할'하지만 동시에 강력한 효소의 힘을 사용한다. '효소 훈련'은 근육에 파워풀한 힘을 제공하는 에너지 물질과 효소의 밀도를 향상시키는 과정을 의미한다. 미네소타 출신(매우 춥고 일조량이 낮은 지역)의 4명의 스프린터를 4×400m 릴레이 경주에서 3분 1초의 기록을 낼 수 있도록 지도한 NCAA의 필 룬딘Phill Lundin(올해의 코치상 수상자)은 지구력 향상을 위해 1~2분 간격으로 4×80m를 3회 수행하고 세트 간 4분의 휴식을 취하는 스피드 지구력 훈련을 좋아했다. 그는 이러한 종류의 훈련이 선수들의 최고 속도 유지에 긍정적인 영향을 미칠 수 있다고 언급했다. 순수한 최고 속도 훈련은 아니지만, 근막 체계 및 최대 스피드 발산과 단거리 능력에 미치는 영향을 살펴볼 수 있다.

절대 속도의 향상을 위해서는 에너지 시스템보다 기술이 더 중요한 요소이지만, 스피드 지구력 기반의 훈련은 때때로 최대 퍼포먼스를 위한 효소 또는 에너지 생산 물질 생성을 증가시키는 데 도움이 되는 것으로 이해된다. 당신이 살아있는 한 근육 내 ATP 농도는 50% 아래로 떨어지지 않는다! 그럼에도 불구하고 스피드 능력은 특히 크레아틴 인산염 수준의 영역에서 에너지 시스템뿐 아니라 인산화 효소에도 영향을 미친다. 이러한 물질들이 높은 수준을 유지할 때, 선수들은 스피드 지구력을 얻고 단거리 주행을 반복할 수 있다. 또한 이 능력은 더 나은 회복과 최고 스피드 훈련을 위한 능력 향상에도 간접적인 영향을 미칠 수 있다. 또한 스피드 지구력은 근육의 협응력과 자가수용체 피드백 측면에서 독특한 방식으로 신경계를 자극한다.

템포 러닝

최대 능력의 70% 이하로 반복 수행하는 템포 러닝을 1~3분 정도의 짧은 휴식을 가지고 수행하는 훈련은 다소 이례적이다. 왜냐하면 이 훈련의 속도는 '최대'가 아니기 때문이다. 그러나 여전히 이 방법은 선수들의 능력 및 회복에 도움을 주며 심지어 이 훈련을 통해 최고 스피드를 만들어내는 효과도 가지고 있다. 일부 선수들은 일반적인 체력 수준을 끌어올리거나 유지하면서 신경의 억제를 감소시키며 '느슨함'을 느끼기 위해 이와 같은 훈련을 한다. 템포 러닝은 유산소성 훈련의 성분을 내포하고 있기 때문에 부교감 신경 자극의 장점을 유도하는데, 이것은 힘든 훈련을 거듭한 후 재행 및 회복에 중요하다.

템포 스프린트: 전통적 훈련 방법

템포 스프린트는 현대 코치들에게서 종종 지적받기는 하지만, 일반적인 스프린트 능력 및 기술 향상 외에도 신경근 효율, 억제 및 탄력성에 이점이 있다.

『스포츠를 위한 폭발적 파워와 점프 능력』의 저자 타데우즈 스타진스키Tadeusz Starzynski에 따르면, 근육량이 많은 선수들은 과활성되어 있는 근육을 관리하기 위해 스프린트와 달리기를 통해 이득을 얻을 수 있다고 한다. 이러한 과정은 근육과 근막이 같은 방향으로 정렬될 수 있도록 도와준다고 추론하였다. 찰리 프랜시스Charlie Francis는 근육의 전기저항 감소의 측면에서 템포 러닝에 대해 이야기하였다. 안드레아스 벰Andreas Behm 허들 스프린트 코치는 "템포는 좋은 훈련 도구이다. 긴장 완화, 움직임의 흐름에 좋은 영향을 미친다. 선수의 자세가 바르면 훌륭한 지면 접촉을 보여준다. 또한 움직임의 시스템을 평가하는 데에도 매우 좋다"라고 언급하였다. 템포 러닝은 이와 같은 것들을 할 수 있는 여러 가지 방법의 하나다. 내가 발견한 것과 같이, 케틀벨 스윙, 인터벌 기반 힐-스프린트, 최대 당김 자세와 동시에 수행하는 장시간 등척성 수축과 같은 훈련은 과활성화된 근육(대퇴사두근 및 척추기립근 등)을 억제하는 데 효과적인 특성이 있다.

잘 알려져 있지 않지만, 템포 러닝의 장점은 힘줄과 결합조직을 발달시키며 발과 발목의 강화를 도모할 수 있다는 것이다. 템포 러닝을 포함한 스피드 지구력 훈련도 일종의 '근막 웜업'으로 작용할 수 있다. 농구 선수들은 여러 번의 연습 점프를 포함한 충분한 웜업을 통해 실제 게임에서 가장 높이 점프를 할 수 있다는 것을 알고 있다. 대학 육상 선수 시절, 농구 선수들이 경험하는 현상들을 계속해서 경험하였다. 80m 언덕을 20분간 연속으로 질주한 후 다음 날 인생 최고의 덩크슛을 성공한 것부터 200m를 3회 실시하면서 5분간의 회복을 취하는 템포 훈련 후 며칠 동안 나의 개인 최고 높이뛰기 기록을 수립했다. 이처럼 지속적인 스프린트 훈련은 신경의 효율성뿐 아니라 근막계에도 매우 커다란 긍정적인 영향을 미칠 수 있다. 크리스챤 티바우데Christian Tibaudeau에 따르면, 이와 같은 준비운동은 일반적으로 신경전달물질인 아세틸콜린이나 GABA를 많이 가지고 있는 선수들에게 더 효과적이다.

표 10.3 100m 스프린트(가속, 최대 속도, 최대 속도 유지)의 필요성을 포함한 다양한 주제의 주간 스피드 훈련 예시

	월요일	화요일	수요일	목요일	금요일	토요일
훈련 주제	가속	템포	최대 속도	휴식	스피드 지구력	템포
훈련	3×스탠딩 5점프 8×30m @ 97% 4×30m 다이내믹 런지	8×150m @ 65% 90초 휴식	4×4 허들 홉스 4×10m 플라이 4×20m 스트레이트 레그 바운딩		2×120m @ 97% 10분 휴식 1×100m 잔디 위 바운딩	6×200m @ 65% 3분 휴식 2×20m 다이내믹 런지
신경부하	중간	낮음	높음		중간	낮음
볼륨	중간	중간	낮음		낮음	중간

근막의 엔진: 열

스피드 지구력 기반 스프린트는 근막의 점성에 도움이 되는 열 구성 요소가 있다.

균형 잡힌 선형 속도 능력 발전을 위해서는 앞서 언급한 내용들의 복합적인 요소들이 훈련에 포함되어야 하며, 다양한 요소의 통합은 각 훈련 거리의 이점을 이해하는 것에 기초한다. 다음은 각 훈련을 상호보완한 주간 훈련 예시이다.

스피드 훈련에서 휴식 인터벌과 휴식량

이 부분은 스피드 훈련에서 쉽게 이해할 수 있기 때문에 간략하게 설명할 것이다. 속도 향상 훈련을 할 때는 '무산소성' 영역 또는 순수 스피드 영역에서 진행한다. 순수 스피드 영역일 때, 훈련과 휴식 인터벌은 1대 20 또는 1대 30 정도로 유지해야 한다. 찰리 프랜시스는 신경세포가 강력한 수축 후 회복되는 데 근육세포보다 약 5~6배 정도 오랜 시간이 필요하다고 언급했다. 운동선수는 다음에 진행할 훈련 또는 세트에 대해 준비되었다고 느낄지 모르지만, 가장 높은 단계의 스피드를 만드는 데 있어서는 그렇지 않을 것이다.

신경세포의 최대 임계점에 도달하기 위해서, 선수들은 최대 스피드로 달려야 하며 긴 휴식을 취해야 한다. 근본적으로 유산소 훈련(휴식이 짧은 최대 스프린트)이 실제 스피드 훈련(완전 회복)과 다른 반응을 보이는 이유이다. 비록 찰리 프랜시스가 20~30분간의 휴식 시간을 사용했지만, 많은 코치들은 36m 스프린트에서 4.7명, 100m 스프린트에서 11.5명을 구성해 약 8분간의 휴식 시간을 두고 훈련을 한다. 선수들이 집에 가서 잠을 자거나 휴식을 취하게 하는 것과 비교하여 스피드 훈련을 위한 20~40분의 훈련 시간 연장은 위험 부담이 있다. 또한 아세틸콜린을 많이 가지고 있는 선수(멀티태스킹 능력이 좋은 선수)는 아세틸콜린의 도파민 보호 작용으로 인해 스피드 훈련에서 조금 더 짧은 휴식 주기를 가지면서 신경 부하에 대한 능력을 증가시킬 수 있다.

스피드 훈련을 위한 휴식 인터벌

세포의 최대 역치에 도달하기 위해서는 선수는 10m 스프린트마다 60초간의 완전한 휴식을 취해야 한다. 100m 스프린트를 최대로 수행하면 10분간 휴식을 취한 후 다음 스프린트를 수행해야 한다.

무산소성-유산소성alatic-aerobic 훈련에서는 훈련과 휴식 인터벌이 훨씬 짧으며 약 1대 4의 비율을 유지한다. 예를 들면 10초 동안의 스프린트 후 40초 휴식을 취하는 형태로 총 10~20회를 반복할 수 있다. 스피드 훈련량은 선수들과 팀의 훈련 수준에 전적으로 맞추어 진행해야 한다. 팀 스포츠 선수들은 연습하는 동안 100m에서 종종 1,000m에 이르는 엄청난 양의 무산소 스피드 훈련을 한다는 것을 기억하라. 순수 스피드 훈련에 관하여 몇 가지 일반적인 훈련 볼륨과 휴식 인터벌을 제공하였다. 적은 숫자는 낮은 수준의 선수들을 위한 예시이며, 높은 숫자는 높은 수준의 선수들을 위한 예시이다.

1. **가속:** 95~100% 속도로 150~300m. 예: 8×30m/2분 휴식
2. **스피드 지구력:** 95~100% 속도로 250~500m. 예: 4x120m/8분 휴식 또는 270m 셔틀
3. **플라잉 스프린트:** 100% 속도로 10~30m(시간이 감소될 때까지 지속). 예: 스피드의 1~2% 감소

될 때까지 10m 플라잉 스프린트, 시간은 1~2% 증가/4~10분 휴식

4. **효소 볼륨:** 95% 1,000~1,500m. 예: 3×(4×80m) 1분과 5분 회복기
5. **템포:** 60~70% 속도로 800~1,500m. 예: 6×200m/2분 휴식

10.4 스피드 향상을 위한 다양한 프로그램

훈련에 활용할 수 있는 스피드 프로그램의 기본 유형 세 가지를 소개한다. 이 프로그램들은 200m/400m 트랙 거리가 아닌 36m/100m 유형의 트랙 스피드를 중심으로 구성되었다. 프로그램은 다음과 같다.

- 하이 로우 프로그램
- 상승작용 기반 프로그램
- 다중 강조 프로그램

하이 로우 프로그램

하이 로우 프로그램은 가장 일반적인 스피드 훈련 중 하나이며, 주 3회 수행할 수 있다. 육상 코치뿐 아니라 스트렝스 & 컨디셔닝 코치들도 자주 사용하는 프로그램 구성법인데, 그 이유는 '월요일-수요일-금요일' 훈련 분할이 주 5일 근무 체계에서 어느 정도 대칭적이고 관리하기 수월하기 때문이다(종종 토요일 '보너스' 훈련이 있다). 또한 이 프로그램은 선수들에게 훈련하는 날과 쉬는 날을 번갈아 제공할 수 있다. 이 방법은 매우 전통적인 훈련 계획이며 대부분의 스포츠에 적용하기 수월하지만, 신경적으로 민감한 선수들에게는 최적의 자극이 제공되지 않을 수 있다는 단점이 있다. 또한 선수들이 훈련을 하는 날 최대 능력을 발휘하도록 이끌어내지 못할 수 있는 어려움도 존재한다. 이 훈련의 예시는 표 10.4과 같다.

육상 선수 훈련을 하고 있는 나의 경우에는, 충분한 훈련량을 확보하기 위하여 시즌 초반에 이와 같은 종류의 방법을 자주 활용하였다. 하이 로우 훈련은 연속적인 훈련 세션에 따른 중추신경계 부하

표 10.4 '하이 로우' 주간 훈련 프로그램 예시

날짜	요구 사항	훈련
월요일	신경적	가속 기반 스프린팅. 플라이오메트릭. 무거운 양쪽 시상면 리프팅
화요일	구조적	템포 러닝, 신체 무게 기반 서키트, 메디신 볼 훈련, 맨발 러닝
수요일	신경적	스피드 지구력 기반 스프린팅. 가벼운 올림픽리프팅. 한 발 기반 리프팅
목요일	구조적	템포 러닝, 신체 무게 기반 서키트, 메디신 볼 훈련, 맨발 러닝
금요일	신경적	최고 속도 기반 스프린팅. 무거운 또는 고반복 양쪽 시상면 리프팅
토요일	구조적	템포 러닝, 신체 무게 기반 서키트, 메디신 볼 훈련, 맨발 러닝

를 조절하기 위하여 프로그램의 적절한 구성이 요구된다. 훈련 볼륨이 높아진다면 선수의 성장을 기대할 수는 있겠지만, 선수가 적응하기까지 오랜 시간이 필요하다!

상승작용 기반 프로그램

상승작용 기반 프로그램은 일반적으로 일주일에 2회만 실제 스피드 훈련을 하며(주 3회까지 가능), 각 세션은 선수가 신경계와 생리적 최적화를 위한 훈련 하루 전에 선행된다. 표 10.5는 이와 같은 유형의 프로그램 예시이다.

내가 NCAA에서 육상팀 전임 코치로 일할 때, 나의 기본 스피드 및 파워 훈련의 탬플릿은 위의 표와 비슷하였다. 월요일에는, 점퍼와 높이뛰기 선수들은 65~75%의 속도로 3~5×200m를 뛰고 2~3분 휴식(템포)을 가진 다음, 웨이트 훈련실으로 들어가기 전에 여러 차례의 리듬감 있는 점프 훈련을 하였다. 그 후 며칠 동안은 종목 특이적 훈련, 바운딩 서키트 및 허들 점프와 같은 플라이오메트릭 훈련을 하였다. 우리는 '실내 트랙 없이 추운 날씨'에 훈련을 했기 때문에, 프로그램에 스프린트를 많이 추가할 수 없었다. 그럼에도 불구하고, 선수들은 과거보다 트랙에서 훨씬 더 빨라졌다. 나는 이 훈련프로그램이 제공하는 집중적인 신경 자극을 통해 선수들을 더 강력하게 만들었고, 적은 양의 트랙 훈련이 선수들의 스프린트 능력을 크게 향상시킨 것으로 판단하였다.

상승작용 기반 프로그램은 즉각적인 퍼포먼스 향상 측면에서 매우 강력하지만, 적응력 및 생화학적 신체 반응이 빠르게 소실될 수 있다. 그래서 이와 같은 프로그램을 적용할 때는 부하를 최소화하여 신체가 회복될 수 있는 시간을 충분히 제공해야 한다. 예를 들어 매 3주마다 회복 기간을 추가할 수 있다. 때때로 고도로 훈련된 선수나 시즌 기간에는, 선수들이 경기로 인해 훈련 강도가 과도한 특정 시점에 1주일 간격으로 회복기를 설정할 수도 있다.

여러 면에서 선수의 스피드 향상을 위한 자연스러운 프로그램은 '하이 로우' 스타일의 훈련에서 시작하여 강도 높은 상승작용 기반 프로그램으로 진행하는 것이다. 이와 같은 방식으로, 스피드 훈련일의 강도가 점차적으로 증가하며, 선수들은 전통적인 하이 로우 훈련에서 얻은 이점이 고갈될 때 새로운 훈련 자극으로 전환이 가능해진다.

앞서 이 프로그램 형식은 주 3일에도 적용 가능하다고 언급했는데, '유럽 스타일' 스프린트 훈련은 이 집중적인 프로그램을 주 단위 형식으로 구성하였다. 스프린트 – 리프팅 – 스프린트 – 리프팅 –

표 10.5 강한 신경계를 가지고 있는 선수를 위한 '신경' 훈련 프로그램 예시

날짜	요구 사항	훈련
월요일	신경 낮음	웨이트 훈련, 가벼운 속도-지구력, 낮은 강도 점프 서키트 훈련
화요일	신경 높음	가속, 무거운 슬레드 훈련, 반복 점프
수요일	회복	회복 또는 가벼운 서키트 훈련
목요일	신경 낮음	웨이트 훈련, 가벼운 속도-지구력, 스프린트 리듬 훈련
금요일	신경 높음	최고 속도 스프린팅, 뎁스 점프, 허들 홉스
토요일	회복	템포 훈련

표 10.6 팀 스포츠 선수를 위한 '다중 강조' 프로그램 예시

날짜	요구 사항	훈련
월요일	신경	선형 스피드, 하지 리프팅
화요일	신경	반응성 및 측면 스피드, 상지 리프팅
수요일	회복	능동적 회복
목요일	신경	선형 스피드, 하지 리프팅
금요일	신경	반응성 및 측면 스피드, 상지 리프팅
토요일	회복	휴식

스프린트 – 리프팅. 스프린트에서 리프팅으로 번갈아가면서 훈련을 하는 것이 선수들에게 필요한 균형을 잡아줄 것으로 보이지만, 스프린트 훈련과 웨이트 훈련 모두 고강도 운동으로서 중추신경계의 과도한 개입이 요구되기 때문에 운동량을 낮게 유지하는 것이 최선의 방법이 될 것이다. 아세틸콜린 함량이 높고 새로운 운동에 대한 요구량이 높은 선수들은 이와 같은 유형의 훈련에 지루함을 느낄 수 있으며, 종종 2일 대신 3일 간의 특이적 훈련으로 훈련의 이득을 얻을 수 있다. 이러한 차이는 육상 훈련 프로그램에서 스프린트 – 점프 – 리프팅 – 점프 – 스프린트 – 점프 – 리프팅 – 점프 – 리프팅 – 점프 – 리프팅과 같은 형식으로 구성되어 많은 선수들이 큰 성공을 거두는 것으로 보인다.

다중 강조 프로그램

직진 스피드뿐 아니라 다른 움직임이 요구되는 스포츠에서는, 다중 강조 접근법이 필요하다. 상승작용 기반 프로그램을 따라가면서 육상 선수가 웨이트리프팅과 플라이오메트릭을 번갈아 사용하듯, 직진 스피드와 방향 전환 스피드를 번갈아 적용할 수 있다. 이러한 유형의 프로그램은 각 개인 훈련 세션에서 스피드와 방향 전환 훈련을 하고, 하이 로우 방법에 따라 주 3회 훈련했던 많은 스트렝스 코치들에게 철학적 변화를 요구한다. 코치들은 일반적으로 최고 수준의 퍼포먼스를 보여주는 미식축구선수들을 위한 신경 중심의 훈련으로 바꾸면서 더 나은 결과를 찾고 있다.

비시즌 훈련 시 훈련 일별 총 스프린트 볼륨은 200m를 넘지 않는 경우가 많아서 이후 훈련에서 도파민이 충돌할 정도로 아드레날린을 끌어올리지 않는다. 시즌 중에는 스트렝스 훈련이 요구되기 때문에 스프린트 훈련 볼륨은 존재하지 않을 것이다. 이와 같은 방식의 스피드 훈련으로 코치들은 선수들의 스트레스를 최소화하면서 프로그램의 질을 극대화할 수 있다.

10.5 스피드를 위한 스트렝스 프로그램 구성

스피드를 위한 바벨 프로그램을 구성할 때, 스트렝스 코치는 자신이 생각하는 방식의 훈련에 대한 어느 수준의 검증을 원한다. 그런데 이러한 검증은 선수가 리프팅을 통해 성장할 수 있는 특정 지점을 벗어나 퍼포먼스의 저하가 발생되는 경우 또는 선수가 척추기립근이 아닌 코어와 하지(특히 햄스트링)

근육을 최대로 활용할 수 있도록 만들어주는 기술적 요소로서 리프팅이 수행되는지와 같은 상황들을 간과하게 만들기도 한다.

리프팅이라는 훈련 자체가 속도를 향상시키는 것이 아니라 리프팅과 스피드 훈련 및/또는 선수들의 지속적인 가속과 반응성 움직임이 결합할 때 실제 스피드에 상당한 영향을 미친다는 것을 우리는 알고 있다. 이러한 현상을 다양한 스포츠 움직임, 심지어 권투와 같은 스포츠에서도 볼 수 있다.[57] 이 책의 앞 장들에서 모든 선수들이 더 빠르게 달릴 수 있도록 도와주는 프로그램 및 운동 방법에 대해 자세하게 설명했는데, 이제 통합의 개념에 대해 자세히 알아볼 것이다. 이와 관련하여 우리는 일반적인 훈련 프로그램의 세트 수 및 반복 횟수 등을 살펴볼 것이다.

리프팅 구성: 강도와 지속 기간

프로그램의 세트 수와 반복 수를 먼저 살펴보고 코치와 선수들에게 적용하기 위한 실용적인 방법으로 범위를 좁혀볼 것이다. 일반적으로 허용되는 스트렝스 훈련의 구성은 표 10.7과 같다.

> *리프팅 구성의 일반적 정의*
>
> *많은 '표준' 리프팅 구성은 특정 운동의 1RM을 향상시키기 위한 아이디어에 기초하여 설계된 스트렝스 스포츠로부터 시작되었다. 이것은 스피드와 운동 능력을 향상시키기 위한 상호보완적 성격에 기반을 두고 있지 않다.*

이 '구성'(구성은 세트 수/반복 수로 분류)은 모두 괜찮으며 좋기도 하지만, 스피드 훈련에 대입했을 때의 문제점은 스피드 향상을 위한 것이 아닌 특정 종목의 1RM 기록을 만들어내기 위해 훈련을 한다는 것이다(리프팅 기술과 스포츠 기술의 차이점을 생각해보라). 우리는 웨이트 훈련실에서 파워리프팅을 가장 잘하는 선수가 NFL 컴바인의 36m 스프린트 또는 올림픽 100m 스프린트에서 최고의 성적을 보여주지는 않는다는 것을 알고 있다. 때문에 웨이트 훈련실에서의 훈련 트렌드처럼 전통적인 '파워리프팅' 프로그램을 기반으로 스피드 훈련을 구성해서는 안 된다는 결론을 도출할 수 있다. 나는 선수의 퍼포먼스를 위한 '구성'을 생각할 때 약간 다른 사고방식을 가지고 있는데, 스트렝스 훈련이 신경계에 미치는 영향에 초점을 둔다.

표 10.7 바벨 훈련과 스트렝스 분야의 전통적인 리프팅 구성 예시

반복 수	강도
1~3회: 최대 스트렝스	85~90+% 1RM: 최대 스트렝스
3~5회: 파워	60~80% 1RM: 파워
5~15회: 근비대	50~80% 1RM: 근비대
20+회: 지구력	20~50% 1RM: 지구력

57. Voigt, M. and Klausen, K. "Changes in muscle strength and speed of an unloaded movement after various training programmes." *European Journal of Applied Physiology and Occupational Physiology*, vol. 60, no. 5, 1990, pp. 370-376.

표 10.8 운동선수의 퍼포먼스 보완을 위해 설계된 세트 수와 반복 수 구성 예시

종류	반복 수	강도	비고
최대 초과	2~3	100~130%	
상승작용	1~4	80~95%	
(특이적) 파워	2~5	50~80%	특정 관절 가동범위
파워 능력	20~40초	50~65%	바 속도 일관성
신경 효율	120~300초	없음	체중
운동 학습 및 협응력	6~20	50~80%	전체 관절 가동범위
일반적인 조직 강도	10~20	0~60%	서키트 스타일

*운동 학습과 협응은 대부분 '스트렝스 성장'으로 알려져 있지만, 여기서는 신경계에 미치는 영향으로 정확하게 정의한다.

최대 초과

최대 초과 하중은 선수에게 1RM 이상의 저항을 가한 후 가동범위 내에서 '제어 제동' 동작을 수행하는 것이다. 이러한 유형의 훈련은 신경학적 관점에서 매우 집중적이기 때문에, 동작의 반복 수와 전체 훈련량은 매우 낮을 것이다. 알렉스 나테라가 그의 선수들에게 적용하는 방법인 주 2회 3세트의 훈련량으로도 충분할 것이다. 최대 초과 훈련은 힘줄과 결합조직에 스트레스를 제공함과 동시에 선택적으로 근육의 속근 섬유를 동원한다. 확실한 것은 이 훈련 방법은 초보자에게는 적합하지 않으며, 기존의 퍼포먼스 수준이 높은 선수들에게 효과적이다. 최대 초과 훈련은 매우 강력하고 집중적인 전략이기 때문에 연간 선수의 훈련 계획에서 후반으로 '남겨놓아야' 한다는 것을 깨닫는 것이 중요하다. 스피드의 향상을 추구할 때, 매우 중요한 근육들(햄스트링과 발목 저측굴곡근)뿐만 아니라 상대적으로 특정한 힘 벡터와 가동범위에 자극을 제공하는 최대 초과 리프팅을 적용하는 것은 강력한 전략이 될 수 있다. 단순하게 최대 초과 개념을 사용하여 딥 스쿼트를 실시하는 것은 신경의 소모가 많지만 스포츠 특이적이지 않기 때문에, 한쪽 다리를 사용하고 특정 근육에 집중한 움직임 패턴을 훈련하는 것이 선호될 수 있다. 노르딕 햄스트링 컬과 같이 작은 근육 단위를 훈련하는 것은 큰 움직임이 필요한 '리프팅'과 비교했을 때 더 안전하고 신경 소모가 적다.

상승작용 부하(무거운 부하)

복합적인 스피드 훈련에서 선수들에게 필요한 것은 스피드 훈련량을 증가시키고, 근육 다발의 동원(길항근이 과도화게 활성화되지 않으며 이완 능력을 저해하지 않는 수준) 및 반대 근육의 수축/이완 능력을 향상시키는 것이다. 최대 상승작용 스트렝스를 얻기 위해서 선수 1RM의 95%까지 무거운 부하를 사용할 수 있다.

1RM의 80%가 넘는 무게를 선수의 훈련에 사용하는 것과 같이 무거운 부하를 적용하는 개념에 대한 많은 논란이 있어왔다. 일부 전문가들은 무거운 부하는 힘의 향상에는 도움이 되지만, 무거운 부하를 움직이기 위해 동작의 속도가 느려지기 때문에 실제로 느린 속도로만 발전할 것이라는 주장이

있다. 반면에 무거운 부하를 움직이게 하기 위해서는 근육이 동원하는 운동단위의 양이 많기 때문에 실제로 가벼운 부하보다 스피드 훈련에 더 효과적이라고 주장하는 사람도 있다. 우리는 1RM의 90%가 넘는 무거운 부하를 사용한 훈련을 지속적으로 수행하면 운동 학습과 적응이 억제될 정도로 신경계가 경직된다는 것을 알고 있다. 무거운 무게는 신체를 교감신경 활성화의 방향(경쟁 모드)으로 이끄는데, 선수는 부교감신경 활성화의 방향(휴식 및 소화 모드)으로 향할 때 운동 기술을 더 잘 습득한다. 이와 같은 근거가 구소련 체제에서 기술 최적화 기간 동안 전통적인 무거운 스트렝스 훈련을 하지 않은 이유일 것이다.

일반적으로 낮은 부하, 약 60~85% 정도일 때 최적의 적응이 발생한다. 그래서 상승작용 부하를 사용할 때 95%의 고부하 수준에서보다는 80%에 가까운 부하에서 시작하는 것이 좋다. 이와 같은 개념은 '훈련 vs 평가'의 차이점을 생각할 수 있도록 한다. 왜냐하면, 훈련이 약 80% 수준에 가깝게 수행되면서 일관된 훈련 효과를 얻을 수 있는 반면, 평가는 95%보다 높은 수준을 보여주면서 퍼포먼스의 일관성이 감소하는 경향이 있기 때문이다. 심리적인 관점에서 볼 때, 큰 웨이트 훈련실 환경에서 흥분되어 있는 상태로 훈련에 임하는 것은 '평가' 상태에 가깝고, 반면에 차분하게 무거운 부하를 수행해내는 것은 몸이 훨씬 더 잘 적응할 수 있는 '훈련'의 상태로 볼 수 있다. 이와 관련하여 실제 스피드와 플라이오메트릭 훈련을 위한 감정적 소모를 줄일 수 있다.

결과적으로 스피드 향상을 위해서 신경계의 적극적 개입에 효과적인 무거운 웨이트 훈련을 선택하는 것은 좋은 결정이다(볼륨은 적게, 때때로 훈련을 한다면). 훈련으로 간주할 정도의 높은 볼륨과 빈도가 적용될 때, 선수의 힘 생성률은 낮아지고 스프린트의 패턴이 변화되는 방향으로 적응할 것이다. 일반적으로 스피드를 위한 훈련의 대다수는 더 빠른 움직임을 포함하는 방법으로 해야 하며, 정확하게 스트렝스의 무게를 결정하는 것은 선수 개인의 특성에 달려 있다. 바벨을 더 잘 들어올리기 위한 훈련은 60~85% 범위(운동 학습과 협응 참고)에서 수행해야 한다. 펠토넨Peltonen 등의 연구는, 피험자들이 10주간의 스트렝스 훈련 프로그램에 의해 효과가 있을 수 있고, 근력 훈련 이후 10주간 가벼운 무게로 빠르게 움직이는 훈련 프로그램은 추가적인 효과가 없을 수 있다고 보고하였다. 특이한 발견으로는 훈련의 순서가 바뀌었을 때에도(스트렝스 훈련을 이후에 진행) 초반의 훈련에 따른 변화만 존재할 수 있다는 결과였다![58] 즉, 힘 생성률의 측면에서 스트렝스-반응성 선수와 파워-반응성 선수가 존재한다. 이것은 일반적으로 근력 기반 및 근막 기반 선수의 차이라고 생각한다.

이와 같은 사실은 어느 한 유형의 선수가 둘 중 한 가지 훈련을 하지 못한다는 것을 의미하지 않는다. 전체적은 훈련 볼륨을 잘 관찰해야 한다. 기본적으로 더 탄력적인 선수는 상승작용 또는 스쿼트, 트랩바 데드리프트와 같이 빠른 편심성 형태의 운동과 같은 올림픽리프팅을 잘 수행한다. 이러한 운동을 수행할 때 선수들은 탄성 에너지를 보존할 수 있다. 근육 기반 선수들은 같은 훈련 목적을 가지고 있다 하더라도 정적 기반 리프팅을 수행하는 것을 선호한다. 최대 의도와 비교적 무거운 부하는 이러한 움직임에서 최대 근육 동원을 얻기 위해 매우 중요하기 때문에, 선수들은 매번 반복할 때마다 부하를 빠르고 강하게 밀어내는지 확인해야 한다.

---

58. Peltonen, Heikki, et al. "Increased Rate of Force Development during Periodized Maximum Strength and Power Training Is Highly Individual." *European Journal of Applied Physiology,* vol. 118, no. 5, 2018, pp. 1033-1042.

(특이적) 파워

웨이트 훈련실에서 파워 훈련을 진행할 때에는 4장에서 언급한 바와 같이 어느 정도의 특이성을 가지고 수행하는 것이 가장 좋다. 딥 스쿼트와 같은 '일반적인' 동작에서 최대 파워 기반(1RM의 50~80%) 리프팅을 수행하는 것은 높은 수준의 엘리트 선수에게는 효율적인 훈련이 아니다. 파워를 위한 움직임을 수행할 때는 스프린트의 가속에서 발생되는 움직임의 가동범위와 더 가까운 특성을 보여주는 부분 스쿼트와 헥스바 풀과 같은 훈련이 효과가 좋다. 스플릿 데드리프트와 같은 편측 다리 동작은 양쪽 다리 운동보다 특이성이 뛰어나고, 전체 가동범위 움직임보다 속도 중심의 훈련을 하기에 용이하다. 지면을 정확하게 밟으면서 힘을 흡수할 수 있는 좋은 발이 없으면 신체 전반적인 결합조직의 활용도가 감소하여 정확한 동작을 요구하는 파워 훈련의 효과가 떨어진다는 점을 깨닫는 것이 중요하다. 특정 파워 훈련에 의존하면서 불완전한 근육 동원 패턴을 사용한다면, 스피드 퍼포먼스 향상의 한계에 봉착할 수 있다.

파워 능력

파워 능력은 약 20~40초 사이에 지속적인 고강도의 훈련 또는 젖산이 분비될 정도의 자극을 제공하는 스트렝스 훈련을 할 수 있는 것을 의미한다. 훈련의 후반부 또는 세트 뒷부분에서 현저하게 느려지는 선수들은 과도한 탈산소화 지점에 있을 가능성이 있기 때문에, 세트의 길이는 선수마다 개별화하는 것이 효과적이다. 피로할 정도로 길게 구성된 스트렝스 훈련은 근육 형성에는 도움이 될 수 있지만, 반복 속도를 유지하면서 좋은 움직임을 만들어내기 위한 목적에는 큰 효과가 없다. 이러한 사실은 신경과 근육의 강조점이 다르다는 것을 상기시킨다. 바벨의 움직임 속도는 최대로 유지하려는 의도를 갖는 것이 중요하다. 나는 스트렝스 훈련의 세트를 진행할 때 순수한 힘 기반의 움직임보다는 탄력적인 움직임 혹은 모멘텀 기반의 움직임을 사용하는 것을 선호한다. 왜냐하면 40초 동안의 전통적인 느린 바벨 동작은 젖산의 과도한 분비에 영향을 받고 빠르게 달릴 수 있도록 하는 특이적 적응을 만들어내지 못하기 때문이다. 우리는 훈련의 세트가 길면 선수가 트레닝을 완수하기 위해 운동단위와 관련된 독특한 자극을 전달하는 것을 알고 있다. 이러한 의미에서 20~40초 훈련 세트의 '마무리' 단계에서 기술적 질과 동작 스피드 유지에 가변성이 있다.

신경 효율/최적화 그리고 스트렝스 지구력

우리가 신경 효율에 대한 개념을 생각할 때, 주동근의 최대 '수축' 및 길항근의 최대 신장이 필요한 체중 운동에 대해 이야기한다. 등척성 런지(217쪽)는 대표적인 예시이다. 이러한 운동들은 선수들에게 많은 노력과 집중력이 요구되기 때문에 '재미'가 없는 동작들이지만, 훈련을 통한 결과는 분명히 존재한다. 이러한 훈련을 통해 최대의 결과를 얻기 위해서는 7장에서 설명한 것과 같이 정확한 동작과 목적으로 훈련에 참여해야 한다. 신경 효율성 및 근육 길이의 '최적화'를 위해서는 등척성 훈련의 시간이 최소 5분 이상 유지되어야 한다. 긴 시간 동안 등척성 수축을 유지하는 것은 스트렝스 지구력을 위해서도 필요하며, 선수의 기술 훈련을 부분적으로 수행할 때에도 중요한 전략이 된다. 등척성 수축에서 주동근과 길항근은 매우 빠르게 수축, 동원되기 때문에, 이와 같은 훈련은 '느린' 또는 '지근 섬유'

중심의 운동으로 생각해서는 안 된다. 오히려 퍼포먼스 향상을 위한 매우 기본이 되는 훈련이다. 바벨 훈련이나 다른 전통적인 수단과는 달리, 체중을 이용한 등척성 훈련은 좋은 자세와 최적의 근육 길이를 유지하지만, 파워 획득의 결과 없이 선수에게 피로감을 주는 수단인 것처럼 보인다. 그러나 특정 관절 위치를 유지하며 주동근과 길항근이 빠르게 반복적으로 동원되기 때문에 퍼포먼스의 향상을 위한 강력한 요인이 될 수 있다.

실제로, 최대 의도와 근육의 완전한 신장-단축 특성을 포함한 체중 운동은 강력한 신경 최적의 효과를 가질 수 있다. 대표적인 예로는 2분 동안에 매 5초간 수행하는 등척성 런지 점프 운동이 있다. 신경계의 출력을 최적화하기 위해 최대 의도와 좋은 자세를 가지고 있다면 플라이오메트릭과 신장-단축 훈련의 '긴 세트 수'는 장점을 가진 방법이 될 수 있다. 그러나 이런 종류의 훈련은 선수들에게 상당한 부담이 될 수 있기 때문에, 비교적 적은 운동량으로 시작한 후 선수들의 반응을 살피는 것이 좋다. 등척성 훈련은 생각보다 강력하고 안전한 훈련 방법이며, 일반적으로 더 다양한 선수들에게 널리 사용될 수 있다.

운동 학습과 협응(기본 스트렝스 훈련)

스트렝스 훈련의 다음 단계는 '운동 학습'과 '협응' 영역인데, 이 부분에 대해 대부분의 코치들은 기본 스트렝스 형성이라고 부른다. 운동선수들에게 있어서, 더 나은 신경근육 동원과 협응 능력을 가진 근육을 갖는 것은 스피드 향상을 위한 중요한 적응 요소이다. 기본 스트렝스 또는 근육의 운동 학습은 각 세트당 8~20회를 수행할 수 있는 동작의 1RM 50~80% 수준을 의미한다. 이러한 유형의 훈련은 시간이 지남에 따라 지속적인 적응을 가능하게 하고 신경계에 과부하를 주지 않도록 1RM의 80% 미만으로 유지하는 것이 중요하다. 동작의 속도는 일반적으로 조절되지만, 때에 따라 빠르게 수행될 수도 있다. 낮은 운동 강도와 낮은 볼륨으로 수행되는 조절된 속도 훈련은 회복을 지연시킬 만큼 근육의 구조적 손상을 주지 않으며, 회복 측면에서 신경계에 큰 부담이나 피해를 주지 않는다. 초보자들에게는 이 정도의 강도로 리프팅 동작을 많이 수행하면, 관절의 협응력과 조절 능력에 매우 좋은 효과가 있을 수 있다. 1RM의 60%에 가까운 무게를 사용하는 것은 특정 포지션에서 근육 동원 능력을 연마하기 위해 도움이 되는 느린 속도의 훈련에 적합할 수 있다. 몸통과 정강이의 각도를 유지하며 웅크린 자세에서 시작하는 스내치 그립 데드리프트, WechMethod 45™와 같은 운동들이 좋은 예시가 된다. 일단 일반적으로 높은 체력 수준에 도달하면 스트렝스와 협응력이 유지되고, 이러한 능력을 바탕으로 기능적인 파워와 상승작용은 웨이트 훈련실에서의 더 중요한 목표가 된다.

일반적인 스트렝스

일반 스트렝스 훈련은 움직임의 가변성, 3평면 기능성 및 일반 조직(특히 결합조직) 스트렝스를 목적으로 수행하는 것을 말한다. 이것은 1RM의 40~60%의 비교적 낮은 부하와 짧은 휴식 시간을 가지고 약 10~20회 반복을 수행하는 서키트 훈련 또는 웨이트리프팅을 포함한다. 어떤 경우든, 강력한 한 다리의 능력과 회전 능력을 향상시키기 위한 훈련의 컨셉을 유지하여 선수의 움직임 가변성(다양한 방향의 움직임)을 회복하는 데 도움이 되어야 한다. 특히 탄력이 좋은 선수는 이와 같은 서키트 훈련을 할 때 메디신 볼 던지기와 같은 빠르고 폭발적인 움직임을 적절하게 포함하는 것이 중요하다. 일반 스트렝스는 전통적인 스트렝스 훈련과 실제로 혼용될 수 있다.

통합: 낮은 그리고 높은 역치의 세트 수와 반복 수

스피드와 퍼포먼스 훈련 프로그램을 구성할 때, 신경계의 특성을 고려하여 낮은 단계(1~9초)와 높은 단계(20~40초)를 나누어 구성하는 것이 중요하다. 최대 스피드 향상을 원하는 모든 선수들은 웨이트 훈련실 또는 트랙, 필드에서 훈련을 진행할 때 퍼포먼스를 지속적으로 향상시키는 데 어려움을 겪을 것이다. 신경 기반 선수들은 1~9초 범위에서 스피드 및 파워 기반의 훈련을 더 잘 수행해 낼 수 있는 반면, '약한' 신경계의 개입 능력을 가진 선수들은 20~40초 범위에서의 훈련 비율이 높을 때 더 잘 수행한다. 어떤 경우에도, 두 개의 서로 다른 훈련 방법은 선수 퍼포먼스를 최적으로 향상시키기 위해 어느 정도는 훈련 프로그램에 포함되어 있어야 한다. 일반적으로 짧은 거리의 폭발적 스프린트에 중점을 둔 훈련에서는 20~40초 범위의 훈련 볼륨을 낮게 유지할 수 있다. 다음은 이와 같은 프로그램의 예시이다.

- **120m 이상 수행하는 지구력 바운딩 또는 '스프링 달리기'**
- **빠른 속도로 수행하는 10~20회 반복 수의 웨이트 훈련실 훈련**
- **다이내믹 런지 워킹 훈련**
- **200m 이상의 거리를 수행하는 다양한 종류의 스쿼트 러닝**

'마무리' 훈련과 같이 정신력이 필요할 때 도움이 될 수 있다. 선행 연구에서 낮은 반복의 스트렝스 훈련의 마지막 시점에 높은 반복의 '마무리' 훈련을 포함하는 것만으로도 스트렝스 향상에 이점을 보여주었다.[59]

더 긴 거리의 훈련을 포함하는 프로그램은 선수가 할 수 있는 한 멀리 갈 수 있도록 1~2회×23초 단거리 스프린트 또는 1회×300m 달리기가 될 수 있다(많은 사람들은 3~4회×400m라고 생각하지만, 이것은 대부분의 선수들의 시스템에 부정적인 결과를 가져올 것이다). 또한 메타볼릭 및 결합조직과 관련된 요소 외에도 근육의 동원 요인의 장점이 있을 수 있다. 근전도 분석에서 최대 무게를 들어올릴 때보다 피로가 쌓였을 때 근육의 동원이 커지는 것을 보여주었다. 근전도 결과 값이 근육이 발휘하는 능력의 모든 것을 대변하지는 않지만, 세트 수가 길어질 때 마지막 몇 번의 반복(마무리 반복)이 근육의 신경 적응을 유발한다는 것은 흥미로운 사실이다.

> *강한 vs 약한 신경계와 훈련 구성*
> *더 강한 신경계의 반응을 가진 선수들은 1~9초 사이에 수행되는 스피드 및 파워 기반의 훈련을 잘 수행하는 반면 '약한' 신경계를 가진 선수들은 20~45초 범위에서의 스피드 훈련을 잘 수행한다.*

59. Goto K, Nagasawa M, Yanagisawa O, Kizuka T, Ishii N, Takamatsu K. "Muscular adaptations to combinations of high- and low-intensity resistance exercises." *Journal of Strength and Conditioning Research*, vol. 18, no. 4, 2004 Nov, pp. 730–737.

10.6 스피드 향상을 위한 스트렝스 훈련 진행 요소

연간 훈련 계획을 수립할 때, 전통적으로 대부분의 코치들은 비시즌기에는 '무겁게 훈련', 비시즌기에는 '가볍고 빠르게 훈련'을 주장하였다. 많은 경우 이와 같은 전략적 접근은 훈련의 이득을 감소시킬 수 있다. 마찬가지로 이러한 전략은 운동의 복잡한 진행 및 회기의 과정들이 거의 고려되지 않는다. 대부분의 코치들은 선수들이 가능한 빠르게 올림픽리프팅을 수행하기 바라며, 시즌이 진행되면서 선수들의 스트렝스 프로그램에 '복잡성'과 '특이성'을 추가하려고 한다. 결국 시즌을 마무리할 때는 모든 훈련을 '가볍고 빠른' 개념으로 마무리할 것이다. 이와 같은 전략의 의도는 좋지만, 선수의 최고 스피드 퍼포먼스를 조금씩 깎아내릴 수 있으며, 선수의 개별적 특성은 고려하지 않은 접근이다.

무거운 훈련에서 가벼운 훈련 vs 가벼운 훈련에서 무거운 훈련

선수들이 전통적으로 훈련해온 방식을 보면, 대부분 '힘-속도 곡선을 오른쪽으로 이동시키는 것'에 집중해왔다. 다시 말해서, 높은 힘의 움직임(운동단위의 동원 증가, 기능적 근육 활성 증가)으로 시작하여 시간이 지날수록(해가 거듭할수록) 빠른 스피드의 움직임(스포츠 특이적 기능을 위해 새로운 운동단위 동원)으로 이동하는 것이다. 비록 이와 같은 개념이 이론적으로는 훌륭한 접근일 수 있지만, 훈련 방식과 관련된 신경학적 수준이 가지고 있는 일부 내재적인 문제 때문에 항상 최선의 접근이라고 단정할 수는 없다.

'비시즌에 무겁게, 시즌 중에 빠르게'의 접근이 가지고 있는 가장 큰 문제는 단순하게 비시즌기에 무겁게 훈련을 한다면 최적의 기술 및 스피드 퍼포먼스를 위한 기반을 구축하지 못한다는 것이다. 이 기간 동안 과도하게 증가한 근비대는 근육의 우상각 변화, 불필요한 신체 부위의 근육량 증가와 같은 문제점(스피드가 선수에게 가장 중요한 요소일 경우에 직접적인 영향을 미친다)을 유발시켜 움직임 협응을

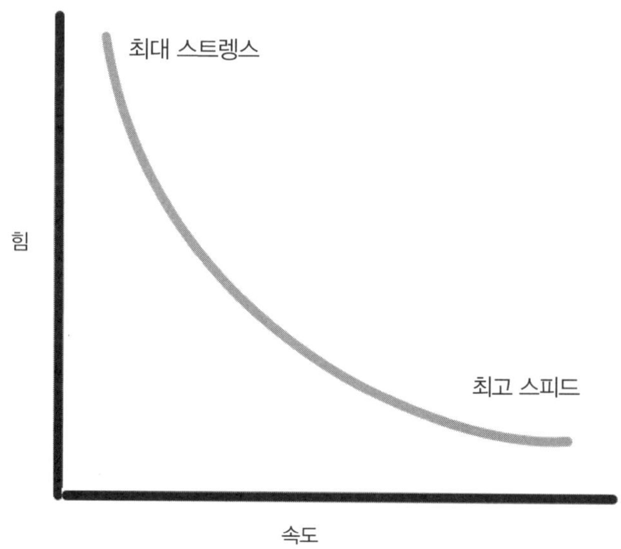

그림 10.7 우리는 종종 '힘-속도 곡선을 오른쪽으로 이동시키는 것'에 대해 생각한다. 그러나 선수의 스피드 협응력 및 신경 효율성이 저하될 수 있다.

방해할 수 있다. 대부분의 경우, 선수들은 느린 움직임을 수행하는 것이 아닌 빠른 움직임을 수행할 수 있는 신체 형태학적 특징을 가져야 한다. 다시 말하면, 스피드 훈련과 플라이오메트릭은 스피드가 매우 중요한 선수들에게 스며들어야 한다. 스피드 퍼포먼스 향상 훈련에서 무거운 웨이트 훈련이 유용한 이유는 상승작용과 근육의 동원 능력 증가이다. 단순하게 '근육을 키우거나' 추상적으로 '강해지는 것'은 스피드 훈련의 목적과는 관련이 없다.

신경학 기반 훈련 접근법의 또 다른 옵션은 '가벼운 무게에서 무거운 무게로' 진행하는 것이다. 이 경우, 탄도 훈련ballistic training 및 진동 등척성 훈련과 같은 매우 빠른 움직임을 사용하여 초기 훈련을 구성할 수 있다. 이와 같은 프로그램에서도 선수가 어떤 경우에는 '신경 스피드 장벽'을 가지고 있고, 이러한 장벽이 신경계의 빠른 활성화를 저해할 수 있기 때문에, 전체 프로그램 구성을 위해 매우 빠른 움직임을 포함해야 한다. 이것은 러시아에서 높이뛰기 훈련에서 적용한 '바 스피드를 빠르게'의 개념과 다르지 않은 것을 확인할 수 있다. '가벼운 무게에서 무거운 무게로'의 훈련은 무거운 웨이트리프

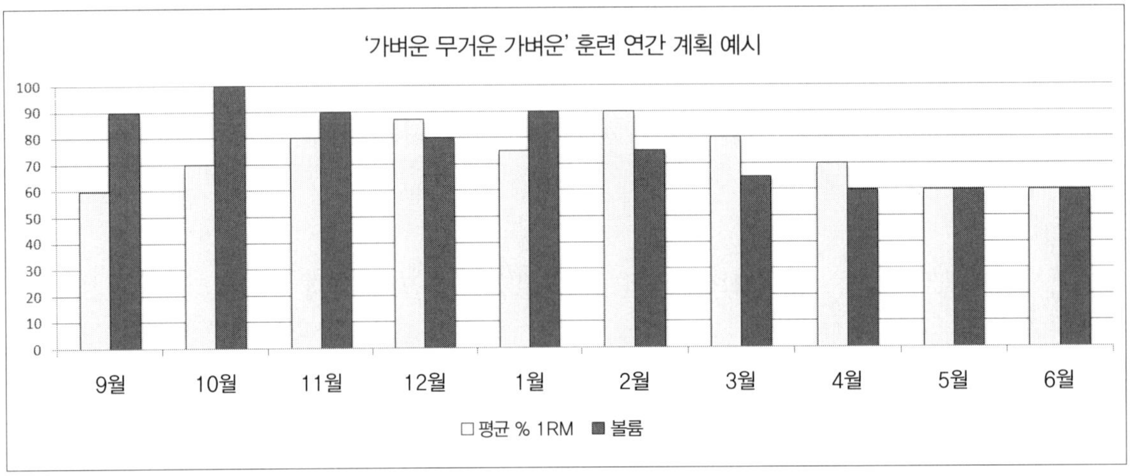

그림 10.8 가벼운 무게에서 무거운 무게로(비시즌기), 다시 가벼운 무게로 진행되는 연간 훈련 샘플. 이 전략은 일반적으로 탄력적이고 근막 주도 선수들에게 적합할 수 있다.

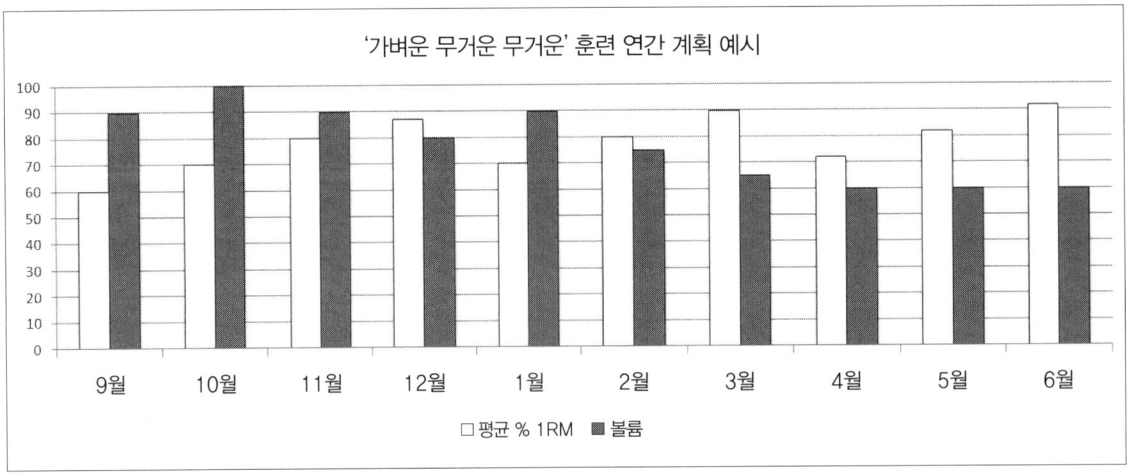

그림 10.9 가벼운 무게에서 무거운 무게로, 그리고 무거운 무게를 유지하는 연간 훈련 샘플. 이 방법은 강한 신경계를 가진 선수들에게 효과적인 경향이 있다. 근육 중심의 전통적 리프팅에 적응한 선수들에게도 적용 가능한 프로그램이다.

팅 훈련을 통해 스프린트 퍼포먼스에 좋은 상승작용을 경험한 선수들 및 가벼운 무게를 빠르게 리프팅 하는 것이 퍼포먼스 향상에 도움이 적게 된다는 것을 경험한 선수들에게 잘 맞는 방법이다. 코치들은 퍼포먼스의 최고 지점에서의 스트렝스 훈련은 '가볍고 빠르게' 계획해야 함을 강조하지만, 실제로 많은 선수들은 무거운 무게를 사용할 때 최적의 자극을 받게 될 것이다.

비록 팀 또는 개인 선수들에게 적용하기에 어려운 규칙은 아니지만, 일반적으로 비시즌의 훈련은 대부분 리프팅 능력 및 움직임의 속도의 개념에 균형을 유지하면서 진행하고 있다는 것을 알게 되었다. 그 이후 단순한 등척성 또는 움직임의 복잡성이 낮지만 강도가 높은 방법(예: 무거운 무게의 하프 스쿼트)을 사용하여 시즌 중에 웨이트 훈련실에서의 신경 스트레스를 낮춰주도록 유도한다. 이 전략은 스피드 향상을 추구하는 선수들에게 매우 좋은 방법임이 증명되었다. 이 개념은 '능력 vs 무게'의 전략으로 이해할 수 있다. 웨이트 훈련실에서 적당한 양의 '빠른' 움직임을 적용하는 것이 훈련의 초기에 도움이 될 수 있다. 일단 선수들이 시즌으로 접어들면, 스트렝스 훈련의 빈도 및 볼륨은 현저하게 감소하고 훈련은 개인화될 수 있다. 가볍고 빠른 움직임에 대해 잘 적응하는 선수들이 있는데 이러한 선수들은 탄성 기반 특성을 가지고 있다.

> *신체 특성에 따른 훈련: 근육 vs 근막-탄성*
>
> *훈련의 시행착오도 중요하지만, 일반적으로 더 근육질의 선수들은 파워리프팅 형태의 훈련에 잘 적응할 것이고, 근막 중심, 후방 사슬 중심 선수들은 탄성 훈련을 잘 수행할 것이다. 어떤 선수들은 둘 중 한 가지 특성 또는 두 가지 특성 모두를 사용하여 최적으로 경기를 수행해낼 것이다.*

신체의 체형을 바탕으로 일반화하면, 외배협형 선수들은 무거운 무게에서 가벼운 무게로 훈련을 하는 것이 좋으며, 중배엽형 선수들은 가벼운 무게에서 무거운 무게로 진행하는 훈련이 더 좋을 수 있다. 10.5 섹션에서 더 나은 힘 발생률을 위해서 일부 선수들은 무거운 스트렝스 훈련 또는 파워 훈련에 더 잘 반응한다는 것을 기억하고 있는가? 선수의 최대 퍼포먼스를 위한 전략을 결정하는 것은 이러한 차이에서 발생한다. 선수의 신경화학적 지배력(도파민, 노르아드레날린, 또는 세로토닌)을 알고 있으면 어떤 훈련 진행 방식이 최적일지 결정하는 데 도움이 되는데, 이러한 내용의 이해를 위해서 크리스찬 티바우데의 신경 분류 시스템 작업을 참고하는 것을 추천한다.

복잡한 훈련에서 단순한 훈련 vs 단순한 훈련에서 복잡한 훈련

훈련 프로그램의 진행 과정에서 중요하게 고려해야 할 사항 중 하나는 '복잡한 훈련에서 단순한 훈련으로' 진행할 것인가 또는 '단순한 훈련에서 복잡한 훈련으로' 진행할 것인가에 대한 결정이다. 많은 경우에 코치들은 선수들이 훈련의 과정 중 '특정' 지점에 왔을 때, 즉 프리시즌 또는 시즌 중에 들어가는 과정에 왔을 때, 복잡해 보이는 스트렝스 운동을 훈련의 계획안에 포함시키고 싶어 할 때가 많다. 이것은 스포츠와 관련성이 있는 동작을 훈련에 포함하여 스피드를 향상시키려고 한다는 논리를 펴지만, 실제로 결과를 들여다보면 선수들에게 상당한 상처를 줄 수 있는 접근이다. 모든 훈련에는 신경적 '비용'이 있으며 이 비용은 운동의 강도뿐 아니라 협응력 및 움직임의 복잡성과도 매우 관련이 있다는 것을 깨달아야 한다. 웨이트 훈련실에서 수행하는 매우 복잡한 움직임은 최고의 스프린트에 필요한 가장 중요한 요소인 협응력과 경쟁하게 만든다. 반대로, 레그 프레스와 같은 간단한 동작은 협응력

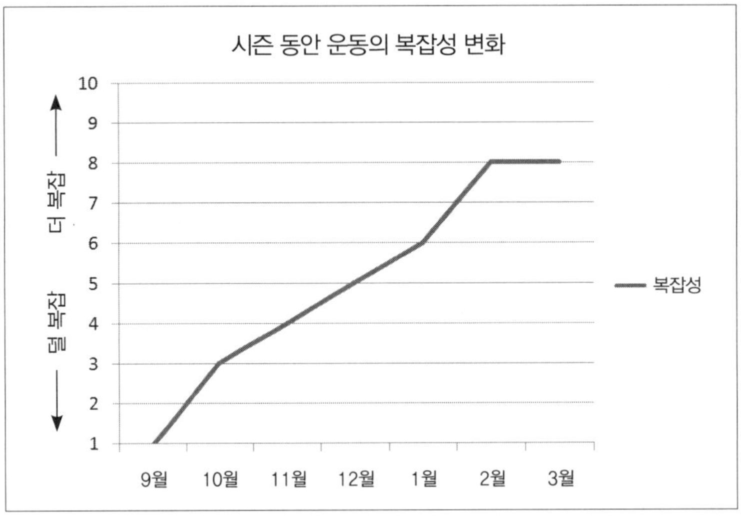

그림 10.10 많은 훈련 시스템 및 코치들은 시즌이 시작될 때 '단순한' 스트렝스 훈련으로 시작하고, 시즌에 들어가면 '특이적' 훈련으로 진행하는데, 이 방법은 심각한 단점을 가지고 있다.

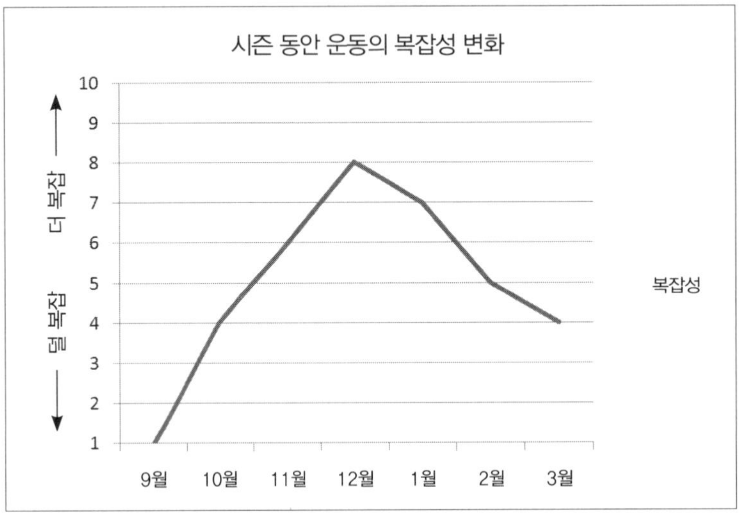

그림 10.11 시즌 기간에 복잡성이 적은 훈련을 적용한 접근법

관점에서 신경계에 큰 부담을 주지 않고 많은 관련 근육의 동원을 이끌어낼 수 있다. 또한 스프린트와 가속에 요구되는 관절 각도를 유지하고 관련 근육들을 사용하는 웨이트 훈련실에서의 운동은 빠른 달리기에서 필요한 신경전달 경로 및 근육들과도 경쟁하게 만든다. 웨이트 훈련실에서 수행되는 최대 의도를 내포한 단순한 움직임은 복잡성을 관리할 수 있는 강력한 수단이다.

웨이트 훈련실에서의 훈련이 복잡한 가장 큰 이유는 기술의 '부족함을 메우기'를 강조하기 때문이다. 이러한 목적의 훈련은 일반적으로 연간 훈련의 초기에 수행하는 것이 적절하며, 이 기간 동안 약점을 개선하고 더 나은 기술을 연마할 수 있는 기회를 제공할 수 있다. 예를 들어 케이블을 사용한 무릎 드라이브 훈련 또는 스프린트 특이적 자세에서 최대 등척성 훈련 등을 생각할 수 있다. 시즌이 진행되면서 선수가 새로운 수준의 움직임 능력을 갖게 되기 때문에 이제는 운동 능력을 안정시키고 신경계에 상승작용을 제공하기 위하여 단순한 움직임을 사용하는 것이어야 한다. 스프린트는 그 자체

표 10.9 퍼포먼스가 가장 높아야 할 때 복잡성을 줄이는 방법의 샘플

복잡성 1~10	1	3	4	5	6	8	8
훈련 테마	단순	단순	복잡	복잡	복잡	단순	단순
	9월	10월	11월	12월	1월	2월	3월
	방법		방법		방법	방법	
	등척성 홀드		낮은 뎁스 점프		허들 홉 콤보	리메디얼 스쿼트	
	리메디얼 스쿼트		시간 헥스 바 데드리프트		스플릿 데드리프트	테일 윈드 스프린팅	
	리메디얼 데드리프트		10m 플라이		스플릿 바운딩	스탠딩 프리플 점프	
	스쿼트 러닝		바운딩		최대 속도 스프린팅	하이풀	
	캐프 팝스		하이풀		스플릿 클린, 스내치	허들 홉스	
	메디신 볼 수직 던지기						

로 특정한 근육을 발달시키기 때문에, 웨이트 훈련실에서의 훈련은 스프린트가 가능한 최대 퍼포먼스로 성장될 수 있도록 돕는 것이라는 것을 기억해야 한다.

이러한 개념은 한쪽 다리 움직임에서 양쪽 다리의 움직임, 또는 '기능적'에서 '덜 기능적' 방향으로 진행하는 패러다임에서도 확인할 수 있다. 훈련에 참여하는 종목과 상관없이, 나는 처음에는 한쪽 다리를 사용하는 간단한 운동에만 초점을 맞추고, 햄스트링과 복근이 더 잘 동원되도록 측면 움직임에 집중할 것이다. 많은 훈련 시스템은 이러한 과정과는 반대로, 훈련의 초기에는 측면 움직임을 적용하고, 이후에 한쪽 다리를 사용하는 '특이적' 훈련으로 진행되는 것을 볼 수 있다. 이러한 사고방식은 보상 패턴의 기반을 제공할 수 있기 때문에 선수들에게 피해를 줄 수 있다.

그렇다면 문제는 전통적인 시스템으로 이동하기 전에 한쪽 다리 및 편측 훈련의 단계가 얼마나 길어야 하는가이다. 정답은 선수의 기능적 필요에 따라 달라지는데, 움직임이 좋은 선수들은 이 단계에서 많은 시간을 보낼 필요가 없다.

템포 훈련 진행

연간 훈련 프로그램을 계획할 때, 훈련의 템포 변화가 필요하다는 것을 인식하는 것은 훈련의 성공을 위해 중요한 요소이다. 우리는 4장에서 5가지 다른 템포(폭발적, 진동, 제어, 외적 템포, 등척성)에 대해 논의하였다. 또한 최대 초과 훈련을 템포로 간주할 수 있다. 최상의 결과를 위해서는 훈련 기간 내내 다른 훈련 템포를 활용할 수 있도록 기본 계획을 수립하는 것이 중요하다. 특히 최상위 선수들에게는 이와 같은 다양성을 항상 고려해야 한다. 초보와 중급 선수는 기본적인 등척성 훈련과 함께 전통적 리프팅을 위한 '제어된' 템포로 달리는 것만으로도 충분할 수 있지만 최상위 선수들은 정교하게 계획된 템포 진행을 통해 더 나은 결과를 얻을 수 있다.

표 10.10 세계적인 스트렝스 코치들이 사용하는 순차적 템포 훈련 진행 과정

종류	1단계	2단계	3단계
칼 디에즈 트라이페이직	2주간 최대하 반복 수로 6초간 신장성 조절 훈련	2주 동안 약한 신체 위치에서 5초간 등척성 훈련	2주 동안 반응성 위아래 움직임 훈련
디에즈 최대 초과 트라이페이직	2주 동안 6초간 최대 초과 신장성 조절 훈련 (100~120%)	2주 동안 약한 신체 위치에서 5초간 등척성 훈련	2주 동안 반응성 위아래 움직임 훈련
티바우데 등척성	4주 동안 시간을 정한 등척성 훈련	3주 동안 강도를 높인 등척성 훈련	3주 동안 탄도 등척성
티바우데 최대 초과	4주 동안 최대하 무게로 매우 느린 움식임의 신장성 반복 훈련	8주 동안 최대 초과 신장성 훈련(100~150%)	
알렉스 나테라	4주 동안 5~8초의 시간을 기준으로 전통적인 신장성 훈련(80~100%)	8주 동안 최대 초과 신장성 훈련(100~150%) 마지막 4주 동안 등척성 훈련(6~10초)	6주 동안 등척성 훈련(3~5초), 등척성 밀기. 4주 동안 등척성 스위치 후 다음 4주 동안 등척성 캐치

알렉스 나테라의 훈련 진행은 높은 수준의 육상 단거리 선수들을 위한 것임을 주목하라.

저항 훈련 움직임의 속도는 다른 생리학적 적응을 야기하고 따라서 다른 반응을 나타낸다. 바벨을 사용하여 빠른, 중간, 느린 속도를 복합적으로 사용하는 것이 스트렝스의 최대화를 위해 가장 좋지만, 바벨을 천천히 움직이는 상황에 적응하게 되면 빠른 스프린트에는 직접적으로 유용하지는 않기 때문에 스피드가 주된 관심사인 선수의 경우 더 많은 주의를 기울여야 한다. 그럼에도 불구하고, 나는 프로그램의 전체적인 초점이 웨이트 훈련실에 있을 때, 매주 다른 템포 훈련을 사용하여 더 좋은 결과를 도출해낼 수 있었다. 훈련 프로그램이 스피드 훈련에 집중되어 있다면, 웨이트 훈련실에서의 훈련은 매우 단순하게 구성될 수 있다. 이런 경우에는 훈련의 새로움과 진행을 위해 1년에 걸쳐서 웨이트 훈련실에서의 속도를 조절할 수 있다. 일부 세계적인 코치들의 훈련 진행 과정은 표 10.10과 같다.

10.7 스트렝스 훈련과 스피드 훈련의 순차적 진행과 연결

총 스피드 향상을 위한 프로그램을 디자인할 때, 체육관에서의 훈련 세션과 트랙에서의 스피드 훈련 세션의 조화가 중요하다. 스피드 프로그램의 스트렝스 부분은 훈련의 전체 목적을 고려하고, 일 단위 프로그램 및 훈련 메조사이클(중반기 계획) 등에 집중하며, 훈련 계획의 검토를 통해 부족한 부분은 보완해나가야 한다. 스피드와 스트렝스 훈련의 조합을 살펴볼 때 살펴봐야 할 두 가지 주요 사항은 다음과 같다.

- **일 단위 계획에서 바벨 훈련과 스피드 훈련의 통합**
- **주 단위 또는 마이크로 사이클에서 바벨 훈련과 스피드 훈련의 통합**

훈련하는 날Training Day 수준에서 스피드와 스트렝스 통합

일반적으로, 스피드 훈련 또는 기술 훈련 후에 저항 훈련을 지지하는 사람들은 선수에게 가장 중요한 스피드 및 기술 훈련을 처음으로 수행하고, 미세한 근육세포 조정 능력 및 기술이 요구되는 스트렝스 및 저항 훈련 이후에 수행하는 것이 더 좋다고 말한다. 비록 이와 같은 순서에 따른 훈련의 진실이 존재하지만(선수들은 진정한 스피드 훈련을 하기 위한 최적의 준비가 되어 있어야 하고, 전체적으로 좋은 기술을 발휘해야 한다는 개념), 동시에 심각한 문제점도 있다. 스피드 훈련 전후로 저항 훈련(리프팅)을 할 때 발생될 수 있는 장단점에 대해 알아보도록 하자.

스피드 훈련 후 리프팅

스피드 훈련 후 수행하는 리프팅의 분명한 장점은 훈련의 목표가 스피드나 스포츠의 기술에 초점이 맞추어져 있다는 것이다. 선수는 먼저 스피드 및 스포츠 기술에 적응하고, 남아 있는 체력을 기술적으로 어렵지 않은 훈련을 하게 된다. 이것은 일반적으로 기술/수요 관점에서 훈련의 흐름을 나타낸다. 가장 중요한 것을 먼저 수행하라. 선수들은 기술적으로 악화되거나 코치가 교정 운동을 넘어가기로 결정하기 전까지는 가장 먼저 스프린트 훈련에 참여한다. 스프린트 훈련 이후 선수는 바운딩이나 허들 홉핑과 같은 낮은 수준의 기술 동작으로 전환하고, 마지막으로는 이보다 더 낮은 기술적 능력이 요구되는 바벨 훈련(또는 바벨 훈련으로 바로 건너뛸 수 있음)을 수행한다.

이러한 방식으로, 최적의 '신선도'를 유지한 신경계는 최고 스피드에서 고도의 협응 능력이 요구되는 빠른 움직임을 위해 사용되며, 이것이 훈련의 순서를 수립하는 주요 목적이다. 스피트 훈련 후 리프팅을 수행하는 방식은 높은 밀도의 훈련을 받거나 고강도 훈련을 견뎌낼 수 있는 선수의 능력을 극대화하는 데 초점을 맞추었을 때 훌륭한 훈련 계획이다.

스피드 훈련 전 리프팅

스프린트 훈련을 하기 전에 저항 훈련을 해야 한다고 이야기를 한다면, 많은 코치들은 깜짝 놀라면서 반대의 의견을 낼 수 있지만, 실제로 스프린트 전 리프팅을 정확하게 수행할 때 선수의 스프린트 능력과 파워 출력은 매우 향상될 수 있다. '상승작용'을 잘 사용하는 선수들은 스피드 훈련 세션에 앞서 근력운동을 할 때 좋은 결과를 얻을 수 있다. 앞서 언급했듯이 정확한 저항 훈련의 종류는 선수마다 다를 것이며, 탄력 있는 선수들은 더 빠른 올림픽리프팅 훈련이나 반응성 훈련 방법에 잘 반응할 것이다. 근육 중심의 선수들은 적은 양의 백 스쿼트와 같은 전통적인 훈련을 하면 도움이 될 수 있다. 플라이오메트릭 형태의 훈련은 이후의 스프린트 수행을 위한 선수를 자극하는 관점에서 올림픽리프팅의 목적과 일치한다. 스프린트를 하기 전에 무언가 더 강한 자극이 필요하다면 리프팅 수행을 고려할 수 있다. 앞 단락에서 이야기했듯이, 선수가 가장 필요로 하는 것을 가장 먼저 해야 하며, 이와 같은 관점에서 속도보다 힘이 더 중요한 경우 바벨 및 플라이오메트릭 기반의 훈련을 먼저 수행하는 것이 선수에게는 가장 바람직한 선택일 수 있다.

> *스피드 훈련 전 웨이트리프팅*
>
> *스피드 훈련 전에 웨이트 훈련을 하는 것은 신경계를 자극하고, 선수가 자극받은 신경계를 사용할 수 있도록 만드는 좋은 방법 중 하나이다.*

스프린트 전 리프팅을 수행하는 것은 어느 정도의 시간을 두고 진행할 수 있다. 단일 운동 세션에서는 선수들이 보통 무거운, 빠른, 혹은 둘의 조합을 사용하여 리프팅을 수행한 뒤 곧바로 스프린트를 수행할 수 있다. 또는 세션 사이에 몇 시간의 휴식을 취할 수도 있다. 많은 선수들이 단일 운동 세션에서 단순하게 훈련과 훈련 사이의 휴식을 통해 나아지는데, 이와 같은 현상은 육상 또는 수영 훈련에서 볼 수 있다. 훈련 세션마다 휴식 중인 도파민과 다른 신경 작용이 활성화되면서 선수는 신경적으로 준비 상태가 좋아지는 것을 알 수 있다. 그렇다면 먼저 리프팅을 수행하고 그다음을 스피드 퍼포먼스 훈련으로 수행하는 것을 고려하는 것이 타당하다. 나는 나의 육상 선수들에게 항상 오전에는 웨이트리프팅을 하도록 지도하였고, 가능하면 오후에 팀과 함께 트랙에서 육상 훈련을 하도록 계획을 수립했다. 그리고 이와 같은 훈련에 참여한 선수들은 대체로 좋은 결과를 얻어냈다. 스피드 운동 1~2일 전에 저항 훈련을 할 수도 있다. 이때 사용되는 저항 훈련의 유형은 최적의 스피드 훈련을 위해서 훈련의 계획이 개인화/개별화될 수 있다. 요약하면, 일반적으로 체력 욕구가 강한 초중급 선수들은 웨이트리프팅을 1차 운동으로, 그다음 스프린트 운동으로 마무리할 수 있다. 상승작용을 사용할 수 있는 높은 수준의 선수들은 리프팅과 매우 빠른 스피드 훈련 사이에 몇 시간 또는 며칠을 기다려야 한다.

플라이오메트릭을 사용하여 리프팅 세션을 마무리하는 것이 매우 좋은 선택이 될 수 있다. 코치들 사이에서 내려오는 일화로서, 리프팅 세션 후 적은 양의 플라이오메트릭을 적용할 때 더 빠른 회복을 유도한다는 것을 알게 되었다. 주파수 및 진동 관점에서 이 이야기를 들여다보면, 리프팅 마지막의 플라이오메트릭은 근육 및 근막 시스템을 동기화된 수준으로 복원할 수 있다. 또한 리프팅 종료 시 수행된 중간 강도의 훈련은 다음 세션으로 진행되기 위한 복구 작업이 된다는 것을 알고 있다. 일반적으로 적은 양의 플라이오메트릭 훈련이면 충분하지만, 나는 종종 이 단계에서 중간 강도의 약간 많은 반복 수의 훈련을 진행하는 것을 선호한다. 스웨덴의 스프린트 코치이자 훈련 컨설턴트인 호칸 안데르손Håkan Andersson은 보통 스쿼트 세션과 바운딩을 혼합하여 수행한 뒤 리프팅이 끝난 후 허들 홉핑이나 수직 플라이오메트릭으로 전체 훈련을 마무리하였다. 이와 같은 방법으로, 신경근 적응과 조정 과정이 다음 스피드 훈련 시간에 더 도움이 될 것이다.

스피드 훈련과 리프팅의 통합

마지막으로, 스트렝스 훈련은 스피드 훈련(일반적으로 가속)과 결합될 수 있고, 더 일반적으로는 단일 운동 세션에서 플라이오메트릭과 결합될 수 있다. 스트렝스와 스피드를 복잡한 방식으로 연결하는 것은 움직임의 리듬과 이완 특성에 도움을 주고(과도한 근육의 긴장을 막고 이완될 수 있게 함), 보다 균형 잡힌 자극(근육과 근막 모두)을 생성하며, 선수들이 짧은 시간에 강력한 힘을 이용할 수 있게 한다. 또한 단일 훈련 세션에서 다양한 운동 수행을 좋아하는 선수들에게도 효과적인 방식이다.

이와 같은 유형의 훈련이 가장 적합한 시기는 일반적으로 비시즌 기간과 신체 준비 기간이다. 또한 이런 유형의 훈련은 심리적인 이익을 위한 새로운 훈련 자극으로 사용될 수 있다. 일단 시즌에 가까워지고 스피드를 더 다듬어야 하는 시점에서, 리프팅을 통한 상승작용은 주요 스프린트 훈련 후 낮, 아침, 다음 날에 저항 훈련을 하는 것과 같이 간격을 두고 볼 수 있다. 스트렝스 훈련, 스피드 훈련 또는 플라이오메트릭의 사용과 관련된 일반적인 복합 훈련 설정은 다음과 같을 수 있다.

- **등척성 스플릿 스쿼트 + 가속**
- **클린 또는 데드리프트 + 가속**

표 10.11 스트렝스와 스피드 훈련 순서의 장단점

	리프팅 전	리프팅 후	통합
장점	상승작용 새로움 신체 인지	이전의 스피드 훈련의 효과를 증가시킴 상승작용에 반응하지 않는 선수에게 좋음 리프팅 세션의 훈련 강도를 증가할 수 있음	폭발적 상승을 위한 새로운 자극 멀티 태스킹이 좋은 선수에게 효과적임 다른 세팅에서 확인하기 어려운 독측한 상승작용 가능
단점	잠재적 피로, 기술 향상의 잠재적 제한, 운동 학습 기회 제한	상승작용, 새로움, 신체 및 근육 인지	훈련 자극 순서의 혼란 제공. 어떤 선수에게는 예측 불가능성이 너무 강함

- **허들 홉핑 + 플라잉 10**
- **바벨 스텝업 + 바운딩**

일부 선수들은 훈련의 참신함 때문에 이러한 방식의 훈련 계획에 참여하는 것을 즐기지만, 어떤 선수들은 2~3주간의 단기간의 훈련만을 좋아한다. 결국 프로그램의 주기적인 변화가 장기적인 선수 퍼포먼스 향상의 열쇠이기 때문에 장단점을 떠나서 한 가지 훈련 순서만 사용해서는 안 된다. 표 10.11에 요약된 내용은 훈련 프로그램 계획 시 각 훈련 유형 순서의 장단점이다.

주 단위 훈련 사이클에서 스피드와 스트렝스 훈련의 연결

현재의 퍼포먼스 훈련 이론가 중 일부는, 웨이트 훈련실에서의 훈련 주제는 필드나 육상 트랙에서 수행하는 훈련의 목적이 무엇이든 일치하는 것이 좋다고 주장한다. 그러나 스프린트와 바벨 훈련은 완전히 다른 두 가지 종류의 목적을 가진 운동이기 때문에, 이론가들의 내용을 직접적으로 적용하는 것은 한계가 있다. 가장 느린 스프린트는 지면과의 접촉 시간이 0.13초 정도인 반면, 가장 빠른 스쿼트는 완료하는 데 약 1초가 소요될 수 있다. 이러한 차이가 존재함에도 불구하고, 스피드와 최대 스트렝스 훈련, 스피드 지구력과 스트렝스 지구력 사이에는 비슷한 신경 전달 과정이 있다. 또한 지변 접촉 시간이 긴 움직임은 더 강한 힘 생산 요소를 갖는 리프팅과 짝을 이루는 경향이 있다. 이와 같은 방식으로 짝을 짓는 것은, 비록 웨이트 훈련과 반응성 훈련은 완전히 다른 종류의 훈련이지만 어떤 의미에서는 움직임의 패턴, 리듬, 튜닝, 그리고 다음 세션으로의 진행 과정의 하나의 방식으로 이해할 수 있다.

일반적으로, 다음의 항목들은 순전히 스피드, 플라이오메트릭스, 스트렝스 훈련 경험을 바탕으로 연결한 예시들이지만, 이 항목들을 사용하였을 때 성공적인 결과를 발견하였다. 이러한 아이디어 중 일부는 이전 섹션에서 간략하게 다루었다.

- 가속, 다방면 점프, 올림픽리프팅
- 최고 속도, 반동 리프팅, 진동 등척성
- 최고 속도, 허들 홉핑
- 언덕 스프린트, 파워리프팅
- 점프, 플라이오메트릭스, 파워리프팅
- 템포 서키트, 체중 서키트
- 방향 전환, 파워리프팅
- 올림픽리프팅, 파워리프팅, 템포 스프린트

비록 마지막 조합이 조금 이상해 보이지만, 템포 스프린트는 실제로 너무 느리기 때문에 사실 '스피드 지구력'이 아니며, 따라서 다른 스트렝스 훈련과 다양하게 결합할 수 있다. 웨이트 훈련실의 훈련은 스피드 향상을 위한 보조 수단일 뿐이지, 가장 중요한 위력을 발휘하는 요소는 아니다. 그런 의미에서 코치는 하루에 얼마나 많은 보완 요소가 존재하는지 정확하게 파악하고 이해해야 한다. 선수의 스피드 훈련이 300m 가속, 5×20m 언덕 달리기, 웨이트 훈련실에서 8×2의 올림픽리프팅, 그리고 4×8의 스쿼트였다면, 어떤 요소에 적응해야 하는지에 대해 신경계가 큰 혼란을 갖게 될 것이다. 두 개만 고르는 것이 가장 좋은 방법이며, 경우에 따라서 세 가지 실제 요소가 존재할 수 있다. 더 빨라지기 위한 목적을 가진 선수들에게 전통적인 스트렝스 훈련에서 행해지는 많은 것들은 큰 효과가 없을 수 있다. 최대 의도, 적은 일, 단순한 훈련과 같이 훈련을 하는 것이 많은 요소들을 복잡하게 결합하여 수행하는 것보다 훨씬 좋은 결과를 도출해낸다.

> *두 가지 요소를 선택하고 과장된 허풍을 잊어라*
>
> *'빨라지기' 위해 행해지는 많은 일들은 선수들을 60분 동안 계속 움직이게만 만드는 허풍에 지나지 않는다. 매우 짧은 훈련 세션이라 하더라도 목적을 가진 두 가지 실제 요소만 선택하고, 다른 요소들은 다른 날 새로운 테마에 맞추어 훈련을 구성하는 것이 중요하다.*

훈련 프로그램에 너무 많은 요소를 추가하면 뇌는 프로그램의 전체 훈련 효과와 관련하여 여러 방향으로 혼란스러워지고, 스피드 패턴의 최적화보다는 '효율성/내성'과 부상으로부터 신체를 보호하는 방향으로 적응하게 될 것이다. 생존주의적 사고방식으로 보면 괜찮을 수 있지만, 스포스 퍼포먼스의 최대화를 이끌어내야 한다는 관점에서는 도움이 되지 않는다. 일반적인 주제를 기반으로 훈련을 만들면 프로그램 디자인과 프로그램 효과 추적 과정이 훨씬 간단해진다. 이러한 경험은 훈련을 계획하는 코치들에게 충분한 자신감을 키워주고, 하루 동안 '모든 것을 담은 훈련'을 피할 수 있는 숙련된 코치가 될 수 있도록 한다. 이러한 점을 염두에 두고, 전통적인 주간 훈련 프로그램은 표 10.12과 같다.

적은 양의 고강도 훈련을 견딜 수 있는 '신경계'가 더 발달된 선수의 주간 훈련 설정은 표 10.13와 같다.

표 10.12 스피드와 스트렝스 주제를 연결한 간단한 주간 '높고-낮음' 프로그램 예시

	월요일	화요일	수요일	목요일	금요일	토요일
훈련 주제	가속	컨디셔닝	스피드-스트렝스	휴식	컨디셔닝	파워
스피드 훈련	8×30m 스프린트 @ 97% 스탠딩 5점프 ×3	8×150m @ 65% 90초 휴식	8×60m 언덕 달리기 @ 95% 2분 휴식		8×100m 잔디 위 러닝	2×4 오버헤드 뒤로 메디신 볼 던지기 250m 바운딩
스트렝스 훈련	6×3 클린 @ 70~85%	체중 서키트 10가지 운동 2×20초	4×4 프론트 스쿼트 @ 75~85% 3×5 싱글레그 RDL 303 템포		메디신 볼 서키트 10가지 운동 2×20초	없음
신경 부하	높음	낮음	중간-높음		낮음	중간
볼륨	중간	중간	낮음		낮음	중간

표 10.13 강한 신경계를 가진 선수를 위한 연속적 '신경 중심' 주간 프로그램 예시

	월요일	화요일	수요일	목요일	금요일	토요일
훈련 주제	파워	스피드	회복	파워	스피드	회복
스피드 훈련	200m 스피드 바운딩 5×6 허들 홉스	6×40m 스프린트 @ 97% 1×150m 스프린트 @ 95%	다양한 스프린트 드릴과 미니허들 스프린트	스탠딩 점프 5×4 뎁스 점프 4×5 24인치 박스	400m 스쿼티 런의 1% 수준으로 10m 플라잉 스프린트	메디신 볼 파워 서키트 10가지 운동 ×20초
스트렝스 훈련	4×2 클린 @ 70~87% 3×3 반응성 둔근 햄스트링 레이즈	없음	없음	3×5 프론트 스쿼트 @ 70~85% 3×5 벤치프레스 @ 67~87% 노르딕 햄스트링 3×3	없음	없음
신경 부하	높음	높음	낮음	높음	높음	중간
볼륨	중간	중간	낮음	중간	낮음	낮음

연 단위 훈련 사이클에서 스피드와 스트렝스 훈련의 연결

연간 훈련을 계획함에 있어서 고려해야 할 가장 중요한 아이디어 중 하나는 중요한 스트렝스 훈련을 어느 시점에 수행하는지, 그리고 선수가 빨라지는 것이 최고의 목표라면 어떤 단계에서 스피드 훈련에 집중해야 하는지를 결정하는 것이다. 스피드 향상의 첫 번째 규칙은 수직 힘 증가를 위해 전통적인 최대 스트렝스 훈련을 하기 전에 빠르게 달리는 법(신체의 위치를 정확하게 만들어내는 것) 또는 스쿼트와 데드리프트가 어떻게 선수를 빠르게 만들 수 있는지에 대한 관련 설명을 배우는 것이다. 적절하게 수행된 스트렝스 훈련은 선수의 기본 자세에서 힘을 흡수하는 능력을 키우고 근력이 부족한 선수에게 힘의 향상에는 도움이 될 수 있지만, 가장 중요한 목표는 스피드 향상이기 때문에 스트렝스 능력을 단거리 기술 향상으로 전환하기 위한 통합적이고 상호 보완적인 접근이 필요하다.

스트렝스 이전의 스피드 향상 개념은 신경계와 근막계의 성장기에 있는 청소년 수준뿐 아니라 모든 수준의 선수들을 위한 연간 훈련 계획에 적용할 수 있다. 신체가 올바른 스프린트 위치에 도달하도록 도와줌으로써, 2장에서 논의된 스프린트 근육 체계는 선수가 달리기를 수행할 때마다 최적의 발전을 이루게 될 것이다. 선수의 근력은 17세 전후로 '세팅'되며 근막의 변형은 움직임 패턴에 의해 결정된다. 이것은 선수가 근력 훈련을 할 필요가 없다는 것이 아니라, 결합조직의 협응력과 스트렝스를 향상시키기 위한 기술과 반복 훈련에 집중해야 한다는 것을 의미한다. '스피드 훈련이 필요해'라는 개념보다 '약하기 때문에 강하게 만들어야 해'의 개념이 강조되는 이유는 주로 '스피드 훈련'이 무엇인지에 대한 잘못된 생각으로부터 시작된다. 그 이유는 실제 스프린트 역학 및 해당 스포츠의 특징에 대한 이해는 뒤로한 채 연관성이 떨어지는 스피드와 민첩성 훈련을 하고 있기 때문이다. 일단 선수의 바벨 훈련 기술이 좋고, 스피드 훈련을 충분히 수행하며, 특정 연령을 넘어섰다면, 상승작용 및 근섬유 동원의 수단으로 최대 스트렝스를 사용하는 것이 가능한 선택이 된다.

연간 훈련 계획의 수립을 위한 다양한 방법이 있다. 그러나 어떤 훈련 방법을 선택하든지 특정 기간에 강조해야 하는 훈련 목적이 분명하게 존재해야 한다. 스트렝스(최대 스트렝스)는 1년 내내 적용되어서는 안 된다. 왜냐하면 장기간의 스피드 향상에는 좋은 영향을 제공하지 않기 때문이다. 특히 미국의 훈련 개념에는 손쉽게 객관화를 할 수 있는 1RM 향상에 집중되는 경우가 많은데, 아마도 결국 이러한 방법 선택에 대한 대가를 치르게 될지도 모른다. 그러나 앞서 설명한 대로, 스피드 스스로 매우 강한 특이성을 가지고 있기 때문에 연간 훈련을 전체적으로 보았을 때 웨이트 훈련실에서의 훈련량이 매우 적은 부분을 차지하는 경우가 있을 수 있다. 그런 의미에서 우리는 고등학교 선수들의 연간 훈련 및 스포츠 참여 종목을 본다면, 가을 시즌에는 미식축구 선수로, 봄 시즌에는 육상 선수로 활동하는 경우가 많다. 이 시나리오에서 선수들은 여름에는 미식축구를 준비하기 위한 스트렝스 훈련에 집중하고, 그 이후에는 미식축구 시즌을 보내면서 가속 훈련에 집중하게 된다. 미식축구 시즌이 종료된 후에는 겨울 동안 스트렝스 훈련에 집중하고 봄이 되면 다시 스피드 훈련에 집중하여 육상 선수로서의 시즌을 치르게 된다. 이에 따라 미국의 고등학교 선수는 1년 동안 지속적으로 스트렝스와 스피드 훈련을 반복적으로 수행하게 된다. 이와 같은 반복적인 스트렝스와 스피드 훈련량의 변동은 선수의 장기적인 퍼포먼스 향상을 고려할 때 비특이적 연간 훈련 프로그램의 적용보다 훨씬 유리한 접근 방법이다.

최근의 연구는 근비대 훈련과 중단 기간을 반복적으로 가지면 좋은 효과가 생긴다는 것을 확인하였다. 시본Seaborne은 훈련을 받은 경험이 없는 남성을 대상으로 7주간의 초기 저항 훈련을 한 결과 근

표 10.14 연 단위 다양한 스포츠 스피드 향상 및 관련 주제 예시

	여름	가을	겨울	봄
시즌	미식축구 비시즌	미식축구 시즌	육상 비시즌	육상 시즌
강조 요소	최대 스트렝스	가속	스트렝스와 파워	최대 속도 및 최대 지구력

육의 크기가 약 6.5% 증가하였다고 보고하였다.[60] 이후 7주간의 훈련을 중단했고 근육의 크기는 훈련 전 수준으로 되돌아갔다. 그 후 다시 7주간의 두 번째 저항 훈련을 하였고, 이후 초기 7주의 결과의 2배인 약 12.4%의 근육 크기 향상을 확인하였다. 두 번째 훈련에서 발생된 엄청난 근육 크기의 증가는 근육 세포의 유전적 기억력에 기인한 것으로서, 스트렝스 훈련의 적용 및 중단의 반복된 학습에 의한 결과라고 보고하였다. 선수들은 1년 내내 강한 저항 훈련을 할 필요도 없으며, 해서는 안 된다.

> *1년 동안 지속적으로 리프팅을 하지 마라*
>
> *더 빠르게 달리고자 한다면 1년 내내(쉬는 기간 없이) 지속적으로 리프팅을 수행해서는 안 된다. 유전적 기억과 근육크기의 현상을 이용할 뿐 아니라 더 순수한 움직임 패러다임을 형성하기 위해서 웨이트리프팅을 거의 하지 않거나, 완전히 하지 않는 기간이 필요하다.*

선수들이 대학 선수와 같은 높은 수준의 퍼포먼스를 발휘할 수 있게 됐을 때, 그리고 스포츠 특이적 기술 및 움직임 패턴을 잃었을 때에도, 최대 스트렝스 향상을 위해 훈련을 하는 것을 선호한다. 그러나 이것은 연간 훈련 사이클을 보았을 때 결함이 있으며 편향되어 있는 프로그램이라고 생각할 수 있다. 우리는 실제로 연간 쉬지 않고 리프팅을 하면서 다양한 방법으로 1RM을 증가시켰음에도 불구하고 30m 스프린트, 수직 점프와 같은 동적 움직임 마커들을 개선시키지 못하는 선수들을 매우 쉽게 볼 수 있다.

반대되는 훈련이 필요한 시점을 찾아내는 것은 매우 중요하다. 일부 프로그램은 웨이트 훈련실에서 속도 변화를 통해 이를 수행한다. 그러나 더 단순하고 스프린트 특이적 방법은 반동 움직임(스프린트 및 점프)의 연습 시간을 증가시키기 위해 바벨 훈련의 시간을 줄이거나 없애는 것이다. 이 책의 앞부분에서 언급했듯이, 경쟁적이고 최대 속도 스프린트 훈련을 하면 바벨을 들어올리는 숫자를 증가시킬 수 있고, 선수들이 바벨 훈련을 몇 주 혹은 그 이상 수행하지 않는다고 해서 '약해지지'는 않을 것이다. 연간 리프팅 훈련의 일반적인 문제는 선수가 1회 최대 85% 이상 들어올린 후 발생되는 신경계의 경직성 발생 및 적절하게 사용되는 리프팅의 가치를 잃게 되는 것이다. 최근 연구와 예전 연구 모두에서 선수가 몇 주간의 휴식을 취한 후에는 체력 회복이 매우 빠르고, 이후 이전 수준을 넘어설 것이라는 결과를 공통적으로 보여준다.

그림 10.12은 일관된 바벨 훈련량으로 구성된 선형 프로그램이 아닌 반복적으로 변화되는 스트렝스와 스피트 훈련으로 구성된 연간 훈련 프로그램이다. 바벨리프팅 기간, 스트렝스 지구력 기간, 신경적 움직임 향상 기간을 구성하여, 훈련 목적에 따른 기간 동안 최고의 의도를 갖고 훈련을 하며 참신

60. Seaborne, Robert A., et al. "Human Skeletal Muscle Possesses an Epigenetic Memory of Hypertrophy." *Scientific Reports*, vol. 8, no. 1, 2018.

월	9월	10월	11월	12월	1월	2월	3월
테마	준비 기간	스트렝스	스트렝스	파워	스트렝스	스트렝스	파워
스트렝스 볼륨	1	7	8	2	6	7	1
다이내믹 볼륨	4	5	4	7	6	5	8
퍼포먼스 향상	2	3	3	5	5.5	6	8

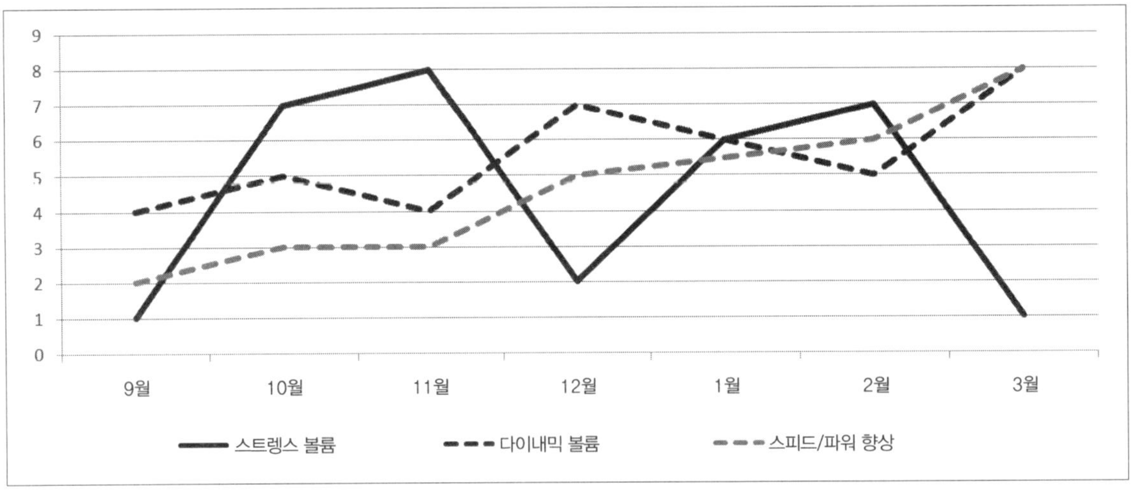

그림 10.12 연간 훈련 계획에서 대조적 스트렝스와 스피드 훈련 볼륨 예시

성 요소의 효과를 극대화할 수 있다.

10.8 요약

이 책보다 5배 또는 10배 더 긴 길이의 책들이 스피드와 파워 능력을 향상시키기 위해 고안된 훈련 방법 및 주기화에 대해 논의하고 있지만, 이 책에서 강조하고 있는 훈련 프로그램의 주요 요점은 매우 단순하다. 스포츠에서의 스피드이든 경쟁적인 훈련 환경에서의 스피드이든 모든 훈련 프로그램의 목적은 훈련의 의도가 명확해야 한다. 단순하게 스피드 향상에 초점을 두는 것이다. 이러한 목적을 넘어선 스트렝스 훈련이 신성시되고 있다는 것은 아니지만, 스트렝스 훈련은 선수가 빨리 뛸 수 있는 방향으로의 수단으로 적절하게 활용되어야 한다. 결과적으로 선수의 스포츠 퍼포먼스 능력이 향상되는 방식으로 지속적인 순환(스프린트 스트렝스)이 되어야 한다. 최대 출력, 스트렝스-지구력, 신경학적 효율성의 개념을 적절한 시기에 적용하는 것은 선수를 최고 수준으로 이끌어낼 수 있는 간단하고 효과적인 방법이다.

스피드 스트렝스

Speed Strength

1판 1쇄 펴냄: 2022년 8월 11일

지은이: 조엘 스미스
옮긴이: 장은욱, 정연창
펴낸이: 권오현
펴낸곳: 대성의학사

출판등록 2009년 6월 22일(제301-2013-095호)
서울특별시 중구 을지로 126-1 (을지로3가, 3층)
전화 02)2279-3444 / 팩스 02)2285-0108
Homepage www.medibook.co.kr

값 33,000원

ISBN 979-11-90868-25-9(13690)